| 2025 국가공인 |

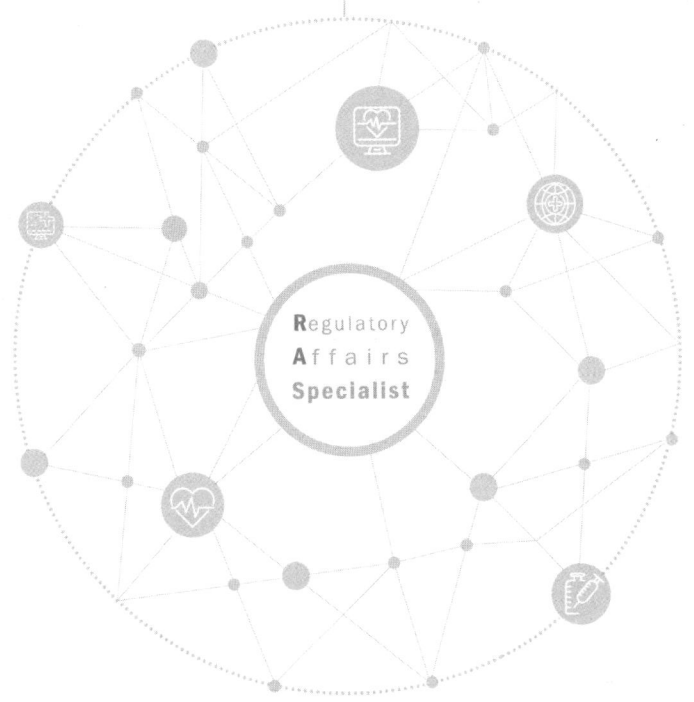

의료기기 규제과학
RA 전문가
1권 시판전인허가

한국의료기기안전정보원(NIDS) 편저

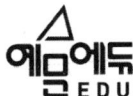

시험 정보

기본 정보

의료기기 규제과학(RA) 전문가 2급 자격시험은 의료기기 인허가에 대한 기본 지식과 업무 능력을 평가하여 신뢰성 있는 인재를 배출하기 위한 자격시험이다.

시험 일정 및 지역

구분	원서 접수 기간	시험 시행일	합격자 발표일	시험 시행 지역
정규검정 제1회	24. 5. 27.(월) ~ 24. 6. 13.(목)	24. 7. 6.(토)	24. 7. 26.(금)	서울, 대전, 대구
정규검정 제2회	24. 10. 14.(월) ~ 24. 11. 1.(금)	24. 11. 23.(토)	24. 12. 13.(금)	서울, 대전, 대구

※ 시험 일정을 포함한 시험 정보는 변경될 수 있으므로 접수 전 반드시 한국의료기기안전정보원 홈페이지(http://edu.nids.or.kr)를 확인하시기 바랍니다.

응시 자격

다음 중 하나에 해당하는 자

- 정보원에서 인정하는 '의료기기 RA 전문가 양성 교육' 과정을 수료한 자
- 4년제 대학 관련 학과를 졸업한 자 또는 해당 시험 합격자 발표일까지 졸업이 예정된 자
- 4년제 대학을 졸업한 자로서 의료기기 RA 직무 분야에서 1년 이상 실무에 종사한 자
- 전문대학 관련 학과를 졸업한 자로서 의료기기 RA 직무 분야에서 2년 이상 실무에 종사한 자
- 전문대학을 졸업한 자로서 의료기기 RA 직무 분야에서 3년 이상 실무에 종사한 자
- 의료기기 RA 직무 분야에서 5년 이상 실무에 종사한 자

▎시험 구성

구분	시험 과목 수/ 전체 문제 수	과목별 문제 수		배점	문제 형식	총점
정규검정	5과목/95문제	19	18	5점/1문제	객관식 5지선다형	500점 (과목당 100점)
			1	10점/1문제	주관식 단답형	

• 합격 기준 : 전 과목 40점 이상, 평균 60점 이상

▎시험 과목

구분	시험 방법	과목 수	시험 과목
정규검정	필기	5과목	• 시판전인허가 • 사후관리 • 품질관리(GMP) • 임상 • 해외인허가제도

※ 관련 법령 등을 적용하여 정답을 구하는 문제는 <u>시험시행일 기준 시행 중인 법령 등을 기준으로 출제</u>

목차

제1장 의료기기 산업의 이해

1. 의료기기 산업의 정의 ·· 4
   1.1 | 의료기기 산업의 이해와 정의 ·· 4
   1.2 | 의료기기의 정의(국내 의료기기법과 체외진단의료기기법) ················ 5
2. 의료기기 산업의 현황과 미래 ·· 6
   2.1 | 의료기기 산업의 현황 및 전망 ·· 6
   2.2 | 의료기기 산업의 미래 ·· 14
3. 의료기기 산업과 시장의 특성 ·· 15
   3.1 | 의료기기 산업의 특성 ·· 15
   3.2 | 의료기기 시장의 특성 ·· 19

제2장 의료기기 법령 및 행정체제의 이해

1. 법령 및 고시 제·개정 절차 ·· 22
   1.1 | 개요 ··· 22
   1.2 | 의원입법 ·· 27
   1.3 | 정부입법(행정입법) ·· 29
   1.4 | 행정규칙 입안 절차 ··· 32
2. 의료기기법령 개요 ·· 36
   2.1 | 의료기기법의 목적 ··· 36
   2.2 | 의료기기법 제정 이전의 의료기기 관리 ······································ 37
   2.3 | 의료기기법의 제정 ··· 38
   2.4 | 의료기기법의 개정과 변천 ·· 40
   2.5 | 의료기기산업 육성 및 혁신의료기기 지원법 제정 ························· 50
   2.6 | 체외진단의료기기법 제정 ··· 58

3. 의료기기법령의 구조와 체계 ··· 60
   3.1 | 의료기기법령의 특징과 구조 ·· 60
   3.2 | 의료기기법의 규제 대상 ··· 61
   3.3 | 의료기기법의 구성 ·· 62
   3.4 | 의료기기법 시행령 및 시행규칙 ··································· 66
   3.5 | 의료기기 관련 고시 ·· 67
   3.6 | 혁신의료기기 관련 법령 및 고시 ································· 76
   3.7 | 체외진단의료기기 관련 법령 및 고시 ··························· 77

4. 의료기기 행정 체제 ·· 78
   4.1 | 식품의약품안전처 소관 사항 ······································· 78
   4.2 | 의료기기위원회 ·· 87
   4.3 | 한국의료기기안전정보원 ·· 89
   4.4 | 관련 기관 ·· 89
   4.5 | 기타 기관 ·· 98

제3장 의료기기 용어의 이해

1. 의료기기 기본 용어(가나다순) ·· 104
2. 의료기기 인허가 관련 용어 ·· 110
3. 체외진단의료기기 인허가 관련 용어 ································ 112

제4장 의료기기 인허가제도의 이해

1. 의료기기 인허가제도 ·· 118
   1.1 | 의료기기 업허가 ·· 118
   1.2 | 의료기기 허가·인증·신고 관리 ··································· 123
   1.3 | 의료기기 등급분류 기준 ··· 127

2. 의료기기 인허가제도의 관리규정 및 절차 ·· 128
   2.1 | 의료기기 제조(수입)업허가 절차 ·· 128
   2.2 | 의료기기 신고 절차 ·· 129
   2.3 | 의료기기 허가·인증 등 절차 ·· 131

3. 의료기기 인허가제도와 심사 ··· 140
   3.1 | 심사의 종류 ··· 140

4. 체외진단의료기기 인허가제도의 관리규정 및 절차 ······························· 154
   4.1 | 체외진단의료기기의 관리 이력 및 제도 개선 변화 ······················ 155
   4.2 | 체외진단의료기기 제조(수입)업허가 절차 ································· 156
   4.3 | 체외진단의료기기 신고 절차 ·· 157
   4.4 | 체외진단의료기기 허가·인증 등 절차 ······································· 157

5. 체외진단의료기기 인허가제도와 심사 ··· 158
   5.1 | 심사의 종류 ··· 158

제5장 의료기기 기술문서 및 국제표준화 기술문서(STED)의 이해

1. 의료기기의 기술문서 구성요소 ·· 170
   1.1 | 기술문서의 구성 ·· 170
   1.2 | 의료기기 허가·인증 신청서 구성요소 ······································· 171
   1.3 | 첨부자료 구성요소 ··· 182

2. 체외진단의료기기의 기술문서 구성요소 ·· 203
   2.1 | 체외진단의료기기 기술문서의 구성 ··· 203
   2.2 | 체외진단의료기기 허가·인증 신청서 구성요소 ··························· 203
   2.3 | 체외진단의료기기 첨부자료 구성요소 ······································ 210

3. 의료기기 국제표준화기술문서의 구성 ·· 226
   3.1 | 국제표준화기술문서 ·· 226
   3.2 | 국제표준화기술문서 개요 ··· 229
   3.3 | 첨부자료 ·· 274

제6장 의료기기 기준규격 및 시험검사의 이해

1. 의료기기 관련 공통 기준규격 ··· 280
   1.1 | 개요 및 배경 ··· 280
   1.2 | 구성 ··· 281

2. 전기·기계적 안전에 관한 공통 기준규격 ··· 283
   2.1 | 개요 ··· 283
   2.2 | 구성 ··· 284
   2.3 | 적용 범위 및 목적 ·· 288
   2.4 | 용어의 정의 ··· 288
   2.5 | 요구사항 및 시험의 종류 ··· 290
   2.6 | 일반 요구사항 ··· 290
   2.7 | ME 기기 시험을 위한 일반 요구사항 ·· 295
   2.8 | ME 기기 및 ME 시스템의 분류 ·· 297
   2.9 | ME 기기의 표식, 표시 및 문서 ··· 298
   2.10 | ME 기기에서의 전기적 위해요인에 대한 보호 ··· 308
   2.11 | ME 기기 및 ME 시스템의 기계적 위해요인에 대한 보호 ···························· 320
   2.12 | 원치 않는 과도한 방사선 위해요인에 대한 보호 ·· 330
   2.13 | 과온 및 기타 위해요인에 대한 보호 ·· 332
   2.14 | 제어기와 계측기의 정확도 및 위해한 출력에 대한 보호 ······························ 338
   2.15 | ME 기기를 위한 위해상황 및 고장 상태 ··· 340
   2.16 | 프로그램 가능 의료용 전기 시스템 ·· 344
   2.17 | ME 기기의 구조 ··· 348
   2.18 | ME 시스템 ··· 354
   2.19 | ME 기기 및 ME 시스템의 전자파 적합성 ·· 360

목차

3. 전자파 안전에 관한 공통 기준규격 ········ 360
   - 3.1 | 개요 ········ 360
   - 3.2 | 구성 ········ 361
   - 3.3 | 적용 범위 및 목적 ········ 363
   - 3.4 | 요구사항 및 시험의 종류 ········ 364

4. 생물학적 안전에 관한 공통 기준규격 ········ 376
   - 4.1 | 개요 ········ 376
   - 4.2 | 구성 ········ 376
   - 4.3 | 평가와 시험 ········ 379
   - 4.4 | 요구사항 및 시험의 종류 ········ 387

5. 체외진단의료기기의 성능평가 ········ 417
   - 5.1 | 체외진단의료기기 성능평가 ········ 417
   - 5.2 | 용어 ········ 427

제7장 부록

- 부록 1 | 전기·기계적 안전성 시험 요약 작성 예 ········ 432
- 부록 2 | 생물학적 안전성 시험 요약 작성 예 ········ 433
- 부록 3 | 방사선 안전성 시험 요약 작성 예 ········ 434
- 부록 4 | 전자파 안전성 시험 요약 작성 예 ········ 435
- 부록 5 | 성능에 관한 시험 요약 작성 예 ········ 436
- 부록 6 | 물리·화학적 특성 시험 요약 작성 예 ········ 437
- 부록 7 | 동물유래 물질에 대한 안전성 자료 요약 작성 예 ········ 438
- 부록 8 | 안정성 시험 요약 작성 예 ········ 439
- 부록 9 | 동물시험 요약 작성 예 ········ 440
- 부록 10 | 임상시험 요약 작성 예 ········ 441

참고문헌 | 442

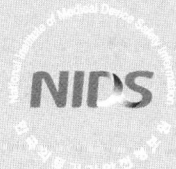

제 1 장

의료기기 산업의 이해

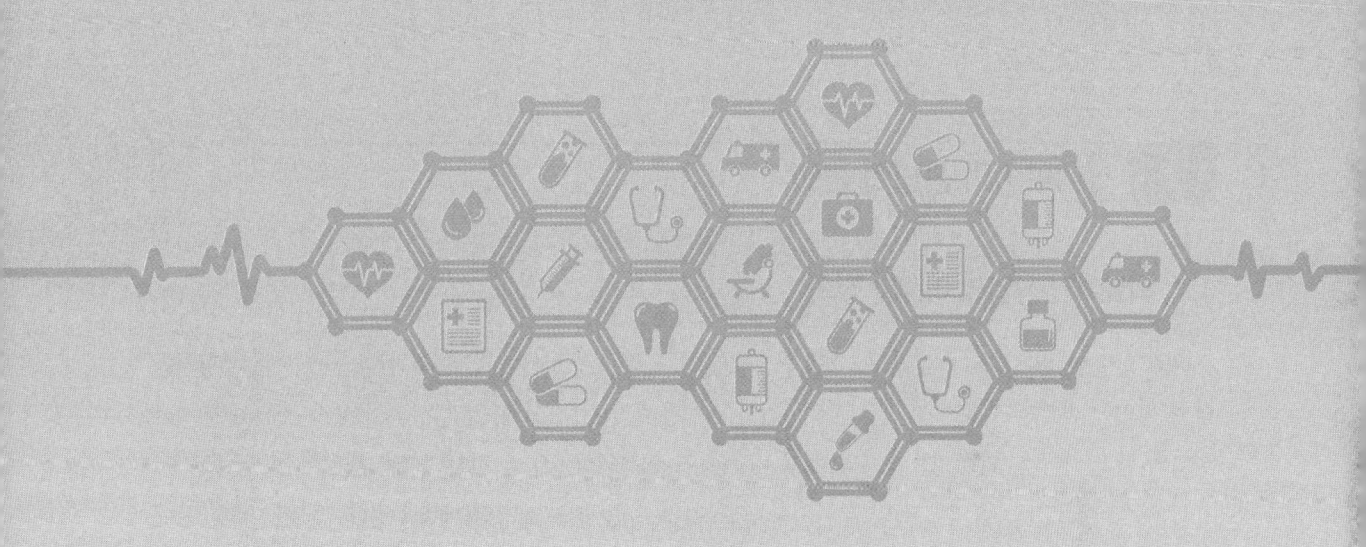

1. 의료기기 산업의 정의
2. 의료기기 산업의 현황과 미래
3. 의료기기 산업과 시장의 특성

01 의료기기 산업의 이해

학습목표 → 의료기기 산업 전반에 대한 내용을 이해하고, 최신 발전 동향에 대해 알아본다.
NCS 연계 → 해당 없음
핵심 용어 → 의료기기, 의료기기 산업, 의료기기의 정의, 의료기기법

1 의료기기 산업의 정의

1.1 의료기기 산업의 이해와 정의

 의료기기 산업의 정의는 다양하게 기술하고 있지만 근간은 동일하다고 볼 수 있다. 국내 산업통상자원부의 정의에 따르면 의료기기 산업은 의료기기를 이용해 인간의 삶의 질 향상을 목표로 하는 보건의료 산업의 한 분야이며, 의료기기 제품의 설계 및 제조는 임상의학, 전기, 전자, 기계, 재료, 광학 등 공학이 융합되는 다학제간 응용기술 산업 분야이다. 의료기기 산업이란, 질병의 예방·진단·치료·재활 등에 사용되는 기구·기계·장치·재료 등의 의료기기를 제조·위탁제조·수입·판매·임대·수리하는 산업이다. 국제의료기기규제당국자포럼(IMDRF, International Medical Device Regulators Forum)에서는 의료기기를 기계, 기기, 기구, 기계장치, 이식, 진단시약, 눈금측정기, 소프트웨어, 여러 재료 또는 기타 유사한 관련 물품이 단독 또는 조합으로 사용되며, 다음의 목적을 위해 인간에게 사용하도록 법적 제조자(legal manufacturer)가 의도한 것으로 정의하고 있다.

- 질병의 진단, 예방, 감시, 치료 또는 완화
- 상해에 대한 진단, 감시, 치료, 경감 또는 보정
- 해부 또는 생리적 과정의 조사, 대체 또는 변경
- 생명 지원 또는 유지
- 임신조절
- 의료기기의 멸균, 소독
- 인체로부터 추출한 표본의 시험, 그리고 시험을 통한 의료 목적의 정보 제공

 또한, 약리적·면역적 또는 신진대사적 수단으로 몸속이나 몸밖에 의도한 주요 작용을 달성하지는 않지만 그 수단을 통해 그 기능을 도와줄 수 있는 것으로 정의하고 있다.

1.2 의료기기의 정의(국내 의료기기법과 체외진단의료기기법)

국내 「의료기기법」 제2조제1항에 따르면 의료기기란 사람이나 동물에게 단독 또는 조합하여 사용되는 기구·기계·장치·재료·소프트웨어 또는 이와 유사한 제품으로서 다음 각 호의 어느 하나에 해당하는 제품을 말한다. 다만, 「약사법」에 따른 의약품과 의약외품 및 「장애인복지법」 제65조에 따른 장애인보조기구 중 의지(義肢)·보조기(補助器)는 제외한다.

「의료기기법」 제2조제1항(정의)

- 질병을 진단·치료·경감·처치 또는 예방할 목적으로 사용되는 제품
- 상해(傷害) 또는 장애를 진단·치료·경감 또는 보정할 목적으로 사용되는 제품
- 구조 또는 기능을 검사·대체 또는 변형할 목적으로 사용되는 제품
- 임신을 조절할 목적으로 사용되는 제품

의료기기는 다양한 제품군으로 구성되어 있으며, 기술 발전에 따라 더욱 복잡해지고 다양화되는 추세이다. 의료기기는 제품 설계 및 제조 단계에서 임상의학, 전기, 전자, 기계, 재료, 광학 등 학제 간의 기술이 융합·응용되는 특성이 있으며, 단순 소모품에서 최첨단 전자의료기기까지 다양한 제품군을 포함하고 있다. 즉, 압박용 밴드, 일회용 전극 등의 기초 의료용품, MRI, CT, 의료용 로봇, 수술기기 등 광범위한 기기와 장비를 포괄하고 있다.

체외진단의료기기는 일반 의료기기와 달리 검체를 사용하여 체외에서 질병 진단의 민감도·특이도 등을 검증하는 제품이므로 특성에 맞는 허가·심사 및 관리체계가 필요하다는 요구에 의해 「체외진단의료기기법」이 2019년 4월 30일 제정·공포되었으며, 1년이 경과한 2020년 5월 1일 시행되었다.

※ 체외진단의료기기법령 시행에 따른 업무안내서(민원인안내서, 식약처) 참고

「체외진단 의료기기법」 제2조제1호(정의)

"체외진단의료기기"란 사람이나 동물로부터 유래하는 검체를 체외에서 검사하기 위하여 단독 또는 조합하여 사용되는 시약, 대조·보정물질, 기구·기계·장치, 소프트웨어 등 의료기기법 제2조제1항에 따른 의료기기로서 다음 각 목의 어느 하나에 해당하는 제품을 말한다.
- 생리학적 또는 병리학적 상태를 진단할 목적으로 사용되는 제품
- 질병의 소인을 판단하거나 질병의 예후를 관찰하기 위한 목적으로 사용되는 제품
- 선천적인 장애에 대한 정보 제공을 목적으로 사용되는 제품
- 혈액, 조직 등을 다른 사람에게 수혈하거나 이식하고자 할 때 안전성 및 적합성 판단에 필요한 정보 제공을 목적으로 사용되는 제품
- 치료 반응 및 치료 결과를 예측하기 위한 목적으로 사용되는 제품
- 치료 방법을 결정하거나 치료효과 또는 부작용을 모니터링하기 위한 목적으로 사용되는 제품

의료 패러다임이 치료에서 질병의 조기 진단 및 예방 중심으로 변화함에 따라 사람이나 동물로부터 유래하는 검체를 체외에서 검사하기 위하여 사용되는 체외진단의료기기의 중요성이 부각되고 있으며, 체외진단의료기기는 4차 산업혁명 시대에 유전자 분석기술 등과 접목되어 미래의 개인 맞춤형 정밀의료 분야에서 핵심적인 역할을 할 것으로 전망되고 있다. 그러나 체외진단의료기기는 치료가 아닌 진단 목적으로 사용되고 체외에서 사용되는 등 일반 의료기기와는 다른 특성이 있음에도 불구하고「의료기기법」만으로 관리되어 이러한 체외진단의료기기의 특성을 충분히 반영하지 못하고 있었다.

이에 체외진단의료기기의 특성을 반영한 별도의 안전관리체계를 마련하기 위하여 체외진단의료기기의 제조·수입 등의 취급과 관리 및 지원에 필요한 사항을 규정함으로써 체외진단의료기기의 안전성 확보 및 품질 향상과 체외진단의료기기의 발전을 도모하고자 체외진단의료기기법을 제정하게 된 것이다.

※ 체외진단의료기기법(법률 제16433호, 2019. 4. 30. 제정) 제정 이유 참고

2 의료기기 산업의 현황과 미래

2.1 의료기기 산업의 현황 및 전망

가. 세계 의료기기 산업

2019년 세계 의료기기 시장규모는 2018년 대비 5.0% 증가한 약 4,094억 달러이며, 2015년 성장률이 감소했지만 2016년 이후 꾸준한 증가세를 보이고 있다.

〈표 1-1〉 세계 의료기기 지역별 시장규모(2015~2019)

(단위 : 억 달러, %)

구분	2015	2016	2017	2018	2019 규모	2019 비중	CAGR ('15~'19)
북미	1,462	1,537	1,624	1,721	1,845	45.1	6.0
유럽	948	988	1,036	1,131	1,147	28.0	4.9
아시아/태평양	633	687	732	806	856	20.9	7.8
남미	126	126	133	140	140	3.4	2.7
중동/아프리카	92	83	89	99	106	2.6	3.7
합계	3,260	3,421	3,615	3,897	4,094	100.0	5.9

* 출처 : 한국보건산업진흥원, '2020 의료기기산업 분석 보고서' 2021. 3.

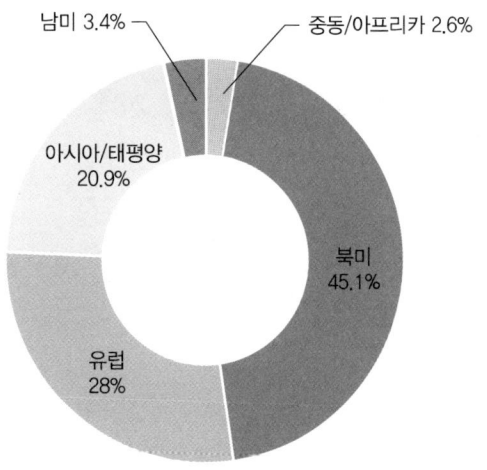

| 그림 1-1 | 세계 지역별 의료기기 시장 점유 현황(2019)

지역별 시장규모는 2019년 북미 지역이 1,845억 달러(45.1%)로 가장 큰 점유율을 보이며, 2015년 이후 연평균 6.0% 성장하였다. 유럽이 1,147억 달러(28.0%)로 연평균 4.9%, 한국, 중국, 일본 등 아시아/태평양은 856억 달러(20.9%)로 연평균 7.8% 성장하였다.

향후 세계 의료기기 시장은 2020년 이후 연평균 4.6% 성장하여 2024년에 5,137억 달러가 될 것으로 전망하였다. 고령화 추세, 건강에 대한 관심 고조 및 웰빙에 대한 사회적 분위기 확산, 주요 국가들의 보건의료 정책, BRICs 등의 경제 성장으로 인한 의료서비스 수요 증가로 인해 앞으로도 의료기기 시장은 지속적인 성장이 예상된다.

2019년도 국가별 의료기기 시장을 살펴보면 〈표 1-2〉와 같이 미국의 시장규모는 1,772억 달러로 세계시장의 43.3%를 차지하는 것으로 나타났으며, 상위 20개 국가가 전체 시장의 88.8%를 차지하였다. 시장규모 상위 국가는 미국을 이어 일본이 285억 달러(7.0%), 독일 284억 달러(6.9%), 중국 280억 달러(6.8%), 프랑스 156억 달러(3.9%) 등 순으로 나타났다. 일본은 2019년 독일을 넘어 시장규모 2위 국으로 올라섰다.

<표 1-2> 국가별 의료기기 시장규모(2015~2019)

(단위 : 억 달러, %)

순위	국가	2015	2016	2017	2018	2019 시장 규모	2019 비중	CAGR ('15~'19)
1	미국	1,397	1,473	1,556	1,650	1,772	43.3	6.1
2	일본	228	253	256	273	285	7.0	5.7
3	독일	240	251	261	284	284	6.9	4.3
4	중국	183	195	218	251	280	6.8	11.2
5	프랑스	130	138	144	153	156	3.8	4.7
6	영국	111	105	106	116	118	2.9	1.6
7	이탈리아	90	93	99	108	102	2.5	3.4
8	캐나다	65	64	68	71	73	1.8	3.0
9	스페인	49	54	57	64	65	1.6	7.2
10	한국	50	54	60	65	65	1.6	6.5
11	러시아	38	41	45	50	58	1.4	11.6
12	멕시코	44	47	50	54	54	1.3	5.4
13	브라질	47	45	50	52	52	1.3	2.5
14	인도	36	38	43	49	51	1.2	9.0
15	호주	47	49	49	52	50	1.2	1.8
16	네덜란드	34	40	42	45	42	1.0	5.9
17	스위스	35	36	37	39	42	1.0	4.6
18	벨기에	23	25	27	29	34	0.8	10.0
19	폴란드	20	21	22	27	28	0.7	9.0
20	오스트리아	21	22	24	25	26	0.6	5.3
	상위 20개국 합계	2,887	3,044	3,213	3,458	3,637	88.8	5.9
	세계시장	3,260	3,421	3,615	3,897	4,094	100.0	5.9

※ Fitch Solutions(2020)의 자료를 기반으로 하며, 우리나라 시장규모는 식약처의 생산수출입 실적 기준의 시장규모와 차이가 날 수 있음
※ 순위는 2019년 기준임
* 출처 : 한국보건산업진흥원, '2020 의료기기산업 분석 보고서', 2021. 3.

수출 상위 10개국의 연평균 성장률은 〈표 1-3〉과 같이 4.9%로 나타났으며, 국가별로는 네덜란드가 12.8%로 가장 높고, 이어 싱가포르 8.4%, 중국 7.7%로 순으로 나타났다. 한국은 수출규모 14위로 2015년 이후 연평균 8.3%의 수출성장률을 보였다.

2020 의료기기산업 분석 보고서에 따르면, 2019년 기준으로 세계 최대 의료기기 수출국인 미국은 2015년 이후 연평균 2.8% 성장한 495억 달러를 수출하였으며, 독일 319억 달러(4.4%), 네덜란드 290억 달러(12.8%)를 수출한 것으로 나타났다.

<표 1-3> 주요 국가 의료기기 수출 현황(2015~2019)

(단위 : 억 달러, %)

순위	국가	2015	2016	2017	2018	2019	비중	CAGR ('15~'19)
1	미국	443	443	449	475	495	(20.0)	2.8
2	독일	269	277	291	314	319	(12.9)	4.4
3	네덜란드	179	200	225	264	290	(11.7)	12.8
4	중국	143	143	152	170	193	(7.8)	7.7
5	아일랜드	114	119	122	137	136	(5.5)	4.5
6	벨기에	127	127	136	123	119	(4.8)	-1.6
7	스위스	106	107	111	117	117	(4.7)	2.6
8	멕시코	85	91	94	104	97	(3.9)	3.3
9	프랑스	75	77	79	87	89	(3.6)	4.2
10	싱가포르	59	60	68	72	82	(3.3)	8.4
14	한국	25	26	29	33	35	(1.4)	8.3
상위 10개국 합계		1,601	1,644	1,726	1,865	1,936	(78.2)	4.9
합계		2,096	2,151	2,280	2,474	2,475	(100.0)	4.2

※ 순위는 2019년 기준이며, ( )는 전체 대비 비중
* 출처 : 한국보건산업진흥원, '2020 의료기기산업 분석 보고서', 2021. 3.

수입의 경우, <표 1-4>와 같이 2019년 기준 세계 최대 의료기기 수입국인 미국은 556억 달러를 수입하였으며, 독일 208억 달러, 네덜란드 204억 달러, 중국 192억 달러 순으로 많은 수입이 이루어진 것으로 나타났다.

수입 상위 10개국의 2015년부터 2019년까지 연평균 성장률은 6.0%로 나타났다. 국가별로는 중국이 10.6%로 가장 높고, 네덜란드 10.0%, 미국 7.6% 순으로 나타났다. 한국은 수입규모 15위로 2015년 이후 연평균 9.4% 수입 성장률을 보였다.

<표 1-4> 주요 국가 의료기기 수입 현황(2015~2019)

(단위 : 억 달러, %)

순위	국가	2015	2016	2017	2018	2019	비중	CAGR ('15~'19)
1	미국	415	439	470	516	556	(22.5)	7.6
2	독일	175	183	188	204	208	(8.4)	4.4
3	네덜란드	140	161	169	191	204	(8.3)	10.0
4	중국	128	136	149	172	192	(7.8)	10.6
5	일본	109	117	120	129	135	(5.5)	5.5
6	프랑스	103	109	111	113	117	(4.8)	3.3
7	벨기에	108	107	110	107	106	(4.3)	-0.4
8	영국	86	82	83	90	90	(3.6)	1.0

순위	국가	2015	2016	2017	2018	2019		CAGR ('15~'19)
							비중	
9	이탈리아	58	60	63	68	69	(2.8)	4.4
10	캐나다	52	51	54	57	58	(2.3)	2.5
15	한국	31	34	38	41	45	(1.8)	9.4
상위 10개국 합계		1,374	1,445	1,516	1,648	1,734	(70.4)	6.0
합계		2,079	2,172	2,283	2,489	2,465	(100.0)	4.4

※ 순위는 2019년 기준이며, ( )는 전체 대비 비중
* 출처 : 한국보건산업진흥원, '2020 의료기기산업 분석 보고서', 2021. 3.

나. 국내 의료기기 산업

2021년 국내 의료기기 시장규모는 9조 1,335억 원으로 전년 대비 21.3% 증가하였으며, 2018년부터 2021년까지 연평균 7.6%의 성장세를 지속하고 있다.

2021년도 국내 의료기기 생산실적은 12조 8,831억 원으로 전년 대비 27.1% 증가하였으며, 2018년부터 2021년까지 연평균 25.6%의 성장세를 지속하고 있다. 생산실적이 가장 높은 품목군은 고위험감염체면역검사시약(2조 124억)이 수출이 가장 많았고, 치과용임플란트(1조 9,966억), 고위험성감염체유전자검사시약(1조 1,534억) 등의 순으로 나타났다.

수출의 경우, 2021년 9조 8,763억으로 2020년 대비 26.1% 증가하였으며, 2018년부터 2021년까지 연평균 25.6%의 성장세를 유지하고 있다. 품목별로는 고위험감염체면역검사시약(26억 5,094만 달러)이 수출이 가장 많았고, 고위험성감염체유전자검사시약(9억 1,554만 달러), 치과용임플란트(5억 1,967만 달러) 순이었다.

수입의 경우, 2021년 6조 1,267억 원으로 2018년 대비 17.2% 증가하였으며, 2015년부터 2019년까지 연평균 9.4%의 성장세를 유지하고 있다. 품목별로는 검체채취용도구(4억 896만 달러)가 수입이 가장 많았고, 다초점인공수정체(2억 2,401만 달러), 치료용하전입자가속장치(1억 3,390만 달러) 순이었다.

〈표 1-5〉 국내 의료기기 시장 동향(2018~2021)

(단위 : 억 원)

구분	생산	수출	수입	무역수지	시장규모
2018년	65,111.3	39,733.3	42,801.5	-3,068.2	68,179.5
2019년	72,793.8	43,261.8	48,509.2	-5,247.3	78,041.1
2020년	101,357.9	78,312.2	52,272.2	26,040.0	75,317.8
2021년	128,831.1	98,762.8	61,267.0	37,495.8	91,335.2

※ 무역수지 = 수출 – 수입
※ 시장규모 = 생산 – 수출 + 수입
* 출처 : 식품의약품안전처, 의료기기 생산 및 수출입 실적 통계, 각 연도

〈표 1-6〉 국내 상위 10개 생산 품목 현황

(단위 : 백만 원)

2020		2021	
품목명 Name of Product	금액 Amount	품목명 Name of Product	금액 Amount
고위험성감염체유전자검사시약 IDV reagents for infectious disease marker, molecular diagnostics	1,426,706	고위험성감염체면역검사시약 IVD reagents for infectious disease marker, immunological method	2,012,460
치과용임플란트 Dental Implant	1,370,163	치과용임플란트 Dental Implant	1,996,580
고위험성감염체면역검사시약 IVD reagents for infectious disease marker, immunological method	1,042,847	고위험성감염체유전자검사시약 IDV reagents for infectious disease marker, molecular diagnostics	1,153,385
범용초음파영상진단장치 Ultrasound imaging system, general-purpose	431,547	범용초음파영상진단장치 Ultrasound imaging system, general-purpose	569,279
핵산추출시약 IVD reagents for extracting nucleic acid	265,444	조직수복용생체재료 Graft/prosthesis, biometerial	301,160
매일착용소프트콘택트렌즈 Soft contact lens, daily-wear	196,058	감염체진단면역검사시약 IVD reagent for infectious disease, immunological method	274,364
조직수복용생체재료 Graft/prosthesis, biometerial	193,621	핵산추출시약 IVD reagents for extracting nucleic acid	231,580
의료영상획득장치 Medical image, analog to digital transform, DR, CR	167,066	매일착용소프트콘택트렌즈 Soft contact lens, daily-wear	216,081
치과용임플란트시술기구 Implant, endosseous, hand instrument	151,020	치과용임플란트시술기구 Implant, endosseous, hand instrument	209,281
개인용혈당검사지 IVD strip for glucose self test	130,080	의료영상획득장치 Medical image, analog to digital transform, DR, CR	191,622

* 출처 : 식품의약품안전처, 의료기기 생산 및 수출입 실적 통계, 각 연도

〈표 1-7〉 국내 상위 10개 수출 품목 현황

(단위 : 천 달러)

2020		2021	
품목명 Name of product	금액 Amount	품목명 Name of product	금액 Amount
고위험성감염체면역검사시약 IVD reagents for infectious disease marker, immunological method	1,856,124	고위험성감염체면역검사시약 IVD reagents for infectious disease marker, immunological method	2,650,943
고위험성감염체유전자검사시약 IDV reagents for infectious disease marker, molecular diagnostics	1,056,019	고위험성감염체유전자검사시약 IDV reagents for infcctious disease marker, molecular diagnostics	915,540

2020		2021	
품목명 Name of product	금액 Amount	품목명 Name of product	금액 Amount
범용초음파영상진단장치 Ultrasound imaging system, general-purpose	367,729	치과용임플란트 Dental Implant	519,667
치과용임플란트 Dental Implant	302,436	범용초음파영상진단장치 Ultrasound imaging system, general-purpose	491,655
조직수복용생체재료 Graft/prosthesis, biomaterial	228,255	감염체진단면역검사시약 IVD reagent for infectious disease, immunological method	421,505
핵산추출시약 IVD reagents for extracting nucleic acid	196,440	조직수복용생체재료 Graft/prosthesis, biometerial	261,926
매일착용소프트콘택트렌즈 Soft contact lens, daily-wear	147,647	매일착용소프트콘택트렌즈 Soft contact lens, daily-wear	185,921
개인용혈당검사지 IVD strip for glucose self test	129,659	개인용혈당검사지 IVD strip for glucose self test	151,940
의료영상획득장치 Medical image, analog to digital transform, DR, CR	111,629	의료영상획득장치 Medical image, analog to digital transform, DR, CR	145,431
치과용전산화단층촬영엑스선장치 Dental x-ray system, panoramic	87,830	치과용전산화단층촬영엑스선장치 Dental x-ray system, panoramic	138,658

* 출처 : 식품의약품안전처, 의료기기 생산 및 수출입 실적 통계, 각 연도

〈표 1-8〉 국내 상위 10개 수입 품목 현황

(단위 : 천 달러)

2020		2021	
품목명 Name of product	금액 Amount	품목명 Name of product	금액 Amount
검체채취용도구 Tool for specimens	148,065	검체채취용도구 Tool for specimens	408,959
다초점인공수정체 Multifocal intraocular lens	105,244	다초점인공수정체 Multifocal intraocular lens	224,008
초전도자석식전신용자기공명전산화단층촬영장치 MRI system, full-body, superconducting magnet	97,498	치료용하전입자가속장치 Accelerator system collimator electron applicator	133,899
관상동맥용스텐트 Coronary artery stent	95,233	매일착용소프트콘택트렌즈 Soft contact lens, daily-wear	129,801
인공신장기용혈액여과기 Dialyser, disposable	92,392	인공신장기용혈액여과기 Dialyser, disposable	90,731
매일착용소프트콘택트렌즈 Soft contact lens, daily-wear	90,925	약물방출관상동맥용스텐트 Drug eluting Coronary artery stent	86,698

2020		2021	
품목명 Name of product	금액 Amount	품목명 Name of product	금액 Amount
전신용전산화단층엑스선촬영장치 CT system, full-body	73,501	진료용장갑 Glove, patient examination	86,592
안경렌즈 Sight corrective ophthalmiclens	69,880	안경렌즈 Sight corrective ophthalmiclens	78,665
일회용손조절식전기수술기용전극 Electrosurgical system electrode, hand-controlled, general-purpose, single-use	69,549	일회용손조절식전기수술기용전극 Electrosurgical system electrode, hand-controlled, general-purpose, single-use	73,117
생체재료이식용뼈 Bone graft, human source	50,792	전신용전산화단층엑스선촬영장치 CT system, full-body	66,571

* 출처 : 식품의약품안전처, 의료기기 생산 및 수출입 실적 통계, 각 연도

다. 국내 의료기기 허가·인증·신고 현황

의료기기 제품은 국민의 생명과 연관된 제품과 서비스를 제공하므로 허가·인증·신고 절차를 통해 기본적으로 안전성과 신뢰성을 보장하도록 하고 있다.

의료기기는 위해도에 따라 1~4등급으로 구분하여 허가, 인증, 신고로 관리하고 있으며, 위해도가 높은 3·4등급 의료기기는 허가, 2등급 의료기기는 인증, 위해도가 낮은 1등급은 신고 제도를 운영하고 있다.

※ 1등급의 경우, 잠재적 위해성이 거의 없는 의료기기이며, 4등급은 고도의 위해성이 있는 의료기기에 해당된다.

※ 다만, 2등급 의료기기 중 인증 제외 대상 및 1·2등급 의료기기 중 이미 허가 또는 인증을 받거나 신고한 의료기기와 구조·원리·성능·사용목적·사용방법 등이 본질적으로 동등하지 아니한 의료기기의 경우에는 허가를 받아야 한다.

2021년 허가 및 인증·신고된 의료기기는 7,060건으로 전년 8,183건 대비 1,123건 감소하였다. 국내 제조는 3,797건으로 전년 4,222건 대비 425건 감소한 수치를 보였다.

〈표 1-9〉 국내 의료기기 허가·인증·신고 현황

(단위 : 건)

허가연도	신고		인증		허가		총계
	제조	수입	제조	수입	제조	수입	
2018	1,740	2,966	1,049	852	811	327	7,745
2019	1,763	3,448	1,038	859	804	357	8,269
2020	1,963	2,906	1,127	825	1,132	230	8,183
2021	1,735	2,380	1,060	600	1,002	283	7,060
총계	7,201	11,700	4,274	3,136	3,749	1,197	31,257
	18,901		7,410		4,946		

* 출처 : 식품의약품안전처, 의료기기 승인·허가·신고 통계, 각 연도

또한, 2021년 허가된 의료기기는 1,285건으로 전년 대비 77건 감소하였다. 인증의 경우 1,660건으로 전년 대비 292건 감소하였으며, 신고는 4,115건으로 754건 감소하였다.

등급별로는 2021년 기준 1등급 의료기기는 국내 제조가 1,833건, 수입이 2,403건으로 수입이 많은 반면, 2등급의 경우에는 국내 제조 1,162건, 수입 635건, 3등급은 국내 제조 637건, 수입 161건, 4등급은 국내 제조 165건, 수입 64건으로 2·3·4등급은 수입 대비 국내 제조가 더 많았다.

〈표 1-10〉 제조·수입, 연도별·등급별 국내 의료기기 허가·인증·신고 현황
(단위 : 건)

연도	제조				수입				연도별 총계
	1등급	2등급	3등급	4등급	1등급	2등급	3등급	4등급	
2017년	1,462	1,062	551	293	3,655	895	287	103	8,308
2018년	1,740	1,123	539	198	2,966	898	221	60	7,745
2019년	1,763	1,095	480	267	3,449	898	240	77	8,269
2020년	1,965	1,197	846	214	2,909	871	113	68	8,183
2021년	1,833	1,162	637	165	2,403	635	161	64	7,060
등급별 총계	8,763	5,639	3,053	1,137	15,382	4,197	1,022	372	39,565

* 출처 : 식품의약품안전처, 2021년 의료기기 허가보고서, 2022. 5.

2.2 의료기기 산업의 미래

Business research company(2020 보고)는 2019년에 세계 의료기기 시장이 4,569억 달러였으며, 2015년 이후 연 4.4%(CARGE)로 성장하였다고 보고하고 있다. 2020년에는 2019년 대비 3.2% 감소한 4,425억 달러에 달할 것으로 예측하였다. 그러나 COVID-19 환자 등의 영향으로 시장이 회복되어 2021년부터 2023년까지 연 6.1% 성장하여 2023년에는 6,035억 달러로 성장할 것으로 전망하고 있다. 시장 성장의 주요 요인으로는 고령화 추세에 따른 만성질환 증가 및 건강에 대한 관심 고조, 웰빙에 대한 사회적 분위기 확산, 주요 국가들의 보건의료 정책, BRICs 등의 경제 성장으로 인한 의료 서비스 수요 증가 등을 꼽았다.

BMI Espicom(2017)은 대륙별로 북미/남미 시장의 경우 2021년 2,138억 달러로 48.0%의 비중을 차지하며, 서유럽 시장은 1,099억 달러로 24.7%, 중앙 및 동유럽은 176억 달러로 3.9%의 비중이 될 것으로 추정하였다. 아시아/태평양 지역은 2021년에 921억 달러로 연평균 6.6% 성장할 것으로 전망되었으며, 중동/아프리카 지역의 시장 규모는 작으나, 성장률은 7.1%로 전망되었다.

우리나라 의료기기 산업의 경쟁력 강화를 위해서는 지속적인 연구개발 투자, 중견기업 및 대기업 육성, 산업기반으로서의 전문인력 양성 등 투자가 지속적으로 이루어져야 할 것이다.

3 의료기기 산업과 시장의 특성

3.1 의료기기 산업의 특성

의료기기 산업은 질병의 예방·진단·치료·재활 등에 사용되는 기구·기계·장치·재료 등의 의료기기를 제조·수입·판매·임대·수리하는 산업을 말한다.

의료기기(Medical Device)는 의료와 관련된 간단한 소형기구(Device)와 첨단기기(Equipment)를 모두 포괄하는 개념으로, 수술용 칼 등의 간단한 도구에서부터 CT/MRI 등의 진단장비 및 첨단 수술로봇에 이르기까지 종류가 매우 다양하다. 인체에 미치는 잠재적 위험성도 제품에 따라 크게 다른 산업이며, 다음과 같은 경제적·기술적 특성을 가지고 있다.

가. 경제적 특성

1) 지속적 성장산업

의료기기는 인구구조의 고령화, 만성질환 및 성인병 등 질병 양상의 변화, 삶의 질에 대한 관심 증대로 양질의 의료서비스 요구 증가 등에 따라 다른 산업보다 부가가치가 높고, 지속적인 수요 증가가 예측되는 유망 성장산업이다.

최근 세계 의료기기 시장의 급격한 확대는 사회구조와 산업 환경 변화에 큰 영향을 받고 있다. 세계적인 인구고령화 추세에 따라 치매, 중풍, 파킨슨병 등 노인성질환에 대한 치료 수요가 빠르게 증가하고 있는데, 세계보건기구(WHO, World Health Organization)는 2020년에 고혈압, 당뇨, 관절염 등의 만성질환이 전 세계 질병의 70%를 차지할 것이라는 전망을 내놓은 바 있다. 또한, 소득증대 및 생활 패턴의 변화로 삶의 질 향상이 미래사회의 화두로 등장하면서 건강증진 및 유지를 위한 의료 분야의 지출이 크게 확대되고 있다.

기술발전 측면에서도 신기술 혁신, 융합기술의 발전으로 바이오칩, 생체이식 등 생명공학기술(BT, Bio Technology)·정보기술(IT, Information Technology)·나노 기술(NT, Nano Technology)이 융합된 고부가가치 신산업, 신상품이 출현하면서 의료기기 산업의 영역이 확대되고 있다. 결과적으로 이러한 산업 환경의 변화가 의료기기 시장규모 확대로 나타나고 있다고 볼 수 있다.

이처럼 의료기기 산업은 질병을 치료하고 예방하여 삶의 질을 향상시키고, 생명 연장의 꿈을 실현하는 산업이다. 소득증대와 더불어 종합적인 건강관리와 양질의 의료 서비스에 대한 수요가 확대되어 진단, 치료, 예방, 수술 분야 등 전 의료 영역에 걸쳐 비약적인 성장이 기대되는 산업이다.

2) 중소기업형의 다품종 소량생산 산업

의료기기는 단순 주사침에서부터 CT, MRI 등 첨단 전자의료기기까지 총 그 품목수가 15,705종(출처 : 식품의약품안전처, 2019년 의료기기 허가보고서, 2020. 4.)으로 다양하다. 그러나 생산실적(7,279,384백만 원)을 품목수(15,705종)로 나눈 품목수당 생산실적은 약 4억 6천만 원으로 소량 다품종임을 알 수 있다.

국내 의료기기 제조업체의 생산 규모를 보면 평균 100억 원 이상 업체는 약 3.3%(119개 업체)에 불과하고, 10억 원 미만 영세 중소업체가 약 58.45%(3,451개 업체)를 차지하고 있다. 특히, 1억 원 미만의 업체가 약 53.2%를 차지하고 있어, 우리나라 의료기기 산업이 다른 산업에 비해 더욱 소규모의 영세 산업임을 보여준다.

세계 의료기기 시장의 점유율을 보면, 미국 의료기기 기업 중 매출액 기준 상위 50개 기업(Johnson & Johnson, General Electric 등)의 총 매출액이 전 세계 의료기기 시장의 70%를 점유하고 있으며, 국내 역시 상위 몇 개 기업이 국내 시장의 대부분을 차지하고 있다. 즉, 의료기기 산업은 소규모 기업이 대부분이지만 소수의 거대 기업이 시장의 절반 이상을 차지하고 있다. 현재도 의료기기 산업은 높은 연구개발 비용, 증가하는 임상시험 비용 등으로 선도 기업을 중심으로 인수합병이 증가하는 추세이다. 하지만 의료기기는 다품종 소량 수요라는 특성이 있어, 미국이나 유럽처럼 국내 시장도 마찬가지로 시장 점유율은 작지만 유연성이 높은 중소기업에 적합한 산업이다.

3) 21세기형 고부가가치 첨단산업

의료기기 산업은 세계 인구의 고령화 추세로 실버 의료기기 수요가 지속적으로 증가하는 21세기형 첨단산업으로서 부가가치가 매우 높다. 최근 의료기기 산업은 IT, BT, NT 등 신기술이 융합된 지식 기반 고부가가치 산업으로 발전하고 있다. 특히, 우리나라는 부존자원은 빈약하지만 인적 자원과 IT, BT, NT 등 첨단기술 등을 보유하고 있어 차세대 성장산업인 의료기기 분야는 충분한 잠재력을 가지고 있다고 평가되고 있다.

정부에서도 바이오헬스를 중심으로 하는 8대 선도 산업[1]으로 선정하는 등 집중적인 지원·육성이 필요한 산업이다.

4) 보호무역·진입장벽 존재 산업

WTO 경제체제 출범 이후 '무역기술장벽(TBT, Technical Barriers to Trade) 협정'이 체결되었음에도 불구하고 국가 간 보호무역장벽이 눈에 보이지 않게 존재하는 산업 중 하나가 의료기기 산업이다.

세계 의료기기 시장은 소수의 다국적기업이 주도하고 있다. 이들은 전기, 전자, 기계, 제어계측 등 다양한 사업 영역에서 기술력을 확보하여 국제적 경쟁력을 갖추고 있다. 생명공학과 IT를 응용한 의약품, 의료기기, 의료기술 개발로 인한 패러다임의 변화로 선두 기업이 규모의 경제를 통해 시장을 주도하고 있어 후발주자의 시장진입이 쉽지 않은 상황이다.

또한, 의료선진국에서는 국제의료기기규제조화단체(GHTF, Global Harmonization Task Force) (현 IMDRF) 등을 통해 허가, 심사, 품질에 대한 공동 규범을 제정하여 진입장벽을 높였으며, 치열한

---

[1] 출처 : 대한민국 정책브리핑, 「정부, 플랫폼 경제·8대 선도사업에 8조 원 투입」, http://www.korea.kr, 2018. 8. 13.

경쟁과 임상시험에 대한 엄격한 규제 또는 국가 간의 상이한 표준 및 관리제도로 인한 비관세 장벽이 존재한다. 예컨대, 미국 보건복지부 산하기관인 식품의약국(FDA, Food and Drug Administration)의 승인을 받기 위해서는 제품의 설계도면 및 시스템 블록도까지 제출하여야 하며, 치료기기의 경우 제품을 만든 후 승인까지 3~6년 정도의 기간이 소요되어 영세한 의료기기 업체에는 높은 진입장벽이 될 수밖에 없다.

따라서 우리나라 국민의 보건위생을 확보하고 의료기기 산업을 발전시키기 위해서는 우리 실정에 적합한 선진국 수준의 관리제도가 필요하다.

나. 기술적 특성

1) 기술집약적 산업

오늘날의 의료기기는 IT, BT, NT 등 첨단기술을 결합한 부품을 많이 사용하는 기술집약형 산업이다. 최근 양성자 단층촬영기(PET, Positron Emission computed Tomography), 사이버 나이프 등의 첨단 수술 장비가 개발됨에 따라 조기진단이 가능해지고 치료방법의 영역도 넓어지고 있다. 기본적으로 의료기기는 의학, 전기·전자공학, 재료공학, 기계공학, 정보통신기술 등 다양한 학문과 기술이 복합적으로 적용되므로 해당 기술 변화에 민감하게 반응하게 된다. 특히, 전자의료기기의 경우 '무어의 법칙(Moore's Law)'과 같이 마이크로칩의 변화에 민감하게 반응하여 지속적인 업그레이드가 필요하다.

세계 의료기기 시장은 고급 기술을 가진 선진국 대기업과 중국 등 후발 개발도상국들이 기술 및 가격 경쟁력을 바탕으로 세계시장에서 지배력을 확대하고 있는 추세이다. 영상 의료기기 등과 같이 제품개발, 글로벌 마케팅을 위해 대규모 시설투자와 자본 투입이 필요한 첨단 고부가가치 의료기기는 나국적기입이 세계시장을 독점한 상태이다.

의료기기는 의학과 공학이 결합된 다양한 고도의 기술이 축적되고 융합되어야 하므로 우수한 연구인력 확보가 필요한 산업이다. 그리고 의료기술 발달과 환자 및 사용자의 요구 변화에 의해 기술 혁신 속도가 빨라지고 있어 제품의 라이프 사이클도 짧아지고 있다.

또한, 실제 사용 시 환경 조건에 적합한 제품개발을 위하여 임상적 전문 지식과의 접목이 필요한 산업이므로, 관련 산업(의료기관, 의약품산업 등)과의 협업이 필요하다.

2) 고비용 R&D 산업

의료기기 산업은 21세기형 첨단산업으로 부가가치가 매우 높은 반면, 초기 투자비를 집중해야 시장 진입이 가능하다. 미국의 의료기기 업체는 평균적으로 매출액의 11.4%를 연구개발에 투자하는데, 이는 미국 전 산업의 평균 매출액 대비 R&D 투자율 3.5%의 약 3.3배이다. 국내 의료기기 업체도 매출액의 평균 6.0%를 연구개발에 투자하고 있는 것으로 조사되었는데, 이 또한 우리나라 전 산업 평균 투자율 2.2%의 약 2.7배에 달한다.

하지만, 주요 다국적 기업들은 전기, 전자, 기계 제어장치 등 다양한 사업영역에서 기술을 확보하고 차세대 제품개발을 위하여 연구개발에 대한 투자를 활발히 하고 있으나, 국내 의료기기 업체 중에는 아예 R&D 투자를 하지 않는 곳도 많다.

앞으로는 R&D 투자가 없는 상태에서 첨단 의료기기를 생산하기는 힘들 뿐만 아니라 기존의 기술 보전도 점차 벅차게 될 것이다.

다. 관리적 특성

1) 고도의 안전성·신뢰성 요구 산업

의료기기 산업은 국민의 생명과 연관된 제품과 서비스를 제공하므로 안전성과 신뢰성이 가장 중요하며, 인체 적용 시 안전성과 유효성이 필수적이다. 따라서 신개발 의료기기의 경우, 안전성 및 유효성을 확인하려면 시험·검사, 임상시험, 시판 후 조사 등에 더욱 많은 비용이 소요된다. 그러나 사용자는 기존 제품을 지속적으로 사용하려는 보수 성향이 높으며, 아직 검증되지 않은 신제품보다는 유명 제품에 대한 선호도가 높은 경향이 있다.

또한, 세계 각국은 안전성 및 신뢰성이 확보되지 않은 의료기기로부터 자국민의 생명을 보호하고 보건위생을 확보하기 위하여 의료기기에 대해 자국에 맞는 규격과 품질에 관한 표준, 각종 인허가 등 관리감독체계를 마련하여 규제하고 있다.

2) 정책 및 관리제도 영향 산업

의료기기는 인간의 생명과 밀접한 연관이 있다. 선진국일수록 국민의 보건·복지에 관심을 집중하므로 각국 정부의 관련 정책 및 제도에 따라 시장 진입 및 탈퇴가 강제되기도 한다. 의료정책의 예로 의료기관이 수요처인 치료재료의 경우, 의료보험급여 적용 여부와 수가 수준은 의료기기 업체에 직접적인 영향과 의료기관의 경영에도 영향을 미치므로, 부정적 영향을 일으키는 정책이 시행된다면 해당 의료기기의 시장 확대는 어려워진다.

또한, 의료기기는 다른 산업과 달리 모든 국가가 자국민의 안전과 보건위생을 확보하기 위해 규제기관을 두어 관리하고 있는 것이 특징인데, 이러한 의료기기 관리제도는 인체에 미치는 잠재적 위험성에 따라 등급을 구분하여 정해진 등급별로 차등화된 관리를 하는 것이 일반적이다. 하지만 이러한 관리제도가 변경되면 의료기기 산업에 미치는 영향이 커질 수 있다. 그 예로, 일반 공산품이 의료기기로 지정되어 과거에 판매된 제품이 무허가 의료기기가 되거나, 위험도에 따른 관리 등급이 상향 조정되는 등 인허가 기준이 엄격해지면 의료기기 업체의 관리비용이 기하급수적으로 증가하기도 한다.

의료기기 산업은 이처럼 다른 산업과는 달리 제품의 특성 때문에 국가의 엄격한 관리 및 정책을 통해 규제와 통제가 이루어지는 산업이다.

3.2 의료기기 시장의 특성

의료기기 시장은 수요가 한정적이고 수요자가 전문성을 지니는 것이 특징이다. 의료기기는 의료 진단과 치료에 전문성을 지닌 병원이 주요 수요처이다. 또한, 생명과 보건에 관련되므로 제품의 안전성·신뢰성을 우선으로 고려한다. 따라서 시장 수요자들은 기존 유명 제품을 계속 사용하는 보수적인 경향이 강하기 때문에 상대적으로 시장의 진입장벽이 높고 가격 탄력성은 낮다. 따라서 제품에 대한 인지도와 브랜드 파워가 매우 중요하며, 마케팅 장벽 및 충성도가 매우 높아 경기 민감도가 상대적으로 낮다.

의료기기는 인간의 생명과 보건에 관련된 제품이며, 국민의 건강증진 및 건강권 확보 등에 직간접적 영향을 주기 때문에 정부의 인허가 등 규제가 필요하다. 따라서 정부는 의료기기 생산 및 제조, 임상시험 등 안전규제, 유통 및 판매 등 안전성·유효성 확보, 지식재산권 보장 등을 엄격히 규제하고 있다.

인허가 측면에서는 국가 간 인증 및 허가제도가 상이하여 국제 교역에서 비관세 무역장벽으로 작용하고 있다. 예를 들어, 미국 FDA의 인허가에 소요되는 기간은 최소 7.2개월이고, 중국의 경우는 13개월이다. 따라서 각국의 의료관리제도에 대한 인허가 관련 전문 인력과 지식이 필요한 일종의 블루오션 시장으로 평가되고 있다.

제 2 장

의료기기 법령 및 행정체제의 이해

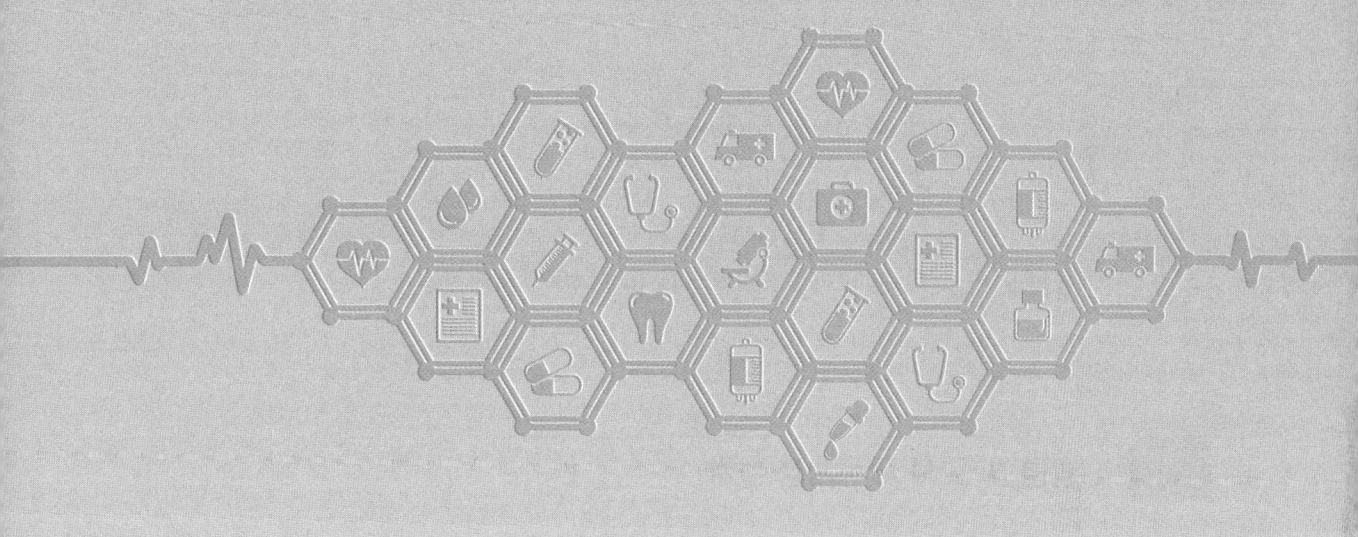

1. 법령 및 고시 제·개정 절차
2. 의료기기법령 개요
3. 의료기기법령의 구조와 체계
4. 의료기기 행정 체제

02 의료기기 법령 및 행정체제의 이해

학습목표 → 의료기기 관련 법령 및 주요 내용에 대해 이해하고, 의료기기의 행정 체계에 대해 학습한다.

NCS 연계 →

목차	분류 번호	능력단위	능력단위 요소	수준
1. 법령 및 고시 제·개정 절차	1903090201_15v1	인허가 정보 수집	국가별 인허가 절차 입수하기	5
2. 의료기기법령 개요	1903090201_15v1	인허가 정보 수집	국가별 인허가 절차 입수하기	5
3. 의료기기법령의 구조와 체계	1903090201_15v1	인허가 정보 수집	국가별 인허가 절차 입수하기	5
4. 의료기기 행정 체제	1903090201_15v1	인허가 정보 수집	국가별 인허가 절차 입수하기	5

핵심 용어 → 의료기기, 의료기기 산업, 의료기기의 정의, 의료기기법

1 법령 및 고시 제·개정 절차

1.1 개요

「의료기기법」을 이해하기 전에 기본적으로 법령이란 무엇이며, 어떤 체계로 구성되어 있는지를 알아야 한다. 법령은 국민의 기본적인 권리와 의무를 정하고 국가기관을 구성하는 근거가 되며, 행정관청의 업무 범위를 정하며, 권리구제를 위한 재판의 근거가 된다. 법령은 그 기능과 효력에 있어 일정한 체계를 가지고 있다. 이 장에서는 법령의 기본 구성과 입법 절차에 대해 알아보도록 한다.

가. 우리나라 법령 구조

보통 법이라고 하면 국회에서 만드는 법률을 가리키지만 국민의 일상생활에 법률 못지않게 중요한 영향을 미치는 규범에는 헌법, 조약 이외에도 행정부가 법률을 집행하기 위해 만드는 대통령령·총리령·부령, 지방자치단체가 제정하는 조례·규칙 등이 있다. 넓은 의미에서 법이란 이 모두를 포함하며, 보통 법령이라고 한다. 법령의 종류와 의미는 다음과 같다.

1) 헌법

「헌법」은 한 나라의 최상위 법 규범으로 국민의 권리, 의무 등 기본권에 관한 내용과 국가기관 등 통치기구의 구성에 대한 내용을 담고 있으며, 모든 법령의 기준과 근거가 된다. 따라서 법률, 대통령령 등 법령은 헌법정신과 이념에 따라야 하고, 헌법이 보장하고 있는 국민의 기본권을 침해하지 않아야 한다. 특히, 법률이 「헌법」에 위배되면 헌법재판소에서 위헌 결정을 하여 그 효력을 없애기도 한다.

입법권은 국회에 속하며(제40조), 국회의원과 정부는 법률안을 제출할 수 있다고 규정하고 있다(제52조). 대통령은 법률에서 구체적으로 범위를 정하여 위임받은 사항과 법률을 집행하기 위하여 필요한 사항에 관하여 대통령령을 발할 수 있고(제75조), 국무총리 또는 행정각부의 장은 소관사무에 관하여 법률이나 대통령령의 위임 또는 직권으로 총리령 또는 부령을 발할 수 있다(제95조).

2) 법률

보통 우리가 말하는 법은 법률을 가리킨다. 법률은 헌법에 비해 보다 구체적으로 국민의 권리와 의무에 관한 사항을 규율하며, 행정의 근거로 작용하고 있기 때문에 법체계상 가장 중요한 근간을 이루고 있다고 할 수 있다. 법률이 만들어지는 과정은 다음과 같다.

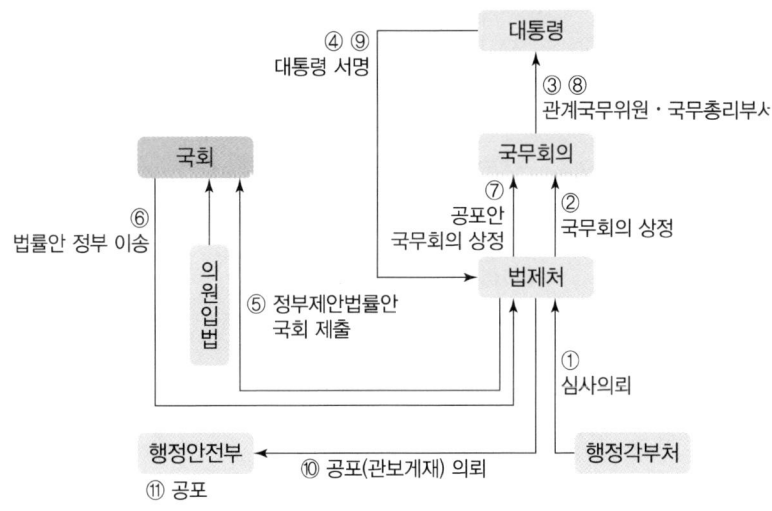

┃그림 2-1┃ 법률안 입법 절차

3) 조약

우리나라 헌법은 대통령이 다른 국가와 맺은 조약에 대하여 국제법상 효력뿐만 아니라 국내법적 효력을 인정하고 있다. 외국과 맺은 조약이 국민의 권리와 의무에 관한 사항이나 국가안보에 관한 사항을 담고 있으면 법률과 동등한 효력을 갖고 있다고 본다.

4) 대통령령·총리령·부령

국민의 권리·의무에 관한 사항은 법률에 규정해야 한다. 그러나 법률에서 국민의 권리·의무에 관한 기본적인 사항만을 정하고, 그에 관한 구체적인 내용은 국가 정책을 집행하고 담당하는 중앙행정기관에서 정할 수 있도록 위임하는 경우가 많다. 이처럼 법률에서 위임한 사항을 정하는 하위규범이 대통령령·총리령·부령이다. 헌법도 법률에서 위임한 사항과 법률의 집행에 필요한 사항을 대통령령으로 정하거나, 총리령과 부령으로 정할 수 있도록 하고 있다. 대통령령·총리령·부령이 만들어지는 과정은 다음과 같다.

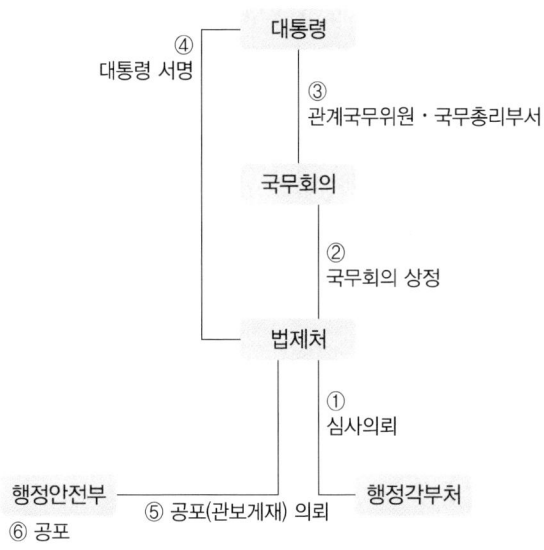

┃그림 2-2┃ 대통령령 입법 절차

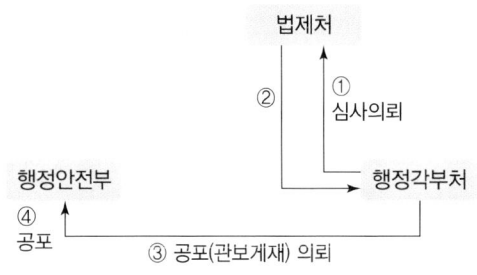

┃그림 2-3┃ 총리령 및 부령 입법 절차

5) 지방자치단체의 조례와 규칙

지방의회가 정하는 규범이 조례이며, 지방자치단체의 장이 정하는 규범이 규칙이다. 조례와 규칙은 자치법규라고 하며, 자치법규의 효력은 관할지역에 한정된다는 점이 다른 법령과 다른 점이다.

6) 행정규칙

이 밖에도 식품의약품안전처(이하 식약처) 고시 등과 같이 상급행정기관이 하급 행정기관에 대하여 그 조직이나 업무처리와 절차, 기준 등에 관하여 발하는 일반적·추상적 규율을 의미하는 행정규칙이 있다.

행정규칙의 법적성질을 규정하는 것에는 여러 가지 설이 있는데 행정조직 내부에만 일면적·편면적 구속력을 가질 뿐, 직접 국민에 대하여 효력을 미치지 못한다고 하는 '비법규설', 행정규칙 중 재량준칙은 헌법상 평등원칙을 매개로 하여 국민에 대하여도 간접적으로 법적 효력을 미치게 된다는 '준법규설', 행정권은 그 권한의 범위 안에서 자주적인 법 형식을 위한 규범정립의사 또는 독립적인 규율권을 가지며 그것에 의하여 대외적인 효력을 가진다는 '법규설'이 있다.

행정규칙에 대한 법적 구속력에 대해서는 헌법재판소의 판단을 고려할 수 있는데, 헌법재판소의 판단에 따르면 법령의 직접적인 위임에 따라 위임행정기관이 그 법령을 시행하는 데 필요한 구체적 사항을 정한 것이라면, 그 제정형식이 비록 법규명령이 아닌 고시, 훈령, 예규 등과 같은 행정규칙이더라도 그것이 상위법령의 위임한계를 벗어나지 아니하는 한, 상위법령과 결합하여 대외적인 구속력을 갖는 법규 명령으로서 기능하게 된다고 판단하였다.[2]

행정규칙을 분류해보면 다음과 같다.

① 훈령 : 상급행정기관이 하급행정기관에 대하여 장기간에 걸쳐 그 권한행사를 일반적으로 지시하기 위하여 발하는 명령
② 예규 : 행정사무의 통일을 위하여 반복적으로 행정사무의 처리기준을 제시하는 법규문서 외의 문서
③ 고시 : 법령이 정하는 바에 따라 일정한 사항을 일반인에게 알리기 위한 문서. 그 내용에 따라 일반적, 추상적 규율인 경우에만 행정규칙에 해당하며 고시의 내용이 단순한 사실의 통지인 경우에는 행정규칙으로 보기 어려움
④ 공고 : 일정한 사항을 일반인에게 알리는 문서

나. 행정절차법

「행정절차법」은 행정절차에 관한 공통적인 사항을 규정하여 국민의 행정참여를 도모함으로써 행정의 공정성·투명성 및 신뢰성을 확보하고 국민의 권익을 보호하기 위해 제정된 법(1996. 12. 31., 법률 제5241호)이다.

「행정절차법」은 1996년 제정 이후 2022년 1월까지 18차례 개정되었다. 처분·신고·행정상 입법 예고·행정예고 및 행정지도 등의 행정절차에 관해 다른 법률에 특별한 규정이 있는 경우를 제외하고는 「행정절차법」을 따라야 한다. 그러나 국회의 의결 또는 법원의 재판 등을 거친 사항, 국가안전보장·국방·외교 등에 관한 사항으로서 행정절차를 거칠 경우 국가의 중대한 이익을 현저히 해할 우려가 있는 사항 등에 대해서는 적용하지 않는다.

---

[2] 출처 : 헌법재판소 2004. 10. 28. 선고 99헌바91

행정청은 신청인의 편의를 위해 처분의 처리기간 및 처분기준을 미리 정하여 공표해야 한다. 또, 당사자에게 의무를 과하거나 권익을 제한하는 처분을 하는 경우에는 사전통지하고, 청문 등을 통해 의견을 청취하고 처분의 근거와 이유를 제시해야 한다.

청문과 공청회는 다른 법령에 규정된 경우와 행정청이 필요하다고 인정하는 경우에 실시한다. 행정청은 상당한 이유가 있다고 인정하는 경우에는 청문과 공청회의 결과를 처분에 반영해야 한다.

일정한 사항을 행정청에 통지함으로써 의무가 끝나는 신고의 경우, 법령 등에 규정된 요건을 갖춘 신고서가 해당 기관에 도달된 때에 신고의 의무가 이행된 것으로 본다. 법령 등을 입법하고자 할 때에는 이를 예고해야 하되, 입법내용이 국민의 권리·의무와 관련이 없거나 입법이 긴급을 요하는 경우 등은 예외로 한다. 입법예고기간은 예고를 할 때 정하되, 특별한 사정이 없으면 40일(자치법규는 20일) 이상으로 한다. 행정예고의 대상과 기간도 규정하고 있으며, 행정예고의 기간은 특별한 사정이 없으면 20일 이상으로 한다.

행정지도는 그 상대방의 의사에 반하여 부당하게 강요해서는 안 되며, 행정지도에 따르지 않는다는 이유로 불이익한 조치를 해서도 안 된다. 그 상대방은 해당 행정지도의 방식과 내용 등에 관해 행정기관에 의견 제출을 할 수 있다. 총 8장으로 나누어진 전문 제56조와 부칙으로 이루어져 있으며, 하위 법령으로는 「행정절차법 시행령」과 「행정절차법 시행규칙」이 있다.[3]

다. 민원 처리에 관한 법률(민원처리법)

민원 처리에 관한 기본적인 사항을 규정하여 민원의 공정한 처리와 민원행정 제도의 합리적 개선을 도모함으로써 국민의 권익을 보호하기 위해 제정한 법(1997. 8. 22., 법률 제5369호)이 「민원 처리에 관한 법률」이다.

1997년 제정된 뒤 2022년 1월까지 16차례 개정되었다. 행정기관은 다른 법령에 특별한 규정이 있는 경우를 제외하고는 민원사항의 신청에 대해 접수를 보류하거나 거부할 수 없으며, 접수된 민원서류를 부당하게 되돌려 보내서는 안 된다. 행정기관은 민원을 법령이 정하는 바에 따라 다른 업무에 우선하여 처리해야 한다. 민원인은 신청한 민원사항에 대해 행정기관이 처리기간 내에 처리하지 않은 때에는 해당 행정기관 또는 감독기관에 지체 없이 처리할 것을 요구할 수 있다.

민원인이 불필요한 사유로 행정기관을 다시 방문하지 않도록 민원 1회 방문 처리제를 확립하고, 그 원활한 운영을 위해 민원후견인제도를 시행한다.

행정자치부 장관은 민원인의 편의를 위해 민원사항의 처리기관·처리기간·구비서류·처리절차·신청방법 등을 종합한 민원처리기준표를 작성해 매년 관보에 고시하고 인터넷에 게시해야 한다. 행정기관은 민원인이 신청한 민원사항에 대한 처리결과를 문서 등의 방법으로 통지하되, 그 민원사항을 거부하거나 실현이 불가능하다고 인정할 때에는 그에 대한 이유를 함께 통지해야 한다.

---

[3] 출처 : 행정절차법[行政節次法](두산백과)

> **참고 민원 1회 방문처리제**
> 민원인의 기관방문 횟수를 줄여 국민 편의를 증진하기 위해, 해당 행정기관 내부에서 할 수 있는 자료의 확인, 관계 기관 또는 부서와의 협조 등에 따른 모든 절차를 담당공무원이 직접 이행하도록 하는 제도를 말한다. 민원의 처리 기간을 단축하고 민원인의 기관 방문 횟수를 줄임으로써 경제·사회적 비용을 절감하는 데 근본 목적이 있다.

「민원처리법」은 민원처리 기간의 계산 기준을 정하고 있다. 민원의 처리기간을 5일 이하로 정한 경우에는 민원의 접수시점부터 시간 단위로 계산하되, 공휴일과 토요일은 산입하지 아니한다. 1일은 8시간의 근무시간을 기준으로 하고 있다. 만약, 민원의 처리기간을 6일 이상으로 정한 경우에는 일 단위로 계산하고 첫날을 산입하되, 공휴일과 토요일은 산입하지 아니한다. 예를 들면, 2등급 인증신청은 처리기간이 5일로 「의료기기법 시행규칙」에 규정되어 있으므로, 수요일 오후에 인증을 신청하였다면 다음주 수요일 오후가 민원 처리기한이다(일요일만 공휴일인 경우).

「민원 처리에 관한 법률 시행령」에서는 질의민원을 접수한 경우 특별한 사유가 없으면 정해진 기간 이내에 처리하도록 규정하고 있다. 처리기간은 법령에 관하여 설명이나 해석을 요구하는 질의민원의 경우 14일 이내, 제도·절차 등 법령 외의 사항에 관하여 설명이나 해석을 요구하는 질의민원의 경우 7일 이내이다.

「민원처리법」은 총 3장으로 나누어진 전문 45조와 부칙으로 구성되어 있으며, 하위 법령으로는 「민원 처리에 관한 법률 시행령」과 「민원 처리에 관한 법률 시행규칙」이 있다.[4]

1.2 의원입법

의원입법이란 간단하게 말해서 국회의원의 발안(發案)에 의하는 입법으로 정부 발안에 의한 입법과 대응된다. 국회는 3권 분립주의하의 유일한 입법기관이므로 국회에서 국회의원이 발안하여 입법하는 것이 원칙이다. 3권 분립주의에 충실하였던 18세기의 미국 헌법은 국회의원만이 발안권을 가지도록 하고, 정부는 법률발안권을 가지지 못하게 하였다. 그러나 사회가 전문화·분업화·기술화되고 자본주의가 고도화됨에 따라 여러 가지 사회문제가 발생하여 신속·적절한 대응책을 강구하기 위해서는 행정부의 입법조치가 필요하게 되었다.

종래의 의원입법만으로는 신속·적절하게 대응하지 못하게 되자 20세기 세계 각국의 입법례가 정부에도 법률발안권을 부여하고 있는 것이 통례이다. 그러나 미국은 현재까지도 헌법상 정부의 법률발안권을 인정하지 않고 있어 여당의원이 의원입법 형식으로 발안하고 있는데, 실제로 국회에서 제정되는 법률은 정부제안 법률이 대부분을 차지하고 있다. 기타 세계 각국의 경우도 국회에서 제정되는 법률의 대부분이 정부가 제안한 것들이다. 그 이유는 정부가 실제 행정을 담당하고 있으므로 해결해야 할 여러 문제에 당면하여 법률의 제·개정을 절실히 필요로 하고, 또한 전문지식이나 기술인원을 확보하고 있어 입법 자료도 풍부하기 때문이다.

---

[4] 출처 : 민원처리에 관한 법률[民願事務處理―關―法律](두산백과)

한편, 의원입법은 의원개인이 발안하는 것과 정당의 정책에 의하여 정당에서 발안하는 것으로 구분할 수 있다. 후자의 경우, 여당은 정부(안)이 대부분이므로 실질적으로는 정부발안의 법안이 된다.

「대한민국 헌법」은 국회의원과 정부에 모두 법률(안) 제출권을 부여하고 있고(「헌법」 제52조), 의원입법에 있어서는 의원 10인 이상의 찬성으로 의안을 발의할 수 있도록 하였다(「국회법」 제79조제1항). 오늘날 정부제안의 입법이 대부분을 차지함에 따라 국회는 입법부가 아니라 통법부(通法府)화함으로써 입법부의 기능이 저하되고 있다는 비판이 있다. 따라서 국회 상임위원회에 전문위원과 조사위원을 두어 전문지식이나 기술을 보강하거나 입법자료 수집을 위하여 국회에 입법조사국이나 법제처 등을 설치하는 등 의원입법 강화에 노력하고 있다.

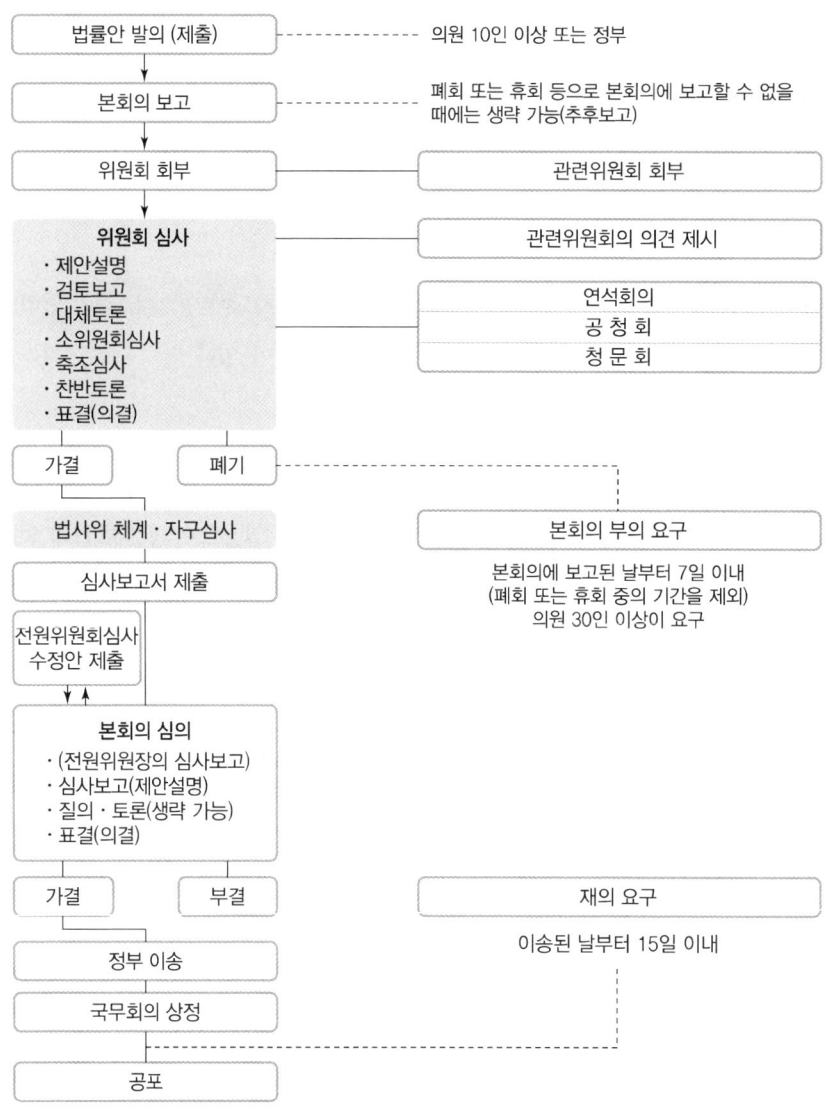

* 출처 : 법제처, 2018 의원입법 지원업무 편람, 2017. 12.

▮ 그림 2-4 ▮ 의원입법 법률안 심사 절차

1.3 정부입법(행정입법)

가. 정부입법 계획

정부입법(행정입법)이란 행정 주체가 법조(法條)의 형식으로 법 규정을 정립하는 것을 말한다. 근대 법치국가에서는 국민의 권리와 의무에 관한 규정은 국회에서 법률 형식으로 입법하도록 요구되었으나, 시간이 흐르면서 행정부의 입법권을 현실적으로 인정하기에 이르렀다. 정부입법에는 법률에서 구체적으로 범위를 정해 위임받은 사항에 관한 규정을 마련하는 위임명령과 법률을 집행하기 위해 필요한 사항에 관해 발하는 집행명령 등이 있다. 정부입법에는 이와 같이 법규의 성질을 가지는 위임명령과 집행명령 이외에 법규의 성질을 지니지 않는 훈령·지시·명령 등의 행정명령이 있다. 법규명령은 제정 기관에 따라 대통령령·총리령·부령 등으로 나뉜다.

정부입법 계획은 그 해에 입법하고자 하는 법률(안)에 대해 정부 전체 차원에서 입법추진의 우선순위 및 시기 등을 조정하여 수립하는 계획이다. 정부입법 계획은 입법의 특정 시기 집중을 방지하여 입법추진의 효율성과 법안심사의 충실성을 제고하고, 관보, 인터넷 등을 통해 국민에게 알림으로써 투명하고 책임 있게 정부입법을 추진하기 위한 것이다.

정부입법 계획상의 법률(안)은 명시된 일정에 따라 정부 각 부처에서 입안하여 관계 부처와 협의를 거친 후 입법예고하게 되며, 그 후에 법제처 심사, 국무회의 심의, 국회의결을 거쳐 대통령이 공포하여 시행하게 된다.

정부입법 계획 수립 절차는 다음과 같이 법제처에서 각 중앙행정기관으로 전년도 10월 31일까지 입법계획 수립을 요청하고 중앙행정기관은 전년도 11월 30일까지 제출하게 된다. 제출된 계획으로 법제처는 정부입법 계획을 수립, 국무회의 보고 및 관보에 고시를 하며 각 중앙행정기관이 입법을 추진하게 된다. 단, 입법 과정은 수많은 이해관계의 조정 과정이므로 입법 추진 중에 일정 또는 내용이 다소 변경될 수 있다.

나. 정부입법 과정

본래 대통령령과 총리령·부령은 입법권자(발령권자)의 지위에 차이가 있고 국법 체계에서 차지하는 위계가 다르기는 하나, 명령이라는 점에서는 그 법적 성격을 같이하기 때문에 양자의 규율 대상을 엄밀하게 구분하기는 어렵다. 그러나 대통령령은 입법권자가 대통령이고 국무회의의 의결을 필요로 한다는 점에서 국무총리나 각부 장관이 발령하는 총리령·부령과 격이 다르다고 할 수 있으며, 이 점에서 양자 규율 대상의 구분을 논할 실제적인 이유가 있다.

우선 각 부처에 공통되거나 여러 부처와 관련되는 사항에 대해서는 대통령령으로 규정해야 할 것이다. 다만, 몇 개의 부처에만 관련되는 사항이라면 관련 부처가 공동으로 발령하는 이른바 공동부령의 형식으로 규정하는 방법도 있다.

다음으로 하위법령으로 정하는 사항 중 상대적으로 보다 중요한 사항은 대통령령으로 정하고, 총리령·부령은 그 밖의 것을 정하도록 해야 한다. 좀더 부연한다면 국민의 권리·의무와 관련된 실체적인 사항 중 위임사항을 정할 때에는 가능하면 대통령령으로 정하고, 행정처분의 기준이나 서식과 같은 단순한 절차(집행명령)에 관한 사항은 총리령·부령으로 정하도록 하는 것이 타당할 것이다. 그러나 실체적인 사항이라 하더라도 기술적이고 전문적인 사항이어서 국무회의에서 논의하는 것이 별다른 의미를 갖지 않는 사항은 총리령·부령으로 정하기도 한다.

정부입법이 이루어지는 과정은 다음과 같다.

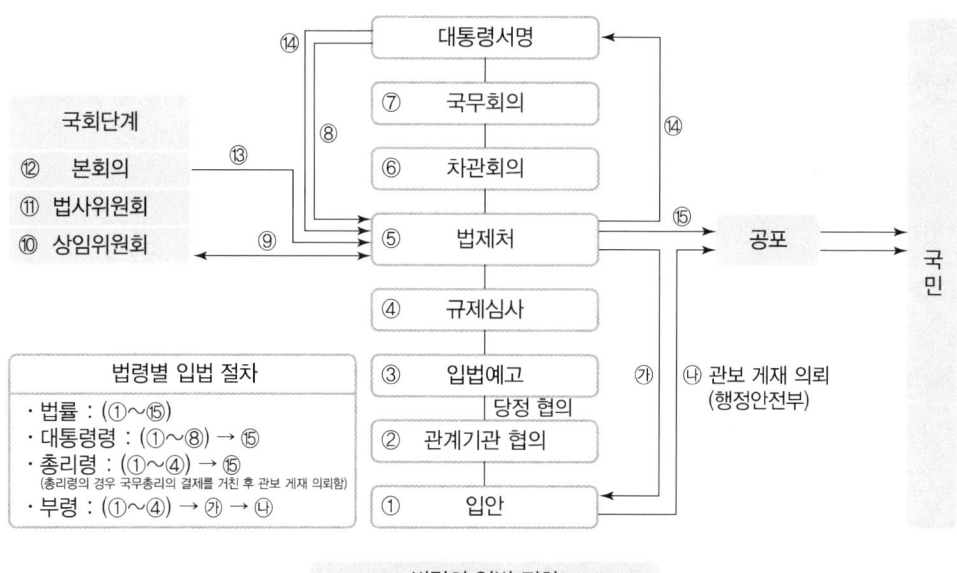

| 그림 2-5 | 정부입법 처리 절차

1. 입안	중앙행정기관이 그 소관사항에 대해 입안하며, 둘 이상의 부처의 소관사무일 경우 공동으로 입안한다.
2. 관계부처 협의, 필요한 경우 당정협의	주무부처안이 확정되면 그 내용과 관련이 있는 다른 부처와 협의하고, 필요한 경우 여당과 당정협의를 하며 야당의 협조를 구한다.
3. 입법예고	법령안을 국민에게 예고하여 의견수렴을 한다. 입법예고의 기간은 20일 이상으로 하며, 그 법령안에 대하여 의견이 있는 경우에는 누구든지 의견을 제출할 수 있다. 그러나 법령이 정하는 특별한 경우에는 입법예고를 하지 않을 수 있다.
4. 규제 심사	국가 또는 지방자치단체가 특정한 행정목적을 실현하기 위하여 국민의 권리를 제한하거나 의무를 부과하는 사항들에 대하여 규제개혁위원회의 규제심사를 받는다.
5. 법제처 심사	법문이 자구와 체제 등 형식적인 측면과 입법내용의 현실적인 타당성, 국정목표와 합치여부, 상위법령이나 관련 제도 간의 내용상의 상충여부 등 실질적인 측면에 대해 심사한다.
6. 차관회의 심의	국무회의에 상정될 의안의 중요사항을 사전 심의한다. 그러나 긴급한 경우 차관회의에서 심의를 생략하고 바로 국무회의에서 심의할 수 있다.
7. 국무회의 심의	최고정책심의기관으로서 주무부처의 장관이 제안설명을 하고 의결을 구하면, 토의를 거쳐 의결한다.
8. 대통령의 서명	국무회의에서 의결된 법률안과 대통령령 안은 국무총리와 관계 국무위원이 부서한 후 대통령의 서명을 받는다.

9. 국회 제출	법제처는 대통령의 재가를 받은 법률안을 국회에 지체 없이 제출한다.
10. 소관상임위원회, 필요한 경우 전원위원회 심사	의안이 발의 또는 제출된 때 본회의에 보고하며, 국회의장은 소관상임위원회에 회부하여, 그 심사가 끝난 후, 본회의에 부의한다. 소과상임위원회는 필요에 따라 소위원회를 구성하여 안건을 심사한다. 중요한 의안의 경우 위원전원으로 전원위원회를 구성하여 심의할 수 있다. 심사를 마친 법률안은 법제사법위원회에 회부되어 체계와 자구에 대한 심사를 거친 후 국회 본회의에서 심의, 의결한다.
11. 법제사법위원회 심사	
12. 국회 본회의 심의, 의결	
13. 법률안 정부 이송	법제처는 의결된 법률안을 공포안으로 작성한다. 의결된 법률안에 이의가 있을 경우, 대통령은 해당 법률안이 정부로 이송된 후 15일 이내 이의서를 붙여 국회의 재의를 요구할 수 있다.
14. 국무회의 강정 및 대통령의 서명	의결된 법률안은 국무총리 및 관계국무위원의 부서를 받은 후 대통령의 서명을 받는다. 대통령령 안의 경우, 국무회의 심의를 거쳐 국무총리 및 관계 국무위원의 부서와 대통령의 서명을 받는다.
15. 공포	관보에 게재하여 공포한다.

* 출처 : 한국법제연구원 홈페이지, http://elaw.klri.re.kr, 2019. 2.

다. 정부입법 절차별 소요시간

■ 정부입법 절차

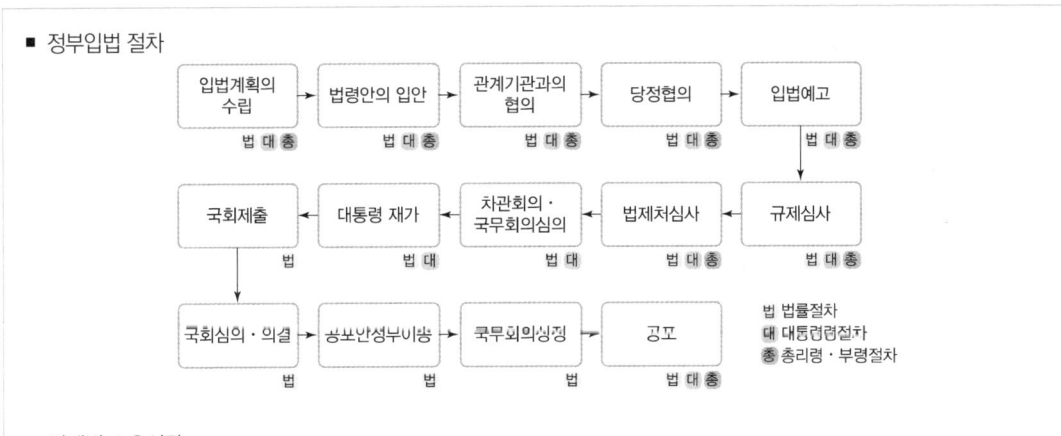

■ 단계별 소요시간

입법과정	소요과정
법령안의 입안	약 30~60일
관계기간과의 협의 및 당정협의	약 30~60일
입법예고	약 40~60일
규제심사	약 15~20일
법제처 심사	약 20~30일
차관회의 심의	약 7~10일
국무회의 심의	약 5일
대통령 재가 및 국회 제출	약 7~10일
국회의 심의·의결 및 공포안 정부이송	약 30~60일(장기간 계류되는 경우 예외로 함)
국무회의 상정	약 5일
공포	약 3~4일

* 출처 : 정부입법 지원센터 https://www.lawmaking.go.kr 정부입법 / 정부입법제도 소개

1.4 행정규칙 입안 절차

식약처는 식품, 의약품, 의료기기 등 소관업무 관련 법률에서 위임하는 범위 이내에서 국민 안전을 위한 여러 가지 규정사항을 마련하여 행정규칙을 입안하고 있다. 식약처 고시의 경우처럼 행정규칙에 해당하는 입안 절차는 다음과 같다.

가. 대통령훈령과 국무총리훈령의 입안 절차

1) 기안

각 행정기관이 대통령훈령 또는 국무총리훈령을 제·개정하거나 폐지하려는 때에는 해당 기관의 주무부서(주로 중앙행정기관의 국장)가 행정규칙의 제·개정·폐지(안)을 작성하여 관계 국장과 법제 담당 부서의 협조를 받아 이 기안문에 대하여 해당 기관장의 결재를 받아야 한다.

한편, 대통령비서실 외의 행정기관에서 대통령훈령을 기안하려는 때에는 기안 단계부터 그 필요성 등에 관하여 사전에 대통령비서실과 충분한 협의를 해야 하며, 국무총리실 외의 행정기관에서 국무총리훈령을 기안하려는 때에는 국무총리실과 충분한 협의를 해야 한다.

2) 관계부처 협의

「법제업무 운영규정」 제11조에 따르면 법률, 대통령령, 총리령·부령 등 법령안에 대한 부처협의 절차만을 규정하고 있어, 행정규칙에 대한 부처협의 절차는 원칙적으로 법상 의무 사항은 아니다. 그러나 대통령훈령과 국무총리훈령은 그 규정 내용이 어느 하나의 부처 또는 기관의 소관 업무에 한정되지 않고 여러 부처나 기관의 소관 업무에 관련되는 내용이 대부분이므로, 대통령훈령 또는 국무총리훈령을 입안하려는 부처는 「법제업무 운영규정」 제11조를 준용하여 그 훈령(안)을 관계부처와 협의하고 필요한 경우에는 그 내용을 조정해야 한다. 이는 대통령훈령 또는 국무총리훈령의 시행 과정에서 관계 부처로부터 원활한 협조를 얻기 위하여 필요한 절차이다.

3) 행정예고와 의견 제출 절차

「행정절차법」 제41조에 따르면 법령이나 자치법규를 제·개정하거나 폐지하려는 때에는 해당 입법(안)을 마련한 행정청은 이를 예고하도록 하고 있고, 「법제업무 운영규정」 제2조에서 법령은 법률, 대통령령, 총리령·부령으로 정의하고 있으며, 이 규정 제14조에서 법령(안)을 입법예고하는 것에 대하여 정하고 있는데, 이들 규정에 따르면 대통령훈령과 국무총리훈령은 원칙적으로 입법예고의 대상은 아니다.

다만, 대통령훈령과 국무총리훈령이 「행정절차법」 제46조에 따라 국민생활에 매우 큰 영향을 주는 사항, 많은 국민의 이해가 상충되는 사항, 많은 국민에게 불편이나 부담을 주는 사항, 그 밖에 널리 국민의 의견수렴이 필요한 사항에 대한 내용을 포함하는 경우에는 행정예고를 해야 한다.

특히, 대통령훈령과 국무총리훈령 중 법령 보충적 행정규칙 등은 국민의 권리·의무에 사실상 많은 영향을 미치고 있고 법원에서도 그 법규 명령적 효력을 인정하고 있으므로 이러한 훈령은 「행정절차법」 제46조에 따라 인터넷 홈페이지 등에 20일 이상의 행정예고를 하고 의견 제출 절차를 거쳐야 한다.

4) 규제심사

「행정규제기본법」 제2조제1항제2호에 따르면 규제심사를 받는 '법령등'의 범위를 법률, 대통령령, 총리령·부령과 그 위임을 받는 고시 등으로 하고 있다. 따라서 행정기관의 장은 법령의 위임에 따라 규제를 신설하거나 강화하려는 내용의 행정규칙을 제·개정하려는 경우에는 규제영향분석서, 자체심사의견, 행정기관·이해관계인 등의 제출의견 요지를 첨부하여 규제개혁위원회에 규제심사를 요청해야 한다(「행정규제기본법」 제10조제1항, 제2항).

규제개혁위원회는 대통령 훈령(안)이나 국무총리 훈령(안)에 대한 규제심사의 요청을 받은 경우에는 해당 규칙안의 내용이 국민의 일상생활과 사회·경제 활동에 미치는 파급효과를 고려하여 중요규제에 해당하는지를 판단(예비심사)하고, 중요규제에 해당하지 않는다고 결정한 경우에는 규제심사를 받은 것으로 간주하여 종결 처리하며, 중요규제에 해당한다고 결정한 경우에는 본 심사를 진행한다(「행정규제기본법」 제11조, 제12조).

5) 법제처 심사

「법제업무 운영규정」 제23조에 따르면 중앙행정기관의 장은 대통령훈령 또는 국무총리훈령의 발령을 추진하려는 경우에는 법제처장에게 해당 훈령안의 심사를 요청하도록 하고 있고, 법제처장은 대통령훈령(안) 또는 국무총리훈령(안)의 심사 요청을 받은 때에는 해당 훈령(안)이 법령에 저촉되는지 등을 심사하여 그 결과를 해당 중앙행정기관의 장에게 통보하도록 하고 있다.

따라서 중앙행정기관의 장은 대통령훈령(안) 또는 국무총리훈령(안)과 관련된 설명자료 등 훈령(안) 심사에 필요한 자료를 첨부하여 법제처에 심사를 요청해야 하며, 법제처는 해당 훈령(안)에 대한 심사 후 결재본과 함께 훈령(안) 심사확인증을 소관 부처에 송부해야 한다.

6) 대통령 또는 국무총리 결재

소관 부처에서는 법제처 심사를 완료한 대통령훈령(안) 또는 국무총리훈령(안)에 대하여 결재문서를 작성하여 동 훈령안과 법제처 심사확인증을 붙임문서로 첨부하고, 요약을 결재본 앞에 첨부하여 대통령(대통령훈령의 경우)이나 국무총리(국무총리훈령의 경우)의 최종결재를 받아야 한다.

대통령훈령과 국무총리훈령의 결재를 받기 위해서는 해당 결재문서를 국무총리실에 제출해야 한다. 이 경우 국무총리실에서는 대통령훈령에 대하여 접수 → (국무 조정실장 요약 전 결재) → 국무총리 결재 → 대통령 결재 등의 절차를 거쳐 결재과정을 진행하며, 소관 부처는 국무총리실로부터 결재원본을 받게 된다.

7) 원본 보관과 관보 게재

「법제처 직제 시행규칙」 따르면 대통령훈령의 원본은 법제처에서 보관하도록 함에 따라 소관 부처에서는 대통령의 결재를 받은 대통령훈령 원본을 법제처 법제정책총괄과에 제출해야 한다. 대통령훈령의 발령을 위하여 소관 부처의 장은 법제처의 심사안과 심사확인증을 첨부하여 법제처로부터 부여받은 훈령번호로 행정안전부장관에게 관보 게재를 의뢰해야 한다.

한편, 국무총리훈령의 경우에 소관 부처의 장은 국무총리의 결재를 받은 훈령(안)에 대하여 행정안전부 의정담당관실에서 훈령번호를 부여받아 법제처 심사(안)과 심사확인증을 첨부하여 행정안전부장관에게 관보 게재를 의뢰해야 하며, 국무총리 결재원본은 자체 보관·관리한다.

8) 법제처 정부입법지원센터 등재

「법제업무 운영규정」에 따르면 각 중앙행정기관의 장은 훈령·예규 등이 제·개정되거나 폐지된 때에는 발령 후 10일 이내에 해당 훈령·예규 등을 법제처장이 정하는 정부입법 관련 전산시스템에 등재해야 한다. 다만, 「공공기관의 정보공개에 관한 법률」 제9조제1항 각 호의 어느 하나에 해당되어 전산시스템에 등재할 수 없는 경우에는 발령 후 10일 이내에 법제처장에게 해당 훈령·예규 등의 제명과 비공개사유를 통보하되, 법제처장의 요청이 있는 경우에는 해당 훈령·예규 등을 문서로 송부해야 한다고 규정하고 있다.

이에 따라 각 중앙행정기관의 장은 특별한 사유가 없으면 소관 대통령훈령과 국무총리훈령에 대하여 발령 후 10일 이내에 법제처 정부입법지원센터(www.law.go.kr)에 등재해야 한다.

9) 행정규칙의 국회 제출

「국회법」 제98조의2에 따르면 각 행정기관의 장은 법률에서 위임한 사항이나 법률을 집행하기 위하여 필요한 사항을 규정한 대통령훈령 또는 국무총리훈령이 제·개정되거나 폐지된 때에는 10일 이내에 국회 소관 상임위원회에 제출해야 한다. 그 기간 이내에 제출하지 못하는 경우에는 그 이유를 소관 상임위원회에 통지해야 한다.

나. 그 밖의 행정규칙의 입안 절차

1) 기안

대통령훈령과 국무총리훈령의 규제심사 절차와 동일하다.

2) 행정예고와 의견제출 절차

대통령훈령과 국무총리훈령의 규제심사 절차와 동일하다.

3) 규제심사

대통령훈령과 국무총리훈령의 규제심사 절차와 동일하다.

4) 법제처 사전 자문 의뢰

「법제업무 운영규정」 제25조제3항에 따르면 각 중앙행정기관의 장은 훈령·예규 등의 적법성 확보를 위하여 필요하다고 인정되는 때에는 훈령·예규 등을 발령하기 전에 법제처장에게 검토를 요청할 수 있다고 규정하고 있다. 따라서 국민의 권리·의무에 관한 사항이나 규제사항 등을 규정하는 법령 보충적 행정규칙 등에 대해서는 법제처에 사전 자문하는 것이 바람직하다. 사전 자문 시에는 별도의 공식절차를 거치지 않고 전자우편으로 요청하거나 대면 검토 요청도 가능하다.

5) 발령

각 행정기관의 법제 담당 부서의 심사를 거친 행정규칙의 제·개정 또는 폐지(안)에 대하여 해당 기관의 장의 결재를 받은 후 그 시행 전에 법제 담당 부서에 요청하여 훈령번호 또는 고시번호 등 일련번호를 부여받아 시행하게 된다. 이 경우 법제 담당 부서는 '훈령발령원부'와 '고시원부' 등의 서식을 각각 작성·비치(전자문서를 포함한다)하고, 관계 사항을 기록하여 훈령번호와 고시번호 등을 부여하고 관리한다. 한편, 법제 담당 부서는 훈령발령대장과 고시대장 등의 서식을 작성·비치하여 관계 사항을 기록하고 원본과 함께 이를 보관·관리해야 한다.

법령에 관보에 고시하도록 한 행정규칙의 경우, 행정안전부장관에게 관보 게재를 의뢰해야 하며, 그 밖의 행정규칙의 경우에도 자체 홈페이지 등을 통해 공표해야 한다. 행정규칙의 시행일은 해당 부칙에서 시행일을 규정한 경우에는 그 시행일이 되며, 시행일을 규정하지 않은 경우에는 「행정 효율과 협업 촉진에 관한 규정」 제6조제3항에 따라 공고문서의 경우 그 고시나 공고가 있은 후 5일이 경과한 날부터 효력을 발생한다. 행정규칙의 시행일에 대한 논란의 여지를 방지하기 위하여 해당 규칙의 부칙에 시행일을 명확하게 규정하는 것이 바람직하다.

6) 법제처 정부입법지원센터에의 등재

대통령훈령과 국무총리훈령의 등재 절차와 동일하다.

7) 법제처 사후 심사

각급 행정기관의 장이 발령하는 행정규칙은 그 내용이 적법하고 현실에 적합하게 발령·유지·관리되어야 한다. 「법제업무 운영규정」 제25조의2의 규정에 따르면, 법제처장은 정부입법지원센터에 등재된 훈령·예규 등을 수시로 심사·검토하여 법령으로 정해야 할 사항을 훈령 등으로 정하고 있거나 법령에 저촉되는 사항이나 불합리한 사항을 정한 훈령 등이 있는 경우에는 심사의견을 작성하여 해당 중앙행정기관의 장에게 통보해야 한다.

법제처장으로부터 개선의견을 통보받은 중앙행정기관의 장은 특별한 사유가 없으면 이를 해당 훈령이나 관계 법령에 반영하고 1개월 이내에 그 처리 결과를 법제처장에게 통보해야 한다. 이 경우 개선의견을 반영한 경우에는 그 내용을, 앞으로 조치할 계획인 경우에는 그 계획을, 그리고 특별한 사유로 인하여 개선의견에 따른 조치를 할 수 없는 경우에는 그 사유를 각각 통보해야 한다.

8) 행정규칙의 국회 제출

대통령훈령과 국무총리훈령의 국회 제출 절차와 동일하다. 식약처에서 추진하는 위의 행정규칙 입안 절차를 그림으로 나타내면 다음과 같다.

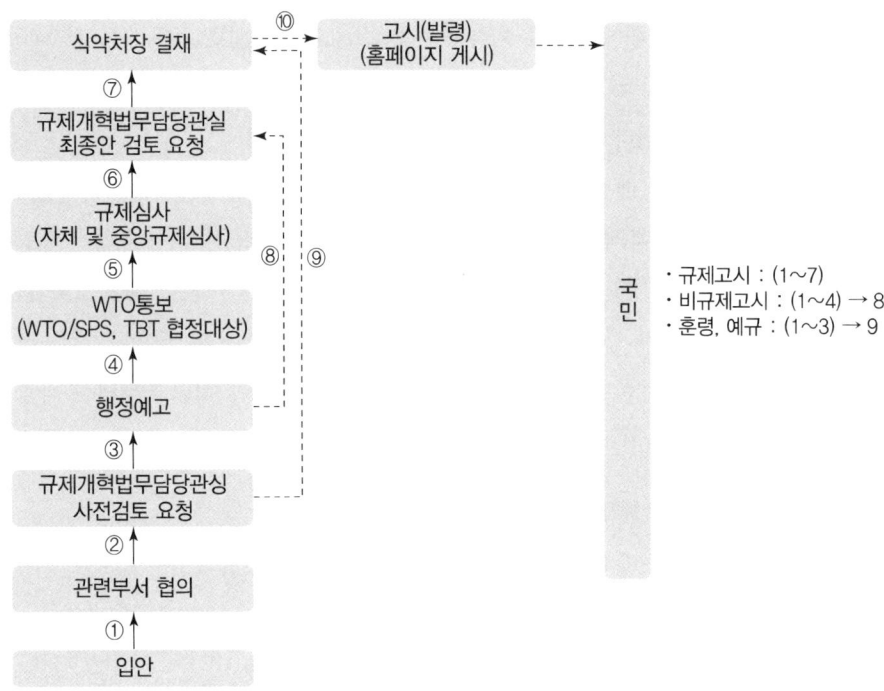

* 출처 : 정부입법지원센터 홈페이지, www.lawmaking.go.kr

┃그림 2-6┃ 식품의약품안전처 행정규칙 입안 절차

2 의료기기법령 개요

2.1 의료기기법의 목적

「의료기기법」은 의료기기에 대한 규제사항을 정하고 있는 기본적인 법률이다. 「의료기기법」 제1조(목적)에는 '의료기기의 제조·수입 및 판매 등에 관한 사항을 규정함으로써 의료기기의 효율적인 관리를 도모하고 국민보건 향상에 이바지함을 목적으로 한다.'로 규정되어 있다.

의료기기 관련 안전관리 규제의 목적은 세계 어느 나라나 똑같이 안전성, 유효성 및 품질 확보에 있다. 다만 이런 전략 목표를 달성하기 위한 방법(수단)은 국가별·지역별로 각각 다르다. 이런 국가별 차이를 해소하여 공통의 규제의 틀을 마련하고자 IMDRF, ISO, IEC 등에서 노력하고 있다.

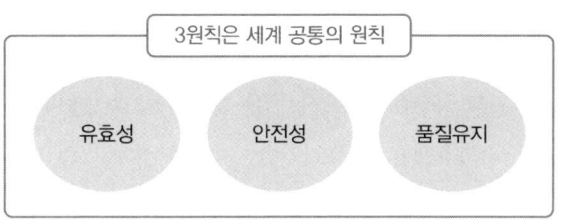

그림 2-7 의료기기 안전관리 3원칙

「의료기기법」은 제품의 개발 및 설계부터 폐기까지 제품 수명의 전 단계에 필요한 규제를 전반적으로 규정하고 있으며, 의료기기의 안전성·유효성 및 품질을 확보하도록 제조·수입·판매 등을 규제한다. 한편으로는 의료기기 산업 발전을 위한 안전관리 규제 관련 연구개발을 지원하고, 한국의료기기안전정보원을 통해 의료기기에 관한 정보 또는 기술을 지원하는 등 의료기기 산업 발전에 도움을 주고 있다.

의료기기 관리는 「의료기기법」이 제정되기 이전부터 이어져 왔다. 「의료기기법」을 정확히 이해하기 위해서는 「의료기기법」 제정 이전의 역사부터 그 이후의 변천사 등을 간단히 살펴볼 필요가 있다.

2.2 의료기기법 제정 이전의 의료기기 관리

의료기기는 「약사법」 제정(1953. 12. 18. 제정) 당시부터 의료용구라는 명칭으로 관리되기 시작하였다. 「약사법」에 따른 의료용구는 '인체 또는 동물의 질병의 진단, 치유, 경감, 처치, 예방의 목적으로 사용하는 기구, 기계장치'와 '인체 또는 동물의 구조/기능에 영향을 주기 위한 목적으로 사용하는 기구, 기계장치'에 해당하는 것으로 정의되어 있었다. 의료용구를 제조하고자 하는 자와 수출입을 하고자 하는 자는 매 품목마다 보건복지부장관의 허가를 받아야 했다.

1963년 「약사법」 전면개정으로 의약품 관리에 필요한 현대적인 제도를 도입하였으나, 의료용구 관리제도에 대해서는 1997년 5월 21일지로 「약사법 시행규칙」을 개정하면서 현재와 유사한 제도를 도입하였다. 의료용구에 대한 판매전 전수검사 제도를 허가 전 형식시험과 품질관리제도 등으로 대체하는 등 현재와 유사한 제도를 도입하였는데 주요 개정 내용은 다음과 같다.

① 의료용구를 인체에 대한 잠재적 위험성 등에 따라 3개 등급으로 분류
② 1등급 의료용구의 제조·수입에 대한 품목허가제를 신고제로 전환
③ 허가 전에 공인기관의 형식시험을 실시하는 등 2·3등급 의료용구의 제조·수입 허가 요건 등 보완
④ 제조업자에게는 「의료용구 제조 및 품질관리 기준」을, 수입업자에게는 「수입 의료용구 품질관리 기준」을 적용하도록 하는 등 체계적 품질관리제도를 도입
⑤ 품질관리체계 실시경험이 풍부한 전문기관을 조사기관으로 지정하고, 각 제조·수입업소의 품질관리 실시상황을 조사하여 적합한 업소에 대해 품질 관리 적합인정서를 발급받아 품질관리 적합인정서를 품목허가 서류로 제출하도록 규정

2.3 의료기기법의 제정

이원형 의원 대표발의로 추진된 「의료기기법」은 법률 제6909호로 2003년 5월 29일에 제정·공포되었으며, 2004년 5월 30일에 시행되었다. 「의료기기법」 시행 이전에는 의료용구라는 명칭으로 「약사법」에 따라 관리되었으나, 의료기기의 구조나 형태, 다양한 종류와 범위 등의 특성상 「약사법」으로 관리하는 데 한계가 발생했으며, 인구 고령화 및 의료서비스 향상 등으로 의료기기의 사용 및 수요가 확대됨에 따라 독자적인 관리체계 필요성이 제기되어 독립적 법률인 「의료기기법」이 제정되었다. 이 법은 공포일로부터 1년의 유예기간을 거쳐 2004년 5월 30일부터 시행되었다.

「의료기기법」의 제정 이유와 주요 내용을 살펴보도록 하자. 「의료기기법」 제정 이유는 '현재 의료기기가 의약품, 의약외품 등과 함께 의약품이 중심인 「약사법」 테두리 내에서 관리되고 있어, 다양한 신의료기기의 출현 및 국제환경 변화에 부합하는 효과적인 의료기기 관리체계 구축에 어려움이 있는 바, 이러한 문제점들을 개선하고 국내 의료기기 산업의 활성화 및 국제 경쟁력 강화를 위하여 별도로 의료기기법을 제정하여, 의료기기 등급 분류에 따른 합리적 사전관리체계 확립, 의료기기 수입업허가제도 도입, 의료기기 사용으로 인한 국민보건 위해요소 방지를 위한 의료기기 추적관리제도 도입 등을 통하여 의료기기 관리 제도를 개선하려는 것'이다.

제정된 「의료기기법」의 주요 내용은 다음과 같다.

① 합리적인 관리체계를 확립하기 위하여 의료기기 등급 제도를 도입하고, 국민보건상의 위해요소를 최소화하기 위하여 의료기기의 재심사·재평가 및 추적관리제도를 도입함(제3조·제8조·제9조 및 제29조).
② 보건복지부장관 또는 식품의약품안전처장의 자문에 응하여 의료기기의 기준규격에 관한 사항 등을 조사·심의하기 위하여 보건복지부에 의료기기 위원회를 두도록 함(제5조)
③ 제조업·수입업에 대한 허가 및 품목허가·신고제도, 수리업·의료기기 판매업 및 임대업 신고 제도를 마련함(제6조·제15조 내지 제17조)
④ 의료기기 제조업자는 일정한 시설 및 품질관리체계를 유지하여야 하며, 제조 및 품질관리 등에 관한 준수사항을 지켜야 함(제13조)
⑤ 식품의약품안전처장은 의료기기의 품질에 대한 기준이 필요한 의료기기에 대하여 그 적용 범위·구조·시험규격 등을 기준규격으로 정할 수 있도록 함(제19조)
⑥ 누구든지 품목허가를 받지 아니하거나 품목신고하지 아니한 의료기기를 판매·임대·수여 또는 사용하여서는 아니되며, 수리·판매·임대·수여 또는 사용의 목적으로 제조·수입·수리·저장 또는 진열하여서는 아니 됨(법 제26조)

〈표 2-1〉「의료기기법」제정 내역

항목	주요 변경내역
등급분류 4등급 체계로 변경	3등급 분류체계 → 4등급 분류체계
수입업 허가제도 신규도입	약사법 당시 수입업허가 제도를 운용하고 있지 않았으나, 의료기기법 제정으로 의료기기를 수입하는 수입자에 대해 수입업허가를 받도록 신규 도입 • 신규 수입자 수입업 허가(본청) 즉시 도입 • 경과조치 : 기존 수입자는 1년 유예(2005. 5. 30.) • 품질관리 적합인정 시점이 허가/신고 시에서 판매 전으로 변경
제조업 GMP제도 도입	• 신규 제조업자 즉시 도입 : 제조업 득한 후 적격인정 받고 판매 • 경과조치 : 기존 제조업자 3년 유예(2007. 5. 30.까지) • 품질관리 적합인정(GMP) 시점을 허가/신고 시에서 판매 전으로 변경
수리업 신고제도 신규도입	• 신규 수리업자 수리업 신고(본청) 즉시 도입 • 경과조치 : 기존 수리업자 1년 유예(2005. 5. 30.까지)
임대업 신고제도 신규도입	• 신규 임대업자 임대업 신고(시·군·구) 즉시 도입 • 경과조치 : 기존 임대업자 1년 유예(2005. 5. 30.까지)
관리자 제도 폐지	약사법 당시 식약청에 등록하도록 요구하던 품질책임자를, 제조 및 수입 품질관리기준(GMP)에 따라 자율적으로 1인 이상 선정 운영토록 함
재심사제도 신규도입	• 신개발의료기기 등 품목 허가 시 재심사 명시 • 4~7년 이내 신청
재평가제도 신규도입	허가(신고)품목 중 안전성·유효성 재검토 필요 제품에 대한 재평가 실시
추적관리대상 의료기기 제도 신규도입	• 의료기기에서 사용 중 부작용 또는 결함의 발생으로 인체에 치명적인 위해를 줄 수 있어 소재 파악의 필요성이 있는 의료기기를 추적관리대상 의료기기로 지정 - 인체 안에 1년 이상 삽입되는 의료기기 - 생명유지용 의료기기중 의료기관외의 장소에서 사용이 가능한 의료기기 • 추적관리대상 의료기기 취급자(제조·수입·수리·임대·판매업자) 및 사용자(의료기관개설자 및 의료기관에 종사하는 의사, 치과의사, 한의사 등)는 추적관리대상 의료기기의 취급에 대한 일체의 기록을 작성·유지
기술문서 용어 도입	약사법 당시 '기준 및 시험방법'이라는 용어를 '기술문서'로 변경
유형군 신규도입	기존 39개 품목군을 대폭 간소화한 6개 유형군을 마련

「의료기기법」의 제정으로 GMP 제도를 강화하는 한편, 재심사·재평가, 추적관리, 부작용 보고 등의 안전관리제도를 도입하였다. 품목 분류의 국제 조화를 위해 기존 3등급 분류 체계를 4등급 분류체계로 개편하고 1등급은 신고제로, 2·3·4등급은 허가제로 관리하는 등 등급별 품질관리수준을 다양화했다.

또한 안전성·유효성 심사와 기준 및 시험방법 심사로 이원화되어 있던 현행 심사 체계를 의료기기 기술문서 등 심사로 일원화했다. 이를 통해, 심사기간을 115일에서 70일로 대폭 단축하는 등 의료기기 업체의 허가비용 절감을 도와 궁극적으로 산업의 육성을 도모했다. 아울러 2004년 7월에는 의료기기 사후관리 전담조직이 설치되어 부정·불량 의료기기 유통 근절을 위한 보다 적극적인 감시 활동을 전개했다.

2.4 의료기기법의 개정과 변천

2003년에 제정된 「의료기기법」은 다양한 의료기기의 출현, 의료기기 관리에 대한 사회적 기대 수준 향상, 국제적 환경 변화, 다른 법과의 관계 등에 따라 여러 차례 개정되고 변천되었다. 이러한 개정은 의료기기 안전관리제도의 선진화, 효율적인 사전·사후관리, 기준규격의 과학화·국제화 등의 요구를 반영하여 정비된 것이다. 향후에도, 인구고령화, U-헬스, IT 정보화, AI기반 의료기기의 출현, 3D Printer 기술발전 등에 따라 계속적으로 변천될 것이다.

〈표 2-2〉「의료기기법」의 개정과 주요 내용

개정연월	개정 이유	개정 내용	비고
2006년 10월	과대광고에 대한 사전적 예방조치	사전심의제도 도입하도록 현행법 제25조(광고의 심의) 신설	신설
	의료기관 개설자, 동물병원 개설자가 의료기기의 허가 또는 신고사항을 확인하는 것은 현실적으로 불가능함	의료기기의 구입, 사용에 대한 제한 규정 삭제	삭제
2007년 4월	신기술 융·복합 의료기기가 개발되고 있으나 법적 제재로 인하여 시장 진출에 걸림돌이 됨	의료기관 이외의 장소에서 사용되는 자가진단용 의료기기를 판매하는 경우 판매업 신고 없이 가능(현행법 제17조제2항제4호 신설)	신설
2007년 10월	증세가 가벼운 정신질환자의 직업 선택의 자유를 보장	증세가 가벼운 자로서 "전문의가 의료기기의 제조업을 수행할 능력이 있다고 인정하는 경우"에는 의료기기의 제조업허가를 받을 수 있도록 변경	변경
2008년 12월	심각한 부작용이 발생하거나 우려가 있는 의료기기에 대해 자진 회수를 하도록 하거나 소비자에게 부적합 사실을 즉시 알려 추가 피해를 방지하도록 강제하는 근거법령이 없음	인체에 유해한 의료기기를 제조업자 등이 자진 회수하도록 하는 자진회수제도와 회수계획 공표제도를 도입	제도 도입
2010년 5월	의료기기 제조업자, 판매업자, 수입업자 등이 의료기기 판매 촉진을 목적으로 의료인, 의료기관 개설자에게 제공하는 리베이트가 관행적으로 이루어지고 있으나 이에 대한 처벌 규정이 없음	의료인, 의료기관 개설자에게 경제적 이익을 제공한 자에 대하여 처벌규정을 정함(법 제12조제3항, 제17조제2항, 제32조제1항제4호의2, 제44조의2)	신설
2011년 4월	제조업 등에 관한 허가 또는 신고제도 개선, 의료기기 품질관리심사기관 지정제도 마련 및 국민들의 법 문장의 이해를 쉽게 하기 위해 쉬운 용어 사용, 복잡한 문장을 간결하게 바꾸는 등 정비	품목류별 허가/신고제도 도입, 임상시험기관·시험검사기관·품질관리심사기관 지정 제도 도입, 의료기기의 수리업 신고 제외 대상의 확대, 사용 중인 의료기기의 변조·개조의 일부 허용(전부 개정)	제도 도입 및 개선
2014년 1월	품질책임자 제도를 개선하여 불량 의료기기로 인한 사용자의 피해를 최소화하여 신뢰성을 제고하기 위한 목적	의료기기 제조업·수입업자에 대한 의료기기 품질책임자 지정 및 업무 수행 방해 금지, 의료기기 품질책임자의 준수 사항을 규정(법 제6조 및 제15조, 제6조의2신설, 제13조제4항 및 제54조의2 신설)	신설 및 규정
2015년 1월	정부가 행정역량을 고위험 의료기기에 집중할 수 있도록 하고, 품질과 안전성이 확보된 의료기기가 시장에 유통되도록 함으로써 국민보건 향상에 기여하려는 것임	가. 의료기기의 제조업허가를 기업체별로 하도록 함(제6조제1항) 나. 의료기기 인증제 도입(제6조제2항 및 제15조제2항) 다. 시설과 제조 및 품질관리체계를 미리 갖추어 허가 또는 인증을 신청하거나 신고하도록 함(제6조제4항 및 제15조제4항) 라. 제조허가 또는 제조인증을 받거나 제조신고 금지 범위(제6조의3 신설)	신설 및 개선

개정연월	개정 이유	개정 내용	비고
2015년 1월		마. 일회용 의료기기의 용기나 외장(外裝)에도 "일회용"과 "재사용 금지"라는 표시를 하도록 함(제20조제7호 신설) 바. 누구든지 허가, 인증, 신고한 내용과 다르게 변조 또는 개조하는 것을 금지함(제26조제4항) 사. 의료기관 개설자 환자 통보 의무 부과(제31조제4항·제5항 신설) 아. 한국의료기기안전정보원에 의료기기 인증 및 신고 업무를 위탁할 수 있도록 함(제42조, 제43조 및 제44조)	신설 및 개선
2015년 12월	• 기술문서 심사기관의 지정 및 임상시험의 변경·취소 요건 등을 법률에 명시하여 법적 명확성 및 예측 가능성을 확보하려는 것임 • 비임상시험 실시기관의 지정 및 지정취소 등에 관한 법적 근거를 마련하고, 추적관리대상 의료기기 취급자에게 관련 기록을 제출하도록 하여 추적관리대상 의료기기의 부작용 또는 결함 발생 시 신속하게 조치하도록 하는 등 국민건강 피해를 최소화하려는 것임 • 불법 리베이트를 근절하고 공정한 거래 질서를 확립함으로써 국민 건강의 보호에 이바지하려는 것임 • 소비자의료기기감시원을 위촉하여 의료기기 감시활동 및 검체 수거 등의 업무를 지원하게 하는 등 상시 현장 감시체계를 구축하여 안전한 의료기기 유통·판매 환경을 조성하는 등 국민보건 향상에 기여하도록 하려는 것임	가. 기술문서 심사기관의 지정 요건, 절차 등을 규정하고, 해당 기관이 거짓·부정한 방법으로 지정받거나 거짓 또는 중대한 과실로 적합성심사를 사실과 다르게 한 경우 등에 대하여 500만 원 이하의 벌금을 부과함(제6조의4 신설, 제37조제1항 및 제54조 등) 나. 피험자가 예상하지 못한 중대한 질병 또는 손상에 노출될 것이 우려되는 경우 등 임상시험의 변경·취소의 요건을 명시함(제10조제6항 및 제7항) 다. 식품의약품안전처장은 비임상시험을 실시할 기관을 지정하되, 해당 업무를 수행하는 데 필요한 시설, 전문인력 또는 기구를 갖춘 기관 중에서 지정하도록 하고 거짓의 시험검사성적서 발행 등 부정한 업무 발생 시 업무의 정지 또는 지정을 취소할 수 있도록 근거를 마련함(제10조의2, 제32조, 제33조, 제37조 및 제53조의2) 라. 제조업자 또는 판매업자·임대업자가 의료기기 채택·사용유도·거래유지 등을 목적으로 의료인, 의료기관 개설자 또는 의료기관 종사자로 하여금 의료기관에게 경제적 이익 등을 취득하게 하는 행위를 금지하고 위반 시 처벌함(제13조제3항 및 제18조제2항) 마. 용기 등의 기재사항 중 "형명(型名)"을 "모델명"으로 변경하고, 세쌍둥이 있는 경우에 제품명을 추가할 수 있도록 함(제20조제3호) 바. 추적관리대상 의료기기 기록·자료를 식품의약품안전처장에게 제출하도록 함(제30조제1항) 사. 의료기기감시원이 행하는 의료기기 등 감시 및 수거·검사 등을 지원하기 위한 소비자의료기기감시원 도입의 근거를 마련함(제40조의2 신설)	신설 및 개선
2016년 12월	• 현재 의료인 등에게 제공이 예외적으로 허용되고 있는 견본품 제공, 학술대회 지원, 임상시험 지원 등 일부 경제적 이익의 제공이 금지 대상인 의료기기 판매촉진과 관련된 것인지 구분이 쉽지 않고 이에 대한 적발 또한 쉽지 않아 이에 대한 대책으로, 의료기기 제조업자 등에게 경제적 이익 제공에 관한 지출보고서 작성의 의무를 부과하고, 관련 장부 및 근거자료를 5년간 보관하도록 하도록 하여 의료기기 제조업자등의 자정능력을 강화하고 의료기기 시장의 투명성을 확보하려는 것임	가. 의료기기 제조업자가 회계연도 종료 후 3개월 이내에 의료인·의료기관 개설자 또는 의료기관 종사자에게 제공한 경제적 이익등 내역에 관한 지출보고서를 작성하고, 관련 장부 및 근거 자료를 5년간 보관하도록 하며, 보건복지부장관은 필요하다고 인정되는 경우 지출보고서와 관련 장부 및 근거 자료의 제출을 요구할 수 있도록 함(제13조의2 신설) 나. 보건복지부장관은 제조업자 또는 수입업자가 지출보고서를 작성하지 아니하거나 해당 지출보고서와 관련 장부 및 근거 자료를 보관하지 아니한 경우 일정한 기간을 정하여 그 위반 사항을 시정하도록 명할 수 있도록 함(제35조의2 신설) 다. 의료기기의 판매촉진을 목적으로 의료인 등에게 경제적 이익을 제공한 경우 3년 이하의 징역 또는 3천만원 이하의 벌금에 처하도록 함(제53조)	신설 및 개선

개정연월	개정 이유	개정 내용	비고
2016년 12월	• 의료기기의 제조·수입 단계부터 유통 단계에 이르기까지 관련 현황을 파악할 수 있는 근거가 미비하는 등 의료기기의 생산부터 안전 사용까지 전주기(全週期)를 관리할 수 있는 시스템 구축 마련이 시급하다는 의견이 제시되고 있음. 이에 의료기기 표준코드를 표기하도록 하고, 제조업자 등에게 공급내역 보고를 의무화하며, 의료기기 통합정보시스템을 구축·운영하도록 하는 것임	라. 의료기기 표준코드의 정의를 신설하고, 의료기기의 용기나 외장에 기재하도록 함(제2조 및 제20조) 마. 의료기기 제조업자·수입업자·판매업자·임대업자는 의료기관, 의료기기 판매업자·임대업자에게 의료기기를 공급한 경우 식품의약품안전처장에게 그 공급내역을 보고하도록 함(제31조의2 신설) 바. 식품의약품안전처장이 허가부터 제조·수입·판매·사용에 이르기까지 의료기기에 관한 정보를 효율적으로 기록·관리하기 위하여 의료기기통합정보시스템을 구축·운영할 수 있도록 하고, 제조업자등은 의료기기 표준코드 및 의료기기에 관한 정보 등을 의료기기통합정보관리기준을 준수하여 의료기기통합정보시스템에 등록하도록 함(제31조의3 신설) 사. 식품의약품안전처장은 의료기기 정보의 수집·조사·가공·이용·제공 및 의료기기통합정보시스템의 구축·운영 등에 관한 업무를 의료기기통합정보센터에 위탁할 수 있도록 하고 그 운영에 사용되는 비용을 지원할 수 있도록 함(제31조의4 신설). 아. 벌금액을 징역 1년당 1천만 원으로 개정함(제51조, 제52조 및 제53조의2)	신설 및 개선
2017년 12월	• 신속한 첨부문서 검색이나 갱신을 용이하게 하기 위하여 인터넷 홈페이지를 통한 첨부문서 제공을 허용하고자 함 • 인허가 민원의 처리절차를 법령에서 명확하게 규정함으로써 관련 민원의 투명하고 신속한 처리와 일선 행정기관의 적극행정을 유도하기 위하여 관련 규정을 갖추고자 하려는 것임	가. 의료기기 제조업허가 결격사유를 피성년후견인·피한정후견인으로 개정함(제6조제1항제2호) 나. 인터넷 홈페이지를 통한 첨부문서 제공을 허용하고, 용기 등에 인터넷 홈페이지를 통한 첨부문서 제공 사실 및 인터넷 홈페이지 주소를 기재하도록 함(제20조 및 제22조) 다. 식품의약품안전처장이 의료기기 제조업 및 수입업 허가·변경허가 신청을 받은 경우 일정한 기간(허가 25일, 변경허가 15일) 내에 허가 여부 또는 처리기간의 연장 여부를 신청인에게 통지하도록 하고, 그 기간 내에 허가 여부나 처리기간의 연장 여부를 통지하지 아니한 경우에는 허가를 한 것으로 간주(看做)하는 제도를 도입함(제6조, 제12조 등) 라. 특별자치시장을 신고, 보고와 검사 등의 대상에 포함함(제17조, 제26조 등)	신설 및 개선
2018년 3월	• 수리업자가 의료기기의 안전성 및 유효성에 영향을 미치지 않는 범위에서 의료기기의 외관을 변경하는 경미한 수리를 할 수 있도록 허용하여 의료기기 소비자에게 수리비 절감 등의 사용편의를 제공하고, 의료기기 수입업자의 의무위반에 대한 처벌규정을 마련하여 의료기기 품질관리체계 등을 엄격히 유지·관리하도록 하려는 것임 • 식품의약품안전처장이 감염병의 대유행이나 방사선비상상황 등에 적절히 대처하기 위하여 관계 중앙행정기관의 장의 요청에 따라 제조허가나 수입허가 등을 받지 아니한 의료기기를 제조자 또는 수입업자에게 제조·수입하게 할 수 있도록 하고, 그 의료기기의 판매·임대 또는 사용 등을 허용할 수 있도록 하여 국가적 비상상황에 효과적으로 대처할 수 있도록 하려는 것임	가. 「정신보건법」의 정신질환자를 인용하고 있는 부분을 「정신건강증진 및 정신질환자 복지서비스 지원에 관한 법률」 제3조제1호의 정신질환자로 대체함(제6조제1항제1호) 나. "마약이나 그 밖의 유독물질의 중독자"를 약사법의 경우와 마찬가지로 "마약·대마·향정신성의약품 중독자"로 개정함(제6조제1항제3호) 다. 수리업자가 의료기기의 안전성 및 유효성에 영향을 미치지 않는 범위에서 의료기기의 외관을 변경하는 경미한 수리를 할 수 있도록 허용함(제26조제3항 단서 신설) 라. 의료기기정보기술지원센터의 명칭을 한국의료기기안전정보원으로 변경함(제42조제1항) 마. 한국의료기기안전정보원의 수행 사업에 의료기기 부작용의 인과관계 조사·규명, 의료기기안전정보의 수집·관리·분석·평가 및 제공 등 업무를 추가함(제43조제5호·제6호·제7호)	신설 및 개선

개정연월	개정 이유	개정 내용	비고
2018년 3월	• 센터의 명칭을 한국의료기기안전정보원으로 변경하여 의료기기 제조허가·인증·신고 정보 및 부작용 정보 등 각종 안전정보를 통합적으로 수집·관리하는 기관으로서의 정체성을 강화하고, 수행사업의 범위를 확대하며, 운영비 지원 근거 규정을 마련하는 등 현행의 제도를 개선·보완하여 의료기기의 안전관리에 기여하려는 것임	바. 한국의료기기안전정보원장이 의료기기 부작용 인과관계 조사·규명을 위해 필요하다고 인정하는 경우에는 인과관계조사관을 임명·위촉할 수 있도록 함(제43조의5 신설) 사. 식품의약품안전처장이 감염병의 대유행이나 방사선비상상황에 적절히 대처하기 위하여 관계 중앙행정기관(질병관리본부 포함)의 장의 요청에 따라 제조허가나 수입허가 등을 받지 아니한 의료기기를 제조업자 또는 수입업자에게 제조·수입하게 할 수 있도록 하고, 그 의료기기의 판매·임대 또는 사용 등을 허용함(제46조의2 신설)	신설 및 개선
2018년 12월	• 의료기기 기술발전 및 국제적 기준을 반영하여 현행 의료기기 정의에 소프트웨어를 명확하게 추가하고, 희귀·난치성 질환자 등에게 긴급 사용될 필요가 있으나 국내에 대체의료기기가 없는 경우 또는 국내에 허가된 바 있으나 공급되지 않는 의료기기는 식품의약품안전처장이 공급할 수 있도록 하여 국민의 건강권을 보장하며, 의료기기에 포함된 '이물'관리를 위한 별도의 보고 및 관리체계를 마련하여 의료기기의 이물혼입으로 인한 피해를 예방 • 의료기기의 해외 제조소에 대한 현지실사를 할 수 있는 법적 근거를 마련하여 수입 의료기기에 대한 안전관리를 강화하고, 업무정지처분에 갈음하여 부과하는 과징금 상한금액을 상향 조정하여 과징금 제재처분의 실효성을 확보하며, 행정처분이 확정된 제조업자 등에 대하여 처분과 관련된 정보를 공표할 수 있도록 하여 국민의 알권리를 제고하는 등 현행 제도의 운영상 나타난 일부 미비점을 개선·보완하려는 것임	가. 의료기기 정의에 소프트웨어를 추가함(제2조제1항) 나. 정신질환자 등 행위능력 관련 결격사유로 허가 등이 취소된 자가 행위능력을 회복한 경우 허가 등 재취득 유예기간의 적용을 배제함(제6조제1항제5호) 다. 재심사 대상 의료기기의 제조업자 등은 부작용 기록 등 재심사 신청시 제출자료에 대한 근거를 2년간 보존하도록 함(제8조제3항 신설) 라. 의료기기영업 휴·폐업, 수리업·판매업·임대업에 대하여 신고 수리 간주제를 도입함(제14조·제16조·제17조) 마. 식품의약품안전처장이 희소·긴급도입 필요 의료기기에 대한 공급 및 정보 제공을 할 수 있도록 함(제15조의2 신설) 바. 의료기기취급자는 의료기기 내부나 용기 또는 포장에서 정상적으로 사용된 원재료가 아닌 것으로서 사용 시 위해가 발생할 우려가 있거나 사용하기에 부적합한 물질을 발견한 경우에는 지체 없이 이를 식품의약품안전처장에게 보고하도록 함(제31조의5 신설) 사. 해외제조소(수입업자의 해외 제조소 및 제조업자의 해외 위탁 제조소)에 대한 현지실사의 법적 근거를 마련함(제32조의2 신설) 아. 추적관리대상 기록을 제출하지 아니하거나 거짓으로 작성·제출한 경우에 취소, 업무정지 등 행정처분을 할 수 있도록 함(제36조제1항) 자. 업무정지처분을 갈음하여 부과하는 과징금의 상한금액을 현행 5천만 원에서 10억 원으로 상향함(제38조제1항) 차. 식품의식품안전처장 또는 특별자치시장·시장·군수·구청장은 법률 위반행위로 행정처분이 확정된 제조업자 등에 대하여 그 처분 정보를 공표할 수 있도록 함(제38조의2 신설) 카. 한국의료기기안전정보원의 정관 기재사항을 명시함(제42조제3항·제4항 신설)	신설 및 개선
2019년 10월	• 의료기기 위원회의 구성에 관한 사항을 법률에 직접 규정하고, 위원 중 공무원이 아닌 위원이 과반수가 되도록 하는 등 현행 제도의 운영상 나타난 일부 미비점을 개선 보완하려는 것임	가. 의료기기 위원회는 위원장 1명과 부위원장 2명을 포함한 50명 이상 100명 이하의 위원으로 구성한다. 이 경우 공무원이 아닌 위원이 전체 위원의 과반수가 되도록 함(제5조제2항) 나. 위원장은 식품의약품안전처장이 되고, 부위원장은 보건복지부 및 식품의약품안전처의 고위공무원단에 속하는 공무원 각 1명으로 함(제5조제3항)	신설 및 개선

개정연월	개정 이유	개정 내용	비고
2019년 10월		다. 위원외의 자격조건을 정하고 식품의약품안전처장이 임명 또는 위촉하며, 보건복지부장관은 위원을 추천할 수 있음(제5조제4항) 라. 위원의 임기는 2년으로 한다. 다만, 공무원인 위원의 임기는 해당 직에 재직하는 기간으로 함(제5조제5항)	신설 및 개선
2020년 4월	• 한국의료기기안전정보원은 의료기기 이상사례 등 의료기기 안전과 관련된 정보를 수집·분석하고 있는데, 이를 위해서는 일선 의료기관의 협조가 필수적인바, 식품의약품안전처장은 2011년부터 지역 거점별 종합병원을 의료기기 안전정보 모니터링센터로 지정하여 한국의료기기안전정보원의 정보 수집에 적극 협조하도록 하는 사업을 수행하고 있으나, 법적 근거가 없어 지속적·안정적인 사업 수행을 담보하지 못하고 있음. 이에 식품의약품안전처장이 한국의료기기안전정보원의 의료기기안전정보 수집을 지원하기 위하여 종합병원을 의료기기안전정보 모니터링센터로 지정·운영할 수 있는 근거를 마련하는 한편, 기술문서심사기관, 품질관리심사기관, 한국의료기기안전정보원이 수행하는 업무의 공공성 등을 고려하여 해당 기관의 임원 및 직원은 「형법」 제127조 및 제129조부터 제132조까지의 규정을 적용할 때에는 공무원으로 보도록 함 • 의료기기 제조허가 등의 갱신에 관한 사항을 법률에 구체적으로 규정하는 등 현행 제도의 운영상 나타난 일부 미비점을 개선·보완하려는 것임	가) 식품의약품안전처장은 정보원이 수행하는 제1항제7호의 사업을 지원하기 위하여 「의료법」 제3조제2항제3호바목에 따른 종합병원을 의료기기안전정보 모니터링센터로 지정할 수 있도록 함(제43조제3항 및 제4항) 나) "식품의약품안전처장이 제44조제2항에 따라 위탁한 업무에 종사하는 정보원의 임원 및 직원"을 구체화함(제44조의2) 다) 제조허가·제조인증·제조신고 및 제15조제2항에 따른 수입허가·수입인증·수입신고의 유효기간을 5년으로 하고, 수출용 의료기기 등 총리령으로 정하는 의료기기의 경우에는 유효기간을 적용하지 아니하는 등 갱신제도 구체화(제49조) 라) 허가승인신고 등의 갱신 시 수수료 법적 근거 마련(50조)	신설 및 개선
2020년 12월	의료기기 제조허가등의 갱신과 관련하여 신청서 및 제출자료의 작성요령과 각 자료의 요건 및 면제 범위 등 세부사항을 정하려는 것임	가. 제조허가등의 갱신 기준에 관한 사항(제3조) 「의료기기법 시행규칙」 제62조의2제1항에 따라 안전성·유효성에 문제가 없는 의료기기가 갱신될 수 있도록 그 기준을 명확하게 정함 나. 갱신 신청절차 및 신청서 작성요령에 관한 사항(제4조 및 제5조) 1) 갱신 신청서 및 신고서는 허가·인증·신고 사항을 준용하여 각 항목을 기재하도록 함 2) 「의료기기법 시행규칙」 제62조의2제6항에 따라 유효기간 동안 제조·수입 실적이 없음에도 갱신받을 수 있는 부득이한 경우에 대하여 구체적으로 정함. 다. 갱신 제출자료의 종류, 면제범위 및 요건에 관한 사항(제6조~제8조) 1) 안전성·유효성이 유지되고 있음을 증명하는 자료 등 제출자료의 종류를 정하고, 이미 제조허가등을 받을 때 제출한 자료 등은 자료제출을 면제하도록 함 2) 제출자료의 종류별 갖추어야 할 자료의 구체적 요건을 정함 라. 자료의 보완, 갱신처리 및 유효기간 지정에 관한 사항(제9조~제12조) 1) 보완이 필요한 경우와 그 기한 및 절차를 정함 2) 갱신자료 검토 결과 갱신할 수 없는 경우를 정하고, 신청자료에 대한 자문이 필요한 경우 의료기기위원회 또는 식품의약품안전평가원장의 자문을 받을 수 있도록 함	신설 및 개선

개정연월	개정 이유	개정 내용	비고
2020년 12월		3) 한벌구성의료기기를 각각의 의료기기로 허가·인증을 받거나 신고 수리한 경우 등의 유효기간 산정방법을 정함	신설 및 개선
2021년 2월	혁신의료기기 허가·심사 및 혁신의료기기소프트웨어 특례 등에 관하여 필요한 세부사항을 정하려는 것임	가. 혁신의료기기로 지정된 의료기기의 단계별 심사(변경) 신청 시 단계별 심사를 위하여 제출하여야 하는 자료의 범위, 절차 및 결과 통지 방법 등에 필요한 세부사항을 규정함 나. 혁신의료기기 제조허가(인증) 신청 시 다른 의료기기에 우선하여 심사 가능하도록 심사 절차 등을 구체적으로 규정함(제6조) 다. 소프트웨어제조기업인증을 받은 자가 혁신의료기기소프트웨어 허가(인증) 신청 시 "기술문서 등 심사 첨부자료" 중 "성능에 관한 자료(인증의 경우 의료기기 소프트웨어 적합성 확인보고서)"만 제출하는 등 면제 범위를 정함	신설 및 개선
2021년 5월	국민보건에 중대한 영향을 미치는 의료기기의 생산·수입 중단 보고에 대한 근거가 마련됨에 따라, 식품의약품안전처장에 위임된 생산·수입 중단 보고대상 의료기기 및 보고 방법 등의 세부사항을 규정하기 위함	가. 국민보건에 중대한 영향을 미치는 의료기기 중, 생산 또는 수입 중단 시 보고해야 할 의료기기의 기준 규정 나. 의료기기 제조업자 또는 수입업자가 의료기기 생산 또는 수입 중단 시 보고일정 및 방법 등의 절차 규정 다. 생산·수입 중단 등 보고받은 정보의 공개 및 유관기관에 정보 제공 근거 마련(제4조)	신설

2021년 6월	전시용 의료기기 시험용·견본용 용도변경 허용, 추적관리대상 의료기기 사용기록 제출 의무화 등 현행 제도의 운영상 나타난 일부 미비점을 개선·보완하려는 것임	가. 의료기기 수리업 신고 업무 지방 일괄 이양(제35조)
		  1) "중앙행정권한 및 사무 등의 지방 일괄 이양을 위한 물가안정에 관한 법률 등 46개 법률 일부개정을 위한 법률"이 개정('20.2.18. 개정/ '21.1.1. 시행)되었음
		  2) 위 법률에서 의료기기법 제16조에 의료기기 수리업 신고 사무등의 권한을 식약처장에서 시·군·구청장으로 이양하도록 개정된 바, 개정사항을 하위 법령에 반영하고자 함
		나. 용기 등의 기재사항의 영문 기재 대상 명확화(제44조)
		  1) 의료기기의 허가 인증 시 외국 제조소명이나 주소 등을 기재하는 경우에 해당 국가의 언어로 기재하여 허가를 받는 경우가 있으나, 용기 등의 기재사항은 한국어로만 기재하도록 하고 있어 기재 방식에 대한 개선이 요청되고 있는 상태임
		  2) 이에 제조소명이나 주소 등을 외국어로 허가 등을 받은 경우에는 용기 등의 기재사항을 해당 외국어로 기재할 수 있도록 함
		다. 전시용 의료기기 용도 변경 허용(제46조)
		  1) 전시 목적으로 의료기기를 진열하려는 자는 미리 지방식품의약품안전청장에게 승인을 받아야 하며, 승인받은 의료기기는 승인받은 내용와 다르게 진열하거나 사용할 수 없음. 이에 수입제품에 대해 시험용·견본용 등 타 목적으로 사용하려는 경우 반송 후 재수입을 통해 사용이 가능함
		  2) 전시 목적 사용 이후 사후관리가 가능한 범위 내 시험·검사 등을 위한 시험용·견본용으로 사용할 수 있도록 개선하고자 함
			신설

개정연월	개정 이유	개정 내용	비고

2021년 6월		라. 추적관리대상 의료기기 사용기록 제출 의무화 도입(제50조제2항)
		  1) 추적관리대상 의료기기는 사용 중 부작용 등이 발생하는 경우에 인체에 치명적인 위해를 줄 수 있어 이를 취급하는 사용자(의료기관의 의료인 등)에 대하여 이를 사용한 환자의 성명, 주소 및 사용한 연월일 등을 기록 보관하고 식품의약품안전처장이 요구하는 경우에는 10일 이내에 제출토록 하고 있으나, 의료기관 폐업 등으로 추적관리에 어려움이 있어 신속한 조치에 어려움이 발생됨
		  2) 이에 식약처장이 지정한 추적관리대상 의료기기를 사용하는 의료기관은 추적관리대상 의료기기 사용기록을 식약처에 정기적(반기별)으로 제출하도록 하여 위해 발생 시 신속하게 조치할 수 있도록 하여 국민건강 보호 및 안전을 강화하고자 함
		마. 임상시험기관의 행정처분 합리적 개선
		  1) 의료기기의 임상시험 수행을 위하여 식품의약품안전처장에게 지정을 받은 임상시험기관이 임상시험 기록 보관 등 법령에 따른 준수사항을 위반한 경우에는 업무의 정지 등을 명할 수 있도록 규정하고 있으나, 사람을 대상으로 하는 임상시험의 특수성을 감안하여 임상시험 대상자의 안전에 미치는 영향이 적은 경우에는 그 처분의 경중을 달리하여 합리적으로 운영할 필요가 있음
		  2) 이에 법령 등을 위반한 임상시험기관의 행정처분 사항이 임상시험 대상자에게 미치는 위해도가 현저히 낮은 경우에는 행정처분을 감경할 수 있도록 합리적으로 개선함
			신설

2021년 6월	의료기기의 회수·폐기 등에 관한 업무수행을 위해 운영해 오던 「의료기기 정부(영업자) 회수 업무 처리 지침」을 고시로 제정하여 업무의 공정성·투명성 및 적법성을 제고하고 회수대상 의료기기로 인한 국민보건상의 위해를 방지하려는 것임	가. 회수계획서 작성 요령 및 첨부자료 서식 마련 나. 회수계획서의 검토 결과 회신, 보완 사유 등 명시(제5조) 다. 회수계획 공표문 작성 및 게재 요령(제6조 및 별표 2), 회수평가보고서 작성 요령(제9조) 등 마련 라. 폐기 등 조치(제8조), 회수종료 보고 및 조치(제10조) 등에 관한 세부사항 마련	신설
2021년 10월	「체외진단의료기기법」 제7조 및 동법 시행규칙 제17조제2항에 따라 임상적 성능시험 실시에 필요한 세부 관리기준을 정하려는 것임	가. 체외진단의료기기 임상적 성능시험 관리기준에 사용되는 용어 정의 신설(제2조 및 별표1) 나. 임상적 성능시험의 기본원칙, 시험기관·심사위원회·시험자·의뢰자 등의 임무 및 시험 실시·관리 등의 기준을 구체적으로 정함(제4조 및 별표 3)	개선
2021년 10월	의료기기의 이물 보고 절차·방법, 이물 혼입 조사에 따른 조치내용 등 세부적인 사항에 대한 고시를 제정하여 업무의 공정성·투명성 및 일관성을 제고하여 이물 혼입 의료기기로 인한 국민보건상의 위해를 방지하려는 것임	가. 인체에 위해를 줄 수 있는 물질, 사용하기에 부적합한 물질 등을 보고 대상으로 규정하고 이를 우편 또는 정보통신망을 이용한 전자문서를 통해 보고토록 함 나. 이물 종류 및 사용자에게 영향을 줄 수 있는 위해도 등을 고려하여 현장조사 등의 점검방법을 선정하고 조사 결과를 통하여 후속조치 내용을 규정	신설

개정연월	개정 이유	개정 내용	비고
2022년 1월	2020년 10월 8일 이전에 제조허가·제조인증·수입허가·수입인증을 받거나 제조신고·수입신고를 한 의료기기와 의료기기법 제8조에 따라 재심사를 받은 의료기기에 대한 제조허가등의 유효기간을 정하고, 자료 제출의 면제 규정을 개선·보완하려는 것임	가. 이미 식약처장에게 보고한 의료기기 공급내역 보고자료에서 이전 유효기간 동안 생산·수입이 있음을 확인할 수 있는 경우에는 해당 자료의 제출을 면제할 수 있도록 하여 동일 자료 제출로 인한 불편을 방지하려는 것임 나. 2020년 10월 8일 이전 제조허가등의 유효기간을 지정함. 법률 제18446호 의료기기법 일부개정법률 개정사항을 반영한 법률 제17248호 의료기기법 일부개정법률 부칙 제2조에 따르면 2020년 10월 8일 이전에 제조허가·제조인증·수입허가·수입인증을 받거나 제조신고·수입신고를 한 의료기기와 의료기기법 제8조에 따라 재심사를 받은 의료기기에 대한 제조허가등의 유효기간을 2025년 1월 1일부터 2030년 12월 31일까지의 범위에서 식품의약품안전처장이 정하도록 하고 있으므로 해당 의료기기에 대한 제조허가등의 유효기간을 정하려는 것임	신설 및 개선
2022년 5월	의료기기 이상사례의 보고 및 분석·평가의 신속성을 제고하고 해외 이상사례와의 정보교류 활성화 등을 위해 국제 조화된 의료기기 이상사례 표준코드 체계를 도입하고자 하는 것임	가. 국제 조화된 의료기기 이상사례 표준코드 체계 도입을 위해 현행 환자문제코드를 건강영향코드로 용어 변경 및 세분화하는 한편 원인조사코드를 추가하여 이상사례의 보고 및 분석·평가의 신속성을 제고하고자 함 나. 식약처장이 의료기기 이상사례 표준코드를 공고하는 근거를 명확히 하고, 별지 서식의 명칭을 정비함	신설 및 개선
2022년 6월	추적관리대상 의료기기의 부작용 발생 시 신속한 사용환자 파악 및 안전조치에 활용하기 위해 「의료기기법 시행규칙」 제50조에 따라 총리령에서 위임한 사용자가 추적관리대상 의료기기 기록을 매 반기별로 제출하여야 하는 제출 대상을 명확히 하고, 자료 제출방법을 정비하고자 하는 것임	가. 기록과 자료 제출에 관한 항을 취급자와 사용자로 구분하고, 사용자의 매 반기별 자료 제출 대상을 지정함 나. 종전의 기록과 자료 제출 방법 중 "전산매체(디스켓 또는 CD 등을 말한다)"를 삭제하고자 함	개선
2022년 7월	의료기기 소프트웨어는 사용과정에서 결함·오류가 지속 유지·보수되는 등 업데이트가 매우 빈번하게 발생함에 따라 사용자 안전성과 민원인의 행정 부담을 고려하여 "소프트웨어 업그레이드"에 해당하는 사항만 변경허가를 받도록 하고 그 밖의 사항은 신속조치 후 사후에 보고하도록 합리적으로 규제를 개선하려는 것임	가. 「의료기기법」 제2조에 해당하는 목적으로 사용하기 위해 개발·제조된 소프트웨어를 '의료기기 소프트웨어'로 정의하고, 사용형태 및 목적 등에 따라 '내장형 소프트웨어', '독립형 소프트웨어', '모바일 의료용 앱' 등으로 세부적으로 분류하고자 함 나. 사용목적 관련 주요기능, 분석알고리즘(분석방법), 개발언어·운영환경 또는 통신기능의 변경 등 소프트웨어 업그레이드에 해당하는 변경사항에 대해서는 변경허가·인증을 받거나 변경신고를 하도록 하고, 그 밖의 변경사항에 대해서는 영업자가 해당 허가증 뒷면에 변경 내용 및 일자를 직접 기재하고 식품의약품안전처장에게 사후보고(30일 또는 연차)하도록 조치하고자 함(제19조의 2 신설)	신설 및 개선
2023년 1월	"희소의료기기"와 "국내에 대체 가능한 의료기기가 없고 국민보건에 중대한 영향을 미칠 우려가 높다고 인정되는 의료기기"는 재평가 대상에서 제외하여 수급 관련 발생 가능한 피해를 최소화하고, 제출자료 마련을 위한 시험검사의 일부 또는 전체가 불가능한 경우, 일부자료의 제출을 면제할 수 있도록 하여 재평가 제도를 안정적으로 운영하기 위함	가. "희소의료기기"와 "국내에 대체 가능한 의료기기가 없고 국민보건상 안정적 공급 지원이 필요하다고 식약처장이 인정하는 의료기기"를 재평가 제외 대상에 추가하여, 재평가 운영 시 발생 가능한 의료기기 수급문제 예방 나. 국내·외 검체 부재 등 재평가 제출자료 마련을 위한 시험검사(임상시험, 임상적 성능시험 포함)의 일부 또는 전체가 불가능한 경우, 재평가 제출자료의 일부를 면제할 수 있도록 개선하여 운영토록 함	신설 및 개선

개정연월	개정 이유	개정 내용	비고
2023년 1월		다.「체외진단의료기기법」제정에 따라「의료기기 허가·신고·심사 등에 관한 규정」에서 체외진단의료기기를 대상으로 분리하여 제정한「체외진단의료기기 허가·신고·심사 등에 관한 규정」을 해당 고시에 관련 규정으로 추가	신설 및 개선
2023년 3월	체외진단의료기기 임상적 성능시험 종사자 교육을 온라인 교육으로 받을 경우 인정시간을 확대하고 운영상 나타난 미비점을 개선·보완하려는 것임	가. 임상적 성능시험 종사자 온라인 교육의 인정시간 확대 나. 의약품 임상시험실시기관 종사자 교육 등 유사분야 교육시간을 이수시간(8시간)의 50%(4시간)까지 인정하고 있으나 규정상 의미가 모호하여 명확하게 하고자 함	개선
2023년 6월		식품의약품안전처장이 의료기기 제조업자 및 수입업자에게 의료기기의 기재사항 일부를 점자 및 음성·수어영상변환용 코드 등을 사용하여 병행 표시하거나 의료기기 사용 정보를 음성안내 등 전자적 방법으로 전달하게 하는 기능을 추가하도록 하는 행위 등을 권장할 수 있도록 하는 한편, 식품의약품안전처장은 음성·영상 등 적절한 정보전달 방법과 기준을 개발하고 교육·홍보할 수 있도록 하는 등 현행 제도의 운영상 나타난 일부 미비점을 개선·보완함	개선
2023년 8월		의료기기 판촉영업자의 신고, 미신고 의료기기 판촉영업자에 대한 업무위탁 금지, 의료기기 판촉영업자에 대한 의료기기 판매질서 교육, 의료기기 판촉영업자의 준수사항 등에 관한 법적 근거 및 위반 시 제재에 관한 근거를 마련함	개선
		식품의약품안전처장은 국민건강에 위해를 방지하기 위하여 필요한 경우에는 의료기기에서 이물이 발견된 사실, 이물 혼입 원인 조사 결과 및 조치 계획을 공표할 수 있도록 함	개선
2024년 2월		식품의약품안전처장이 의료기기의 안전관리를 위하여 관계 중앙행정기관의 장과 협의하여 5년마다 의료기기 안전관리 종합계획을 수립하도록 하고, 매년 시행계획을 수립·시행하도록 하며, 제조신고·수입신고의 수리 절차를 명시적으로 규정하고, 임상시험 대상자에 위해를 끼칠 우려가 적은 임상시험의 경우에도 임상시험계획 승인 제외 대상에 포함될 수 있도록 하며, 임상시험의 특성상 임상시험기관이 아닌 기관의 참여가 필요한 경우에는 임상시험기관의 관리 하에 임상시험기관이 아닌 기관에서도 임상시험을 실시할 수 있는 근거를 마련하는 등 현행 제도의 운영상 나타난 일부 미비점을 개선·보완함	개선

<표 2-3> 「의료기기법」의 개정 이력('24. 4. 3. 시행일 기준)

순번	법령명	소관부처	제개정	종류	공포번호	공포일자	시행일자
1	의료기기법	식품의약품안전처	제정	법률	제6909호	2003. 5. 29.	2004. 5. 30.
2	의료기기법	식품의약품안전처	타법개정	법률	제7428호	2005. 3. 31.	2006. 4. 1.
3	의료기기법	식품의약품안전처	일부개정	법률	제8037호	2006. 10. 4.	2007. 4. 5.
4	의료기기법	식품의약품안전처	타법개정	법률	제8366호	2007. 4. 11.	2007. 4. 11.
5	의료기기법	식품의약품안전처	일부개정	법률	제8202호	2007. 1. 3.	2007. 7. 4.
6	의료기기법	식품의약품안전처	일부개정	법률	제8335호	2007. 4. 6.	2007. 7. 7.
7	의료기기법	식품의약품안전처	타법개정	법률	제8367호	2007. 4. 11.	2007. 10. 12.
8	의료기기법	식품의약품안전처	일부개정	법률	제8649호	2007. 10. 17.	2008. 4. 18.
9	의료기기법	식품의약품안전처	타법개정	법률	제8852호	2008. 2. 29.	2008. 4. 18.
10	의료기기법	식품의약품안전처	일부개정	법률	제9185호	2008. 12. 26.	2009. 6. 27.
11	의료기기법	식품의약품안전처	일부개정	법률	제10129호	2010. 3. 17.	2010. 3. 17.
12	의료기기법	식품의약품안전처	타법개정	법률	제9932호	2010. 1. 18.	2010. 3. 19.
13	의료기기법	식품의약품안전처	일부개정	법률	제10326호	2010. 5. 27.	2010. 11. 28.
14	의료기기법	식품의약품안전처	타법개정	법률	제9950호	2010. 1. 25.	2011. 1. 26.
15	의료기기법	식품의약품안전처	전부개정	법률	제10564호	2011. 4. 7.	2011. 10. 8.
16	의료기기법	식품의약품안전처	전부개정	법률	제10564호	2011. 4. 7.	2012. 4. 8.
17	의료기기법	식품의약품안전처	타법개정	법률	제11690호	2013. 3. 23.	2013. 3. 23.
18	의료기기법	식품의약품안전처	일부개정	법률	제12107호	2013. 8. 13.	2013. 8. 13.
19	의료기기법	식품의약품안전처	일부개정	법률	제12392호	2014. 1. 28.	2014. 7. 29.
20	의료기기법	식품의약품안전처	타법개정	법률	제11985호	2013. 7. 30.	2014. 7. 31.
21	의료기기법	식품의약품안전처	타법개정	법률	제11998호	2013. 8. 6.	2014. 8. 7.
22	의료기기법	식품의약품안전처	일부개정	법률	제13116호	2015. 1. 28.	2015. 7. 29.
23	의료기기법	식품의약품안전처	일부개정	법률	제13698호	2015. 12. 29.	2015. 12. 29.
24	의료기기법	식품의약품안전처	일부개정	법률	제13698호	2015. 12. 29.	2016. 3. 30.
25	의료기기법	식품의약품안전처	일부개정	법률	제14330호	2016. 12. 2.	2016. 12. 2.
26	의료기기법	식품의약품안전처	일부개정	법률	제13698호	2015. 12. 29.	2016. 12. 30.
27	의료기기법	식품의약품안전처	일부개정	법률	제14330호	2016. 12. 2.	2017. 6. 3.
28	의료기기법	식품의약품안전처	일부개정	법률	제15279호	2017. 12. 19.	2017. 12. 19.
29	의료기기법	식품의약품안전처	일부개정	법률	제15279호	2018. 1. 20.	2017. 12. 19.
30	의료기기법	식품의약품안전처	일부개정	법률	제15486호	2018. 3. 13.	2018. 3. 13.
31	의료기기법	식품의약품안전처	일부개정	법률	제15486호	2018. 3. 13.	2018. 6. 14.
32	의료기기법	식품의약품안전처	일부개정	법률	제15486호	2018. 3. 13.	2018. 9. 14.
33	의료기기법	식품의약품안전처	일부개정	법률	제15945호	2018. 12. 11.	2018. 12. 11.
34	의료기기법	식품의약품안전처	일부개정	법률	제14330호	2016. 12. 2.	2018. 12. 31.
35	의료기기법	식품의약품안전처	일부개정	법률	제15945호	2018. 12. 11.	2019. 1. 12.
36	의료기기법	식품의약품안전처	일부개정	법률	제15945호	2018. 12. 11.	2019. 3. 12.
37	의료기기법	식품의약품안전처	일부개정	법률	제15945호	2018. 12. 11.	2019. 6. 12.
38	의료기기법	식품의약품안전처	일부개정	법률	제14330호	2016. 12. 2.	2019. 7. 1.
39	의료기기법	식품의약품안전처	일부개정	법률	제15279호	2017. 12. 19.	2019. 7. 1.
40	의료기기법	식품의약품안전처	일부개정	법률	제16402호	2019. 4. 23.	2019. 10. 24.

순번	법령명	소관부처	제·개정	종류	공포번호	공포일자	시행일자
41	의료기기법	식품의약품안전처	타법개정	법률	제17091호	2020. 3. 24.	2020. 3. 24.
42	의료기기법	식품의약품안전처	타법개정	법률	제16405호	2019. 4. 30.	2020. 5. 1.
43	의료기기법	식품의약품안전처	일부개정	법률	제14330호	2016. 12. 2.	2020. 7. 1.
44	의료기기법	식품의약품안전처	타법개정	법률	제17007호	2020. 2. 18.	2021. 1. 1.
45	의료기기법	식품의약품안전처	일부개정	법률	제17248호	2020. 4. 7.	2020. 10. 8.
46	의료기기법	식품의약품안전처	타법개정	법률	제17472호	2020. 8. 11.	2020. 9. 12.
47	의료기기법	식품의약품안전처	일부개정	법률	제17248호	2020. 4. 7.	2020. 10. 8.
48	의료기기법	식품의약품안전처	타법개정	법률	제17007호	2020. 2. 18.	2021. 1. 1.
49	의료기기법	식품의약품안전처	타법개정	법률	제17922호	2021. 3. 9.	2021. 3. 9.
50	의료기기법	식품의약품안전처	일부개정	법률	제17978호	2021. 3. 23.	2021. 6. 24.
51	의료기기법	식품의약품안전처	일부개정	법률	제18319호	2021. 7. 20.	2021. 7. 20.
52	의료기기법	식품의약품안전처	일부개정	법률	제18446호	2021. 8. 17.	2021. 8. 17.
53	의료기기법	식품의약품안전처	일부개정	법률	제18319호	2021. 7. 20.	2022. 1. 21.
54	의료기기법	식품의약품안전처	일부개정	법률	제18446호	2021. 8. 17.	2022. 2. 18.
55	의료기기법	식품의약품안전처	일부개정	법률	제18319호	2021. 7. 20.	2022. 1. 21.
56	의료기기법	식품의약품안전처	일부개정	법률	제19655호	2023. 8. 16.	2024. 2. 17.
57	의료기기법	식품의약품안전처	일부개정	법률	제19457호	2023. 6. 13.	2024. 6. 14.
58	의료기기법	식품의약품안전처	일부개정	법률	제20220호	2024. 2. 6.	2024. 8. 7.
59	의료기기법	식품의약품안전처	일부개정	법률	제19608호	2023. 8. 8.	2025. 2. 9.

※ 법제처 국가법령정보센터(www.law.go.kr)에서 「의료기기법」의 개정 이력을 검색할 수 있다. 〈표 2-3〉의 개정 이력과 상호 참조하면서 「의료기기법」의 개정 시기, 공포번호 및 공포일자를 사용하면 쉽게 찾아볼 수 있다.

2.5 의료기기산업 육성 및 혁신의료기기 지원법(의료기기산업법) 제정[법률 제16405호, 2019. 4. 30.]

「의료기기산업 육성 및 혁신의료기기 지원에 관한 법률(약칭 "의료기기산업육성법")」이 2019년 4월 30일 공포되어 1년 후인 2020년 5월 1일부터 시행되었다. 「의료기기산업육성법」은 의료기기에 관한 연구개발 활동 및 그 성과가 우수한 기업을 혁신형 의료기기기업으로 인증하여 지원하고, 첨단 기술이 적용되어 안전성·유효성이 현저히 개선된 의료기기 등을 혁신의료기기로 지정하여 허가·심사 등의 특례를 부여하는 등 의료기기산업 육성 및 혁신의료기기의 제품화 촉진 등에 관한 사항을 규정함으로써 국민 건강 증진 및 국가경제 발전에 이바지할 목적으로 제정되었다.

「의료기기산업육성법」의 주요 내용은 크게 혁신형 의료기기기업의 인증제도 도입 및 지원 방안과 혁신의료기기의 지정 및 그에 관한 특례로 구분해볼 수 있는데, 그 구체적인 내용은 다음과 같다.

가. 혁신형 의료기기기업 인증제도 도입 및 지원방안

〈표 2-4〉 혁신형 의료기기기업 유형별 구분·인증

인증 유형		인증 대상	인증방법
선도형	500억 원 이상 기업	(R&D 투자 비중) 연간 의료기기 매출액의 100분의 6	법 제10조 및 시행령(안) 제14조에 따른 인증기준으로 위원회 심의를 거쳐 인증 여부 결정
도약형	500억 원 미만 기업	(R&D 투자 비중) 연간 30억 원 또는 연간 의료기기 매출액의 100분의 8	
	혁신의료기기 지정 기업*	제21조에 따라 지정된 혁신의료기기를 연구개발 및 생산하는 의료기기기업	

※ 혁신의료기기 연구개발 및 생산기업 : 연구개발 투자규모와 관계없이 지정대상에 포함(법 제2조제3호다목)

혁신형 의료기기 기업으로 인증을 받고자 하는 의료기기 기업은 보건복지부장관에게 그 인증을 신청할 수 있으며, 혁신형 의료기기 기업으로 인증을 받은 경우 ① 각종 국가연구개발 사업에서의 참여 우대, ② 조세 관련 법률에 따른 조세 감면, ③ 연구시설 건축 시 용도 구역 제한의 특례 인정 및 부담금 면제 등의 혜택을 받을 수 있다.

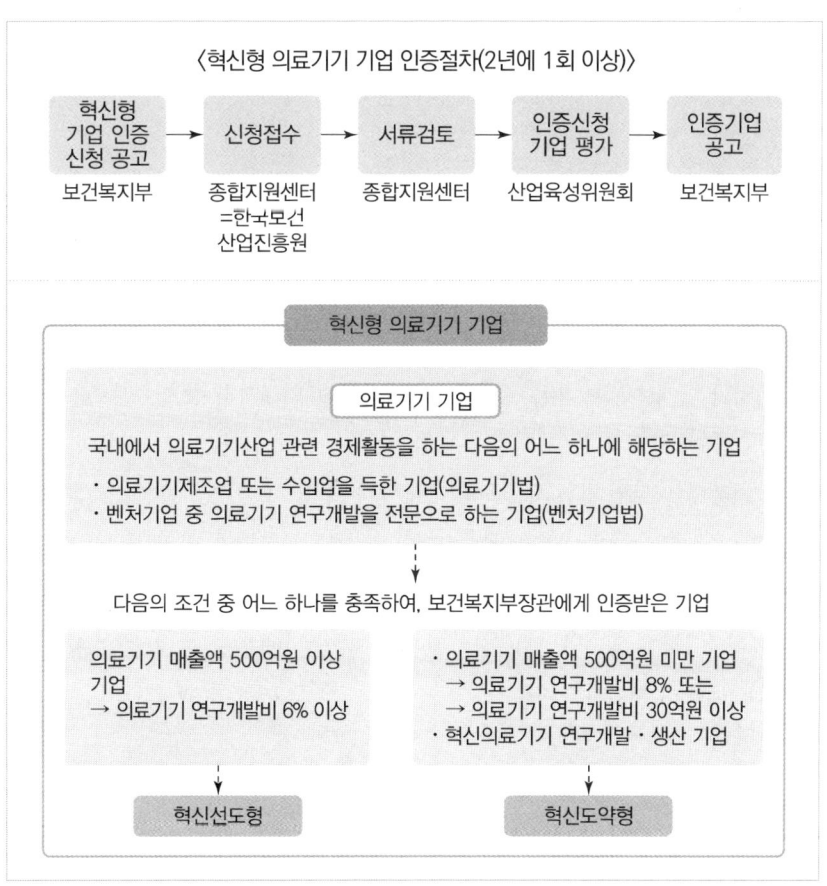

* 출처 : 2020년 6월 혁신형 의료기기기업 제도 설명자료(Q&A)(보건복지부, 보건산업진흥원)

혁신형 의료기기 기업 인증 심사는 서면심사 및 구두심사로 진행되며, 심사항목은 다음과 같이 구성되고(총점 100점) 필요할 경우 현장심사를 실시한다.

투입자원의 우수성(30점)
- 연구개발 투자실적(정량항목 : 연구개발 투자 비중, 5점)
- 연구인력 현황 및 구성(정량항목 : 연구인력 비중, 1점)
- 연구생산시설 현황(정량항목 : 해외GMP인증 등 보유 여부, 1점)

연구개발 활동의 혁신성(30점)
- 연구개발 비전 및 중장기 추진전략
- 국내외 제휴 및 협력 활동
- 의료기기 연구개발 활동 및 성과(정량항목 : 논문 게재 실적, 3점)

연구개발 성과의 우수성(30점)
- 특허·기술이전 및 사업화 성과(정량항목 : 특허·기술이전·사업화 실적, 선도 2점, 도약 3점)
- 해외진출 성과(정량항목 : 해외 인허가 실적, 선도 3점, 도약 2점)
- 우수한 의료기기 개발·보급 성과

기업의 사회적 책임(10점)
기업의 사회적 책임 및 윤리성, 경영 투명성

* 출처 : 2020. 6. 혁신형 의료기기기업 제도 설명자료(Q&A)(보건복지부, 보건산업진흥원)

나. 혁신의료기기 지정 및 관련 특례

1) 개요

혁신형 의료기기기업과 별개로 '혁신의료기기'를 별도로 정의("의료기기 중 ① 정보통신 기술, 생명공학 기술, 로봇 기술 등 기술집약도가 높고 혁신 속도가 빠른 분야의 첨단기술의 적용이나 ② 사용 방법의 개선 등을 통하여 기존의 의료기기나 치료법에 비해 안전성 및 유효성을 현저히 개선하였거나 개선할 것으로 예상되는 의료기기로서 식품의약품안전처장이 보건복지부장관과 협의하여 지정한 것)하고, 혁신의료기기로 지정받은 제품에 대하여 의료기기 업허가 없이 제품에 대한 허가·인증 가능, 단계별 심사 및 우선심사 혜택, 기준규격이 없거나 적용하는 것이 맞지 않은 경우 신청 기업이 제시하는 기준 설정, 임상시험 지원 등의 혜택을 부여하고 있다.

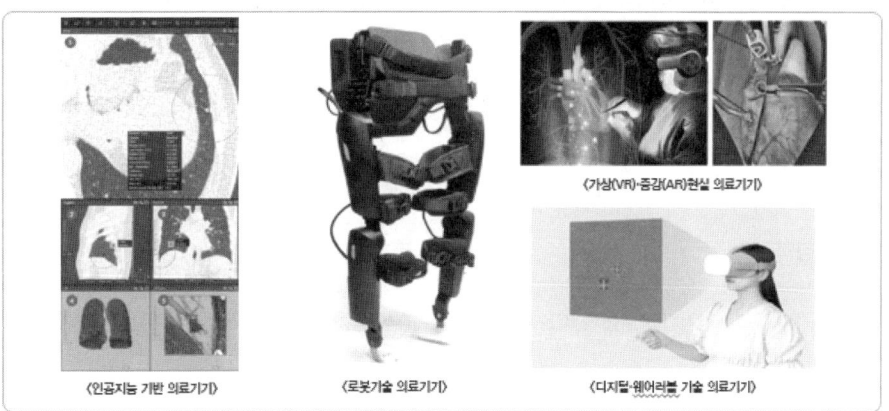

* 출처 : 2021 의료기기 정책설명회 혁신체외진단의료기기TF 발표자료

혁신의료기기군 지정 대상 분야	정책목적
1. 기술집약도가 높고 혁신 속도가 빠른 첨단기술 적용 분야	혁신기술 개발 촉진
2. 기존 의료기술의 획기적인 개선 또는 개선이 예상되는 분야	의료기술의 혁신
3. 의료기기에 적용되는 핵심기술의 개발이 시급한 분야	기술경쟁력 고도화
4. 희귀·난치성 질환 진단 및 치료 등에 있어 대체 의료기기가 부재하거나 국내 수급이 어려운 분야	공익적 가치 실현

※ 혁신의류기기군에 포함되는 의료기기 중 법 제2조 및 제21조에 따른 혁신의료기기 지정 기준에 부합할 경우 혁신의료기기로 지정 가능(복지부·식약처 협의 지정)

2) 혁신의료기기 지정 절차 등(「의료기기산업법」 제21조 및 같은 법 시행령 제15조)
  ① 신청 : 혁신의료기로 지정을 받으려는 자는 사용목적, 작용원리, 혁신기술 해당 근거 등의 자료를 포함하여 지정 신청
  ② 지정 : 지정 기준 부합 여부 검토와 전문가 자문 등을 거쳐 지정 여부 결정 후 통보(30일 이내)하고 지정 시 홈페이지 공고

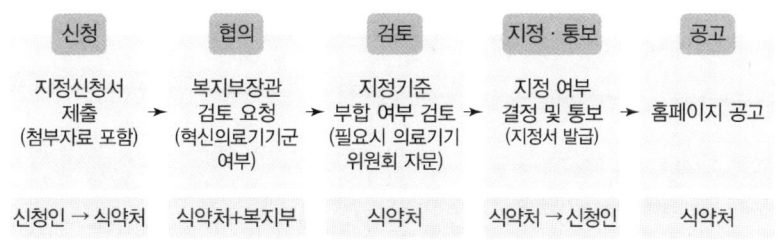

* 출처 : 2021 의료기기 정책설명회 혁신체외진단의료기기TF 발표사료

1. 기술혁신성

신청한 제품에 적용된 기술이 기술 집약도가 높고 기술혁신 속도가 빠른 기술인지 여부
가. 해당 제품에 적용된 혁신 또는 첨단 기술의 종류와 상세설명 자료
나. 국내외 기존 또는 유사제품과의 차별성 및 기술의 우수성을 설명할 수 있는 자료
다. 국내 유관기관에서 의료기기나 기술혁신에 대한 평가 인증 또는 수상 경력(보건신기술인증(NET), 신제품인증(NEP) 등)
라. 신청제품의 핵심기술 또는 핵심기능과 관련된 특허자료

2. 안전성·유효성의 개선

신청한 제품이 기존의 의료기기나 치료법과 비교하여 안전성·유효성(성능)이 현저히 개선되었거나 개선될 것으로 예상되는지 여부
가. 신청제품의 안전성·유효성(성능) 개선 가능성을 검토할 수 있는 자료
나. 신청제품이 사용되는 질환에 적용되는 국내 대체 의료기기(진단·치료법) 부재 또는 기허가(인증)된 의료기기가 없음을 입증하는 자료
다. 신청제품이 환자 또는 의료인의 편의를 제공함을 설명하는 자료
라. 신의료기술평가에 필요한 관련 제반자료(준비 가능한 범위 내에서)

3. 공익적·산업적 가치

신청한 제품이 희귀·난치성 질환의 진단과 치료 등에 사용되는 것으로서 경제적·사회적·기술적 파급효과가 있는지 여부
가. 희귀 난치성 질환 치료를 위해 필요한 의료기기임을 입증하는 자료
나. 신청제품이 사용되는 희귀·난치성 질환에 적용되는 국내 대체 의료기기(진단·치료법) 부재 또는 기허가(인증)된 의료기기가 없음을 설명하는 자료(국내 수급상황에 관한 설명(근거) 자료)
다. 신청제품의 긴급도입 지원 필요성을 기술한 자료
라. 국민 보건혜택 등 기타 공익적 가치를 설명할 수 있는 자료
마. 제품의 연구개발 진척도 및 신청제품의 제품화 가능성에 관한 자료
바. 핵심기술 개발의 시급성 및 수입의존도를 보여주는 생산수입실적, 부험급여 자료
사. 신청제품의 시장성 및 수출 확대 가능성에 대해 설명한 자료
아. 기존의 치료법과 비교하여 비용절감, 사회·경제적 비용(보험재정, 환자부담) 감소를 보여주는 자료

* 출처 : 2021 의료기기 정책설명회 혁신체외진단의료기기TF 발표자료

┃그림 2-8 ┃ 혁신의료기기 입증 자료

기술혁신성

정보통신기술, 생명공학기술, 로봇기술 등 적용된 기술의 특징 및 혁신성 여부 등
- 기술 집약도가 높고 기술 혁신 속도가 빠른 신기술 여부
- 적용된 핵심 기술의 차별성
- 적용된 기술의 우수성 여부와 신뢰도 등

안전성·유효성

기존의 의료기기나 치료법과 비교하여 안전성·유효성(성능)의 개선 여부
- 해당 의료기기가 진단, 치료(치료의 모니터링 포함), 완화, 예방에 임상적 개선 가능성
- 해당 질환에 대해 기허가(인증)된 의료기기나 대체 기술 부재
- 해당 의료기기가 환자 혜택과 의료인의 의료환경 개산 기여 등

산업적가치·공익성

희귀·난치성 질환의 진단과 치료 등에 사용되는 것으로서 경제적·사회적·기술적 파급효과가 있는지 여부
- 희귀·난치성 질환 여부 및 국내 수급 가능 여부
- 긴급도입·지원 필요성, 국내 핵심기술 개발의 시급성(수입의존도) 여부
- 기술 완성도 및 실현가능성, 사회 경제적 부담 감소 여부

* 출처 : 2021 의료기기 정책설명회 혁신체외진단의료기기TF 발표자료

┃그림 2-9┃ 혁신의료기기 지정기준 적합 여부 검토

단계별 심사

개발 및 검토 단계별로 심사를 신청할 수 있도록 하여 허가·심사의 불확실성 제고 등 인허가 및 제품화 지원(1단계 : 제품설계, 2단계 : 성능시험, 3단계 : 임상시험계획, 4단계 : 기술문서·임상시험)

- **현행** 허가신청 시 모든 절차 서류 제출하여 심사
- **개선** 단계별로 심사를 실시하고, 심사 받은 결과로 최종 허가·심사

우선 심사

다른 의료기기에 비해 우선하여 심사할 수 있도록 하여, 신속하게 제품화할 수 있도록 지원

- **현행** 허가·인증 등 신청 순서에 따라 접수·처리
- **개선** 우선심사 신청 건에 대하여 다른 의료기기에 우선하여 심사

* 출처 : 2021 의료기기 정책설명회 혁신체외진단의료기기TF 발표자료

┃그림 2-10┃ 혁신의료기기 허가·심사 특례

다. 혁신의료기기의 시판 후 조사

식품의약품안전처는 혁신의료기기의 제조·수입허가 또는 제조·수입인증을 받은 자에 대하여 허가 및 인증을 받은 범위에서 임상적 효과를 관찰하고 이상 반응이 있는지 조사할 필요가 있다고 판단되는 경우에는 5년 이내 범위에서 시판 후 조사를 명령할 수 있다(의료기기산업법 제23조).

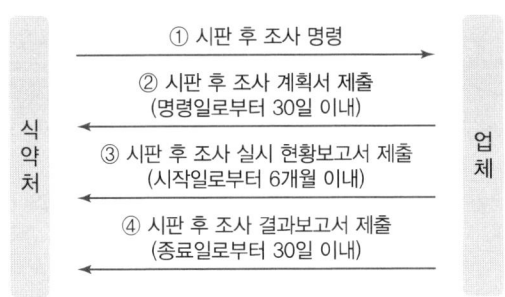

* 출처 : 혁신의료기기의 시판후 조사 자료 검토에 관한 업무지침(공무원지침서), 식약처 2021. 1.

┃그림 2-11┃ 시판 후 조사 절차

라. 혁신의료기기소프트웨어 제조기업 인증

혁신형의료기기로 지정된 제품 중 소프트웨어 단독 제품인 경우 제조업체의 신청에 따라 기업의 연구개발 인력, 조직 및 품질관리체계 등을 평가하여 우수한 제조기업 인증을 하는 제도가 도입되었다.

혁신의료기기소프트웨어 제조기업으로 인증을 받게 되는 경우, 제품의 허가·인증에 필요한 자료의 일부를 면제하거나 중대한 변경 사항에 해당하지 않는 변경 사항에 대해서는 식품의약품안전처장에 대한 변경 사항 보고만으로 변경허가 또는 변경인증을 받은 것으로 간주된다. 그 밖에도 식품의약품안전처장의 승인 없이 IRB 승인만으로도 임상시험을 진행할 수 있도록 허용하는 등 특례를 부여하고 있다(의료기기산업법 제24조).

인증기업은 매 분기마다 시판 후 안전성 및 유효성에 관한 자료를 수집·평가하고, 결과를 식품의약품안전처장에게 제출해야 하며, 자료는 수집한 날부터 3년간 보관해야 한다.

① 혁신의료기기 지정 제품 중 소프트웨어 단독 제품인 경우 제조업체의 신청에 따라 기업의 연구개발 인력, 조직 및 품질관리체계 등을 평가하여 우수한 경우 제조기업 인증
  ㉮ 인증 기업이 해당 혁신의료기기소프트웨어를 제조허가 또는 제조인증하려는 경우 제출 자료 일부 면제
  ㉯ 인증 기업은 반기별 시판 후 안정성 및 유효성에 관한 자료를 수집·평가·보고하고, 자료는 3년간 보관

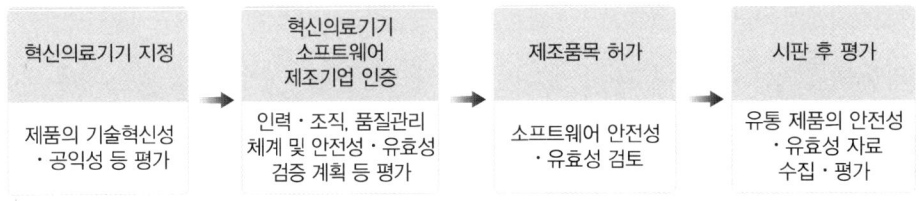

* 출처 : 2021 의료기기 정책설명회 혁신체외진단의료기기TF 발표자료

┃그림 2-12┃ 혁신의료기기소프트웨어 제조기업 인증 안전관리체계

혁신의료기기소프트웨어 제조기업 인증 신청은 혁신의료기기 지원 및 관리 등에 관한 규칙 별지 제8호 서식의 인증 신청서에 조직 및 인력 등 다음의 자료를 포함하여 식약처장에게 신청한다.

② 혁신의료기기소프트웨어 제조기업 인증(「의료기기산업법」 제24조 및 같은 법시행규칙 제7조~제8조)

㉮ 신청 : 혁신의료기기소프트웨어 제조기업인증 신청서(「혁신의료기기 지원 및 관리 등에 관한 규칙」 별지 제8호 서식)에 조직 및 인력 등에 관한 자료를 포함하여 신청

* 식약처 의료기기 전자민원창구(https://udiportal.mfds.go.kr/msismext/emd/min/mainView.do)를 통해 신청

㉯ 인증 : 서류검토 및 실태조사를 거쳐 인증 여부 결정 후 통보(60일 이내)

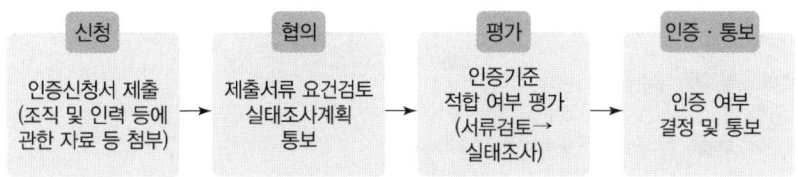

* 출처 : 2021 의료기기 정책설명회 혁신체외진단의료기기TF 발표자료

[혁신의료기기소프트웨어 제조기업 인증 제출자료]

• 혁신의료기기소프트웨어 제조기업 인증 신청서
• 의료기기 소프트웨어에 대한 혁신의료기기 지정서
• 해당 기업의 사무운영규정
   - 연구·개발 분야 교육·훈련 운영에 관한 자료
   - 연구·개발 활동 고취를 위한 보상 체계에 관한 자료
• 해당 기업의 사업자등록증
• 해당 기업의 조직 및 인력 등에 관한 자료
   - 조직도, 인력 현황
	• 연구개발 현황 및 실적에 관한 서류
	   - 최근 2년 이내 연구개발 실적 및 제품화 실적에 관한 자료
	   - 국내·외 대학·연구기관 등과의 협약(제휴) 및 전문가 활용 등에 관한 자료
	• 제품 개발 등 업무 프로세스 : "의료기기 수명주기 프로세스"에 따른 요구사항에 대한 전반적인 품질시스템 수립 여부를 확인할 수 있는 문서화된 절차서
	• 의료기기 소프트웨어 연구개발 및 제조 등 관리체계의 적합함을 확인할 수 있는 자료
	   - 「의료기기 제조 및 품질관리 기준」 또는 이와 동등 이상의 국제규격의 적합 인정서
	   - 연구·개발을 위한 기구, 장비 및 도구 현황 자료
	   - 제품개발 및 안전성·유효성 검증 계획서

* 출처 : 2021 의료기기 정책설명회 혁신체외진단의료기기TF 발표자료

[혁신의료기기소프트웨어 제조기업 인증 제출자료]

제조기업 인증 세부기준

1. 연구개발 인력의 우수성
   의료기기 소프트웨어 전문인력을 갖추고 있는 경우로서 연구개발 인력의 역량 및 교육·훈련 시스템 등의 우수성 평가
   • 의료기기 소프트웨어 연구·개발 전문인력 현황
   • 의료기기 소프트웨어 연구·개발 전문성 향상 활동

2. 연구개발 조직의 우수성
   기업 조직도 상 의료기기 소프트웨어 연구개발을 수행하는 전담 부서를 갖추고 있는 경우로서 독립성 수준 및 자문·협력 활동 등의 우수성 평가

- 의료기기 소프트웨어 연구·개발 전담부서 운영 현황
- 의료기기 소프트웨어 연구·개발 자문·협력 활동 현황

3. 연구개발 활동 우수성

  최근 2년 이내 논문, 특허 및 수상(인증) 실적을 갖추고 있는 경우로서 제품화 실적, 연구·개발 추진전략 등의 우수성 평가
  - 의료기기 소프트웨어 연구·개발 실적 현황
  - 의료기기 소프트웨어 연구·개발 비전 및 추진전략

4. 제조 및 품질관리체계의 우수성

  「의료기기 제조 및 품질관리 기준」 또는 이와 동등 이상의 국제규격에 적합한 품질관리체계를 갖추고 이는 경우로서 소프트웨어 개발 프로세스 등의 우수성 평가
  - 연구·개발 시설 현황
  - 소프트웨어 형상관리 및 위험관리 활동의 우수성
  - 혁신의료기기소프트웨어 안전성·유효성 검증 계획
  - 시판 후 평가 체계
  - 소프트웨어 개발 활동 우수성
  - 기업의 윤리성
  - 소프트웨어 유지보수 및 문제해결 활동의 우수성

* 출처 : 2021 의료기기 정책설명회 혁신체외진단의료기기TF 발표자료

2.6 체외진단의료기기법 제정[법률 제16433호, 2019. 4. 30.]

「체외진단의료기기법」이 2019년 4월 30일 공포되어 1년 후인 2020년 5월 1일부터 시행되었다. 체외진단의료기기는 치료가 아닌 진단 목적으로 사용되고 체외에서 사용되는 등 일반 의료기기와는 다른 특성이 있음에도 「의료기기법」으로 관리되어 체외진단의료기기의 특성을 충분히 반영하지 못하고 있어 왔으나, 「체외진단의료기기법」 제정으로 체외진단의료기기의 특성을 반영한 별도 안전관리 체계를 마련하여 체외진단의료기기의 개발 활성화 및 탄력적인 규제 적용을 기대할 수 있게 되었다.

체외진단의료기기를 위한 독립법 제정으로, 임상적 성능시험, 임상적 성능시험기관 지정, 동반진단의료기기와 의약품의 동시 심사, 임상검사실의 체외진단검사 인증 제도 등이 법제화되었다는 것에 의의가 있지만, 「체외진단의료기기법」에서 규정한 것을 제외하고는 「의료기기법」을 따르도록 규정하고 있는 등 기존 「의료기기법」에 따른 체외진단의료기기 관리 체계와 크게 다르지 않다는 평가도 있다.

체외진단의료기기법의 주요 내용 중 기존 의료기기법에 따른 체외진단의료기기 관리 체계와의 차이점이 있는 부분은 다음과 같다.

가. 체외진단의료기기 관련 용어의 정의

체외진단의료기기법 제정을 통해 '체외진단의료기기', '검체', '임상적 성능시험'에 대한 정의를 구체화하였다.

1. "체외진단의료기기"란 사람이나 동물로부터 유래하는 검체를 체외에서 검사하기 위하여 단독 또는 조합하여 사용되는 시약, 대조·보정 물질, 기구·기계·장치, 소프트웨어 등 「의료기기법」 제2조제1항에 따른 의료기기로서 다음 각 목의 어느 하나에 해당하는 제품을 말한다.
   가. 생리학적 또는 병리학적 상태를 진단할 목적으로 사용되는 제품
   나. 질병의 소인(素因)을 판단하거나 질병의 예후를 관찰하기 위한 목적으로 사용되는 제품
   다. 선천적인 장애에 대한 정보 제공을 목적으로 사용되는 제품
   라. 혈액, 조직 등을 다른 사람에게 수혈하거나 이식하고자 할 때 안전성 및 적합성 판단에 필요한 정보 제공을 목적으로 사용되는 제품
   마. 치료 반응 및 치료 결과를 예측하기 위한 목적으로 사용되는 제품
   바. 치료 방법을 결정하거나 치료 효과 또는 부작용을 모니터링하기 위한 목적으로 사용되는 제품
2. "검체"란 인체 또는 동물로부터 수집하거나 채취한 조직·세포·혈액·체액·소변·분변 등과 이들로부터 분리된 혈청, 혈장, 염색체, DNA(Deoxyribonucleic acid), RNA(Ribonucleic acid), 단백질 등을 말한다.
3. "임상적 성능시험"이란 체외진단의료기기의 성능을 증명하기 위하여 검체를 분석하여 임상적·생리적·병리학적 상태와 관련된 결과를 확인하는 시험을 말한다. 필요한 정보 제공을 목적으로 사용되는 제품

나. 임상검사실의 체외진단검사 인증

임상검사실이 자체적으로 설계·구성한 체외진단검사 체계를 갖추고 검사를 실시하려는 경우에는 식품의약품안전처장에게 인증을 받아야 하며, 이 체외진단검사 체계에 포함된 체외진단의료기기는 해당 임상검사실 내에서만 사용하는 경우에 한정하여 식품의약품안전처장 허가·인증·신고 없이도 제품을 사용할 수 있도록 하는 임상검사실의 체외진단검사 인증제도가 법제화되었다.

기존 「의료기기법」 체계에서도 차세대 염기서열분석(NGS, Next Generation Sequencing) 검사에 한정하여 임상검사실 인증제도가 운영되고 있었으며, 이 제도가 「체외진단의료기기법」 제정으로 법률로 규정되었다.

다. 체외진단의료기기의 용기 등의 기재 사항 강화

「의료기기법」에 따르면 의료기기의 용기나 외장에는 '제조업자 또는 수입업자의 상호와 주소', '수입품의 경우는 제조원(제조국 및 제조사명)' 등 총 9종의 항목을 한글로 기재하도록 요구하고 있었다. 제정된 「체외진단의료기기법」에 따르면, 체외진단의료기기의 용기나 외장에는 의료기기법에 따른 기재 사항 이외에도 '사용목적', '보관 또는 저장 방법', '체외진단의료기기라는 표시'를 추가 기재하도록 규정하면서 '그 밖에 총리령으로 정하는 사항'도 기재하도록 요구하고 있다. 사용목적, 보관 또는 저장방법 등은 「의료기기법」에 따르면 첨부 문서에 기재하도록 규제하고 있는 사항으로 기재 사항 표시 대상에 차이가 있다는 점에 유의하여야 한다.

용기 등의 기재 사항은 체외진단의료기기법 시행일인 2020년 5월 1일 이후 최초로 제조장 또는 보세구역에서 반출되는 체외진단의료기기부터 적용되며, 2020년 5월 1일 기준으로 의료기기법에 따라 기재 사항이 적혀 있는 용기, 포장 또는 첨부 문서는 「체외진단의료기기법」 시행일부터 2년까지 '사용'할 수 있도록 허용하고 있다.

[체외진단의료기기법 주요 내용]
- 정의 : 체외진단의료기기, 등급 분류·지정(2개 → 8개 품목군, 145개 → 225개 품목)
- 허가 : 체외진단의료기기 업 허가 및 품목 허가(인증·신고) 신설 등
  ※ 종전 의료기기법에 따른 업 허가증 및 품목 허가증 등 재발급(~'21. 4. 30.까지)
- 임상적 성능시험 : IRB 승인대상 확대, 종사자 의무교육(8시간/년) 및 기관 지정 등
- 임상검사실 : NGS검사를 실시하는 시험실의 체외진단검사체계 인증
- 기재사항 : 용기(사용목적, 보관 및 저장방법 등), 첨부문서(정도관리) 기재사항 등
- 전문가위원회 : 체외진단의료기기 전문가위원회 구성 및 운영 등
- 기술지원 : 체외진단의료기기의 안전성·유효성 확보를 위한 사업 추진 등

* 출처 : 2021 의료기기 정책설명회 혁신체외진단의료기기TF 발표자료

3 의료기기법령의 구조와 체계

3.1 의료기기법령의 특징과 구조

「의료기기법」은 국민의 건강권을 달성하기 위한 행정법으로서 실체법이다. 아울러, 정부와 공공단체가 주체가 되며, 그 관계가 비대등하다는 측면과 의료기기 행정을 통해 국민보건 향상이라는 공익을 실현한다는 점 등으로 볼 때 「의료기기법」은 공법에 해당한다. 또한, 「의료기기법」은 국내에서 의료기기에 관한 사항들이 원활하게 구현될 수 있도록 필요한 사항을 규정하는 국내법이기도 하다. 따라서 「의료기기법」은 국내공법이며 실체적인 행정법의 성격을 갖는다.

대한민국의 법령체계는 최고 규범인 헌법과 그 헌법 이념을 구현하기 위한 법률, 그 법률의 효과적인 시행을 위한 대통령령, 총리령, 부령 등의 행정입법으로 체계화되어 있다. 이 법령들은 '법률 → 대통령령 → 총리령 또는 부령'의 순서로 일정한 위계체계를 형성하기 때문에, 상위법령의 위임에 의하여 제정되거나 상위법령의 집행을 위하여 제정되는 하위법령은 상위법령에 저촉되는 내용을 담을 수 없다. 만약 상위법령에 대한 저촉 여부를 판단해야 할 경우, 법률의 위반 여부는 헌법재판소의 위헌법률심사제도와 헌법소원제도가, 명령·규칙에 의한 처분의 위반 여부는 대법원이 각각 심사할 권한을 갖는다.

현행 헌법이 인정하고 있는 법 형식 중 의료기기와 관련하여 가장 상위에 있는 법규는 「의료기기법」이며, 이는 국회에서 제정하는 법률로서 의료기기 제도의 근간이 되는 사항을 정하고 있다. 그러나 법률 조문만으로 구체적이고 상세한 부분까지 모두 포괄할 수는 없으므로 하위법령에서 법률의 근거를 바탕으로 세부적인 사항을 정하는 것이 일반적 형식이다. 법률인 「의료기기법」에서 위임된 사항과 그 시행에 필요한 사항을 규정하고 있는 대통령령으로는 「의료기기법 시행령」이 있으며, 대통령령의 하위법령인 총리령으로서 「의료기기법 시행규칙」과 부령인 보건복지부령으로 「의료기기 유통 및 판매질서 유지에 관한 규칙」이 있다.

「의료기기법」과 대통령령, 총리령 및 부령들을 합하여 의료기기법령이라 부르며, 이들은 직접 국민에 대하여 구속력을 갖는 법규의 성격을 가진다. 이보다 더 세부적인 기준이나 절차 등은 고시나 예규로서 정하고 있는데, 보건복지부 고시, 식약처 고시 등이 여기에 해당한다.

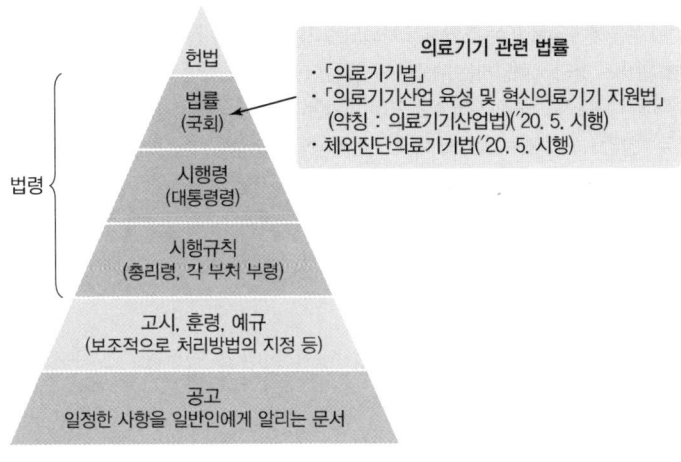

| 그림 2-13 | 「의료기기법」의 위계체계

3.2 의료기기법의 규제 대상

「의료기기법」이 규제 또는 관리하는 대상은 크게 두 가지로 구분된다.

첫째, 의료기기 취급자에 관한 규제이다. 의료기기를 취급하는 제조업자, 수입업자, 수리업자, 판매업자, 임대업자에게 의료기기에 관련한 역할과 준수 사항을 규정하고 있다.

둘째, 의료기기 물품에 대한 규제이다. 의료기기 제품에 대한 규제, 즉 안전성, 유효성을 확보하기 위한 기준규격, 허가 기준 등이 이에 해당한다. 또한, 제품을 안전하고 유효하게 제조하기 위한 제조(수입) 및 품질관리(GMP)도 이에 해당된다.

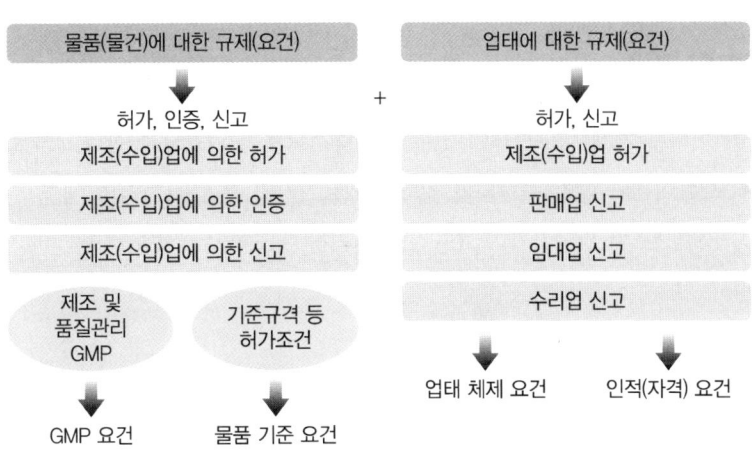

| 그림 2-14 | 의료기기 규제 대상

규제대상이 되는 물품을 「의료기기법」에서 정하고 있는데, 그 구체적인 내용은 「의료기기법」 제2조 제1항에 정의되어 있다.

「의료기기법」 제2조제1항(정의)

"의료기기"란 사람이나 동물에게 단독 또는 조합하여 사용되는 기구·기계·장치·재료·소프트웨어 또는 이와 유사한 제품으로서 다음 각 호의 어느 하나에 해당하는 제품을 말한다. 다만, 「약사법」에 따른 의약품과 의약외품 및 「장애인복지법」 제65조에 따른 장애인 보조기구 중 의지와 보조기는 제외한다.
1. 질병을 진단·치료·경감·처치 또는 예방할 목적으로 사용되는 제품
2. 상해(傷害) 또는 장애를 진단·치료·경감 또는 보정할 목적으로 사용되는 제품
3. 구조 또는 기능을 검사·대체 또는 변형할 목적으로 사용되는 제품
4. 임신을 조절할 목적으로 사용되는 제품

체외진단의료기기의 정의는 「체외진단의료기기법」에서 정하고 있는데, 그 구체적인 내용은 「체외진단의료기기법」 제2조제1항에 정의되어 있다.

「체외진단의료기기법」 제2조제1항(정의)

"체외진단의료기기"란 사람이나 동물로부터 유래하는 검체를 체외에서 검사하기 위하여 단독 또는 조합하여 사용되는 시약, 대조·보정 물질, 기구·기계·장치, 소프트웨어 등 「의료기기법」 제2조제1항에 따른 의료기기로서 다음 각 목의 어느 하나에 해당하는 제품을 말한다.
가. 생리학적 또는 병리학적 상태를 진단할 목적으로 사용되는 제품
나. 질병의 소인(素因)을 판단하거나 질병의 예후를 관찰하기 위한 목적으로 사용되는 제품
다. 선천적인 장애에 대한 정보 제공을 목적으로 사용되는 제품
라. 혈액, 조직 등을 다른 사람에게 수혈하거나 이식하고자 할 때 안전성 및 적합성 판단에 필요한 정보 제공을 목적으로 사용되는 제품
마. 치료 반응 및 치료 결과를 예측하기 위한 목적으로 사용되는 제품
바. 치료 방법을 결정하거나 치료 효과 또는 부작용을 모니터링하기 위한 목적으로 사용되는 제품

3.3 의료기기법의 구성

「의료기기법」이 어떠한 체계로 구성되어 있는지 대략적으로 살펴보고자 한다. 「의료기기법」은 총 8장의 본문과 부칙으로 아래와 같이 구성되어 있다. 「의료기기법」은 의료기기의 제조·수입 및 판매 등에 관한 사항을 규정함으로써 의료기기의 효율적인 관리를 도모하고 국민보건 향상에 이바지함을 목적으로 한다.

제1장 총칙
제1조 목적
제2조 정의
제3조 등급분류와 정의
제4조 다른 법률과의 관계

제2장 의료기기 위원회
제5조 의료기기위원회

제3장 의료기기의 제조 등

제1절 제조업
제6조 제조업의 허가 등
제6조의2 품질책임자 준수사항 등
제6조의3 제조허가 등의 제한
제6조의4 기술문서심사기관의 지정 등
제7조 조건부허가 등
제8조 신개발의료기기 등의 시판 후 조사
제8조의2 신개발의료기기 등의 시판 후 조사에 따른 후속조치
제9조 재평가
제10조 임상시험계획의 승인 등
제10조의2 비임상시험실시기관의 지정 등
제11조 제조 허가·신고 등의 사전 검토
제12조 변경허가 등
제13조 제조업자의 의무
제13조의2 경제적 이익 등 제공 내역에 관한 지출보고서 제출 등
제14조 폐업·휴업 등의 신고

제2절 수입업
제15조 수입업허가 등
제15조의 2 희소·긴급도입 필요 의료기기의 공급 및 정보 제공 등

제3절 수리업
제16조 수리업의 신고

제4절 판매업 및 임대업
제17조 판매업 등의 신고
제18조 판매업자 등의 준수사항
제18조의 2 의료기기 판촉영업자 신고
제18조의 3 의료기기 판촉영업자에 대한 교육
제18조의 4 의료기기 판촉영업자의 준수사항
제18조의 5 개봉 판매 금지 추가

제4장 의료기기의 취급 등

제1절 기준
제19조 기준규격

제2절 기재사항 및 광고
제20조 용기 등의 기재사항
제21조 외부포장 등의 기재사항
제22조 첨부문서의 기재사항
제23조 기재 시 주의사항
제24조 기재 및 광고의 금지 등
제25조 광고의 자율심의
제25조의2 자율심의기구 구성·운영 등

제25의조3 의료기기광고에 관한 심의위원회
제25조의4 의료기기광고 모니터링
제25조의5 봉함

제3절 취급
제26조 일반행위의 금지
제27조 시험검사
제28조 품질관리심사기관의 지정 등

제5장 관리
제29조 추적관리대상 의료기기
제30조 기록의 작성 및 보존 등
제31조 부작용 관리
제31조의2 의료기기 공급내역 보고 등
제31조의3 의료기기통합정보시스템 구축 등
제31조의4 의료기기통합정보센터 지정·운영 등
제31조의5 의료기기 이물 발견 보고 등

제6장 감독
제32조 보고와 검사 등
제32조의2 해외제조소에 대한 현지실사 등
제33조 검사명령
제34조 판매중지·회수·폐기 및 공표 명령 등
제35조 사용중지명령 등
제35조의2 시정명령
제36조 허가 등의 취소와 업무의 정지 등
제37조 지정의 취소 등
제38조 과징금처분
제38조의2 위해 의료기기 제조 등에 대한 과징금 부과 등
제38조의3 위반사실 공표
제39조 청문
제40조 의료기기 감시원
제40조의2 소비자의료기기감시원

제7장 보칙
제41조
제42조 한국의료기기안전정보원의 설립
제43조 정보원의 사업
제43조의2 의료기기 제조허가 등의 취소
제43조의3 정보원의 지도·감독 등
제43조의4 자료제공의 요청
제43조의5 인과관계조사관
제43조의6 보험가입 등
제44조 권한의 위임 및 위탁
제44조의2 벌칙 적용에서 공무원 의제
제45조 제출자료의 보호
제46조 동물용 의료기기에 대한 특례
제46조의2
제47조 제조업자등의 지위 승계 등
제48조 행정제재처분 효과의 승계

제49조 제조허가등의 갱신
　　제50조 수수료
제8장 벌칙
　　제51조 벌칙
　　제52조 벌칙
　　제53조 벌칙
　　제53조의2 벌칙
　　제54조 벌칙
　　제54조의2 벌칙
　　제55조 양벌규정
　　제56조 과태료

* 출처 : 국가법령정보센터, www.law.go.kr, 2024. 2.

　2020년 5월 시행된 「체외진단의료기기법」은 총 6장의 본문과 부칙으로 아래와 같이 구성되어 있다. 「체외진단의료기기법」은 체외진단의료기기의 제조·수입 등 취급과 관리 및 지원에 필요한 사항을 규정하여 체외진단의료기기의 안전성 확보 및 품질 향상을 도모하고 체외진단의료기기의 국제경쟁력을 강화함으로써 국민보건 향상 및 체외진단의료기기의 발전에 이바지함을 목적으로 한다.

제1장 총칙
　　제1조 목적
　　제2조 정의
　　제3조 등급분류와 지정
　　제4조 다른 법률과의 관계
제2장 체외진단의료기기의 제조 등
　　제5조 제조업의 허가 등
　　제6조 동반진단의료기기와 의약품의 동시 심사
　　제7조 임상적 성능시험 등
　　제8조 임상적 성능시험기관
　　제9조 임상적 성능시험 종사자에 대한 교육
　　제10조 변경허가 등
　　제11조 수입업허가 등
　　제12조 임상검사실의 체외진단검사 인증 등
제3장 체외진단의료기기의 취급 등
　　제13조 용기 등의 기재사항
　　제14조 외부포장 등의 기재사항
　　제15조 첨부문서의 기재사항
제4장 관리·감독
　　제16조 보고와 검사 등
　　제17조 검사명령
　　제17조의2 개수명령
　　제17조의3 성능평가 추가
　　제18조 허가 등의 취소와 업무의 정지 등
　　제19조 지정의 취소 등
　　제20조 과징금처분

제5장 보칙
　　제21조 체외진단의료기기 전문가위원회
　　제22조 지원
　　제23조 체외진단의료기기 정보의 수집·활용 촉진
　　제24조 체외진단의료기기 표준품 제조 등
　　제24조의2 검체 및 자료 등 제공 요청 추가
　　제25조 청문
　　제26조 권한 또는 업무의 위임·위탁
　　제27조 벌칙 적용에서 공무원 의제
　　제28조 동물용 체외진단의료기기에 대한 특례
제6장 벌칙
　　제29조 벌칙
　　제30조 벌칙
　　제31조 벌칙
　　제32조 양벌규정
　　제33조 과태료

* 출처 : 국가법령정보센터, www.law.go.kr, 2024. 1.

「의료기기법」

제1장 총칙 : 목적 및 정의, 의료기기 등급 분류 기준 등
제2장 의료기기위원회 : 의료기기위원회 운영에 관한 사항
제3장 의료기기의 제조 등 : 의료기기 제조업 및 제조허가, 제조인증, 수입허가, 의료기기 등의 수리업, 판매업, 임대업 등
　　　　　　　　　　에 관한 사항
제4장 의료기기의 취급 등 : 기준규격 및 시험검사, 기재사항, 광고 등에 관한 사항
제5장 관리 : 추적 대상 의료기기, 기록의 작성 보존, 부작용 관리, 의료기기통합정보시스템 등에 관한 사항
제6장 감독 : 회수폐기 명령, 허가취소와 업무정지, 지정의 취소 등 '감독'에 관한 사항
제7장 보칙 : 한국의료기기안전정보원, 허가신고의 갱신 등에 관한 사항
제8장 벌칙 : 벌칙 및 과태료 등에 관한 사항

3.4 의료기기법 시행령 및 시행규칙

의료기기법령은 「의료기기법」, 「의료기기법 시행령」, 「의료기기법 시행규칙」으로 구성된다. 각 법령의 주요 내용은 다음과 같다.

① 법률(법) : 의료기기의 정의 등 기본 골격 구성
② 대통령령(시행령) : 의료기기위원회, 업무의 위임 등
③ 총리령(시행규칙) : 제출 서류 등 기술적인 사항과 서식 등
④ 보건복지부령(규칙) : 리베이트 허용 범위 등

「의료기기법 시행령」은 위원의 제척·기피·회피, 해촉, 위원장의 직무, 판매업자·임대업자 준수사항 및 의료기기통합정보센터의 지정 및 업무 위탁, 한국의료기기안전정보원 운영, 과징금 산정 기준, 권한의

위임, 휴·폐업 미신고 등에 대한 과태료 부과 기준 등의 내용을 다룬다.

총리령인 「의료기기법 시행규칙」은 업허가, 품목허가 신청 절차 및 방법 등 「의료기기법」에서 위임하고 있는 내용에 대한 구체적인 규제사항, 행정처분 개별 기준, 허가 심사에 대한 기준 및 절차 등 세부사항을 고시로 위임하는 것 등의 내용을 포함하고 있다. 보건복지부령인 「의료기기 유통 및 판매질서 유지에 관한 규칙」은 허용되는 경제적 이익 등의 범위와 경제적 이익 등의 제공 내역에 관한 지출보고서 양식을 규정하고 있다.

3.5 의료기기 관련 고시

식약처장 또는 보건복지부장관이 관보를 통하여 공포·시행하는 각종 고시는 의료기기 행정에서 중요한 역할을 한다. 고시는 법령이 정하는 바에 따라 행정기관이 일정한 사항을 일반 국민에게 알리는 행정기관의 의사표현의 방식으로, 그 법적 성질 내지 효력은 상위법령의 규정과 고시의 내용에 의하여 결정된다는 것이 일반적인 통설이다.

고시는 식약처장 또는 보건복지부장관이 성안하고 관련 단체 등의 의견을 수렴하여 조정한 후 관보에 게재함으로써 공포되는데, 일반적으로 고시(안)에 대하여도 「행정절차법」에 따라 관보 등을 통하여 입안예고의 절차를 거친다. 또한 규제 관련 사항에 대해서는 규제개혁위원회의 심사를 받는다.

일반적인 행정규칙으로서 훈령은 상급 행정기관이 하급 행정기관(보조기관 포함)에 장기간에 걸쳐 그 권한행사를 일반적으로 지시하기 위하여 발하는 행정규칙을 말하고, 예규는 행정기관 내 행정사무의 통일을 기하기 위하여 반복적 행정사무의 처리 기준을 제시하거나 또는 사무분장에 관한 사항을 정하는 것을 내용으로 하는 행정규칙을 말한다.

훈령·예규·고시(그 명칭에 관계없이 법령의 시행 또는 행정사무처리 등과 관련하여 발령하는 규정·규칙·지시·지침·통첩 등을 포함. 이하 "훈령·예규 등"이라 칭함)를 입안할 때는 「훈령·예규 등의 발령 및 관리에 관한 규정」(대통령 훈령 제394호, 2018. 11. 6.)에 따라 다음 각 호의 원칙에 따라 입안한다.

1. 필요성 : 훈령·예규 등은 법령(법률, 조약, 대통령령, 총리령 및 부령) 집행의 통일성 등을 확보하기 위하여 필요한 경우에만 발령할 것
2. 적법성 : 법률 근거 없이 국민의 권리의무에 관한 사항을 규정하거나 법령 내용과 다른 사항 또는 다른 중앙 행정기관의 소관 업무에 관한 사항을 규정하지 아니할 것
3. 적절성 : 행정기관이 쉽게 확보할 수 있는 서류를 국민에게 제출하게 하거나 현실에 맞지 아니한 사항을 규정하여 국민에게 불편을 주지 아니할 것
4. 조화성 : 다른 훈령·예규 등과 조화와 균형이 유지되도록 하고, 중복·상충되는 내용이 없을 것
5. 명확성 : 국민이 훈령·예규 등을 이해하기 쉽도록 누구나 알기 쉬운 용어와 표현 등을 사용하며, 재량권이 남용되지 아니하도록 구체적이고 명확하게 규정할 것

아울러 중앙 행정기관의 장은 소관 훈령·예규 등의 내용이 적법하고 현실에 맞게 유지될 수 있도록 지속적으로 재검토하고 관리하며, 이를 위하여 행정기관의 내부 운영에 관한 훈령·예규 등을 제외하고는 3년의 범위에서 존속 기한 내지 재검토 기한을 설정하여 해당 훈령·예규 등에 명시한다. 다만, 상위 법령에 3년 이상의 존속 기한이나 재검토 기한이 설정되었거나 해당 훈령·예규 등에 3년 이상 계속하여 적용해야 할 사항이 포함되어 있는 등 존속 기한이나 재검토 기한을 3년 이내로 정하기 곤란한 사정이 있는 경우에는 법제처장과 협의하여 5년의 범위에서 존속 기한이나 재검토 기한을 설정할 수 있다.

「의료기기법」과 관련한 주요 고시로는 「의료기기 허가·신고·심사 등에 관한 규정」, 「의료기기 제조 및 품질관리기준」(GMP 고시), 「의료기기 품목 및 품목별 등급에 관한 규정」, 「의료기기 표시·기재 등에 관한 규정」 등이 있다.

〈표 2-5〉 식품의약품안전처 및 보건복지부 고시·훈령·예규

식품의약품안전처 고시	의료기기 품목 및 품목별 등급에 관한 규정(식약처 고시 제2023-41호, 2023. 6. 12.)
	의료기기 허가·신고·심사 등에 관한 규정(식약처 고시 제2023-80호, 2023. 12. 19.)
	의료기기 제조 및 품질관리 기준(식약처 고시 제2023-79호, 2023. 12. 19.)
	의료기기 기준규격(식약처 고시 제2021-3호, 2021. 1. 26.)
	의료기기의 전기·기계적 안전에 관한 공통 기준규격(식약처 고시 제2020-12호, 2020. 2. 25.)
	의료기기의 전자파 안전에 관한 공통 기준규격(식약처 고시 제2020-122호, 2020. 2. 25.)
	의료기기의 생물학적 안전에 관한 공통 기준규격(식약처 고시 제2020-12호, 2020. 2. 25.)
	의료기기소프트웨어제조기업 인증제도 운영에 관한 규정(식약처 고시 제2020-47호, 2020. 5. 29.)
	의료기기의 안정성시험 기준(식약처 고시 제2023-34호, 2023. 5. 24.)
	의료기기 부작용 등 안전성 정보 관리에 관한 규정(식약처 고시 제2022-34호, 2022. 5. 9.)
	의료기기 생산 및 수출·수입·수리실적 보고에 관한 규정(식약처 고시 제2020-29호, 2020. 5. 1.)
	의료기기 시판 후 조사에 관한 규정(종전 의료기기 재심사에 관한 규정)(식약처 고시 제2022-14호, 2022. 2. 18)
	의료기기 재평가에 관한 규정(식약처 고시 제204-6호, 2024. 1. 25.)
	의료기기 제조허가등 갱신에 관한 규정(식약처 고시 제2023-68호, 2023. 10. 26.)
	의료기기 임상시험계획 승인에 관한 규정(식약처 고시 제2023-12호, 2023. 2. 14.)
	의료기기 임상시험 기본문서 관리에 관한 규정(식약처 고시 제2016-115호, 2016. 10. 17.)
	의료기기 이물 보고대상 및 절차 등에 관한 규정(식약처 고시 제2021-84호, 2021. 10. 29.)
	추적관리대상 의료기기 지정에 관한 규정(식약처 고시 제2023-70호, 2023. 11. 17.)
	추적관리대상 의료기기 기록과 자료 제출에 관한 규정(식약처 고시 제2022-75호, 2022. 10. 18.)
	의료기기 표시·기재 등에 관한 규정(식약처 고시 제2020-71호, 2020. 8. 24.)
	의료기기 위탁 인증·신고의 대상 및 범위 등에 관한 지침(식약처 고시 제2020-29호, 2020. 5. 1.)
	의료기기 기술문서심사기관 지정 및 운영 등에 관한 규정(식약처 고시 제2023-185호, 2023. 4. 14.)
	의료기기 임상시험기관 지정에 관한 규정(식약처 고시 제2017-55호, 2017. 6. 27.)
	의료기기 허가·신의료기술평가 등 통합운영에 관한 규정(식약처 고시 제2020-108호, 2020. 11. 10.)
	의료기기 수입요건확인 면제 등에 관한 규정(식약처 고시 제2020-118호, 2020. 12. 2.)
	의료기기 통합정보 관리 등에 관한 규정(식약처 고시 제2019-46호, 2019. 6. 12.)

	의료기기 표준코드의 표시 및 관리요령(식약처 고시 제2023-67호, 2023. 10. 20.)
	의료기기 회수·폐기 등에 관한 규정(식약처 고시 제2021-53호, 2021. 6. 28.)
	생산·수입 중단 보고대상 의료기기 및 보고 방법(식약처 고시 제2021-39호, 2021. 5. 4.)
	인터넷 홈페이지 형태 첨부문서 제공 가능 의료기기의 지정에 관한 규정(식약처 고시 제2024-18호, 2024. 3. 27.)
	의료제품 분야 산업표준개발협력기관 등 지정·운영 규정(식약처 고시 제2016-103호, 2016. 9. 27.)
	소비자의료기기감시원 운영에 관한 규정(식약처 고시 제2020-29호, 2020. 5. 1.)
	추적관리 대상 의료기기 기록과 자료 제출에 관한 규정(식약처 고시 제2022-75호, 2022. 10. 18.)
	비임상시험관리기준(식약처 고시 제2022-93호, 2022. 12. 27.)
	식품·의약품분야 시험·검사기관 평가에 관한 규정(식약처 고시 제2024-21호, 2024. 4. 25.)
	식품·의약품분야 시험·검사 수수료에 관한 규정(식약처 고시 제2020-107호, 2020. 11. 2.)
	희소·긴급도입 필요 의료기기 공급 등에 관한 규정(식약처 고시 제2023-57호, 2023. 8. 31.)
	혁신의료기기 기술 및 관리기준 표준화에 관한 규정(식약처 고시 제2020-46호, 2020. 5. 29.)
	혁신의료기기 지정 절차 및 방법 등에 관한 규정(식약처 고시 제2022-74호, 2022. 10. 13.)
	혁신의료기기 허가 등에 관한 특례 규정(식약처 고시 제2021-15호, 2021. 2. 26.)
	체외진단의료기기 허가·신고·심사 등에 관한 규정(식약처 고시 제2023-49호, 2023. 7. 13.)
	체외진단의료기기 품목 및 품목별 등급에 관한 규정(식약처 고시 제2021-11호, 2021. 2. 24.)
	체외진단의료기기 임상적 성능시험 계획 승인에 관한 규정(식약처 고시 제2020-120호, 2020. 12. 9.)
	체외진단의료기기 임상적 성능시험 기본문서 관리에 관한 규정(식약처 고시 제2020-31호, 2020. 5. 1.)
	체외진단의료기기 임상적 성능시험기관 지정 및 종사자 교육에 관한 규정(식약처 고시 제2023-21호, 2023. 3. 14.)
	체외진단의료기기 제조 및 품질관리 기준(식약처 고시 제2023-92호, 2023. 12. 27.)
	체외진단의료기기 표준품 관리 규정(식약처 고시 제2020-35호, 2020. 5. 1.)
식품의약품안전처 훈령	식품의약품안전처 과징금 부과처분 기준 등에 관한 규정(식약처 훈령 제193호, 2021. 12. 9.)
	의료제품 업무 처리 내부 위임에 관한 규정(식약처 훈령 제134호, 2019. 3. 4.)
	범부처 전주기 의료기기 연구개발사업 운영관리규정(식약처 훈령 제204호, 2022. 9. 1.)
식품의약품안전처 예규	복합조합 품목 등의 민원 신청 처리 등에 관한 규정(식약처 예규 제99호, 2017. 7. 27.)
	시험·검사의뢰 규칙 세부규정(식약처 예규 제174호, 2022. 1. 7.)
	시험검사 등 잔여 검체 처리규정(식약처 예규 제150호, 2020. 5. 18.)
	의료기기위원회 규정(식약처 예규 제176호, 2022. 3. 17.)
	시험검사 결과 판정에 관한 규정(식약처 예규 제145호, 2019. 12. 24.)
	체외진단의료기기 전문가위원회 운영세칙(식약처 예규 제149호, 2020. 5. 1.)
보건복지부 고시	의료기기 국내 제작 곤란 품목 추천 업무 처리규정(복지부 고시 제2008-33호, 2008. 5. 2.)
	약제 및 치료 재료의 비용에 대한 결정기준(복지부 고시 제2014-144호, 2014. 9. 1.)
	제한적 의료기술 평가 및 실시에 관한 규정(복지부 고시 제2020-250호, 2020. 11. 10.)
	신의료기술평가의 절차와 방법 등에 관한 규정(복지부 고시 제2022-60호, 2022. 3. 8.)
	혁신의료기술의 평가와 실시 등에 관한 규정(복지부 고시 제2023-260호, 2023. 12. 22.)
	평가 유예 신의료기술 고시(복지부 고시 제2023-259호, 2023. 12. 22.)
	보건신기술(NET) 인증기술 고시(복지부 고시 제2024-116호, 2024. 2. 16.)
	보건신기술인증 및 사후관리에 관한 규정(복지부 고시 제2019-325호, 2019. 12. 31.)

	행위·치료 재료 등의 결정 및 조정 기준(복지부 고시 제2021-158호, 2021. 5. 28.)
	신의료 기술의 안전성·유효성 평가결과 고시(복지부 고시 제2023-216호, 2023. 11. 16.)
	치료재료 급여·비급여 목록 및 급여상한금액표(복지부 고시 제2024-99호, 2024. 5. 31.)
	혁신형 의료기기업 인증 등에 관한 규정(복지부 고시 제2021-2호, 2021. 1. 5.)
	혁신형 의료기기업 인증현황 고시(복지부 제2023-247호, 2023. 12. 15.)
	혁신의료기기군 지정 등에 관한 규정(복지부 제2021-2호, 2021. 1. 5.)
보건복지부 훈령	범부처 전주기 의료기기 연구개발사업 운영관리규정(복지부 훈령 제201호, 2022. 9. 1.)
질병관리청 예규	감염병 체외진단용 의료기기 긴급사용에 관한 규정(복지부 예규 제15호, 2020. 9. 14.)
보건복지부 예규	신의료기술평가위원회 운영에 관한 규정(복지부 예규 제122호, 2020. 11. 10.)

1) 의료기기 품목 및 품목별 등급에 관한 규정

이 규정은 「의료기기법」 제3조 및 같은 법 시행규칙 제2조에 따른 의료기기의 품목 및 품목별 등급에 관하여 필요한 사항을 정함을 목적으로 한다.

의료기기의 품목 분류 기준은 다음과 같다.

- 의료기기의 성능을 발휘하고 사용 목적을 달성함을 주된 기능으로 하는 독립적으로 제조·판매되는 의료기기 부분품으로서 안전성·유효성 확보가 필요한 경우 별도의 의료기기 품목으로 분류할 수 있다.
- 의료기기를 둘 이상 조합하여 별도의 의료기기로 사용하는 경우 그 전체를 하나의 의료기기로 분류할 수 있다.
- 품목의 재분류를 신청하고자 하는 자는 신청서에 다음의 자료를 첨부하여 식품의약품안전처장에게 제출하여야 한다.
  - 기술문서 등에 관한 자료
  - 재분류 대상 의료기기와 유사한 다른 의료기기와의 구조·원리, 성능, 사용목적, 사용방법 등 기술적 특성을 비교·분석한 자료
- 식품의약품안전처장은 이해관계인 등의 신청이 있거나 재분류의 필요가 있다고 인정되는 경우에는 의료기기위원회의 심의를 거쳐 90일 이내에 심사·결정한 후 그 결과를 신청인에게 통보하고, 이를 고지하여야 한다.

의료기기는 기구기계(Medical Instruments), 의료용품(Medical Supplies), 치과재료(Dental Materials)와 2020년 5월에 신규로 추가된 소프트웨어(Software as a Medical Device) 포함 등 총 4개의 대분류로 구분된다.

의료기기 등급 분류의 기준은 의료기기 사용목적과 사용 시 인체에 미치는 잠재적 위해성의 정도에 따르며, 의료기기위원회의 심의를 거쳐 4개의 등급으로 분류한다.

2) 의료기기 허가·신고·심사 등에 관한 규정

이 규정은 제조·수입 의료기기의 허가·인증·신고 등에 관한 세부사항 및 의료기기 기술문서 등의 심사에 필요한 세부사항, 검사필증 발행 절차 등에 관한 사항, 사전검토의 방법 및 절차 등의 세부사항, 판매업 신고 등이 면제되는 의료기기, 전시할 목적의 의료기기를 승인받고자 하는 자의 신청방법과 절차, 의료기기의 성능 개선 허용 범위, 희소의료기기를 지정하기 위한 지정기준과 절차 및 첨단의료 복합단지 입주의료연구개발기관의 제조 허가·인증 신청과 수입 승인 신청에 대한 수수료 감면 등을 정함으로써 의료기기 허가 등 관리의 적정을 기함을 목적으로 한다.

3) 의료기기 제조 및 품질관리 기준

의료기기(임상시험용 의료기기 포함한다)를 제조 또는 수입함에 있어 준수하여야 하는 세부사항과 품질관리심사기관 및 품질책임자 교육실시기관에 대한 지정절차 및 관리방법 등에 관하여 필요한 사항을 정함을 목적으로 한다. 용어의 정의, 의료기기 적합성인정 등 심사 기준, 의료기기 GMP 품목군, 적합인정서 발급 및 관리, 적합성 인정 등 심사 표시, 의료기기 품질관리심사기관 관리운영기준 등을 규정하고 있다.

4) 의료기기 기준규격

「의료기기법」제19조에 「체외진단의료기기법」제4조에 따라 품질에 대한 기준이 필요하다고 인정하는 의료기기에 대하여 그 적용 범위, 형상 또는 구조, 시험규격, 기재 사항 등을 기준규격으로 정하여 의료기기의 품질관리에 적정을 기하는 데 목적을 두고 있다.

의료기기 기준규격은 기준규격이 규제하는 제품의 영역에 따라 공통기준규격(Horizontal Standard)과 개별기준규격(Vertical Standard, Product Standard)으로 구분할 수 있다. 공통기준규격으로는 「의료기기의 전기·기계적 안전에 관한 공통 기준규격」, 「의료기기의 전자파 안전에 관한 공통기준규격」, 「의료기기의 생물학적 안전에 관한 공통기준규격」 등이 있으며, 제품별로 규정되어 있는 개별기준규격은 「의료기기 기준규격」으로 정하고 있다.

고형근관충전재 등 39종 의료용품 및 치과재료에 대한 의료기기 기준규격 및 시험방법은 [별표 1]에서, 가스마취기 등 81종 기구·기계에 대한 의료기기 기준규격 및 시험방법은 [별표 2]에서, 근관치료용페이퍼포인트 등 136종 1등급 의료기기에 대한 기준규격 및 시험방법은 [별표 3]에서 규정하고 있다(2020. 12. 기준).

의료기기 기준규격을 상향 적용하여 특정 제품에 대한 허가를 제한하기도 한다. 분말 처리된 의료용장갑의 허가를 제한하기 위하여 「의료기기 기준규격」에 분말량 허용 기준을 삭제(2018. 10. 10.)하였으며 종전 기준에 따라 인증받은 수술용 장갑, 진료용 장갑은 2018년 12월 31일까지 종전 기준을 적용할 수 있다고 규정한 사례도 있다.

5) 의료기기의 전기·기계적 안전에 관한 공통기준규격

품질에 대한 기준이 필요하다고 인정하는 의료기기에 대하여 그 적용 범위, 시험규격 등을 기준규격으로 정하여 의료기기의 품질관리에 적정을 기하는 데 목적을 두고 있다. 「의료기기법」제2조 및 「체외진단의료기기법」제2조에 따라 정의된 의료기기 중 전기·전자 회로를 사용하는 기구·기계·장치에 대하여 적용한다.

이 중 방사선을 사용하는 의료기기, 사용적합성 설정이 필요한 의료기기, 경보 신호를 발생시키는 의료기기, 생리학적 폐회로 제어기를 사용하는 의료기기는 별도의 기준규격 및 시험방법을 제공하고 있다. 또한 체외진단장비와 인체이식형 전자의료기기의 품목 명칭·정의 및 기준규격과 시험 방법을 규정하고 있다.

6) 의료기기의 전자파 안전에 관한 공통기준규격

이 기준은 「의료기기법」 제19조 및 「체외진단의료기기법」 제4조 규정에 따라 품질에 대한 기준이 필요하다고 인정하는 의료기기에 대하여 그 적용범위, 시험규격 등을 기준규격으로 정하여 의료기기의 품질관리에 적정을 기하는 데 그 목적을 두고 있다.

의료기기 전자파 장해(간섭)에 대한 허용기준 및 측정방법과 의료기기 전자파 보호(내성)에 대한 허용기준 및 측정방법 등을 규정하고 있다.

7) 의료기기의 생물학적 안전에 관한 공통기준규격

의료기기 및 그 원자재의 안전성과 관련된 생물학적 평가 시험의 선정에 관한 총체적인 지침으로서 의료기기의 품질관리에 적정을 기하는 데 목적을 두고 있다. 의료기기 중 인체에 직·간접적으로 접촉하여 생물학적 안전에 대한 확인이 필요한 의료기기에 대하여 적용한다.

「의료기기의 생물학적 안전에 관한 공통기준규격」에 따른 구체적인 시험방법은 [별표]에서 규정하고 있으며, 평가와 시험, 실험동물관리, 유전·발암·생식독성시험, 혈액적합성시험 등 총 17장으로 구성되어 있다.

8) 의료기기의 안정성시험 기준

의료기기 기술문서심사 자료와 의료기기 제조 및 품질관리 기준에 따른 의료 기기의 안정성시험에 관한 기준을 정함을 목적으로 한다. 안정성시험의 종류 및 정의, 시험조건, 로트 선정, 측정 시기, 시험 항목을 규정하고 있으며, [별표]에서 가속노화시험 방법, 고분자의 가속노화시험의 예, 가속노화시험에서의 상대습도의 사용 등을 규정하고 있다.

9) 의료기기 부작용 등 안전성 정보 관리에 관한 규정

의료기기의 취급·사용 시 인지되는 안전성 관련 정보를 체계적이고 효율적으로 수집·분석·평가하고 적절한 안전대책을 강구하여 국민 보건의 위해를 방지하기 위한 규정이다. 안전성 정보, 부작용 정보, 부작용, 이상사례, 중대한 이상사례, 예상하지 못한 이상사례, 이상사례 표준코드 등에 대한 용어를 규정하고 있으며, 의료기기 취급자가 수집해야 하는 정보와 식약처장에게 보고하여야 하는 정보 등을 규정하고 있다.

10) 의료기기 생산 및 수출·수입·수리 실적 보고에 관한 규정

의료기기 제조업자, 수입업자 또는 수리업자의 생산 및 수출·수입·수리 실적 보고에 관한 세부사항을 규정한 식약처 고시이다. 제조업자, 수입업자, 수리업자가 실적을 보고할 때 사용하여야 하는 서식을 규정하고 있으며, 당해연도 1월 31일까지 한국의료기기산업협회장에게 보고하도록 규정하고 있다.

11) 의료기기 재심사에 관한 규정

재심사 신청 시 첨부자료의 작성 요령과 각 자료의 요건, 면제범위 및 심사의 범위·기준 등에 관한 세부사항을 정함을 목적으로 하는 식약처 고시이다.

제품별 재심사 기간을 규정하고 있으며, 재심사 신청, 연차보고 등 재심사에 필요한 절차 등을 규정하고 있다.

12) 의료기기 재평가에 관한 규정

품목허가 또는 품목신고된 의료기기 중 최신의 과학수준에서 안전성 및 유효성에 대하여 재검토가 필요하다고 인정되는 의료기기에 대하여 재평가를 실시함에 있어 제출자료의 작성 요령, 각 자료의 요건과 면제 범위, 재평가 범위와 실시 기준 등에 관한 세부사항을 정함을 목적으로 하는 식약처 고시이다.

재평가 대상, 실시 대상의 선정 및 예시, 제출자료의 요건과 작성 요령, 열람 및 의견제출 등 재평가에 필요한 절차를 규정하고 있다.

13) 의료기기 임상시험 계획 승인에 관한 규정

의료기기 임상시험계획의 승인 또는 변경승인 신청 시 제출자료의 작성 요령, 면제되는 자료의 범위, 승인요건, 기준 및 절차 등에 관한 세부사항을 정함으로써 의료기기의 임상시험계획 승인업무에 적정을 기함을 목적으로 하는 식약처 고시이다.

임상시험계획 승인 신청 시 제출자료의 요건 및 면제 범위, 임상시험계획 변경승인 신청에 필요한 구비서류, 임상시험용 의료기기의 치료목적 사용, 증례보고 등에 대한 세부사항을 규정하고 있다.

14) 의료기기 임상시험 기본문서 관리에 관한 규정

「의료기기 임상시험 관리 기준」에 따라 의료기기 임상시험 기본문서의 구체적인 종류, 임상시험 실시 단계별 기본문서 보관 방법, 문서별 보관책임자 등에 대한 사항을 정한 규정이다.

[별표]에서 임상시험기본문서의 종류별로 그 목적을 설명하고 있고, 해당 문서의 보관의 책임이 시험기관/시험책임자와 의뢰자 중 누구에게 있는지를 표로 나열하고 있다.

15) 추적관리대상 의료기기 지정에 관한 규정[5]

실리콘겔인공유방 등 인체 안에 1년 이상 삽입되는 의료기기와 저출력심장충격기 등 생명유지용 의료기기 중 의료기관 외의 장소에서 사용이 가능한 의료기기를 추적관리대상 의료기기로 지정하는 규정이다.

추적관리대상 의료기기 기록과 자료 제출에 관한 규정은 각 취급자별로 식약처장에게 제출하여야 할 추적관리대상 의료기기에 관한 기록 양식을 규정하고 있다.

---

[5] 관련 자료 : 식품의약품안전처, 추적관리대상 의료기기 기록과 자료 제출에 관한 규정

16) 의료기기 표시·기재 등에 관한 규정

의료기기의 용기나 외장, 외부의 용기나 포장 및 첨부문서에 기재하는 사항의 글자 크기, 줄 간격 및 그 밖의 기재방법을 정함으로써 정확하고 이해하기 쉬운 의료기기 정보를 제공하는 것을 목적으로 한다.

기재사항에 대한 글자 크기와 줄 간격을 규정하고 있으며, 기재사항 각 항목별로 기재하는 방법을 나열하고 있다. 이 고시는 의료기기법령에서 규정하고 있는 기재사항 이외에도 개인용 의료기기의 경우에는 "사용 시 주의사항을 반드시 읽을 것"이라는 문구 등을 기재하도록 권장하기도 한다.

17) 의료기기 위탁 인증·신고의 대상 및 범위 등에 관한 지침

제조, 수입 의료기기의 인증·신고 대상 및 범위 등에 관한 세부사항을 정함으로써 의료기기 인증 등 관리의 적정을 기함을 목적으로 하는 규정이다.

제조·수입 품목류별 및 품목별 인증 대상 의료기기는 위해도가 낮은 2등급 의료기기로 규정하면서, 의약품 또는 의약외품과 조합되거나 복합 구성된 의료기기, 식품의약품안전처장이 「의료기기 품목 및 품목별 등급에 관한 규정」에 따라 고시한 중분류 품목 중 유헬스케어 의료기기, 의료기기법 제29조에 따른 추적관리대상 의료기기 중 상시 착용하는 호흡감시기, 지속적인 사용으로 인체에 생물학적 영향을 미칠 수 있는 매일착용 하드 콘택트렌즈, 매일착용 소프트 콘택트렌즈, 의료기기 허가·신의료기술평가 통합운영 대상 의료기기에 대해서는 인증 대상에서 제외한다.

18) 의료기기 기술문서 심사기관 지정 및 운영 등에 관한 규정

의료기기 기술문서심사기관의 지정 및 운영 등에 필요한 세부사항을 규정함을 목적으로 하는 고시이다. 기술문서심사기관으로 지정받고자 하는 기관이 식약처에 제출하여야 하는 서류에 대한 기준과 신청기관에 대한 실태조사에 필요한 절차 등을 규정하고 있다. 심사기관 지정의 유효기간은 3년으로 정하고 있으며, 지정을 갱신하고자 하는 심사기관은 유효기간 만료 90일 이전까지 신청하도록 규정하고 있다.

19) 의료기기 임상시험기관 지정에 관한 규정

임상시험기관의 지정, 운영 등에 필요한 세부사항을 규정함을 목적으로 하는 고시이다. 임상시험기관 지정 신청에 필요한 첨부자료의 요건, 임상시험기관 지정기준, 평가 절차 등을 규정하고 있다. 의료기기 임상시험기관으로 지정된 기관은 2024년 2월 5일 기준으로 192개 기관이다.

20) 의료기기 허가·신의료기술평가 등 통합운영에 관한 규정

이 규정은 「의료기기법 시행규칙」, 「체외진단의료기기법」, 「신의료기술평가에 관한 규칙」, 「국민건강보험 요양급여의 기준에 관한 규칙」에 따라 의료기기 허가, 신의료기술평가, 요양급여·비급여대상 검토의 통합운영을 위하여 필요한 세부적인 사항을 정함으로써 통합 운영의 적정을 기함을 목적으로 한다.

의료기기법에 따른 허가 또는 변경허가와 의료법에 따른 신의료기술평가 및 국민건강보험법에 따른 수가 신청을 통합하여 처리하는 절차와 방법을 규정하고 있다. 통합운영 대상을 검토하는 절차와 각 기관 간 자료공유 대상 등을 규정하고 있다.

21) 의료기기 수입요건확인 면제 등에 관한 규정

이 규정은 「의료기기법 시행규칙」, 「체외진단의료기기법」, 「대외무역법」에 따른 「통합공고」(산업통상자원부 고시)에 따라 요건 확인이 면제되는 의료기기의 대상 및 확인절차 등을 정하여 의료기기의 수입관리 업무에 적정을 기함을 목적으로 하는 식품의약품안전처 고시이다.

22) 의료기기 통합정보 관리 등에 관한 규정

이 규정은 「의료기기법」 및 「의료기기법 시행규칙」에 따라 의료기기 제조업자·수입업자가 의료기기 통합정보시스템에 등록하여야 하는 정보의 대상범위, 등록방법 및 절차 등에 필요한 세부사항을 정함을 목적으로 하는 식품의약품안전처 고시이다.

23) 의료기기 표준코드의 표시 및 관리요령

이 규정은 「의료기기법」, 「체외진단의료기기법」에 따라 국내에서 제조되거나 수입되는 의료기기의 용기나 외장에 기재하여야 하는 의료기기 표준코드의 표시 및 관리를 위한 세부사항을 규정하기 위한 식품의약품안전처 고시이다.

24) 인터넷 홈페이지 형태 첨부문서 제공 가능 의료기기의 지정에 관한 규정

이 규정은 「의료기기법」에 따라 인터넷 홈페이지 형태로 의료기기의 첨부문서를 제공할 수 있는 의료기기를 지정함을 목적으로 하는 식품의약품안전처 고시이다.

25) 의료제품 분야 산업표준개발협력기관 등 지정·운영 규정

이 규정은 의료제품 분야의 산업표준 개발을 효율적으로 추진하기 위한 산업표준개발협력기관 등의 지정·운영 등에 필요한 사항을 정함을 목적으로 한다.

26) 소비자의료기기감시원 운영에 관한 규정

이 규정은 소비자의료기기감시원의 운영에 필요한 세부사항을 규정함을 목적으로 한다.

27) 추적관리 대상 의료기기 기록과 자료 제출에 관한 규정

이 규정은 의료기기의 제조업자·수입업자·판매업자·임대업자 및 수리업자(이하 "취급자"라 한다)가 추적관리대상 의료기기에 관한 기록과 자료를 제출함에 있어 필요한 세부 사항을 규정함을 목적으로 한다.

28) 비임상시험관리기준

의약품, 의약외품, 화장품, 의료기기 등의 제조(수입)허가 또는 심사신청 등을 위한 목적으로 실시되는 비임상시험 또는 임상시험 중 검체분석시험의 시험과정 및 결과에 대한 신뢰성을 확보하기 위하여 비임상시험실시기관 또는 임상시험검체분석기관의 지정·운영·관리기준 및 사후관리 등에 대하여 규정함을 목적으로 한다.

29) 식품·의약품분야 시험·검사기관 평가에 관한 규정

이 규정은 시험·검사 수행 능력 평가의 기준 및 방법과 시험·검사 능력 평가의 평가계획, 평가방법 및 평가절차 등에 관하여 필요한 사항을 정함을 목적으로 한다.

30) 식품·의약품분야 시험·검사 수수료에 관한 규정

이 규정은 식품의약품안전처 및 그 소속기관 시험·검사의뢰 규칙(이하 "시험·검사의뢰규칙"이라 한다) 제8조제1항에 따라 식품의약품안전처 및 그 소속기관의 시험·검사 수수료에 관한 사항을 규정함을 목적으로 한다.

31) 희소·긴급도입 필요 의료기기 공급 등에 관한 규정

이 규정은 「의료기기법 시행규칙」(이하 "시행규칙"이라 한다.) 제34조의2 및 제34조의3에 따라 희소·긴급도입 필요 의료기기의 공급 등에 필요한 세부사항을 정하여 희소·긴급도입 필요 의료기기 공급 업무에 적정을 기함을 목적으로 한다.

3.6 혁신의료기기 관련 법령 및 고시

의료기기산업 육성 및 혁신의료기기 지원법, 시행령, 시행규칙 및 혁신의료기기 지원 및 관리 등에 관한 규칙의 주요 내용은 다음과 같다(법 제5조에 따르면, 의료기기산업법에서 규정된 것을 제외하고는 보건의료기술 진흥법 및 의료기기법에 따르도록 규정하고 있다).

가. 법률(법)

혁신형 의료기기 기업인증 및 지원, 혁신의료기기 지정 및 지원 등

나. 대통령령(시행령)

혁신형의료기기 기업의 연구개발비 규모, 의료기기산업육성·지원위원회의 구성 및 운영, 혁신형의료기기업의 인증기준, 혁신의료기기군의 지정 등

다. 보건복지부령(시행규칙)

혁신형 의료기기 기업의 인증 절차, 국가연구개발사업 등 우선 참여의 방법 및 절차 등

라. 총리령(규칙)

혁신의료기기 단계별 심사, 우선심사의 범위 및 절차, 심사기준 설정의 절차 및 방법 등

마. 보건복지부 고시

1) 혁신형 의료기기기업 인증 등에 관한 규정

　의료기기 연구개발비와 매출액의 산정 기준 및 세부내용, 혁신형 의료기기기업의 인증기준 및 심사방법, 혁신형 의료기기기업 인증 및 지위승계 절차·방법 등 혁신형 의료기기기업 인증업무를 수행함에 있어 필요한 세부사항을 규정한 것이다.

2) 혁신형 의료기기기업 인증현황 고시

　현재까지 혁신형 의료기기 기업으로 인증을 득한 기업체의 정보(기업명, 인증유효기간, 최초인증연도)에 대하여 보건복지부 고시로 공개하고 있다(혁신선도형 기업, 혁신도약형 기업 구분).

3) 혁신의료기기군 지정 등에 관한 규정

　혁신의료기기군 지정 및 그에 관한 수요 조사, 지정 및 재평가에 필요한 사항을 규정한 것이다.

바. 식품의약품안전처고시

1) 혁신의료기기 지정 절차 및 방법 등에 관한 규정

　혁신의료기기의 지정 절차 및 방법과 지정 취소 절차 및 방법 등에 관한 세부사항을 규정한 것이다.

2) 혁신의료기기 기술 및 관리기준 표준화에 관한 규정

　혁신의료기기 기술 및 관리기준에 관한 표준의 제정·개정·폐지 및 보급 등에 필요한 세부사항을 규정한 것이다.

3) 의료기기소프트웨어 제조기업 인증제도 운영에 관한 규정

　의료기기소프트웨어제조기업 인증 및 평가 등에 관한 세부사항을 규정한 것이다.

4) 혁신의료기기 허가 등에 관한 특례 규정

　혁신의료기기에 대한 단계별 심사, 우선심사의 절차 및 방법과 의료기기소프트웨어제조기업이 제조허가 또는 제조인증을 신청하는 경우 면제할 수 있는 자료의 범위 등에 관한 세부사항을 규정한 것이다.

3.7 체외진단의료기기 관련 법령 및 고시

　체외진단의료기기법, 시행령, 시행규칙의 주요 내용은 다음과 같다(법 제4조에 따르면, 체외진단의료기기에 관하여 이 법에서 규정한 것을 제외하고는 의료기기법에 따르도록 규정하고 있다).

가. 법률(법)

　체외진단의료기기 정의 및 등급분류·지정, 업 허가 및 품목 허가(인증·신고), 임상적 성능시험, 임상검사실 인증 등

나. 대통령령(시행령)

체외진단의료기기 임상적 성능시험기관의 범위, 체외진단의료기기 전문가위원회 구성 및 운영, 과징금의 부과 기준 및 부과 절차 등

다. 총리령(시행규칙)

체외진단의료기기의 등급분류 및 등급지정, 업허가 등에 대한 절차 및 방법 등 법률 위임 세부사항

라. 식품의약품안전처 주요 고시

① 체외진단의료기기 허가·신고·심사 등에 관한 규정
② 체외진단의료기기 품목 및 품목별 등급에 관한 규정
③ 체외진단의료기기 제조 및 품질관리 기준
④ 체외진단의료기기 표준품 관리 규정
⑤ 체외진단의료기기 임상적 성능시험 계획 승인에 관한 규정
⑥ 체외진단의료기기 임상적 성능시험 기본문서 관리에 관한 규정
⑦ 체외진단의료기기 임상적 성능시험기관 지정 및 종사자 교육에 관한 규정
⑧ 감염병 체외진단용 의료기기 긴급사용에 관한 규정

4 의료기기 행정 체제

행정법 관계에 있어서 행정권을 행사하고 그의 법적 효과가 궁극적으로 귀속되는 당사자를 행정주체라고 하며, 실제로 행정사무를 담당·수행하는 자를 행정기관이라고 한다.

행정기관의 조직과 직무 범위는 「정부조직법」을 근간으로 하여, 대통령령인 해당 기관의 직제를 통해 구체화되는데, 「의료기기법」의 소관 사항을 담당하는 행정 기관인 식약처의 직무는 「식품의약품안전처와 그 소속기관 직제」에 규정되어 있다.

4.1 식품의약품안전처 소관 사항

식약처의 전신인 식품의약품안전청은 1998년에 식품의약품안전본부가 승격해서 설치된 중앙행정기관이다. 1987년에 보건사회부가 산하기관인 국립보건원의 일부 기능을 분리하여 설치했던 국립보건안전연구원이 1996년에 보건복지부 산하의 식품의약품안전본부로 개편되었다가 1998년 3월에 식품 의약품안전청(KFDA, Korea Food & Drug Administration)으로 승격되었다.

그 후 2013년 3월에 국무총리실 산하의 식약처로 확대·개편되면서, 종전의 식품의약품안전청의 업무에 보건복지부가 소관하고 있던 식품·의약품의 안전정책에 관한 업무를 통합하여 관리하게 되었다.

식약처 조직은 7국(소비자위해예방국, 식품안전정책국, 수입식품안전정책국, 식품 소비안전국, 의약품안전국, 바이오생약국, 의료기기안전국) 1관(기획조정관)과 「식품의약품안전처와 그 소속기관 직제」개정으로 신설된 허가총괄담당관, 첨단제품담당관 등으로 이루어져 있다. 소속 기관으로는 식품의약품안전평가원과 6개 지방청(서울, 부산, 경인, 대구, 광주, 대전), 17개의 수입식품검사소가 있다. 특히 최근 조직 개편으로 의료기기안전국에는 혁신진단기기과가, 평가원에는 사전상담과 및 신속심사과가 신설되었다.

식약처의 주요 업무는 식품·의약품 등의 위해 예방 및 위기관리를 위한 정책 개발 및 계획의 수립, 식품·건강기능식품·식품첨가물·기구 또는 용기·포장의 위생·안전 관리 정책 수립 및 제도 개선, 식품영양 안전 및 건강기능식품에 관한 정책의 개발 및 종합 계획의 수립·관리, 농축수산물 위생·안전 관리에 관한 정책 및 안전관리 계획 수립, 의약품 및 마약류의 정책 및 종합계획의 수립·조정, 생물의약품 등의 안전 관련 정책 및 관리에 관한 종합계획 수립·조정, 의료기기 정책에 관한 종합계획의 수립 및 조정, 식품·의약품 등의 위해사범 수사와 상습적·고의적 범죄행위 발굴 및 조사 등이다.

식약처의 소관 법률로는 「식품안전기본법」, 「식품위생법」, 「수입식품안전관리 특별법」, 「한국식품안전관리인증원의 설립 및 운영에 관한 법률」, 「건강기능식품에 관한 법률」, 「어린이 식생활안전관리 특별법」, 「축산물 위생관리법」, 「농수산물 품질관리법」, 「약사법」, 「마약류 관리에 관한 법률」, 「화장품법」, 「의료기기법」, 「체외진단의료기기법」「실험동물에 관한 법률」, 「인체조직 안전 및 관리 등에 관한 법률」, 「위생용품 관리법」, 「식품·의약품 분야 시험·검사 등에 관한 법률」, 「식품·의약품 등의 안전기술 진흥법」 등이 있다.

의료기기 관련 업무를 담당하는 조직은 의료기기 전반의 안전관리정책 및 법규을 관장하는 의료기기안전국과 의료기기 등의 과학적 안전관리 등 집행업무를 관장하는 소속기관인 식품의약품안전평가원이 있다. 허가와 기술문서심사가 분리(우리나라만이 허가와 기술문서를 분리함)되어, 허가는 신설된 첨단제품허가담당관에서 한다. 심사는 식품의약품안전평가원 의료기기심사부에서 하고, 신속심사 대상으로 지정된 의료기기(디지털헬스기기, 체외진단의료기기는 제외한다. 이하 같다)의 사전상담은 사전상담과에서, 심사는 신속심사과에서 분장한다. R&D는 의료제품연구부의 의료기기연구과에서 한다. 이 밖에도 의료기기 위해정보를 모니터링하고 수집하는 위해정보과가 있으며, 의료기기 시험검사기관의 관리감독 등은 검사제도과에서 담당하고 있다.

가. 허가총괄담당관

- 의약품(생물학적제제·유전자재조합의약품·유전자치료제·세포치료제·조직공학제제는 제외한다. 이하 이 항에서 같다) 제조판매품목·수입품목의 허가
- 의약품 허가제도의 운영에 관한 사항
- 등록대상 원료의약품 등록
- 의약품 분류에 관한 사항
- 약국제제 및 의료기관 조제실제제 범위 검토에 관한 사항
- 허가·심사제도 개선에 관한 사항
- 허가 관련 지침서 제정·개정
- 혁신제품조정협의회 운영
- 허가·신고 사전검토에 관한 사항 총괄

나. 첨단제품허가담당관

- 생물학적제제·유전자재조합의약품·유전자치료제·세포치료제·조직공학제제(이하 이 항에서 "바이오의약품"이라 한다) 및 의약외품 제조판매품목·수입품목의 허가
- 의료기기(1등급 중 허가 대상 및 3·4등급만 해당한다)의 품목류 및 품목별 제조·수입 허가
- 의약품과 의약외품 및 의료기기가 물리·화학적 방법으로 결합된 제품(이하 "융복합 의료제품"이라 한다) 분류 및 허가
- 바이오의약품·의약외품·의료기기 및 융복합 의료제품 허가 제도의 운영에 관한 사항
- 의료기기에 대한 재심사 명령

다. 의료기기안전국

의료기기안전국은 의료기기 정책 및 안전관리, 의료기기 관련 법령 및 고시 제·개정 등의 업무를 수행하고 있다.

4개 과(의료기기정책과, 혁신진단기기정책과, 의료기기관리과, 의료기기안전평가과)로 구성되어 있으며, 각 과별 주요 업무 및 민원 업무는 다음과 같다.

1) 의료기기정책과

- 의료기기 정책개발 및 종합계획 수립
- 의료기기 관련 법령 및 고시 제정·개정(식약처 소관에 한한다)
- 의료기기에 대한 유통정책 수립 및 조정(식약처 소관에 한한다)
- 의료기기의 등급분류 및 지정
- 의료기기 허가 관련 정책개발
- 의료기기 기술문서 심사기관 지정 및 지도·감독
- 의료기기위원회 운영 및 관리
- 의료기기의 기준규격 및 희소 의료기기 기준 등의 제정·개정
- 의료기기 관련 통합 공고 개정 지원
- 의료기기 안전관리 선진화를 위한 연구개발 사업
- 의료기기 관련 국제협력에 관한 사항
- 신개발 의료기기의 허가 지원 및 관리 총괄
- 의료기기에 대한 국제기구 및 선진국의 기준·규격에 관한 신규 정보 탐색 및 비교·검토 총괄
- 시험용 의료기기 확인서 발급 등 관리

- 의료기기 제품별 위해요소 분석 및 안전관리 대안 검토
- 한국의료기기안전정보원 지원 및 감독
- 의료기기 임상시험 계획 승인·관리 및 임상시험 관리 기준의 운영에 관한 사항
- 의료기기 임상시험기관 지정
- 의료기기 임상시험기관 지도·감독에 대한 지원
- 의료기기 임상시험기관에 대한 행정처분 등 관리
- 의료기기통합정보시스템 운영
- 그 밖에 국내 다른 과의 주관에 속하지 아니하는 사항

2) 혁신진단기기정책과

- 혁신의료기기 지원에 관한 정책 수립 및 조정
- 혁신의료기기에 관한 법령·고시의 제·개정 및 제도개선 등에 관한 사항(식품의약품안전처 소관으로 한정한다)
- 혁신의료기기 지정 및 운영에 관한 사항
- 혁신의료기기소프트웨어 제조기업 인증 및 운영
- 혁신의료기기 연구개발 관련 정보 관리기관 지정 및 운영
- 혁신의료기기 전문인력 양성기관 지정 및 운영
- 혁신의료기기 기술지원 및 표준화 사업에 관한 사항
- 혁신의료기기 시판 후 조사에 관한 사항
- 체외진단의료기기 안전관리 종합계획 수립 및 조정
- 체외진단의료기기 관련 법령·고시의 제·개정 및 제도 개선 등에 관한 사항
- 체외진단의료기기 허가 등 관련 정책 개발
- 체외진단의료기기 등급분류 및 지정
- 임상적 성능시험 계획 승인, 임상적 성능시험기관 지정 및 임상적 성능시험 종사자 교육 등 관리
- 임상적 성능시험기관에 대한 지도·감독 및 행정처분 등에 관한 사항
- 인산건사실외 체외진단검사 인증관리에 관한 사항
- 체외진단의료기기 제조 및 품질관리 기준 운영 및 교육 등 기술지원에 관한 사항
- 체외진단의료기기 취급자, 표시사항 및 광고에 대한 지도 및 단속
- 체외진단의료기기의 품질관리 및 회수·폐기에 관한 사항
- 체외진단의료기기 전문가위원회 구성·운영 및 관리
- 체외진단의료기기의 안전성·유효성 확보를 위한 기술지원사업 추진 및 기술지원사업 위탁기관 지정 등 운영·관리
- 체외진단의료기기 정보의 수집 및 활용 촉진 지원
- 체외진단의료기기 감시원의 임면 및 교육
- 체외진단의료기기의 생산·수출 및 수입실적 등 통계관리

3) 의료기기관리과

- 의료기기 감시계획, 제조 및 품질관리기준 종합계획의 수립·조정(식품의약품안전처 소관으로 한정한다)
- 의료기기 제조업·수입업·판매업·수리업 등의 시설기준에 관한 사항
- 의료기기 취급자에 대한 지도·단속계획의 수립·조정(식약처 소관으로 한정한다)
- 의료기기의 표시사항·광고에 대한 지도·단속 계획 수립·조정
- 의료기기 광고의 사전심의에 관한 사항
- 의료기기의 판매질서 준수제도 운영(식약처 소관으로 한정한다)
- 유통 중인 의료기기의 품질관리에 관한 사항
- 의료기기의 회수·폐기에 관한 종합계획 수립 및 조정

- 의료기기 감시원의 임면 및 교육
- 소비자의료기기감시원 제도의 운영 총괄
- 의료기기의 생산·수출·수입실적 등 통계 관리
- 의료기기 제조 및 품질관리기준에 대한 교육 및 홍보
- 의료기기 품질관리 심사기관의 지정 및 지도·감독
- 의료기기 위험관리 및 밸리데이션(Validation)등 기술지원에 관한 총괄
- 의료기기 공급내역 보고제도 운영

4) 의료기기안전평가과

- 의료기기의 부작용에 관한 관리
- 의료기기 부작용 정보의 환자 통보에 관한 사항
- 의료기기의 안전성 정보에 관한 관리
- 추적관리대상 의료기기의 지정 및 관리
- 의료기기 안전정보모니터링센터 지정 및 운영관리
- 의료기기의 재평가에 관한 사항
- 의료기기의 시판 후 조사(재심사를 포함한다)에 관한 사항
- 의료기기 품목 갱신제도의 운영 및 관리 총괄

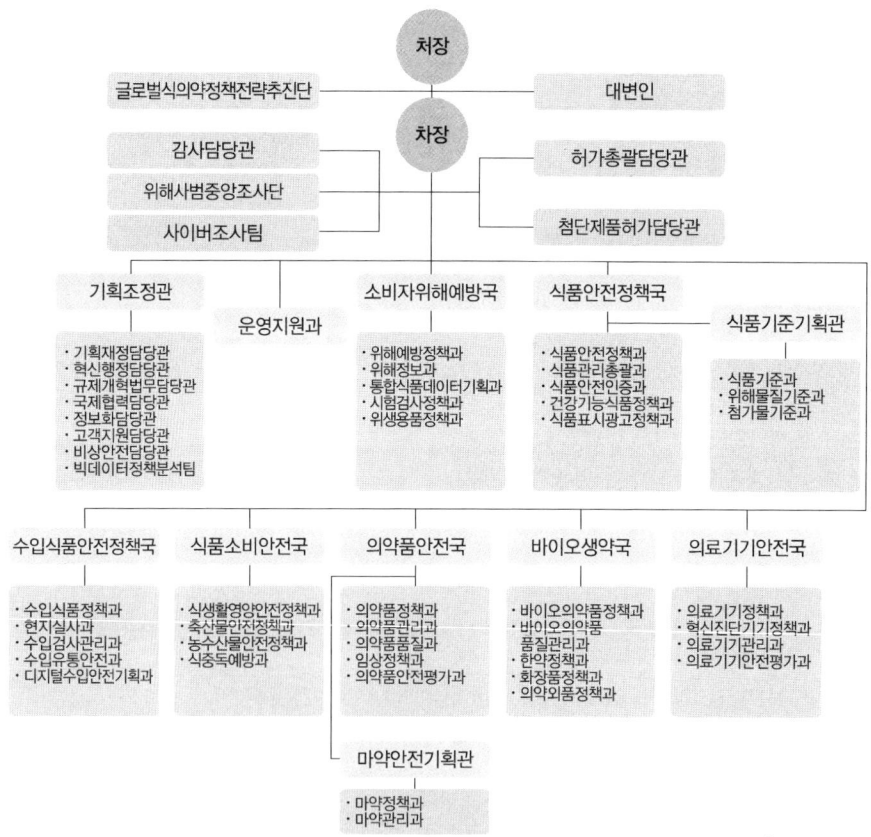

출처 : 식품의약품안전처 홈페이지, www.mfds.go.kr, 2023. 3.

그림 2-15 식품의약품안전처 조직도

라. 식품의약품안전평가원

식품의약품안전평가원은 1987년에 국립보건안전연구원으로 시작하여 변화를 거듭하다 2009년에 식품의약품안전청 조직이 개편되면서 식품의약품안전평가원으로 확대되었으며, 2013년에 현재의 식약처 소속으로 개편되었다.

식품의약품안전평가원은 식품·의약품·의료기기 등의 과학적 안전관리를 위한 심사, 위해평가, 시험·분석, 시험 방법·허가 심사 기법 개발 및 실험동물 관리 업무를 관장한다. 하부 조직으로 6부(식품위해평가부, 의약품심사부, 바이오생약심사부, 의료기기심사부, 의료제품연구부, 독성평가연구부), 4과(운영지원과, 기획조정과, 사전상담과, 신속심사과) 및 첨단분석센터를 두고 있다.

의료기기심사부는 5과(첨단의료기기과, 체외진단기기과, 심혈영상기기과, 정형재활기기과, 구강소화기기과)로 구성되어 있으며, 각 과별 주요 업무는 다음과 같다.

1) 사전상담과

- 신속심사 대상 의약품(생물학적제제, 유전자재조합의약품, 한약제제 및 생약제제를 포함한다. 이하 같다) 및 신약의 임상시험계획 승인신청 사전상담
- 신속심사 대상 의약품 및 신약의 품목허가신청 사전상담
- 신속심사 대상 의료기기(디지털헬스기기, 체외진단의료기기는 제외한다. 이하 같다)의 임상시험계획 승인신청 사전상담
- 신속심사 대상 의료기기의 품목허가신청 사전상담
- 임상통계자료의 사전상담 및 심사 지원
- 의약품 등의 사전검토제 운영
- 소관 의약품 및 의료기기의 제품화 지원
- 사전상담 관련 지침서·해설서의 제정·개정
- 아시아태평양경제협력체(APEC) 규제조화센터 운영 등 국제협력 지원

2) 신속심사과

- 신속심사 대상 의약품 지정신청 자료 검토
- 신속심사 대상 의료기기 지정신청 자료 검토
- 신속심사 대상으로 지정된 의약품의 품질 및 안전성·유효성 신속심사
- 신속심사 대상으로 지정된 의료기기의 기술문서 및 임상시험자료 신속심사
- 소관 의약품 및 의료기기의 사전검토
- 신속심사 관련 지침서·해설서의 제정·개정

3) 첨단의료기기과

- 신개발의료기기·혁신의료기기 및 디지털헬스기기(이하 "첨단융복합의료기기"라 한다)의 기술문서 심사
- 첨단 융복합 의료기기의 임상시험 자료 심사
- 첨단 융복합 의료기기의 임상시험 계획·임상시험 계획 변경 심사
- 상기의 심사에 필요한 자료의 사전 검토
- 첨단 융복합 의료기기의 기준·규격 설정 및 운영 지원
- 첨단 융복합 의료기기에 대한 허가 지원 및 관리

- 첨단 융복합 의료기기의 기술문서 심사 지침서 및 해설서 제정·개정
- 기술문서 심사기관의 심사원 교육에 관한 사항 총괄
- 소관 의료기기 기술문서 심사기관, 시험·검사기관의 지정 및 지도·감독에 대한 기술 지원
- 첨단융복합의료기기의 기술문서 심사 등 허가 지원
- 첨단융복합의료기기 등의 재심사 및 재평가 자료 심사
- 소관 의료기기 수입업자에 대한 제조 및 품질관리기준 심사 지원(3·4등급 의료기기 수입업자만 해당한다)
- 혁신의료기기 지정에 관한 심사 지원
- 그 밖에 부내 다른 과의 주관에 속하지 아니하는 사항

4) 체외진단기기과

- 체외진단의료기기(혁신적 과학기술을 기반으로 한 새로운 체외진단의료기기를 포함한다. 이하 이 항에서 같다)의 기술문서 심사
- 체외진단의료기기의 임상시험 자료 심사
- 체외진단의료기기의 임상시험 계획 및 임상시험 계획 변경 심사
- 위의 심사에 필요한 자료의 사전 검토
- 체외진단의료기기의 기준·규격 설정 및 운영 지원
- 체외진단의료기기의 기술문서 심사 지침서 및 해설서 제정·개정
- 기술문서 심사기관의 심사원 교육에 대한 체외진단의료기기 관련 교육에 관한 사항
- 체외진단의료기기 소관 의료기기 기술문서 심사기관, 시험·검사기관의 지정 및 지도·감독에 대한 기술 지원
- 체외진단의료기기에 대한 신개발 의료기기의 기술문서 심사 등 허가 지원
- 체외진단의료기기 등의 재심사 및 재평가 자료 심사
- 소관 의료기기 수입업자에 대한 제조 및 품질관리기준 심사 지원(3·4등급 의료기기 수입업자만 해당한다)

5) 심혈영상기기과

- 순환계 포함 심장외과·호흡기과·마취과·방사선과·영상의학과 및 임상병리학과 의료기기(이하 심혈관용 의료기기)의 기술문서 심사
- 심혈관용 의료기기의 임상시험 자료 심사
- 심혈관용 의료기기의 임상시험 계획·임상시험 계획 변경 심사
- 상기의 심사에 필요한 자료의 사전 검토
- 심혈영상용 의료기기의 기준·규격 설정 및 운영 지원
- 심혈영상용 의료기기의 기술문서 심사 지침서 및 해설서 제정·개정
- 기술문서 심사기관의 심사원에 대한 심혈영상용 의료기기 관련 교육에 관한 사항
- 소관 의료기기 기술문서 심사기관, 시험·검사기관의 지정 및 지도·감독에 대한 기술 지원
- 심혈영상용 신개발 의료기기의 기술문서 심사 등 허가 지원
- 심혈영상용 의료기기 등의 재심사 및 재평가 자료 심사
- 소관 의료기기 수입업자에 대한 제조 및 품질관리기준 심사 지원(3·4등급 의료기기 수입업자만 해당한다)

6) 정형재활기기과

- 외과·정형외과·성형외과·신경외과·피부과 및 재활의학과 의료기기(이하 "정형재활용 의료기기"라 한다)의 기술문서 심사
- 정형재활용 의료기기의 임상시험 자료 심사
- 정형재활용 의료기기의 임상시험 계획·임상시험 계획 변경 심사
- 상기의 심사에 필요한 자료의 사전검토
- 정형재활용 의료기기의 기준·규격 설정 및 운영 지원
- 정형재활용 의료기기의 기술문서 심사 지침서 및 해설서 제정·개정
- 기술문서 심사기관의 심사원에 대한 정형재활용 의료기기 관련 교육에 관한 사항
- 소관 의료기기 기술문서 심사기관, 시험·검사기관의 지정 및 지도·감독에 대한 기술 지원
- 정형재활용 신개발 의료기기의 기술문서 심사 등 허가 지원
- 정형재활용 의료기기 등의 재심사 및 재평가 자료 심사
- 소관 의료기기 수입업자에 대한 제조 및 품질관리기준 심사 지원(3·4등급 의료기기 수입업자만 해당한다)

7) 구강소화기기과

- 소화기과·안과·이비인후과·비뇨기과·산부인과 및 치과 의료기기(이하 "구강소화기용 의료기기"라 한다)의 기술문서 심사
- 구강소화기용 의료기기의 임상시험 자료 심사
- 구강소화기용 의료기기의 임상시험 계획·임상시험 계획 변경 심사
- 상기의 심사에 필요한 자료의 사전 검토
- 구강소화기용 의료기기의 기준·규격 설정 및 운영 지원
- 구강소화기용 의료기기의 기술문서 심사지침서 및 해설서 제정·개정
- 기술문서 심사기관의 심사원에 대한 구강소화기용 의료기기 관련 교육에 관한 사항
- 소관 의료기기 기술문서 심사기관, 시험·검사기관의 지정 및 지도·감독에 대한 기술 지원
- 구강소화기용 신개발 의료기기의 기술문서 심사 등 허가 지원
- 구강소화기용 의료기기 등의 재심사 및 재평가 자료 심사
- 소관 의료기기 수입업자에 대한 제조 및 품질관리기준 심사 지원(3·4등급 의료기기 수입업자만 해당한다)

8) 디지털헬스규제지원과

- 디지털헬스기기의 기술문서 심사
- 디지털헬스기기의 임상시험자료 심사
- 디지털헬스기기의 임상시험계획·임상시험계획변경 심사
- 기술문서·임상시험자료·임상시험계획(변경) 심사에 필요한 자료의 사전검토
- 디지털헬스기기의 기준·규격 설정 및 운영 지원
- 디지털헬스기기의 기술문서 심사지침서 및 해설서 제정·개정
- 디지털헬스기기 관련 기술문서 심사기관 교육에 관한 사항
- 디지털헬스기기에 관한 기술문서 심사기관, 시험·검사기관의 지정 및 지도·감독에 대한 기술 지원
- 신개발의료기기 중 디지털헬스기기의 기술문서 심사 등 허가 지원
- 디지털헬스기기의 재심사 및 재평가 자료 심사
- 디지털헬스기기 수입업자(3·4등급 의료기기 수입업자만 해당한다)에 대한 제조 및 품질관리기준 심사 지원
- 디지털헬스기기의 규제 지원 및 관리
- 혁신의료기기소프트웨어에 대한 우선심사 및 단계별 심사
- 혁신의료기기소프트웨어의 지정에 관한 심사 지원
- 혁신의료기기소프트웨어 제조기업의 인증 및 운영 지원

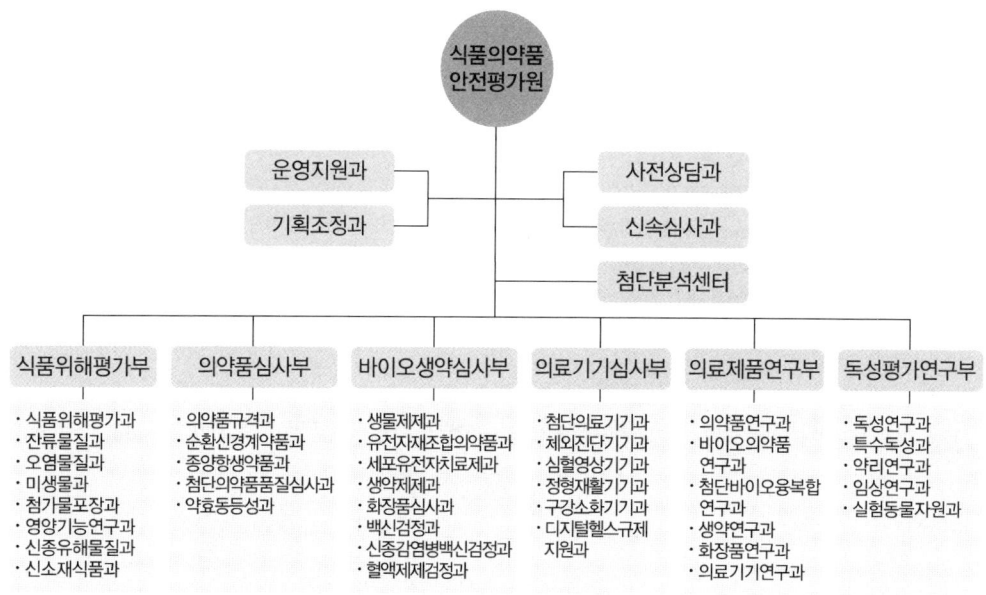

│ 그림 2-16 │ 식품의약품안전평가원 조직도

마. 지방식품의약품안전청

식약처는 이 밖에도 서울, 부산, 경인, 대구, 광주, 대전 지역 등 6개 지방청을 두고 있다. 지방식품의약품안전청은 의료기기와 관련하여 다음의 사항을 관장한다.

- 의료기기의 제조·수입업체에 대한 제조 및 품질관리기준(GMP)의 심사
- 의료기기 제조 및 품질관리기준(GMP) 적용업소의 사후관리
- 의료기기 제조업소·수입업소에 대한 지도·단속 및 「의료기기법 시행령」 제13조제1항에 따라 지방식품의약품안전청장에게 위임된 사항
- 전시(展示)목적 의료기기의 진열 승인

「의료기기법 시행령」 제13조

- 법 제6조제1항에 따른 제조업허가
- 법 제7조에 따른 조건부 제조업허가
- 법 제12조에 따른 제조업허가의 변경허가
- 법 제14조에 따른 폐업·휴업·재개·변경 신고의 수리
- 법 제15조제1항에 따른 수입업허가
- 법 제15조제6항에 따라 준용되는 법 제7조에 따른 조건부 수입업허가
- 의료기기의 제조·수입업체에 대한 제조 및 품질관리기준(GMP)의 심사
- 의료기기 제조 및 품질관리기준(GMP) 적용업소의 사후관리
- 의료기기 제조업소·수입업소에 대한 지도·단속 및 「의료기기법 시행령」 제13조제1항에 따라 지방식품의약품안전청장에게 위임된 사항
- 전시(展示)목적 의료기기의 진열 승인

「의료기기법 시행령」 제13조

- 법 제6조제1항에 따른 제조업허가
- 법 제7조에 따른 조건부 제조업허가
- 법 제12조에 따른 제조업허가의 변경허가
- 법 제14조에 따른 폐업·휴업·재개·변경 신고의 수리
- 법 제15조제1항에 따른 수입업허가
- 법 제15조제6항에 따라 준용되는 법 제7조에 따른 조건부 수입업허가
- 법 제15조제6항에 따라 준용되는 법 제12조에 따른 수입업허가의 변경허가
- 법 제15조제6항에 따라 준용되는 법 제14조에 따른 폐업·휴업·재개·변경 신고의 수리
- 법 제31조제2항 및 제3항에 따른 위해 의료기기 회수계획의 보고 및 공표 명령
- 법 제31조제6항에 따른 행정처분의 감면
- 법 제31조의5제2항에 따른 이물(異物) 혼입 원인 조사 및 그 밖에 필요한 조치
- 법 제32조에 따른 보고 명령, 출입, 검사, 질문 및 수거
- 법 제32조의2제2항 및 제3항에 따른 수입 중단 등 필요한 조치 및 조치 해제
- 법 제33조에 따른 검사명령
- 법 제34조제1항에 따른 회수, 폐기, 그 밖의 처치 명령 및 공표 명령
- 법 제34조제2항에 따른 폐기, 봉함·봉인, 그 밖의 필요한 처분
- 법 제35조에 따른 사용중지 또는 수리 등 필요한 조치의 명령
- 법 제36조에 따른 허가 또는 인증의 취소, 품목류·품목의 제조·수입 금지 및 업무 정지
- 법 제38조에 따른 과징금의 부과 및 징수
- 법 제39조에 따른 허가 또는 인증의 취소, 품목류·품목의 제조·수입 금지 및 업무 정지에 관한 청문
- 법 제40조의2에 따른 소비자의료기기감시원의 위촉, 교육, 해촉 및 단독 출입의 승인
- 법 제49조에 따른 제조업·수입업 허가증의 갱신
- 법 제50조에 따른 제조업·수입업 허가 및 변경허가 수수료의 징수
- 법 제56조제1항 각 호에 따른 과태료의 부과 및 징수

4.2 의료기기위원회

의료기기위원회는 「의료기기 기준규격」의 제·개정 등 보건복지부장관과 식약처장의 자문에 응하기 위하여 식약처에 설치된 자문기구이다. 「의료기기법」 제5조에 설치 근거를 두고 있으며, 식약처 예규로 '의료기기위원회 규정'이 마련되어 있다. 「의료기기법」 제5조에서 규정한 주요 기능은 의료기기의 기준규격에 관한 사항, 의료기기의 재심사·재평가에 관한 사항, 추적관리 대상 의료기기에 관한 사항, 의료기기의 등급 분류 및 지정에 관한 사항, 그 밖의 의료기기에 관한 중요 사항 등을 심의한다.

의료기기위원회는 100명 이내의 위원으로 구성되며, 임기는 2년이다. 위원은 의료기기 관련 업무를 담당하는 4급 이상의 공무원 또는 고위 공무원단에 속하는 일반직 공무원, 의료기기 관련 단체, 시민단체, 관련 학회 및 대학의 장이 추천한 자, 의료기기에 관한 학식과 경험이 풍부한 자 중에 식약처장이 위촉한다. 의료기기 위원회는 10개 분과위원회와 24개 소분과위원회로 구성되어 있다.

① 정책·기획 조정 분과위원회 : 의료기기 관련 정책 및 종합 계획 수립 및 의료기기 법령 등 제·개정, 제도개선 발굴 등에 관한 사항

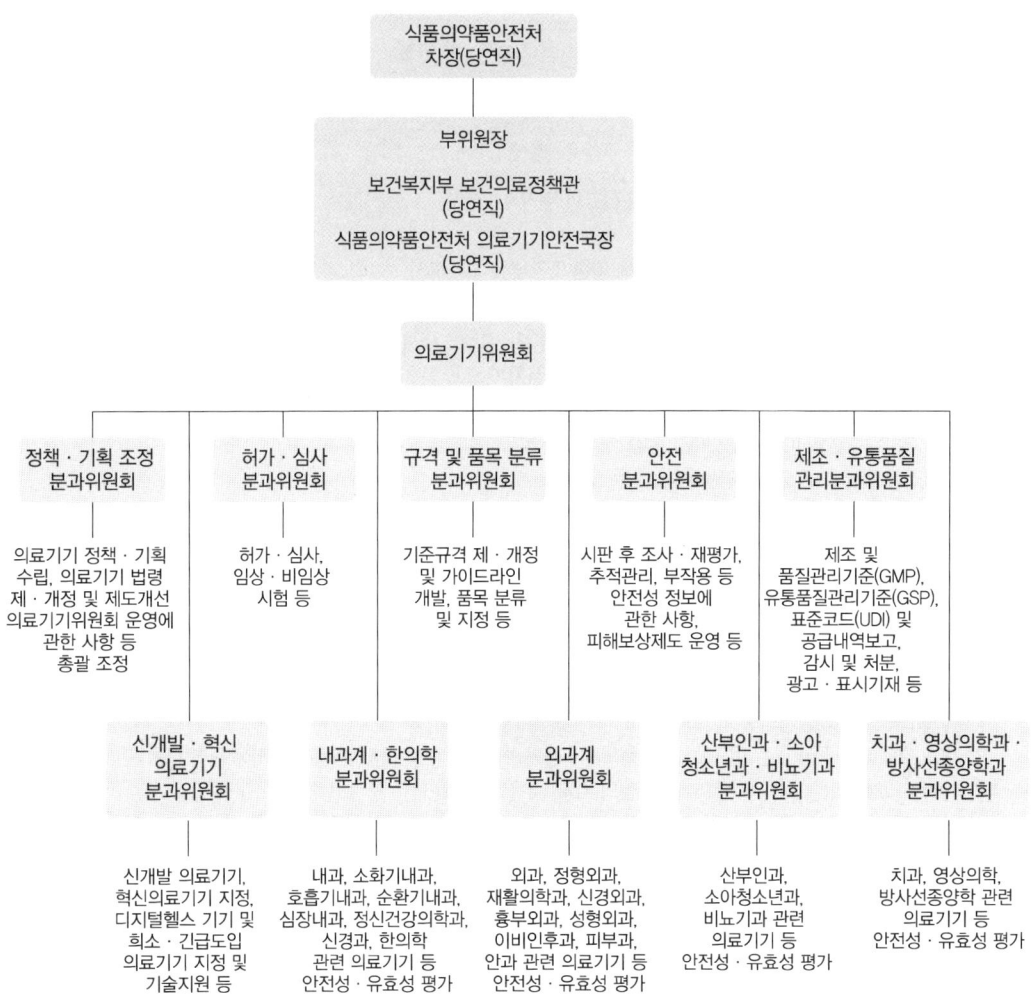

┃그림 2-17┃ 의료기기위원회 조직도

② 허가·심사 분과위원회 : 업허가 품목 허가·인증·신고에 관한 사항, 기술문서 심사 및 임상·비임상 시험계획 승인, 이상반응, 임상통계 등에 관한 사항

③ 규격 및 품목 분류 분과위원회 : 전기·기계적·전자파·생물학적 안전에 관한 공통기준규격, 기준규격 및 의료기기 해당여부, 등급 분류 및 지정 등에 관한 사항

④ 안전 분과위원회 : 시판 후 조사·재평가에 관한 사항 및 부작용 등 안전성 정보에 관한 사항, 피해보상제도 운영 등에 관한 사항

⑤ 제조·유통 품질관리 분과위원회 : 제조 및 품질관리기준(GMP), 의료기기 감시 및 유통품질관리기준(GSP), 표준코드(UDI) 및 공급내역보고, 광고·표시기재 등에 관한 사항

⑥ 신개발·혁신 의료기기 분과위원회 : 신개발·혁신의료기기 지정 등에 관한 사항, 디지털헬스기기 지정 및 희소·긴급도입 의료기기 선정 등에 관한 사항

⑦ 내과계·한의학 분과위원회 : 소화기내과, 심장내과, 종양내과, 내분비내과, 순환기 내과, 호흡기 내과, 감염내과, 진단검사의학과, 한의학, 류마티스내과, 가정의학, 정신건강의학과 등 관련 의료기기 안전성·유효성 평가
⑧ 외과계 분과위원회 : 정형외과, 재활의학과, 흉부외과, 외상외과, 신경외과, 혈관외과, 마치통증의학과, 내분비외과, 언어청각치료학, 성형외과, 피부과, 이비인후과, 안과 등 관련 의료기기 안전성·유효성 평가
⑨ 산부인과·소아청소년과·비뇨기과 분과위원회 : 산부인과, 소아청소년과, 정신건강의학과, 비뇨기과, 유방외과, 해부학 등 관련 의료기기 안전성·유효성 평가
⑩ 치과·영상의학과·방사선종양학과 분과위원회 : 치의학, 구강악안면외과, 치과생채재료학, 영상의학, 의학물리, 병리과, 방사선종양학, 핵의학, 예방의학 등 관련 의료기기 안전성·유효성 평가

4.3 한국의료기기안전정보원

국내외의 신개발 의료기기 동향 및 임상정보 등에 관한 종합적인 정보·기술을 지원하는 등 의료기기 산업을 육성하고 의료기기 안전관리 향상에 기여하기 위해 「의료기기법」 제42조에 의거하여 2012년 5월에 의료기기정보기술지원센터가 설립되었으며, 2018년 6월에 한국의료기기안전정보원으로 명칭이 변경되었다. 주요 사업은 다음과 같다.

- 의료기기의 기술 향상을 위한 국제규격 연구, 국내외 정보의 수집·분석 및 관리 등 의료기기에 관한 정보 또는 기술 지원
- 신개발 의료기기를 제품화하기 위한 임상시험 지원
- 위험관리 등 품질관리 체계 및 허가·인증·신고 관련 정보에 대한 교육·홍보 및 지원
- 의료기기 관리를 선진화하기 위한 기준규격의 국제화 등 지원
- 의료기기 안전관련 정책수립 지원을 위한 조사·연구
- 의료기기 부작용의 인과관계 조사·규명
- 의료기기로 인한 부작용 및 의료기기 제조허가·인증·신고 정보 등 의료기기 안전과 관련한 각종 정보의 수집·관리·분석·평가 및 제공
- 식약처장이 위탁한 의료기기 인증·신고 업무
- 그 밖에 식품의약품안전처장이 필요하다고 인정하는 의료기기의 정보 및 기술 지원과 관련되는 사업

4.4 관련 기관

가. 의료기기 시험검사기관

식약처가 관리하는 식품, 의약품, 의료기기 등은 국민보건에 큰 영향을 미치는 산업이다. 「식품·의약품분야 시험·검사 등에 관한 법률」은 식품, 의약품 등 분야의 시험·검사 및 시험·검사기관의 관리 등에 관한 사항을 규정하여 시험·검사의 신뢰성을 확보하고 시험·검사 기술 개발을 촉진하며 관련 산업의 육성, 발전에 기여함으로써 국민보건 향상에 이바지함을 목적으로 제정되었다.

이 법률에 따라 「의료기기법」에 의한 의료기기의 제조·수입허가, 인증, 품질검사 등에 필요한 시험검사 성적서를 발급한다. 의료기기 시험·검사기관은 2024년 7월 기준 15개소가 있다.

〈표 2-6〉 의료기기 시험검사기관 현황

연번	지정번호 (일자)	기관명	시험·검사 품목군	유효 기간
1	제1호 ('99. 9. 1.)	(재)한국기계전기 전자시험연구원	[의료기기] 진료용 일반장비, 수술용 장치(레이저 장해 방어용 기구 제외), 의료용 챔버, 생명유지 장치, 내장기능 대용기, 진단용 장치(방사선용품 제외), 의료용 자극발생 기계기구, 시술용 기계기구, 환자 운반차, 생체현상 측정기기(시력표 및 색각검사표 제외), 의료용 경, 의료처치용 기계기구, 주사기 및 주사침류, 치과처치용 기계기구, 시력보정용 렌즈, 보청기, 의료용 물질 생성기, 체내삽입용 의료용품, 인체조직 또는 기능 대치품, 체외용 의료용품(부목 제외), 피임용구, 치과용 합금, 치과처치용 재료, 소프트웨어 등 24 품목군의 품목	'26. 7. 30.
1	제1호 ('99. 9. 1.)	(재)한국기계전기 전자시험연구원	[체외진단의료기기] 검체전처리기기, 임상화학검사기기(J09000, J10000, J12000 품목 제외), 면역검사기기, 수혈의학검사기기(ABO·RhD혈액형 및 ABO·RhD이외의혈액형 면역검사시약, 수혈용혈구응집검사시약, ABO·RhD혈액형분자진단검사시약, ABO·RhD 이외의 수혈 및 이식을 위한 혈액형분자진단검사시약 제외), 임상미생물검사기기(미생물염색및배양시약, 약제감수성및내성미생물검사시약, 약제감수성및내성표지자검사시약 제외), 분자진단기기, 조직병리검사기기(O01000, O20000 품목에 한함), 체외진단소프트웨어 등 8개 품목군의 품목	'26. 7. 30.
2	제2호 ('99. 11. 24.)	한국산업 기술시험원	[의료기기] 진료용 일반장비, 수술용 장치, 의료용 챔버, 생명유지 장치, 내장기능 대용기, 진단용 장치, 의료용 자극발생 기계기구, 시술용 기계기구, 환자 운반차, 생체현상 측정기기, 의료용 경, 의료처치용 기계기구, 주사기 및 주사침류, 치과처치용 기계기구, 시력보정용 렌즈, 보청기, 의료용 물질 생성기, 체내삽입용 의료용품, 인체조직 또는 기능 대치품, 체외용 의료용품, 피임용구, 치과용 합금, 치과처치용 재료, 유헬스케어 의료기기(유헬스케어 혈당측정기 제외) 소프트웨어 등 25개 품목군의 품목 [체외진단의료기기(기구, 기계, 장치, 소프트웨어에 한함)] 검체전처리기기, 임상화학검사기기, 면역검사기기, 수혈의학검사기기, 임상미생물검사기기, 분자진단기기, 조직병리검사기기, 체외진단소프트웨어 등 8 품목군의 품목	'26. 7. 30.
3	제3호 ('99. 12. 23.)	(재)한국화학융합 시험연구원	[의료기기] 진료용일반장비, 수술용장치, 의료용챔버, 생명유지 장치, 내장기능 대용기, 진단용장치, 의료용자극발생기계기구, 시술용기계기구, 환자운반차, 생체현상측정기기, 의료용경, 의료처치용기계기구, 주사기및주사침류, 치과처치용기계기구, 시력보정용렌즈, 보청기, 의료용물질생성기, 체내삽입용의료용품, 인체조직 또는 기능대치품, 체외용의료용품, 피임용구, 치과용합금, 치과처치용재, 소프트웨어 등 24개 품목군의 품목 [체외진단의료기기] 검체전처리기기(I01000, I02000, I03000, I04000에 한함), 임상화학검사기기(J01000, J02000, J03000, J04000, J05000, J06000, J07000, J14000에 한함), 면역검사기기(K01000에 한함), 수혈의학검사기기(L01000에 한함), 임상미생물 검사기기(M01000, M02010.01, M02020.01, M02030.01에 한함) 분자진단기기(N01000, N02000, N03000, N04000, N05010.01, N05020.01, N05030.01, N05040.01에 한함), 조직병리검사기기(O01000에 한함), 체외진단소프트웨어(P01000, P02000, P03000, P04000에 한함) 등 8개 품목군의 품목	'26. 7. 30.

연번	지정번호 (일자)	기관명	시험·검사 품목군	유효 기간
4	제4호 ('00. 3. 15.)	서울대학교병원 의생명연구원	[의료기기] 시술용기 계기구(심혈관 기계기구 및 비뇨기과용 기계기구 제외), 생체현상 측정기기(의료용 소식자, 측정 및 유도용기구에 한함), 의료 처치용 기계기구(의료용 세정기, 치과용 엔진, 의료용흡입기 제외), 주사기 및 주사침류(침 또는 구용기구 제외), 치과 처치용 기계기구(치과용 브로치, 치과용 탐침, 치과용 방습기, 인상채득 및 교합용 기구에 한함), 체내 삽입용 의료용품, 인체조직 또는 기능대치품, 체외용 의료용품(부목 제외), 피임용구, 치과용 합금, 치과 처치용 재료 등 11개 품목군의 품목 [체외진단의료기기] 검체전처리기기(표본가공장치, 혈액검체처리기, 검체농축기구, 세포분리기구에 한함), 임상화학검사기기(체외검사용옥시미터장치에 한함) 등 2개 품목군의 품목	'26. 7. 30.
5	제5호 ('00. 3. 15.)	연세대학교 의료원 치과의료기기 시험평가센터	5개 품목군 의료처치용 기계기구(치과 임플란트 시술기구, 치과용 진단제에 한함), 체내삽입용 의료용품(봉합사 및 결찰사, 정형용품 제외), 인체조직 또는 기능 대치품(치과용 골이식재, 치주 조직재생 유도재에 한함), 치과용 합금, 치과처치용 재료	'26. 7. 30.
6	제9호 ('05. 6. 8.)	서울대학교치과병원 치의생명과학연구원 치과재료기기 평가센터	5개 품목군 의료처치용 기계기구(치과 임플란트 시술기구, 치과용 진단제에 한함), 체내삽입용 의료용품(봉합사 및 결찰사, 정형용품 제외), 인체조직 또는 기능 대치품(치과용 골이식재, 치주 조직재생 유도재에 한함), 치과용 합금, 치과처치용 재료	'26. 7. 30.
7	제10호 ('06. 10. 13.)	(재)한국건설생활 환경시험연구원	[의료기기] 수술용 장치(마취기, 레이저 장해 방어용 기구, 레이저 진료기 제외), 내장기능 대용기, 의료용자극발생기계기구(의료용 자기 발생기 제외), 시술용 기계기구(심혈관용기계기구 제외), 생체현상 측정기기(의료용소식자, 측정및유도용기구에 한함), 의료용 경, 의료처치용기계기구(치과용엔진, 의료용 흡입기 제외), 주사기 및 주사침류, 치과처치용 기계기구(치과용브로치, 치과용탐침, 치과용 방습기, 인상채득또는교합용기구에 한함), 시력보정용 렌즈, 체내삽입용 의료용품, 인체조직또는기능대치품, 체외용의료용품, 피임용구, 치과용합금, 치과처치용재료 등 16개 품목군의 품목 [체외진단의료기기] 검체전처리기기(표본가공장치, 혈액검체처리기, 검체농축기구, 세포분리기구에 한함)	'26. 7. 30.
8	제12호 ('11. 1. 14.)	주식회사 유로핀즈케이씨티엘 용인센터	[의료기기] 진료용 일반장비, 수술용 장치(레이저 장해 방어용기구 제외), 의료용 챔버, 생명 유지 장치, 진단용 장치(방사선 장해 방어용기구, 방사선용품 제외), 의료용 자극발생 기계기구, 시술용 기계기구(조직가공기, 결찰기 및 봉합기 제외), 생체현상 측정기기(청진기, 의료용소식자, 시력표 및 색각 검사표 제외), 의료용 경, 의료처치용 기계기구(의료용 천자기, 천착기 및 천공기, 의료용 세정기, 의료용 흡입기, 치과용 엔진에 한함), 주사기 및 주사침류(주사침 및 천자침, 주사기, 침 또는 구용기구 제외), 보청기, 의료용 물질생성기, 소프트웨어 등 14개 품목군의 품목 [체외진단의료기기(기구, 기계, 장치, 소프트웨어에 한함)] 검체 전처리 기기, 임상 화학 검사기기, 조직병리검사기기(세포 및 조직 병리검사 장치, 세포 및 조직병리 진단 보조장치), 체외진단 소프트웨어(병리조직 진단보조 소프트웨어, 염색체 변이 진단 보조 소프트웨어에 한함) 등 4개 품목군의 품목	'26. 7. 30.

연번	지정번호 (일자)	기관명	시험·검사 품목군	유효 기간
9	제13호 ('11. 1. 14.)	(주)스탠다드뱅크	[의료기기] 진료용일반장비, 수술용장치(레이저장해방어용기구 제외), 의료용 챔버, 생명유지장치, 내장기능대용기, 진단용장치(방사선장해방어용기구, 방사선용품 제외), 의료용자극발생기계기구, 시술용기계기구(심혈관용기계기구에 한함), 생체현상측정기기(청진기, 의료용소식자, 측정및유도용기구, 시력표및색각검사표 제외), 의료내경, 의료처치용기계기구(의료용세정기, 치과용엔진, 의료용흡입기에 한함), 주사기및주사침류(주사침및천자침, 주사기, 침또는구용기구 제외), 치과치치용기계기구(치과용중합기, 치과주조기에 한함), 보청기, 의료용물질생성기, 소프트웨어 등 16개 품목군의 품목 [체외진단의료기기(기구, 기계, 장치, 소프트웨어에 한함)] 검체전처리기기, 임상화학검사기기, 면역검사기기, 분자진단기기, 수혈의학검사기기, 임상미생물검사기기, 조직병리검사기기, 체외진단소프트웨어 등 8개 품목군의 품목	'26. 7. 30.
10	제14호 ('13. 10. 16.)	(주)디티앤씨	[의료기기] 진료용 일반장비, 수술용 장치, 생명유지 장치, 진단용 장치, 의료용 자극발생 기계기구, 유헬스케어 의료기기, 시술용 기계기구, 생체현상 측정기기, 보청기, 소프트웨어 등 10개 품목군의 품목 [체외진단의료기기(기구, 기계, 장치, 소프트웨어에 한함)] 검체전처리기기, 임상화학검사기기, 면역검사기기, 분자진단기기, 수혈의학검사기기, 임상미생물검사기기, 조직병리검사기기, 체외진단소프트웨어 등 8개 품목군의 품목	'26. 7. 30.
11	제15호 ('16. 12. 7.)	대구경북첨단 의료산업진흥재단 첨단의료기기 개발지원센터	[의료기기] 수술용장치, 진단용장치, 의료용자극발생기계기구, 주사기및주사침류, 유헬스케어의료기기, 생체현상측정기기, 의료용경, 의료처치용기계기구, 체내삽입용의료용품, 진료용일반장비, 인체조직 또는 기능대치품, 소프트웨어 등 12개 품목군의 품목 [체외진단의료기기(기구, 기계, 장치, 소프트웨어에 한함)] 검체전처리기기, 임상화학검사기기, 면역검사기기, 분자진단기기, 수혈의학검사기기, 임상미생물검사기기, 조직병리검사기기, 체외진단소프트웨어 등 8개 품목군의 품목	'25. 12. 6.
12	제16호 ('16. 12. 28)	오송첨단의료 산업진흥재단	[의료기기] 진료용 일반장비, 내장기능 대용기(Ⅰ), 내장기능 대용기(Ⅱ), 이학 진료용 기구(Ⅰ), 이학 진료용 기구(Ⅱ), 의료용 자극발생 기계기구, 심혈관용 기계 기구(Ⅰ), 심혈관용 기계 기구(Ⅱ), 비뇨기과용 기계 기구(Ⅰ), 비뇨기과용 기계 기구(Ⅱ), 조직처리기구, 결찰기 및 봉합기(Ⅰ), 결찰기 및 봉합기(Ⅱ), 의료용 경(Ⅰ), 의료용 경(Ⅱ), 주사기 및 주사침류, 의료용 취관 및 체액 유도관(Ⅰ), 의료용 취관 및 체액 유도관(Ⅱ), 채혈 또는 수혈 및 생체 검사용 기구(Ⅰ), 채혈 또는 수혈 및 생체 검사용 기구(Ⅱ), 의약품 주입기(Ⅰ), 의약품 주입기(Ⅱ), 보청기, 봉합사 및 결찰사(Ⅰ), 봉합사 및 결찰사(Ⅱ), 정형용품Ⅰ(관절류 등), 정형용품Ⅱ(재료), 체내삽입용 치과용품, 치과용 임플란트 시스템(Ⅰ), 치과용 임플란트 시스템(Ⅱ), 부목, 외과용품, 창상피복재 등 33개 품목군의 품목 [체외진단의료기기] 검체전처리기기, 임상화학검사기기, 면역검사기기, 분자진단기기, 수혈의학검사기기, 임상미생물검사기기, 조직병리검사기기, 체외진단소프트웨어 등 8개 품목군의 품목	'25. 12. 27.
13	제17호 ('19. 8. 12.)	전남대학교 산학협력단	5개 품목군 의료처치용 기계기구(치과용임플란트시술기구에 한함), 체내삽입용 의료용품(악안면성형용재료, 치과임플란트시스템에 한함), 인체조직 또는 기능대치품(치과용골이식재에 한함), 치과용 합금(치과가공용합금, 치과주조용합금, 메탈세라믹합금에 한함), 치과처치용 재료(직접수복재료, 심미치관재료, 의치재료, 의치상재료, 근관치료재, 치과접착용시멘트, 치과용접착제, 예방치과재료, 치과교정재료에 한함)	'25. 8. 11.
14	제18호 ('21. 6. 23.)	주식회사 아이씨알	[의료기기] 진료용 일반장비, 수술용 장치(마취기 및 레이저장해 방어용 기구 제외), 진단용 장치(방사선 용품 제외), 의료용 자극발생 기계기구 [체외진단 의료기기(기구, 기계, 장치, 소프트웨어에 한함)] 검체 전처리기기	'24. 6. 22.

연번	지정번호 (일자)	기관명	시험·검사 품목군	유효기간
15	제19호 ('21. 10. 13.)	주식회사 에이치시티	[의료기기] 진료용 일반장비, 수술용 장치, 의료용 자극발생 기계기구, 생체현상 측정기기(측정 및 유도용 기구 제외), 의료용 경, 보청기, 의료용 물질생성기 [체외진단의료기기(기구, 기계, 장치, 소프트웨어에 한함)] 검체전처리기기	'24. 10. 12.

* 출처 : 식품의약품안전처, www.mfds.go.kr, 2024. 7.

나. 의료기기 품질관리심사기관

「의료기기법」 제28조에 따라 식약처장은 의료기기의 시설과 제조 및 품질관리에 관한 심사 업무를 위해 품질관리심사기관을 지정할 수 있다. 품질관리심사기관의 업무는 「의료기기 제조 및 품질관리 기준」 (GMP) 제12조에 따른 적합성 인정 등의 심사, 적합인정시 발급, 적합성 인정 등의 심사 관련 통계 및 지원 등이다. 식약처가 지정한 의료기기 품질관리심사기관은 2024년 기준 총 6개소가 있다.

〈표 2-7〉 의료기기 품질관리심사기관

연번	기관명
1	한국산업기술시험원
2	한국기계전기전자시험연구원
3	한국화학융합시험연구원
4	한국건설생활환경시험연구원
5	티유브이슈드(주)
6	티유브이라인란드코리아(주)

다. 의료기기 기술문서심사기관

의료기기 기술문서심사기관은 「의료기기법」 제6조제5항에 따라 제출해야 하는 기술문서 등의 적합성 심사를 위해 「의료기기법」 제6조의4(기술문서심사기관의 지정 등)의 규정에 따라 지정된 기관이다. 식약처장이 정한 품목의 의료기기에 대한 기술문서 심사를 실시하는 기관은 2020년 12월 기준 총 8개소이나 한국의료기기안전정보원은 기술문서심사기관의 심사 통일성과 인증의 전문성을 강화하기 위해 2021년 2월부터 2등급 의료기기 기술문서심사기관의 총괄 기관으로서 기술문서심사 업무를 수행하지 않는다.

식약처에서는 기술문서심사원 자격을 부여하기 위해 분야별 심사원 코드를 부여하여 관리하고 있다. 심사원별로 부여받은 코드에 따라 심사 분야가 달라지므로, 심사 의뢰 시 반드시 심사가 가능한 기관인지 문의해야 한다.

<표 2-8> 기술문서심사기관 현황

연번	지정번호	심사기관의 명칭	최초 지정일	홈페이지
1	제10-1호	한국산업기술시험원	2010. 12. 30.	www.ktl.re.kr
2	제10-3호	(재)한국기계전기전자시험연구원	2010. 12. 30.	www.ktc.re.kr
3	제10-4호	(재)한국건설생활환경시험연구원	2010. 12. 30.	www.kcl.re.kr
4	제10-5호	(재)한국화학융합시험연구원	2010. 12. 30.	www.ktr.or.kr
5	제10-6호	한국에스지에스(주)	2010. 12. 30.	www.sgsgroup.kr
6	제14-1호	한국의료기기안전정보원	2014. 7. 7.	www.nids.or.kr
7	제19-1호	대구경북첨단의료산업진흥재단	2019. 1. 8.	www.dgmif.re.kr
8	제20-1호	연세대학교 의료원 치과의료기기시험평가센터	2020. 6. 1.	https://dentistry.yonsei.ac.kr/

* 출처 : 식품의약품안전처, www.mfds.go.kr, 2024. 8.

라. 의료기기 임상시험 실시기관

식약처장은 「의료법」에 따른 의료기관 중 임상시험에 필요한 시설, 인력 및 기구를 갖춘 의료기관을 임상시험기관으로 지정할 수 있도록 「의료기기법」 제10조제3항에 그 근거를 두고 있다.

식약처장이 지정한 의료기기 임상시험기관은 2024년 2월 기준 총 192개소이며, 이 중 의료기기 임상시험기관으로만 지정된 기관은 13개소로, 의약품과 의료기기 모두 가능한 임상시험기관은 179개소이다.

<표 2-9> 의료기기 임상시험 지정기관 현황

연번	임상시험기관 명칭	소재지	지정번호	지정일자	IRB 구분
1	서울대학교 치과병원	서울특별시 종로구 대학로 101	제001호	2007. 3. 2.	임상시험기관 내 자체 심사위원회 설치
2	연세대학교 원주세브란스 기독병원	강원도 원주시 일산로 20(일산동)	제002호	2007. 4. 12.	임상시험기관 내 자체 심사위원회 설치
3	고려대학교 의과대학부속 구로병원	서울특별시 구로구 구로동로 148 (구로동)	제003호	2007. 4. 13.	지정심사위원회 설치
⋮					
188	보광병원	대구광역시 달서구 구마로 128	제197호	2023. 11. 20.	임상시험기관 내 자체 심사위원회 설치
189	국립부곡병원	경상남도 창녕군 부곡면 부곡로 145	제198호	2023. 12. 4.	임상시험기관 내 자체 심사위원회 설치
190	강남베드로병원	서울특별시 강남구 남부순환로 2633, 2649	제199호	2023. 12. 19.	임상시험기관 내 자체 심사위원회 설치
191	의료법인 토마스의료재단 윌스기념병원	경기도 수원시 팔달구 경수대로 437	제200호	2023. 12. 20.	임상시험기관 내 자체 심사위원회 설치
192	의료법인 숭인의료재단 김해복음병원	경상남도 김해시 활천로 33	제201호	2024. 1. 29.	임상시험기관 내 자체 심사위원회 설치

* 출처 : 식품의약품안전처, www.mfds.go.kr, 2024. 2.

마. 의료기기 비임상시험 실시기관

식약처장은 의료기기 제조(수입) 허가·인증 시 제출할 자료(생물학적 안전에 관한 자료)를 얻기 위한 비임상시험기관을 지정할 수 있도록 「의료기기법」 제10조의2, 「의료기기법 시행규칙」 제24조의2, 제24조의3 등에 그 근거를 두고 있다.

의료기기 비임상시험을 실시하는 기관으로 식약처장이 지정한 기관은 2024년 5월 기준 15개소가 있다.

《표 2-10》 의료기기 비임상시험실시기관 지정 현황

*출처 : 식품의약품안전처, www.mfds.go.kr, 2022. 7.

바. 의료기기·체외진단의료기기 품질책임자교육 실시기관

의료기기 품질책임자 교육은 「의료기기법」 제6조의2 제2항의 '의료기기 품질 책임자는 의료기기 최신 기준규격, 품질관리 및 안전관리에 관한 교육을 매년 1회 이상 정기적으로 받아야 한다'는 규정에 따른다.

2020년 12월 기준 품질책임자 교육기관으로 지정된 기관은 한국의료기기안전정보원 1개소였다. 그간 품질책임자 교육이 한 기관 내에서 운영됨에 따른 문제를 해결하기 위해 식약처는 교육기관을 추가로 지정하여 기업들의 선택의 폭을 넓혔고, 교육기관 관리를 더욱 강화하였다. 현재 2023년 3월 기준 품질책임자 교육기관은 한국스마트헬스케어협회와 한국의료기기안전정보원 두 곳이 지정되어 있다.

품질책임자를 신규로 지정하는 1차(해당)년도의 경우, 품질책임자 지정일로부터 6개월 이내 의무교육을 이수해야 하며, 2차연도 이후로는 연 1회(8시간 이상) 의무교육을 이수해야 한다. 품질책임자 교육을 미이수하는 경우 다음과 같은 행정처분을 받게 된다.

제2장 의료기기 법령 및 행정체제의 이해

「의료기기법」 시행령(제14조 관련 별표2)와 동법 시행규칙(제58조제1항 관련 별표8)
- 품질책임자
  - 개인이 의무교육을 미이수할 경우 행정제재(과태료 부과) 발생
  - 1차 위반(50만원), 2차 위반(80만원), 3차 이상 위반(100만원)
- 의료기기·체외진단의료기기 업체
  - 교육을 받지 않은 품질책임자를 그 업무에 종사하게 한 경우
  - 1차 위반(업무정지 15일), 2차 위반(업무정지 1개월), 3차 위반(업무정지 3개월), 4차 이상 위반(업무정지 6개월)

품질책임자교육은 의료기기, 체외진단의료기기 제조·수입품질책임자 및 관련 업무 종사자를 대상으로 제조·수입 경력 연수와 업체에 따라 기초과정부터 심화과정까지 교육 내용이 상이하다.

사. 임상적 성능시험기관

「체외진단의료기기법」 제8조 및 같은 법 시행규칙 제20조에 따라 식약처장은 「의료법」에 따른 의료기관 및 「혈액관리법」에 따라 허가받은 혈액원(검체로 혈액을 사용하는 임상적 성능시험을 실시하는 경우로 한정한다), 그 밖에 대통령령으로 정하는 기관 중 시행규칙에서 정한 시설, 전문인력 및 기구를 갖춘 기관을 임상적 성능시험기관을 지정할 수 있다. 식약처장이 지정한 임상적 성능시험기관은 2023년 12월 기준 총 108개소이다.

〈표 2-11〉 체외진단의료기기 임상적 성능시험 기관 지정 현황(2023. 12. 28. 기준)

31	대구가톨릭대학교병원	대구광역시 남구 두류공원로 17길 33	의료기관	대구	이창정	제의 제31호	2021.05.18		지정심사위원회
32	서울아산병원	서울특별시 송파구 올림픽로43길 88, [후무가칙사로보관사] 서초구 바우뫼로 37길 37, 한국신장기술진흥원회관 (G동 아이언아운)	의료기관	서울	박승일	제의 제32호	2021.05.18	2022.12.29	자체심사위원회
33	강원대학교병원	강원특별자치도 춘천시 백령로 156	의료기관	강원도	남우동	제의 제33호	2021.05.18	2023.06.29	자체심사위원회
34	가톨릭대학교 여의도성모병원	서울특별시 영등포구 63로 10	의료기관	서울	윤승규	제의 제34호	2021.05.18	2021.09.16	자체심사위원회
35	가톨릭대학교 대전성모병원	대전광역시 중구 대흥로 64	의료기관	대전	김지웅	제의 제35호	2021.05.18	2023.02.07	자체심사위원회
36	가톨릭대학교 은평성모병원	서울특별시 은평구 통일로 1021	의료기관	서울	배시현	제의 제36호	2021.05.18	2021.09.15	자체심사위원회
37	울산공업학원울산대학교병원	울산광역시 동구 대학병원로 25, 대학병원로 30	의료기관	울산	정융무	제의 제37호	2021.05.18	2022.06.23	자체심사위원회
38	이화의대부속목동병원	서울특별시 양천구 안양천로 1071	의료기관	서울	유재우	제의 제38호	2021.05.20		자체심사위원회
39	동국대학교일산불교병원	경기도 고양시 일산동구 동국로 27	의료기관	경기도	권범선	제의 제39호	2021.05.20		자체심사위원회
40	경북대학교병원	대구광역시 중구 동덕로 130	의료기관	대구	양동헌	제의 제40호	2021.05.20	2023.11.21	자체심사위원회
41	중앙대학교병원	서울특별시 동작구 흑석로 102	의료기관	서울	권정택	제의 제41호	2021.05.20	2023.03.06	자체심사위원회
42	창원경상국립대학교병원	경상남도 창원시 성산구 삼동로 146-1	의료기관	경상남도	황수연	제의 제42호	2021.05.20	2023.06.07	자체심사위원회
43	국민건강보험일산병원	경기도 고양시 일산동구 일산로 100	의료기관	경기도	김원우	제의 제43호	2021.05.24		자체심사위원회
44	아주대학교병원	경기도 수원시 영통구 월드컵로 164	의료기관	경기도	박준성	제의 제44호	2021.05.25	2023.09.25	자체심사위원회
45	강동경희대학교병원	서울특별시 강동구 동남로 892	의료기관	서울	이우인	제의 제45호	2021.05.25	2022.09.01	자체심사위원회
46	한양대학교병원	서울특별시 성동구 왕십리로 222-1	의료기관	서울	이항훈	제의 제46호	2021.05.25	2023.05.04	자체심사위원회
47	인제대학교부속일산백병원	경기도 고양시 일산서구 주화로 170	의료기관	경기도	이우형	제의 제47호	2021.05.25		자체심사위원회
48	가톨릭대학교 부천성모병원	경기도 부천시 소사구 327번길 11	의료기관	경기도	김학영	제의 제48호	2021.05.26	2021.09.16	자체심사위원회
49	한림대학교강남성심병원	서울특별시 영등포구 신길로 1, 신길로(1길) 6, 시흥대로 665, 시흥대로 665-3, 시흥대로 187길 12 대림동 중 여의원: 성호1길3층 지하1층	의료기관	서울	이영구	제의 제49호	2021.05.26		자체심사위원회
50	칠곡경북대학교병원	대구광역시 북구 호국로 807	의료기관	대구	박성식	제의 제50호	2021.05.26	2023.04.13	자체심사위원회
51	한국보훈복지의료공단 중앙보훈병원	서울특별시 강동구 진황도로61길 53	의료기관	서울	유근영	제의 제51호	2021.06.07		자체심사위원회
52	건양대학교병원	대전광역시 서구 관저로 158	의료기관	대전	배창범	제의 제52호	2021.06.07	2021.02.08	자체심사위원회
53	한림대학교부속 춘천성심병원	강원특별자치도 춘천시 삭주로 17, 석주로 81 수인빌딩 지적 3층, [아동가족자료보관소: 경기도 이천시 이현면 양촌로 920 아이언아운트코리아 이천공장2]	의료기관	강원도	최중홍	제의 제53호	2021.06.07	2023.06.28	자체심사위원회
54	연세대학교 의과대학 세브란스병원	서울특별시 서대문구 연세로 50-1	의료기관	서울	하종욱	제의 제54호	2021.06.09		자체심사위원회
55	노원을지대학교병원	서울특별시 노원구 한글비석로 68	의료기관	서울	유태구	제의 제55호	2021.06.09		자체심사위원회
56	의료법인 김희로재단 길병원	인천광역시 남동구 남동대로774번길 21	의료기관	인천	박국래	제의 제56호	2021.06.09	2022.08.02	자체심사위원회
57	전북대학교병원	전라북도 전주시 덕진구 건지로 20	의료기관	전라북도	유희철	제의 제57호	2021.06.15	2021.11.02	자체심사위원회
58	한림대학교동탄성심병원	경기도 화성시 큰재봉길 7	의료기관	경기도	노규철	제의 제58호	2021.06.15	2023.11.21	자체심사위원회
59	서울대학교병원	서울특별시 종로구 대학로 101	의료기관	서울	김연수	제의 제59호	2021.06.15		자체심사위원회
60	성심의료재단 강동성심병원	서울특별시 강동구 성안로 150	의료기관	서울	양대열	제의 제60호	2021.06.17	2022.03.15	자체심사위원회
61	의료법인명지의료재단 명지병원	경기도 고양시 덕양구 화수로14번길 55	의료기관	경기도	김진구	제의 제61호	2021.06.17	2022.10.04	자체심사위원회
62	국립중앙의료원	서울특별시 중구 을지로 245	의료기관	서울	주영수	제의 제62호	2021.06.17	2022.04.07	자체심사위원회
63	경상국립대학교병원	경상남도 진주시 강남로 79	의료기관	경상남도	안상기	제의 제63호	2021.06.17	2023.08.04	자체심사위원회
64	원광대학교병원	전라북도 익산시 무왕로 895	의료기관	전라북도	서일영	제의 제64호	2021.06.17	2022.04.04	자체심사위원회
65	한양대학교구리병원	경기도 구리시 경춘로 153	의료기관	경기도	이승환	제의 제65호	2021.06.20		자체심사위원회
66	의료법인 한진의료재단 한일병원	서울특별시 도봉구 우이천로 308	의료기관	서울	조민수	제의 제66호	2021.06.18		자체심사위원회
67	연세대학교원주세브란스기독병원	강원특별자치도 원주시 일산로 20	의료기관	강원도	백순구	제의 제67호	2021.06.18	2022.06.29	자체심사위원회
68	연세대학교 의과대학 강남세브란스병원	서울특별시 강남구 언주로 211, 도곡로 235 장헌빌딩 2층	의료기관	서울	송영구	제의 제68호	2021.06.18		자체심사위원회
69	한국원자력의학원 원자력병원	서울특별시 노원구 노원로 75	의료기관	서울	이진경	제의 제69호	2021.06.22	2023.05.31	자체심사위원회
70	한림대학교성심병원	경기도 안양시 동안구 관평로170번길 22	의료기관	경기도	유경호	제의 제70호	2021.06.22		자체심사위원회
71	순천향대학교부속천안병원	충청남도 천안시 동남구 순천향로 31, 순천향6로 30	의료기관	충청남도	박형태	제의 제71호	2021.06.24	2023.02.07	자체심사위원회
72	순천향대학교 서울병원	서울특별시 용산구 대사관로 59, 대사관로 63	의료기관	서울	이상록	제의 제72호	2021.06.24	2023.05.25	자체심사위원회
73	한림대학교 한강성심병원	서울특별시 영등포구 버드나무로7길 12, 버드나무로 55, 국회대로 56길 18	의료기관	서울	양대환	제의 제73호	2021.06.24		자체심사위원회
74	차의과학대학교 분당차병원	경기도 성남시 분당구 야탑로 59, 65번길 6, 65번길 16, 65번길 21, 야탑로 64 2, 3층	의료기관	경기도	김재화	제의 제74호	2021.06.21		자체심사위원회
75	경희대학교병원	서울특별시 동대문구 경희대로 23	의료기관	서울	오주형	제의 제75호	2021.06.24		자체심사위원회
76	연세대학교의과대학부속용인세브란스병원	경기도 용인시 기흥구 동백죽전대로 363	의료기관	경기도	김은경	제의 제76호	2021.06.29	2022.10.26	자체심사위원회
77	서울대학교치과병원	서울특별시 종로구 대학로 101	의료기관	서울	이용무	제의 제77호	2021.06.29	2023.05.25	자체심사위원회
78	화순전남대병원	전라남도 화순군 화순읍 서양로 322	의료기관	전라남도	정용연	제의 제78호	2021.06.29	2022.04.04	자체심사위원회
79	국립마산병원	경상남도 창원시 마산합포구 가포로 215	의료기관	경상남도	황수희	제의 제79호	2021.07.01	2022.08.23	자체심사위원회
80	우석대학교부속전주한방병원	전라북도 전주시 완산구 어진로 46	의료기관	전라북도	서창호	제의 제80호	2021.07.01		자체심사위원회
81	동아대학교병원	부산광역시 서구 대신공원로 26	의료기관	부산	안희석	제의 제81호	2021.07.01		자체심사위원회
82	인제대학교해운대백병원	부산광역시 해운대구 해운대로 875	의료기관	부산	이수현	제의 제82호	2021.07.01	2023.03.17	자체심사위원회
83	인제대학교상계백병원	서울특별시 노원구 동일로 1342, 상계로 10길 24-1[1-3동], 동일로 1339(4, 5동), 동일로 1342(209호)	의료기관	서울	고영수	제의 제83호	2021.07.06		자체심사위원회
84	충남대학교병원	대전광역시 중구 문화로 282	의료기관	대전	조강희	제의 제84호	2021.07.07	2023.05.19	자체심사위원회
85	순천향대학교 부속 부천병원	경기도 부천시 조마루로 170, 백종로 173, 소사구 113번길 14 중동본빌딩(시의 1층)	의료기관	경기도	신응진	제의 제85호	2021.07.07		자체심사위원회
86	건양의료재단 김안과병원	서울특별시 영등포구 영신로 156	의료기관	서울	김희수	제의 제86호	2021.07.14		자체심사위원회
87	분당서울대학교병원	경기도 성남시 분당구 구미로173번길 82	의료기관	경기도	송정한	제의 제87호	2021.07.14	2023.05.16	자체심사위원회
88	학교법인 대전을지대학교병원	대전광역시 서구 둔산서로 95	의료기관	대전	김하용	제의 제88호	2021.07.14		자체심사위원회
89	계명대학교 동산병원	대구광역시 달서구 달구벌대로 1035	의료기관	대구	박남성	제의 제89호	2021.07.16	2023.03.15	자체심사위원회
90	가톨릭관동대학교 국제성모병원	인천광역시 서구 심곡로100번길 25, 심곡로100번길 7	의료기관	인천	김연수	제의 제90호	2021.07.19		자체심사위원회
91	제주대학교병원	제주특별자치도 제주시 아란13길 15	의료기관	제주	최재영	제의 제91호	2021.07.19	2023.06.22	자체심사위원회
92	삼성서울병원	서울특별시 강남구 일원로 81, 일원로 115 (삼성생명 일원역빌딩 4~9층)	의료기관	서울	박승우	제의 제92호	2021.07.21	2021.11.09	자체심사위원회
93	전남대학교병원	광주광역시 동구 제봉로 42, 백서로 160	의료기관	광주	안영근	제의 제93호	2021.07.30	2023.10.11	자체심사위원회
94	충북대학교병원	충청북도 청주시 서원구 1순환로 776	의료기관	충청북도	최영석	제의 제94호	2021.07.30		자체심사위원회
95	노보믹스의원	서울특별시 영등포구 당산로 171 금강펜테리움IT타워 207호	의료기관	서울	정우식	제의 제95호	2021.08.12		외부지정심사위원회
96	서울대학교보라매병원	서울특별시 동작구 보라매로5가길 20, 보라매로5가길 15	의료기관	서울	김병성	제의 제96호	2021.08.23		자체심사위원회
97	조선대학교병원	광주광역시 동구 필문대로 365	의료기관	광주	김경종	제의 제97호	2021.09.16	2022.04.15	자체심사위원회
98	세종충남대학교병원	세종특별자치시 보듬7로 20	의료기관	세종	유준호	제의 제98호	2022.01.25	2023.09.25	자체심사위원회
99	일산차병원	경기도 고양시 일산동구 중앙로 1205	의료기관	경기도	김춘복	제의 제99호	2022.04.25		자체심사위원회
100	창원파티마병원	경상남도 창원시 의창구 창이대로 45	의료기관	경상남도	박형수	제의 제100호	2022.05.31		자체심사위원회
101	경상북도김천의료원	경상북도 김천시 모암길 24	의료기관	경상북도	강동구	제의 제101호	2022.12.21		자체심사위원회
102	부민병원	서울특별시 강서구 공항대로 389, 공항대로 375	의료기관	서울	하현호	제의 제102호	2023.01.09	2023.05.15	자체심사위원회
103	남양주한방병원	경기도 남양주시 오남읍 양지로 47-55	의료기관	경기도	정진아	제의 제103호	2023.02.06		자체심사위원회
104	단국대학교 의과대학 부속병원	충청남도 천안시 동남구 망향로 201	의료기관	충청남도	이명용	제의 제104호	2023.03.21		자체심사위원회
105	대한적십자사 중앙혈액검사센터	서울특별시 강서구 공항대로61길 18 (염창동)	의료기관	서울	이규헌	제의 제105호	2023.06.08		자체심사위원회
106	(주)케이씨엘의료재단 한국의원	서울특별시 강동구 성내로 71 케이씨행정빌딩 7~3층, 성내로 69 케이씨빌딩 2~4층	의료기관	서울	김철호	제의 제106호	2023.07.06	2023.07.25	자체심사위원회
107	현대병원	경기도 남양주시 진접읍 봉현로 17	의료기관	경기도	김부섭	제의 제107호	2023.11.29		자체심사위원회
108	에이치플러스 양지병원	서울특별시 관악구 남부순환로 1636, 남부순환로 1867길 11, 남부순환로 1653	의료기관	서울	김상일	제의 제108호	2023.12.26		자체심사위원회

* 출처 : 식품의약품안전처, www.mfds.go.kr, 2023. 12.

4.5 기타 기관

가. 보건복지부

보건복지부는 생활보호·자활지원·사회보장·아동(영·유아 보육을 포함한다)·노인·장애인·보건위생·의정(醫政) 및 약정(藥政)에 관한 사무를 관장한다.[6]

나. 건강보험심사평가원(HIRA)

의료기관에서 환자의 치료를 위해 사용하는 스텐트, 인공관절, 임플란트 등 치료재료라고 불리는 약 30,000개의 품목이 있다. 건강보험심사평가원(HIRA)은 이 같은 치료재료의 관리를 위해 스텐트, 인공관절, 임플란트 등을 분류하고 용도와 기능 등을 고려하여 코드를 부여하며, 적정한 가격 산정과 급여기준 등을 설정하여 관리하는 업무를 담당한다.[7]

치료재료 제조·수입업자가 안전성·유효성이 인정된 치료재료의 보험적용 신청을 하면 건강보험심사평가원이 품목군을 파악한 후 보험적용 치료재료와의 대체 가능성, 비용, 효과성 등을 평가하여 보험급여 대상 여부 및 상한금액 등을 결정한다. 그중 일부 품목은 적응증, 사용 개수 등에 대한 급여기준을 만들어 그 범위 내에서 급여한다. 고시된 치료재료는 관리의 효율성 제고를 위해 주기적(3년에 1회씩)으로 재평가를 실시하며, 제조·수입업자는 평가와 재평가 단계에서 평가결과에 이견이 있는 경우 독립적 검토 절차를 밟을 수 있다.

또한, 건강보험심사평가원은 진료비 심사 및 의료서비스 질 평가의 기초 자료가 되는 의료자원 현황(의료인력, 시설, 장비 등)을 의료 공급자로부터 신고받아 전산 등록·관리하는 업무도 한다. 건강보험심사평가원에서 관리하는 의료자원 정보는 심사와 평가 등에 다양하게 활용되고 있다. 의료 공급자별 의료자원 정보 확인을 통하여 인력·장비·시설에 대한 신고 없이 진료비가 청구될 경우 해당 비용을 심사에서 자동으로 조정할 수 있도록 하였으며, 기관별로 구축된 의료자원 정보를 기관별 평가업무에 활용하고 있다.

이 같은 의료자원의 통합관리를 통해 한정된 의료자원을 합리적으로 배분하고 활용하는 데 도움이 되는 데이터도 수집하고 있다. 또한, 바코드 운영을 통해 노후 장비 등(CT 등 23종 10만 대)을 관리하는 등 주요 의료장비의 유통 이력을 추적하여 허위·중복 신고를 사전에 예방한다. 그 밖에 의료자원 정보를 진료비 심사 및 의료서비스 수준 평가와 연계하여 보험재정 절감에 노력하고 있다.

---

[6] 법제처 「정부조직법」, 보건복지부 홈페이지(www.mohw.go.kr) 참고
[7] 건강보험심사평가원 홈페이지(www.hira.or.kr) 참조

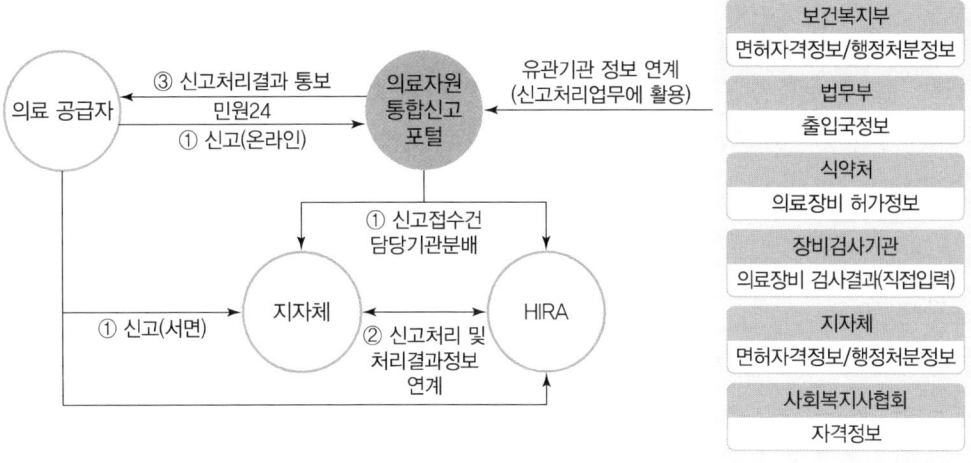

그림 2-18 의료자원 관리 업무절차

다. 한국보건의료연구원(NECA)

한국보건의료연구원은 2008년 10월 31일 국회에서 개정된 「보건의료기술진흥법」에 근거하여 보건의료기술 개발 및 보급을 목적으로 설립된 단체이다. 신의료기술평가 사업본부를 두고, 내·외과적 시술 및 검사 등을 대상으로 의료법에 의한 안전성·유효성 평가를 수행하고 있다.[8]

신의료기술평가업무를 담당하는 신의료기술평가위원회는 「의료법」 제54조에 의거하여 신의료기술평가에 관한 사항을 심의하기 위해 보건복지부에 설치되었다. 보건의료 분야 전문가 20인으로 구성되어 있다.

분야별 전문평가위원회는 「의료법」 제54조제6항 및 「신의료기술평가에 관한 규칙」 제7조에 의거하여 신의료기술평가위원회의 심의 사항을 전문적으로 검토하기 위해 설치되었으며, 총 5개 분야(내과계, 외과계, 내·외과계 외, 치과 및 한방의료전문 위원회)로 구성되어 있다. 신의료기술평가의 효율적 심의를 위하여 필요하면 분야별 전문평가위원회 대신 10인 이내의 소위원회를 구성하여 신의료기술의 안전성·유효성을 검토할 수 있다.

한국보건의료연구원이 담당하는 신의료기술평가 관련 제도는 다음과 같다.

1) 신의료기술평가

학문적으로 의료기술은 의료에 사용되는 의약품, 치료재료와 내·외과적 시술 뿐 아니라 의료를 제공하는 과정에서의 조직적, 지원적 체계를 모두 포함하며, 의료기술평가는 해당 기술의 안전성·유효성과 비용-효과성 외에도 그 기술로 인한 사회적, 윤리적 및 법적 영향을 모두 포함한다.

---

[8] 한국보건의료연구원 홈페이지(www.neca.re.kr) 참조

우리나라의 의료기술평가는 내·외과적 시술 및 검사 등이 그 대상이며, 평가 영역은 의료법에 의한 안전성·유효성 평가와 국민건강보험법령에 따른 급여 적정성 및 비용-효과성 평가로 구분된다.

한국보건의료연구원의 신의료기술평가사업본부에서는 의료법에 의한 안정성·유효성 평가만을 수행한다. 신의료기술평가는 일반적으로 기존 연구들을 포괄적이고 치우침 없이 검색·분석·고찰하는 '체계적 문헌고찰방법론'을 토대로 신의료기술평가위원회 및 분야별 전문평가(소)위원회에서 해당 기술의 안전성·유효성을 심의한다.

2) 제한적 의료기술

안전성이 확보된 의료기술로서 대체기술이 없는 질환이거나 희귀질환의 치료·검사를 위하여 신속히 임상에 도입할 필요가 있어 보건복지부장관이 따로 정하여 고시하는 경우에 해당되는 제도이다. 해당 조건을 충족하는 경우, 임상에서 사용 가능한 의료기술(「신의료기술평가에 관한 규칙」 제3조제10항제2호)로서 II-b등급 연구단계 의료기술 중 의료기관의 신청을 받아 신의료기술평가위원회의 심의를 거쳐 선정된 의료기관에서 비급여 진료를 허용하고, 그 결과를 의과학적 근거로서 활용하는 제도이다.

3) 신의료기술평가 유예제도

식약처 임상시험을 거쳐 허가된 의료기기 중 신의료기술평가 유예 요건이 충족된 의료기기를 사용하는 의료기술의 조기 시장 진입을 허용하고, 신의료기술평가를 1년간 유예하는 제도이다.

※ 의료기술평가 유예기간이 종료되기 이전(첫 환자 시술일로부터 1년 이내)에 반드시 신의료기술평가를 신청해야 한다.

라. 한국보건산업진흥원

국내외 의료 환경 변화에 대응할 수 있는 보건산업의 육성 발전과 보건서비스 향상을 위한 지원 사업을 전문적·체계적으로 수행하여 보건산업의 국제 경쟁력을 높이고, 국민보건 향상에 이바지하고자 「한국보건산업진흥원법」에 근거하여 설립된 위탁집행형 준정부기관이다.[9]

보건산업과 관련하여 정책 개발 및 정보 제공, 보건산업체 역량 강화, 보건의료 기술 R&D 지원, 정부 사업 수행 등의 업무를 하고 있다. 구체적으로는 의료기기 산업 분석보고서 발간, 의료기기 중개임상시험 지원센터 지정, 의료기기 사용적합성 테스트센터 지정, 의료기기 산업 특성화대학원 지원 등의 업무를 하고 있다.

---

[9] 한국보건산업진흥원 홈페이지(www.khidi.or.kr) 참조

마. 한국의료기기산업협회

의료기기의 국내외 공급 질서를 확립하고 양질의 의료기기를 공급함으로써 국민보건 향상과 의료기기 산업발전에 기여하고, 회원 상호 간의 긴밀한 협조를 통한 권익 보호로 공동복리를 증진하기 위해 「민법」 제32조에 따라, 식약처로부터 1999년에 설립 허가를 받은 단체다. 주요 업무는 다음과 같다.[10]

- 의료기기 생산 및 수출·수입·수리실적 접수 및 보고 : 전년도의 생산 및 수출·수입·수리실적을 당해연도 1월 31일까지 접수
- 의료기기 광고사전심의 : 「의료기기법」 제25조제2항 및 「의료기기법 시행규칙」 제45조제2항과 관련하여, 2007년 4월부터 광고사전심의 시행
- 표준통관예정보고 확인 : 전자문서교환 방식에 의한 표준통관예정보고서 업무

바. 한국의료기기공업협동조합

국민보건 향상과 의료기기 산업발전에 기여하고 회원 상호 간의 긴밀한 협조를 위해 1979년에 보건복지부로부터 설립 허가를 받은 단체이다.[11]

중소벤처기업부와 함께 규제개선간담회를 개최하는 등 의료기기 제조기업의 편에서 적극적으로 불합리한 규제를 개선해 나가는 노력을 기울이는 한편 국산 의료 기기의 인지도 향상을 위해 공적개발원조(ODA, Official Development Assistance), 대외경제협력기금(EDCF, Economic Development Cooperation Fund) 등을 통한 의료기기 보급 사업을 추진하고 있다. 독일 '메디카(MEDICA)', UAE '아랍헬스', 브라질 '호스피탈라' 등 10여 개 해외 유명 의료기기 전시회에 한국관을 구성해 참가하고 있으며, 해외 전시회를 준비하고 있는 기업들의 시행착오를 줄이고 안정적인 바이어를 발굴해 연결하는 사업도 추진 중이다.

사. 한국스마트헬스케어협회

스마트헬스케어 및 이와 관련된 의료기관, 산업계, 학계, 연구기관 등으로 구성된 법인으로서, 회원 상호 간 공통 애로사항 타개와 정보의 교환, 서비스의 보급·확산 및 이용 촉진, 신기술 연구 및 인재 양성 등을 통하여 스마트헬스케어 산업 발전 및 국민 건강증진에 기여하고 국가 경쟁력 강화에 기여함을 목적으로 설립된 단체이다.

스마트 헬스케어 산업 활성화를 위한 법제도 개선 및 개정 건의 등 정책 및 법제도를 개선하거나, 전시회 및 세미나 개최 또는 전문인력 양성, 업계 간 서비스 활성화 공동 사업 추진 등 기반 조성 및 확산 사업, 표준화 사업, 국제 협력 사업을 추진 중이다.

---

10) 한국의료기기산업협회 홈페이지(www.kmdia.or.kr) 참조
11) 한국의료기기공업협동조합 홈페이지(www.medinet.or.kr) 참조

제 3 장

의료기기 용어의 이해

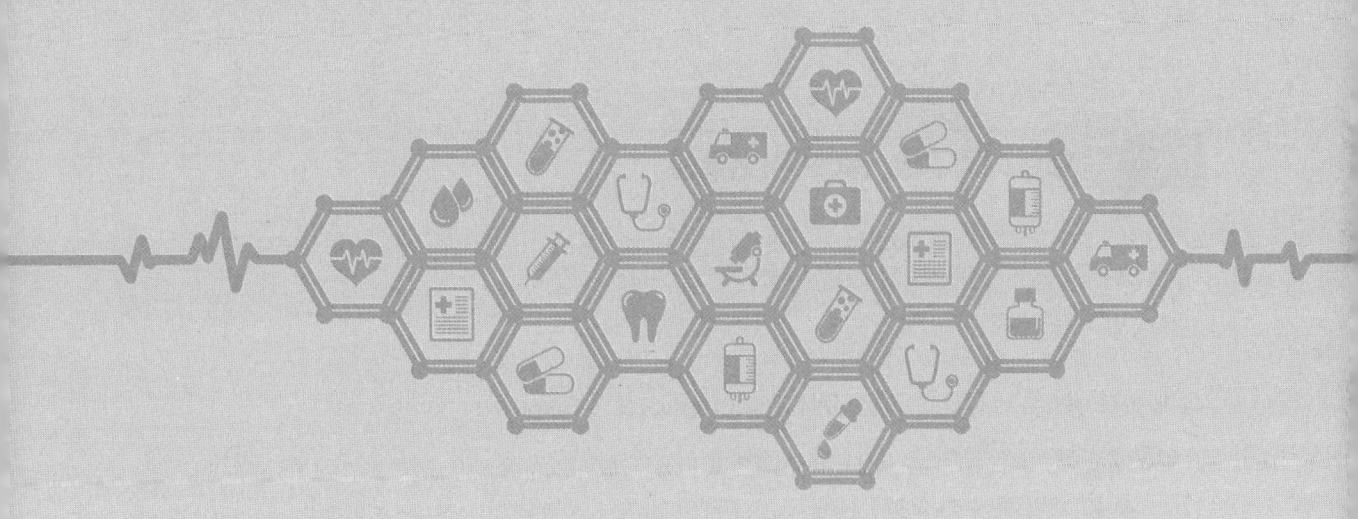

1. 의료기기 기본 용어(가나다순)
2. 의료기기 인허가 관련 용어
3. 체외진단의료기기 인허가 관련 용어

03 의료기기 용어의 이해

학습목표 → 의료기기 관련 용어에 대해 학습한다.
NCS 연계 → 해당 없음
핵심 용어 → 해당 없음

1 의료기기 기본 용어(가나다순)

식품의약품안전처 통계연보에서 정의하는 용어는 다음과 같다.
※ 식품의약품안전처 홈페이지 → 통계 → 식품의약품 통계연보 참고

1) 개인용인공호흡기(상시 착용하는 것에 한함)(Ventilator, continuous, home-use)

일정량의 산소를 포함한 호흡가스를 환자에게 공급하여 환자의 호흡을 돕거나 조절하는 자동순환형 기구. 의사의 지도하에 가정에서 환자 또는 환자의 가족이 조작할 수 있도록 되어 있다.

2) 기술문서(Technical Documents)

의료기기의 성능과 안전성 등 품질에 관한 자료로서 해당 품목의 원자재, 구조, 사용목적, 사용방법, 작용원리, 사용 시 주의사항, 시험규격 등이 포함된 문서를 말한다.

3) 동등제품

이미 허가·인증받은 의료기기와 사용목적, 작용원리, 원재료(의료용품에 한함), 성능, 시험규격 및 사용방법 등이 동등한 의료기기를 말한다. 다만, 체외진단의료기기는 사용목적, 작용원리, 원재료 및 성능이 동등한 경우를 말한다.

4) 보조심장장치(Circulatory Assist System, artificial heart)

흉부나 복부에 이식하는 보조심장장치로서 인공심실의 역할을 하는 펌프와 펌프에 연결된 전기 또는 공기구동 외부 전원장치를 포함한다. 전원장치는 환자에게 부착되고, 배터리나 공압 콘솔을 포함한다.

5) 비생체재질인공심장판막(Prosthesis, valve, cardiac, non-biological)

원래의 심장 판막의 기능을 대신할 수 있는 비생체재질의 기구를 말한다.

6) 비중심순환계인공혈관(Prosthesis, vascular, peripheral)

인공재료로 만들어지고, 비중심순환계 정맥, 동맥 등의 혈관의 일부회복 또는 치환을 위해 이용하는 기구를 말한다.

7) 생체재질인공심장판막(Prosthesis, valve, cardiac, biological)

원래의 심장 판막의 기능을 대신할 수 있는 생체 재질의 기구를 말한다.

8) 실리콘겔인공유방(Breast prosthesis, internal, gel-filled)

유방을 재건하거나 성형하는 데 사용되는 실리콘 등 주머니 안에 실리콘 겔이 포함된 삽입물을 말한다.

9) 안정성(Stability)

특정 조건하에서 사용기한(유효기한) 동안 의료기기의 특성이나 성능이 제조자가 설정한 한계 이내로 유지되는 것을 말한다.

10) 윤상성형용고리(Annuloplasty Ring)

불완전한 심장 판막을 재건하기 위하여 승모판, 삼첨판 주위에 임플란트 되는 경성 또는 연성의 고리 모양의 기구를 말한다.

11) 의료기기(Medical Device)

사람 또는 동물에게 단독 또는 조합하여 사용되는 기구·기계·장치·재료·소프트웨어 또는 이와 유사한 제품으로서 질병의 진단·치료·경감·처치 또는 예방의 목적으로 사용되는 제품, 상해 또는 장애의 진단·치료·경감 또는 보정의 목적으로 사용되는 제품, 구조 또는 기능의 검사·대체 또는 변형의 목적으로 사용되는 제품, 임신조절의 목적으로 사용되는 제품을 말한다.

12) 의료기기 감시(Medical Surveillance)

의료기기 취급자가 업허가·신고 및 품목허가·인증·신고 이후 의료기기의 제조·수입·수리·판매·임대·저장·보관·운반·진열·사용에 이르기까지의 전 과정에 대하여 의료기기법령을 준수하는지를 의료기기감시원이 확인하고 조치하는 활동을 말한다.

13) 의료기기 수리업체(Repair Business)

제품의 성능에 문제가 생긴 의료기기를 본래 성능을 회복시켜 사용할 수 있게끔 고치는 행위를 업으로 하는 업체를 의미한다.

14) 의료기기 수입업체(Medical device import business)
   의료기기를 외국으로부터 들여오는 행위를 업으로 하는 업체를 의미한다.

15) 의료기기 수입품목(Medical device importing product)
   국외로부터 국내에 들여온 제품을 의미한다.

16) 의료기기 시험·검사기관(Medical Device Testing and Inspection Agencies)
   「의료기기법」 제27조에 따라 의료기기의 시험검사를 수행하는 기관을 말한다.

17) 의료기기 임대업체(Medical Device Leasing Service)
   의료기기 대여를 업으로 하는 업체를 의미한다.

18) 의료기기 제조업체(Medical Device Manufacturing Business)
   의료기기를 만드는 것을 업으로 하는 업체를 의미한다.

19) 의료기기 제조품목(Medical Device Manufacturing Product)
   국내에서 제조된 제품을 의미한다.

20) 의료기기 제조 및 품질관리 기준(GMP, Good Manufacturing Practice)
   항상 일관된 양질의 제품이 공급될 수 있도록 의료기기의 개발에서부터 원자재의 구입, 제조, 검사, 포장, 설치, 보관, 출하 및 클레임이나 반품에 이르기까지의 모든 공정에 걸쳐 의료기기의 품질을 보증하기 위하여 지켜야 할 사항을 규정하는 품질경영시스템을 말한다.

21) 의료기기 판매업체(Medical Device Sales Business)
   의료기기 판매를 업으로 하는 업체를 의미한다.

22) 이상사례(Adverse Event)
   의료기기 사용으로 인해 발생하거나 발생한 것으로 의심되는 모든 의도되지 아니한 결과 중 바람직하지 아니한 결과를 말한다.

23) 이식형심장박동기(Pacemaker, cardiac, implantable)
   심장에 주기적인 전기 자극 펄스를 주는 이식용 기구를 말한다.

24) 이식형심장박동기전극(Pacemaker electrode cardiac, implantable)
   이식형심장박동기와 심장에 연결되는 절연 전도체 전극. 펄스 발생기로부터 심장에 전기적 자극을 전달 및/또는 펄스 발생기에 심장의 전기적 신호를 전달한다.

25) 이식형심장충격기(Defibrillator, implantable)
   삽입된 전극을 통하여 전기 충격을 심장에 보냄으로써 심방이나 심실의 세동을 제거하는 데에 사용하는 기구를 말한다.

26) 이식형심장충격기용전극(Electrode/lead, defibrillator, implantable)

　이식형 심장 충격기에 사용하는 전극을 말한다.

27) 이식형전기배뇨억제기(Programmer, implantable stimulator, incontinence)

　실금 치료 등을 위하여 복부에 수신부를 삽입하여 방광 벽 또는 골반 벽 등에 전기 자극을 주는 기구를 말한다.

28) 이식형통증완화전기자극장치(Stimulator, electrical, analgesic, implantable)

　통증완화를 목적으로 뇌·척수의 일부나 전부를 전기자극하는 이식형 장치. 약물 요법이 바람직하지 않거나 효과가 없는 경우의 급성 또는 만성의 난치성 통증완화에 사용한다.

29) 인공엉덩이관절(Hip prosthesis, internal, total)

　엉덩이관절부의 관절성형술에 사용되는 임플란트로서 인공 대퇴골두, 인공관골구부, 인공대퇴골부, 나사, 플러그(Plug), 센트럴라이져(Centralizer) 등이 개별 또는 한 벌로 구성될 수 있다. 안전성이 확인된 재질로 구성되어 있으며 표면처리(금속재질의 Porous Coating, 산화막 등)된 것을 포함한다.

30) 인공측두하악골관절(Prosthesis, temporomandibular)

　측두하악골에 대한 관절성형술에 사용되는 임플란트로서 안전성이 확인된 재료, 표면 처리(금속재질의 Porous Coating, 산화막) 구조로 된 경우를 말한다. 개별 또는 한 벌로 구성될 수 있다.

31) 임상시험(Clinical Investigation)

　의료기기의 안전성과 유효성을 증명하기 위하여 사람을 대상으로 시험하거나 연구하는 것을 말한다.

32) 임상시험기관(Clinical Trial Institution)

　의료법에 따른 의료기관 중 임상시험에 필요한 시설·인력 및 기구를 갖춘 기관 중 식약처장이 별도로 지정한 의료기관으로서 실제 임상시험이 실시되는 기관을 의미한다(단, 첨단의료복합단지 육성에 관한 특별법에 따라 지정된 첨단의료복합단지 내 임상시험센터도 가능).

33) 장골동맥용스텐트(복부대동맥 및 흉부대동맥 스텐트그라프트)(Stent, iliac)

　장골동맥에 이식하여 골관절염환자의 혈관직경을 개선하는 데 사용하는 스텐트로서 관상구조이며 확장할 수 있다.

34) 저출력심장충격기(Defibrillator, lowpowered)

　전기 충격을 직접 혹은 흉벽에 놓인 전극을 통하여 심장에 보냄으로써 심방이나 심실의 세동을 제거하는 데에 사용하는 기구이다(50Ω의 시험 부하에서 최대 전기 출력이 360J 이내).

35) 전동식이식형의약품주입펌프(Infusion pump, electrically-powered, implantable)

체내에 이식하여 약액을 환자에게 일정량 주입할 때에 사용하는 전동식 기구. 장기 제품과 단기 제품으로 분류된다.

36) 제조(Manufacturing)

설계, 포장 및 표시기재사항을 포함하여 의료기기를 생산하기 위한 모든 작업을 말한다.

37) 중심순환계인공혈관(Prosthesis, vascular, central)

인공재료로 만들어지고, 중심순환계 정맥, 동맥 등의 혈관의 일부 회복 또는 치환을 위해 이용하는 기구를 말한다.

38) 진동용뇌전기자극장치(이식형)(Brain electrical stimulation system, antitremor)

신체의 떨림 등을 조절하기 위해 뇌심부의 특정 영역(시상 등)을 전기 자극하는 기구. 여러 종류의 떨림(본태성 및 파킨슨병 등) 및 파킨슨 증상의 조절에 사용한다.

39) 체외진단의료기기(In Vitro Diagnostic Medical Device)

사람이나 동물로부터 유래하는 검체를 체외에서 검사하기 위하여 단독 또는 조합하여 사용되는 시약, 대조·보정 물질, 기구·기계·장치, 소프트웨어 등 「의료기기법」 제2조제1항에 따른 의료기기로서, 생리학적 또는 병리학적 상태를 진단할 목적으로 사용되는 제품, 질병의 소인을 판단하거나 질병의 예후를 관찰하기 위한 목적으로 사용되는 제품, 선천적인 장애에 대한 정보 제공을 목적으로 사용되는 제품, 혈액, 조직 등을 다른 사람에게 수혈하거나 이식하고자 할 때 안전성 및 적합성 판단에 필요한 정보 제공을 목적으로 사용되는 제품, 치료 반응 및 치료 결과를 예측하기 위한 목적으로 사용되는 제품, 치료 방법을 결정하거나 치료 효과 또는 부작용을 모니터링하기 위한 목적으로 사용되는 제품을 말한다.

40) 추적관리대상 의료기기(Medical Device Tracking)

'인체에 1년 이상 삽입되는 의료기기' 또는 '생명 유지용 의료기기 중 의료기관 외의 장소에서 사용이 가능한 의료기기' 중에서 사용 중 부작용 또는 결함이 발생하여 인체에 치명적인 위해를 줄 수 있고 그 소재를 파악해 둘 필요가 있어 식약처장이 별도로 정한 의료기기를 말한다.

41) 콜라겐사용인공혈관(Prosthesis, vascular, collagen-based)

처리 완료된 생물학적 조직을 원재료로 하고, 정맥, 동맥 등의 혈관의 일부 회복 또는 치환을 위해 이용하는 콜라겐을 재료로 사용한 기구를 말한다.

42) 특수재질인공무릎관절(Knee prosthesis, internal, total biodegradable)

무릎관절부에 대한 관절성형술에 사용되는 임플란트로서 인공 대퇴골부, 인공 경골부, 인골슬개골, 인공반월상연골, 블록, 스템, 나사 등이 개별 또는 한 벌로 구성될 수 있다. 안전성이 확인되지 아니한 재료

(생체 재료, 흡수성 재료 등)를 사용하거나 특수표면 처리한 경우 또는 구조적 측면에서 특수한 경우에 해당한다.

43) 특수재질인공어깨관절(Prosthesis, shoulder, internal, total biodegradable)

어깨관절부에 대한 관절성형술에 사용되는 임플란트로서 인공 상완골부, 인공 관절와부, 나사 등이 개별 또는 한 벌로 구성될 수 있다. 안전성이 확인되지 아니한지 아니한 재료(생체 재료, 흡수성 재료 등)를 사용하거나 특수표면 처리한 경우 또는 구조적 측면에서 특수한 경우에 해당한다.

44) 특수재질인공엉덩이관절(Hip prosthesis, internal, total, biodegradable)

엉덩이관절부의 관절성형술에 사용되는 임플란트로서 인공 대퇴골두, 인공관골구부, 인공대퇴골부, 나사, 플러그(Plug), 센트럴라이져(Centralizer) 등이 개별 또는 한 벌로 구성될 수 있다. 안전성이 확인되지 아니한지 아니한 재료(생체 재료, 흡수성 재료 등)를 사용하거나 특수표면 처리한 경우 또는 구조적 측면에서 특수한 경우에 해당한다.

45) 품질(Quality)

고유 특성의 집합이 요구사항을 충족시키는 정도를 말한다.

46) 혈관용스텐트(복부대동맥 및 흉부대동맥 스텐트그라프트)(Stent, vascular)

혈관의 폐색 부위에 삽입하여 개통을 유지시키는 스텐트로서 확장할 수 있으며, 풍선카테터 등과 함께 사용될 수 있다. 단, 관상동맥 또는 뇌혈관에 사용하는 것을 제외한다.

47) 횡격신경전기사극장치(Diaphragm/phrenic nerve electrical stimulation system)

횡격막을 주기적으로 수축시키고 횡격신경에 전기자극을 하는 기구. 환자의 횡격 신경 주위에 배치한 이식형 수신기와 이식형 수신기에 자극펄스를 보내는 외부송신기로 구성된다.

2 의료기기 인허가 관련 용어

1) 동일제품군
제조국, 제조사, 품목명이 동일한 의료기기 중 사용목적, 사용방법, 제조방법 및 색소나 착향제를 제외한 원재료(기구·기계는 제외한다)가 동일한 것으로 색상, 치수 등의 차이가 있거나 구성 부분품이 변경 또는 추가되는 일련의 모델(시리즈 제품)들로 구성된 제품군을 말한다.

2) 일회용 의료기기
한 환자에게 한 번 사용할 목적 또는 한 번의 시술 과정에서 한 환자에게 사용할 목적인 의료기기를 말한다. 다만, 체외진단의료기기는 한 번의 검사과정에서 사용할 목적인 경우를 말한다.

3) 조합의료기기
2가지 이상의 의료기기가 모여 하나의 의료기기가 되는 것으로서 복합적인 기능을 발휘하는 의료기기를 말한다.

4) 한벌구성의료기기
2가지 이상의 의료기기를 하나의 포장단위로 구성한 의료기기를 말한다.

5) 첨단의료기기
융·복합의료기기를 포함하여 바이오기술, 정보기술, 나노기술, 로봇기술, 의료기술 등 혁신적 과학기술을 기반으로 한 새로운 의료기기를 말한다.

6) 부분품
의료기기의 본체를 구성하기 위하여 필요한 부분을 말한다.

7) 시험규격
해당 제품의 안전성 및 성능을 검증하기 위하여 설정하는 시험항목, 시험기준 및 시험방법을 말한다.

8) 품목
「의료기기법 시행규칙」(이하 시행규칙) [별표 1] 및 「의료기기 품목 및 품목별 등급에 관한 규정」(식약처 고시)의 소분류에 해당하는 개별 제품을 말한다. 다만, 소분류에 해당되지 않아 중분류한 품목은 중분류에 해당하는 개별 제품을 말한다.

9) 품목류
시행규칙 [별표 1] 및 「의료기기 품목 및 품목별 등급에 관한 규정」에 따른 소분류를 말한다.

10) 새로운제품

이미 허가·인증받은 의료기기와 사용목적, 작용원리 또는 원재료(의료용품에 한한다) 등이 동등하지 아니한 의료기기를 말한다.

11) 개량제품

이미 허가·인증받은 의료기기와 사용목적, 작용원리, 원재료(의료용품에 한한다)는 동등하나 성능, 시험규격, 사용방법 등이 동등하지 아니한 의료기기를 말한다. 다만, 체외진단의료기기는 이미 허가·인증받은 의료기기와 사용목적, 작용원리는 동등하나 원재료 또는 성능이 동등하지 아니한 제품을 말한다.

12) 동등제품

이미 허가·인증받은 의료기기와 사용목적, 작용원리, 원재료(의료용품에 한한다), 성능, 시험규격 및 사용방법 등이 동등한 의료기기를 말한다. 다만, 체외진단의료기기는 사용목적, 작용원리, 원재료 및 성능이 동등한 경우를 말한다.

13) 사용기간 또는 유효기간

제조자가 의도한 의료기기의 사용 목적대로 작용할 수 있도록 성능 및 안전성(멸균의료기기의 경우 멸균) 등이 유지되는 실제시간을 말한다.

14) 국제표준화기술문서

의료기기 규제당국자포럼(IMDRF, International Medical Device Regulators Forum)에서 국가 간 의료기기 규제 차이를 없애기 위해 개발한 표준화된 문서로 기술문서 개요(STED, Summary Technical Documentation)와 이에 대한 첨부 자료로 구성된다.

15) 인체이식형 의료기기

인체에 30일 이상 연속적으로 유지되는 것을 목적으로 삽입하는 의료기기를 말한다.

16) 단계별 심사

법 제11조 및 시행규칙 제9조에 따라 제조허가 신청 전에 허가에 필요한 기술문서 등의 심사 자료에 대하여 미리 제품 개발 단계별로 나누어 심사하는 것을 말한다.

3 체외진단의료기기 인허가 관련 용어

1) 체외진단시약

「체외진단의료기기법」(이하 "법"이라 한다) 제2조제1호에 따른 체외진단의료기기 중 시약, 대조·보정 물질(체외진단의료기기에 범용으로 사용되는 것에 한한다)을 말한다. 다만, 실험실에서 조제하여 사용하는 조제시약은 제외한다.

2) 체외진단장비

법 제2조제1호에 따른 체외진단의료기기 중 기구·기계·장치, 소프트웨어 등을 말한다.

3) 동일제품군

제조국, 제조사, 품목명이 동일한 체외진단의료기기 중 사용목적, 사용방법, 제조방법, 원재료(체외진단장비는 제외한다)가 동일한 것으로 색상, 치수 등의 차이가 있거나 부분품이 변경 또는 추가되는 모델들로 구성된 제품군을 말한다.

4) 일회용

한 번의 검사과정에서 한 번 사용할 목적인 것을 말한다.

5) 조합체외진단의료기기

다음 각 목의 어느 하나에 해당하는 것을 말한다.
① 2가지 이상의 체외진단시약으로 구성되어 하나 이상의 검사를 할 수 있는 체외진단시약
② 2가지 이상의 체외진단장비가 모여 하나의 체외진단장비가 되는 것으로서 복합적인 기능을 발휘하는 체외진단장비(제조사가 동일한 2가지 이상의 체외진단장비가 연결된 것으로 연속하여 다른 체외진단 검사를 실시하는 것을 포함한다)

6) 한벌구성체외진단의료기기

2가지 이상의 체외진단의료기기 등이 하나의 포장단위로 구성된 것을 말한다.

7) 부분품

제품의 사용목적을 달성하기 위하여 체외진단시약 또는 체외진단장비에 함께 사용되는 것으로 부분품 자체로는 「의료기기법」에 따른 의료기기 또는 체외진단의료기기가 아닌 것을 말한다.

8) 시험규격

해당 제품의 안전성 및 성능을 검증하거나, 제품의 품질관리에 적정을 기할 수 있도록 설정하는 시험항목, 시험기준 및 시험방법을 말한다.

9) 품목

「체외진단의료기기법 시행규칙」(이하 "시행규칙"이라 한다) 제2조 및 「체외진단의료기기 품목 및 품목별 등급에 관한 규정」(식품의약품안전처 고시)의 소분류에 해당하는 개별 제품을 말한다. 다만, 소분류에 해당되지 않아 중분류한 품목은 중분류에 해당하는 개별 제품을 말한다.

10) 품목류

시행규칙 제2조 및 「체외진단의료기기 품목 및 품목별 등급에 관한 규정」에 따른 소분류를 말한다.

11) 동등제품

이미 허가·인증받은 체외진단의료기기와 사용목적, 작용원리 및 다음 각 목에 따른 사항이 전부 동등한 제품을 말한다.
  ① 체외진단시약 : 원재료, 성능
  ② 체외진단장비 : 성능, 시험규격, 사용방법

12) 개량제품

이미 허가·인증받은 체외진단의료기기와 사용목적과 작용원리는 동등하나 다음 각 목에 따른 사항 중 하나 이상이 동등하지 아니한 제품을 말한다.
  ① 체외진단시약 : 원재료, 성능
  ② 체외진단장비 : 성능, 시험규격, 사용방법

13) 새로운제품

이미 허가·인증받은 체외진단의료기기와 사용목적 또는 작용원리가 동등하지 아니한 제품을 말한다.

14) 사용기간 또는 유효기간

제조자가 의도한 체외진단의료기기의 사용 목적대로 작용할 수 있도록 성능 및 안전성(멸균체외진단의료기기의 경우 멸균)등이 유지되는 실제시간을 말한다.

15) 체외진단장비 제품군

제조자/제조국, 품목명(등급), 사용목적, 측정원리, 검체종류, 적용 체외진단시약이 동일하고 검사속도 및 보정방법 등의 기술적 사양(specification)이 다른 일련의 모델(시리즈 제품)들로 구성된 체외진단장비를 말한다.

16) 일체형체외진단의료기기

체외진단시약과 체외진단장비의 제조사가 동일하며 같은 사용목적을 가지도록 설계·제조된 체외진단의료기기를 말한다.

17) 검체

인체 또는 동물로부터 수집하거나 채취한 조직·세포·혈액·체액·소변·분변 등과 이들로부터 분리된 혈청, 혈장, 염색체, DNA(Deoxyribonucleic acid), RNA(Ribonucleic acid), 단백질 등을 말한다.

18) 임상적 성능시험

체외진단의료기기의 성능을 증명하기 위하여 검체를 분석하여 임상적·생리적·병리학적 상태와 관련된 결과를 확인하는 시험을 말한다.

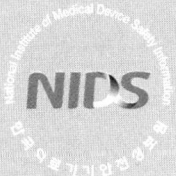

# 제 4 장

의료기기 인허가제도의 이해

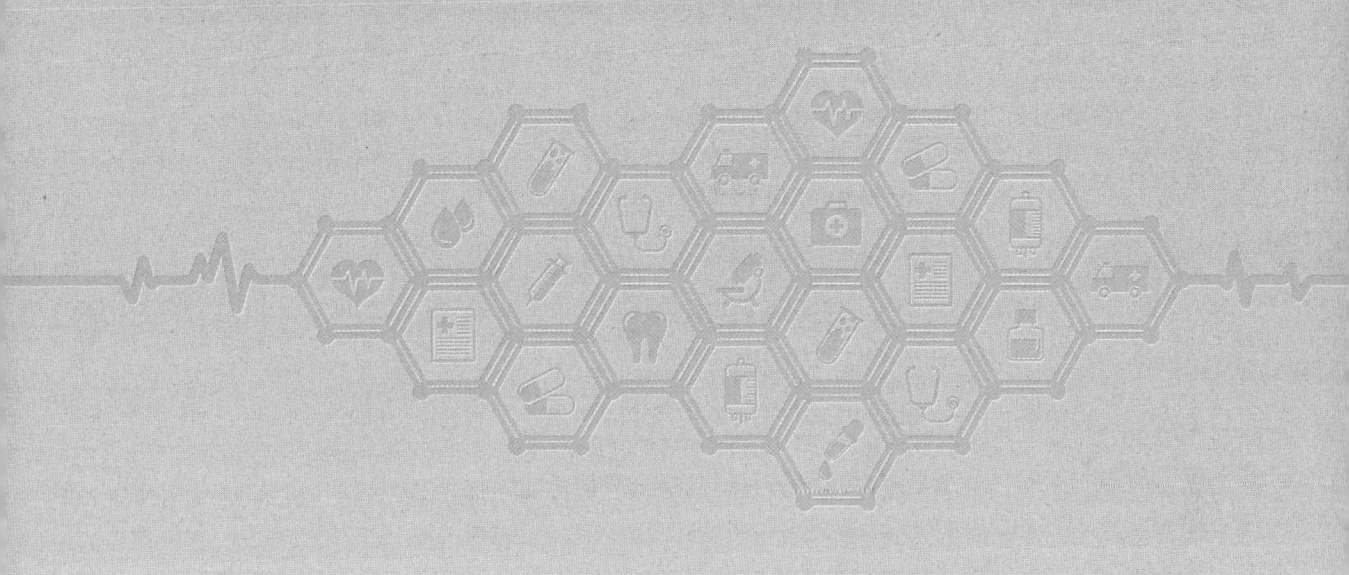

1. 의료기기 인허가제도
2. 의료기기 인허가제도의 관리규정 및 절차
3. 의료기기 인허가제도와 심사
4. 체외진단의료기기 인허가제도의 관리규정 및 절차
5. 체외진단의료기기 인허가제도와 심사

04 의료기기 인허가제도의 이해

학습목표 → 의료기기 및 체외진단의료기기 인허가 제도의 이해를 위해 개요, 관련 규정 및 절차, 심사 등에 대해 학습한다.

NCS 연계 →

목차	분류 번호	능력단위	능력단위 요소	수준
1. 의료기기 인허가 제도	1903090201_15v1	인허가 정보 수집	국가별 인허가 절차 입수하기	5
2. 의료기기 인허가 제도의 관리 규정 및 절차	1903090201_15v1	인허가 정보 수집	국가별 인허가 절차 입수하기	5
3. 의료기기 인허가 제도와 심사	1903090201_15v1	인허가 정보 수집	국가별 인허가 절차 입수하기	5
4. 체외진단의료기기 인허가제도의 관리규정 및 절차	1903090201_15v1	인허가 정보 수집	국가별 인허가 절차 입수하기	5
5. 체외진단의료기기 인허가제도와 심사	1903090201_15v1	인허가 정보 수집	국가별 인허가 절차 입수하기	5

핵심 용어 → 의료기기/체외진단의료기기 업허가, 제조·수입 허가, 인증, 신고, 심사

1 의료기기 인허가제도

1.1 의료기기 업허가

가. 업(業)허가

의료기기법령에 따라 허가를 받거나 신고를 해야 하는 업(業)자는 다음과 같다.

① 의료기기 제조업자, 수입업자
② 체외진단의료기기 제조업자, 수입업자
③ 의료기기 수리업자
④ 의료기기 판매업자, 임대업자(판매업자는 별도 임대업 신고 불필요)

의료기기 제조업자, 수입업자는 식품의약품안전처장이 허가하며, 의료기기의 제조 또는 수입을 업으로 하려는 자를 말한다.

체외의료기기 제조업자, 수입업자는 식품의약품안전처장이 허가하며, 체외진단의료기기의 제조 또는 수입을 업으로 하려는 자를 말한다(체외진단 의료기기가 아닌 의료기기 취급 시 의료기기 제조업 또는 수입업 허가 필요).

구분	허가·인증·신고 품목	적용 법령		체외진단의료기기업 허가
		「의료기기법」	「체외진단의료기기법」	
기존업체	의료기기 체외진단의료기기	○	○	기허가 이전 (신규발급) ※ 별도 채번
	체외진단의료기기	○	○	
	의료기기	○	×	불필요
신규업체	의료기기 체외진단의료기기	○	○	신규 허가 필요
	체외진단의료기기	○	○	
	의료기기	○	×	불필요

* 출처 : 체외진단의료기기 법령 시행에 따른 업무 안내서(민원인안내서, 2020. 12.)

기존 의료기기 업허가를 보유하고 있던 업체의 경우에도, 별도의 체외진단 의료기기 업허가를 받도록 규정하였다(기존 의료기기 제조·(수입)업자 중 체외진단의료기기를 제조(수입)하고 있는 경우에는 체외진단의료기기법에 따라 허가를 받은 것으로 간주).

의료기기만을 취급하는 경우, 의료기기와 체외진단 의료기기를 모두 취급하는 경우, 체외진단 의료기기만을 취급하는 경우 3가지 경우에 대하여 아래와 같이 업허가를 관리하게 된다.

구분		허가 등 보유품목 구성 현황		
		의료기기	의료기기 체외진단의료기기	체외진단의료기기
기존 업 허가번호(예시)		제123호	제124호	제125호
신규 업 허가번호	의료기기	제123호[1]	제124호[1]	〈삭제〉[2]
	체외진단	–	**체외** 제124호[3]	**체외** 제125호[3]

1) 유지 : 변경사항 없음
2) 삭제 : 이력 확인은 가능
3) 재발급 대상 : 체외진단의료기기업 허가증 별도 발급, 허가번호에 구분자 '체외' 표시

「체외진단의료기기법」 부칙 제3조(제조업의 허가 등) ② 이 법 시행 당시 「의료기기법」에 따라 체외진단의료기기에 대하여 제조허가, 제조인증, 수입허가 또는 수입인증을 받거나 제조신고 또는 수입신고를 한 경우에는 <u>제5조제3항 또는 제11조 제2항에 따라 허가 또는 인증을 받거나 신고를 한 것으로 본다.</u>

* 출처 : 체외진단의료기기 법령 시행에 따른 업무 안내서(민원인안내서, 2020. 12.)

의료기기 수리업자는 특별시장·광역시장·도지사·특별자치도지사에게 신고하며, 의료기기의 수리를 업으로 하려는 자를 말한다. 이때, 수리란 허가를 받거나 신고한 내용대로 수리하는 것을 말한다.

의료기기 판매업자 및 임대업자는 특별자치시장·특별자치도지사·시장·군수 또는 구청장에게 신고하고, 의료기기의 판매 또는 임대를 업으로 하고자 하는 자를 말한다.

① 제조업자 또는 수입업자 자신이 제조 또는 수입한 의료기기를 의료기기취급자*에게 판매하거나 임대하는 경우

※ 의료기기제조, 수입, 수리, 판매, 임대업자 및 「의료법」에 따른 의료기관개설자 및 「수의사법」에 따른 동물병원 개설자

② 판매업자 신고를 한 자가 임대업을 하는 경우
③ 약국 개설자 또는 의약품 도매상이 의료기기를 판매·임대하는 경우
④ 총리령으로 정하는 임신조절용 의료기기 및 의료기관 외의 장소에서 사용되는 자가진단용 의료기기를 판매하는 경우

㉮ 콘돔
㉯ 휴대전화 및 가전제품 등에 혈당측정의 기능이 포함되어 있거나 결합되어 사용되는 혈당측정기
㉰ 그 밖에 식약처장이 위해 정도 및 안전성을 고려하여 고시하는 의료기기
- 전자체온계, 귀 적외선체온계, 피부 적외선체온계, 색조표시식체온계
- 자동 전자혈압계
- 자가진단용 모바일 의료용 어플리케이션 및 이를 탑재한 제품(휴대전화, 태블릿 PC 등)
- 개인용 체외진단 모바일 의료용 애플리케이션(이하 "앱"이라 한다) 및 이를 탑재한 제품(휴대전화, 태블릿 PC 등)
- 개인용임신내분비물질검사기

의료기기 취급자가 되기 위해서는 각각의 업종에 따른 자격 요건을 갖추어야 하는데, 자격 요건에는 일정한 시설기준에 의한 업종별 시설 요건과 대표자 및 해당 업종의 관리 업무를 담당할 관리자 등 인적 요건이 있다.

〈표 4-1〉 의료기기 회사의 요건

업종/구분	시설 요건	인적 요건	절차
제조업자	시행규칙에 의한 제조시설	품질책임자	식약처장의 허가
수입업자	시행규칙에 의한 수입시설	품질책임자	식약처장의 허가
수리업자	시행규칙에 의한 수리시설	책임기술자	특별시장·광역시장·도지사·특별자치도지사에게 신고
판매/임대업자	시행규칙에 의한 판매/임대시설	관리책임자	특별자치도지사, 시장·군수 또는 구청장에게 신고

나. 제조업 및 수입업 허가

1) 시설기준

의료기기 제조업의 허가를 받기 위해 갖추어야 할 시설요건의 경우 총리령인 「의료기기법 시행규칙」에서 제조시설 및 품질관리체계의 기준을 정하고 있다.

의료기기 제조소의 시설은 「의료기기 제조 및 품질관리 기준」(GMP, Good Manufacturing Practice)의 하드웨어로서, 그 소프트웨어인 운영체계와 연관되어 있다.

의료기기법령에서는 제조시설을 칭할 때 공장이라는 표현 대신에 제조소라는 단어를 사용한다. 제조소는 그 기능과 행하는 작업의 내용에 따라 작업소와 시험실 그리고 보관소로 구분하고, 의료기기 특성에 따른 시설을 갖추도록 하고 있다.

※ 체외진단의료기기는 「체외진단의료기기법 시행규칙」 및 「체외진단의료기기 제조 및 품질관리 기준」에 따름

의료기기 제조업 허가와 관련하여 조건부 허가 제도가 운영되고 있다. 의료기기 제조업 허가를 받고자 하는 자가 제조업의 시설 요건에 맞는 시설을 갖추지 못하였거나 제조 및 품질관리체계(KGMP)를 갖추지 못한 경우에도 일정한 기간 내에 시설을 갖출 것을 조건으로 허가를 받을 수 있으며, 만약 정당한 사유 없이 기간 내에 그 시설을 갖추지 않으면 허가가 취소된다.

조건부 허가는 시설을 갖추고 조건 이행 신고를 하는 것으로 당연히 허가되는 것은 아니고, 반드시 의료기기법령의 규정에 의한 허가 요건의 적합 여부에 따라 허가를 받게 된다. 따라서 조건이 이행되었음이 확인되면 조건부 허가증을 허가증으로 바꾸어 교부하게 된다. 또한, 조건을 이행하지 못했다고 하여 조건부 허가가 당연히 취소되는 것은 아니며, 일정한 절차를 거쳐 행정처분으로서 허가 취소가 이루어진다.

※ 체외진단의료기기도 의료기기법에 따라 동일하게 적용

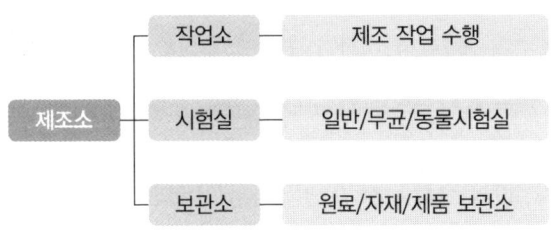

┃그림 4-1┃ 제조소의 시설

의료기기 수입업의 허가를 받기 위해 갖추어야 할 시설요건의 경우 총리령인 「의료기기법 시행규칙」에서 수입업의 시설과 제조 및 품질관리체계의 기준을 정하고 있다.

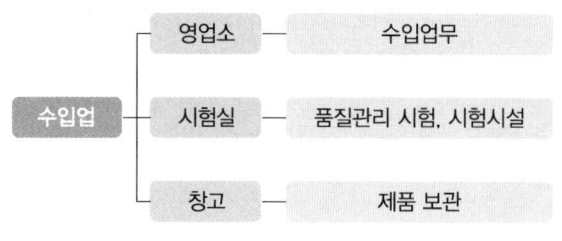

| 그림 4-2 | 수입업소의 시설

2) 인적 기준(체외진단의료기기의 경우도 동일)

의료기기 제조(수입)업과 관련한 인적 요건은 대표자, 품질책임자가 각각의 기준에 적합해야 한다. 우선, 대표자가 다음의 어느 하나에 해당하는 경우에는 의료기기 제조업·수입업에 대한 허가를 받을 수 없다.

- 「정신건강증진 및 정신질환자 복지서비스 지원에 관한 법률」 제3조제1호에 따른 정신질환자. 다만, 전문의가 제조(수입)업자로서 적합하다고 인정하는 사람은 그러하지 아니하다.
- 피성년후견인·피한정후견인 또는 파산선고를 받은 자로서 복권되지 아니한 자
- 마약·대마·향정신성의약품 중독자
- 「의료기기법」을 위반하여 금고 이상의 형을 선고받고 그 집행이 끝나지 아니하거나 그 집행을 받지 아니하기로 확정되지 아니한 자
- 의료기기법을 위반하여 제조(수입)업 허가가 취소된 날부터 1년이 지나지 아니한 자

의료기기 제조업자는 제조소마다 1명의 품질책임자를 두어 의료기기의 제조 업무에 종사하는 종업원에 대한 지도·감독, 제조관리, 품질관리 및 안전관리(시판 후 부작용 등에 대한 안전관리를 포함한다) 업무를 수행하여야 한다. 품질책임자는 의료기기의 최신 기준규격, 품질관리 및 안전관리에 관한 교육훈련 등을 준수하고, 국민건강의 위해를 방지하기 위하여 만전을 기해야 한다.

의료기기를 수입업자도 의료기기 제조업자와 마찬가지로 품질책임자를 두어 품질책임자의 업무를 하게 하여야 한다.

참고로, 의료기기와 체외진단의료기기 모두를 취급하는 업체의 경우에는 품질책임자를 별도로 각각 두지 않고, 업무를 겸할 수 있도록 하였다.

> **참고** **체외진단의료기기 추가 취급**
> Q. 의료기기와 체외진단의료기기를 제조(수입)하는 업체는 품질책임자를 별도로 각각 두어야 하는가?
> A. 「체외진단의료기기법 시행규칙」 제12조제3항에 따라 「의료기기법」 제6조의2제1항에 따른 업무를 겸할 수 있다.

* 출처 : 체외진단의료기기 법령 시행에 따른 업무 안내서(민원인안내서, 2020. 12.)

1.2 의료기기 허가·인증·신고 관리

「의료기기법」에서는 의료기기 관리를 위하여 허가, 인가, 면허, 지정, 등록, 신고 등 여러 가지 인허가 제도가 활용되고 있다. 인허가제도는 법률이 추구하는 정책을 실현하는 중요한 수단이므로 법령의 본칙 가운데서도 중요한 위치를 차지한다.

인허가와 관련하여 강학상으로 허가, 인가, 특허 등의 개념이 사용되고 있으나, 행정 현실상 제도의 명칭은 강학상의 개념과 일치하지 않는 경우가 많다. 또한, 현행법상 동일한 용어가 개별법마다 다른 의미로 쓰이는 경우도 있고 다른 용어가 같은 의미로 쓰이는 경우도 있어서 용어의 정의를 내리는 것조차 어려운 실정이다. 따라서 구체적으로 규정을 살펴야 그것이 강학상 허가인지 특허인지를 알 수 있는 경우가 많다.

법치행정의 원칙은 법률에 의한 행정의 원리에 따라 행정법의 모든 제도에 적용된다. 특히, 행정작용에 관한 제도는 그 제도의 법적 성격이나 효과를 포함한 제도 자체의 모습이 제대로 법률에 규정되도록 해야 한다. 따라서 인허가제도와 관련한 이러한 용어는 제도의 특성에 따라 통일적으로 사용되어야 한다.

그동안 행정규제를 완화하는 추세에 따라 종전에 허가제 또는 등록제가 신고제로 전환되고, 종전의 신고제의 일부는 자유업으로 바뀌는 경우가 많았다. 즉, 신고제의 대부분은 약한 의미의 허가제로 사용되고 있으며, 행정기관에 필요한 관련 자료 또는 정보를 제공한다는 의미의 순수한 신고 영업은 현행법상 그 예를 찾아보기 어렵게 되었다. 규제를 완화한다는 의미에서 면허제와 허가제를 등록제로, 허가제와 등록제를 신고제로, 신고제를 자유업으로 전환하게 된 가장 큰 이유는 신청을 처리할 때 행정기관의 재량이 개입할 여지를 줄이는 데 있었던 바, 면허제·허가제·등록제·신고제를 재량행사의 폭이 적어지는 순서로 본 것이다. 이는 사업 활동에 관한 규제를 행정기관이 행사할 수 있는 재량의 정도에 따라 구분하는 것인데, 이러한 구분도 나름대로 유용한 방법이 될 수 있다.

〈표 4-2〉 강학상 인허가와 현행법상 특징

구분	강학상 개념	현행법상 특징
허가	일반적으로 금지되는 행위를 특정한 경우에 해제하는 것	금지-해제의 관계가 명백하게 규정되지 않은 경우가 많음
특허(면허)	특정인에게 일정한 권리나 법률관계를 설정하는 것	특허라는 용어는 거의 사용하지 않고 면허란 용어를 주로 사용
인가	타인의 법률행위의 효력을 보충하여 법률상의 효력을 완성시키는 것	특허적 성격이 강한 사업에 대한 허가의 의미로 사용되기도 함
등록	일정한 사실이나 법률관계를 행정기관에 갖추어둔 장부에 등재하고 그 존부(存否)를 공적으로 증명하는 것	허가와 신고의 중간에 속하는 인허가로 운영되는 사례가 많음

가. 의료기기 허가·인증·신고

의료기기의 제조업자 및 수입업자가 의료기기를 제조·판매하거나 수입하고자 하는 경우, 품목류별 또는 품목별로 식약처장의 의료기기 허가, 인증을 받거나 의료기기 신고를 해야 한다.

※ 의료기기 품목류별 허가, 인증, 신고 : 인체에 미치는 잠재적 위해성이 낮아 고장이나 이상이 발생하더라도 생명이나 건강에 위해를 줄 우려가 거의 없는 의료기기로서 식품의약품안전처장이 정하여 고시하는 의료기기(의료기기 허가·신고·심사 등에 관한 규정 [별표1] 참조)

※ 체외진단 품목류별 허가, 인증, 신고 : 개인과 공중보건에 미치는 잠재적 위해성이 낮아 고장이나 이상이 발생하더라도 개인의 생명이나 건강 또는 공중보건에 위해를 줄 우려가 거의 없는 체외진단의료기기로서 식품의약품안전처장이 정하여 고시하는 의료기기(체외진단의료기기 허가·신고·심사 등에 관한 규정 [별표1] 참조)

1) 의료기기의 허가·인증·신고 대상

의료기기의 품목이 허가, 인증 대상인지 신고 대상인지에 대한 구분은 의료기기의 등급과 분류에 따라 나뉜다. 「의료기기법」 제6조에 따라 품목류별 및 품목별로 제조(수입) 허가, 제조(수입) 인증을 받거나 제조(수입) 신고를 하여야 하는 의료기기는 다음과 같다.

〈표 4-3〉 의료기기 허가·인증·신고 대상 의료기기(체외진단의료기기 동일)

구분	허가 대상	인증대상	신고 대상
품목류별	-	2등급 의료기기 중 식약처장이 정하여 고시하는 의료기기	1등급 의료기기 중 식약처장이 정하여 고시하는 의료기기
품목별	• 3등급·4등급 의료기기 • 2등급 의료기기(2등급 인증대상 의료기기는 제외) • 1등급·2등급 의료기기 중 이미 허가 또는 인증을 받거나 신고한 의료기기와 구조·원리·성능·사용목적·사용방법 등이 본질적으로 동등하지 아니한 의료기기	2등급 의료기기로 식약처장이 인증 대상 의료기기로 정하여 고시하는 의료기기(2등급 의료기기 중 품목류별 인증 대상인 의료기기는 제외)	1등급 의료기기(1등급 의료기기 중 품목류별 신고 대상 및 품목별 허가 대상인 의료기기 제외)

※ 인증 대상 의료기기 : 「의료기기 위탁 인증·신고의 대상 및 범위 등에 관한 지침」(식약처 고시)에서 정하는 의료기기

2) 의료기기의 허가·인증·신고 제한 대상

현행 「의료기기법」 제6조의3에 따라 다음에 해당하는 의료기기는 제조(수입) 허가, 제조(수입) 인증을 받거나 제조(수입) 신고를 할 수 없다.

① 허가가 취소된 의료기기와 사용목적, 작용원리 및 원재료 등이 동일한 의료기기로서 취소된 날부터 1년이 지나지 아니한 의료기기

② 안전성·유효성에 문제가 있다고 식약처장이 정하는 원자재를 사용하거나 함유한 의료기기로서 인체에 직·간접적으로 접촉하는 의료기기

- 국제수은협약이 적용되는 의료기기(치과용캡슐형아말감 제외)
- 석면을 사용하거나 함유한 의료기기
- 디에틸헥실프탈레이트(di-(2-ethylhexyl)-phthalate, DEHP), 디부틸프탈레이트(Dibutylphthalate, DBP) 또는 벤질부틸프탈레이트(Benzyl butyl phthalate, BBP) 등 프탈레이트류 함유 수액세트
- 분말 처리된 수술용 장갑 및 진료용 장갑

① 소해면상뇌증 등 국민보건에 위해가 우려되는 질병의 감염 가능성이 있는 원자재를 사용하거나 함유하고, 인체에 직·간접적으로 접촉하는 의료기기로서 식약처장이 정하는 의료기기
② 그 밖에 식약처장이 정하여 고시하는 의료기기 허가, 인증 또는 신고의 기준에 적합하지 아니한 의료기기

현행 「의료기기법」 제6조의3에 따라 다음에 해당하는 제품 명칭을 가진 의료기기는 허가, 인증을 받거나 신고를 할 수 없다.

① 의료기기의 명칭으로 적합하지 아니하거나 다른 제품으로 오인할 우려가 있거나 실제보다 과장된 명칭
② 의료기기의 적응증 또는 효능·효과를 그대로 표시하는 명칭
③ 그 밖에 상기에 준하는 명칭으로서 식약처장이 정하여 고시하는 기준에 적합하지 아니한 명칭

체외진단의료기기의 경우, 별도 법규에 제한 대상이 규정되어 있지 않으므로, 의료기기법에 따라 동일하게 적용된다.

나. 체외진단의료기기 허가·인증·신고 관련 참고사항

2020.5.1. 체외진단의료기기법이 시행되면서 기존 의료기기법에 따른 체외진단의료기기 품목을 보유한 제조(수입)업자는 체외진단의료기기법에 따라 품목허가를 받은 것으로 간주하며, 허가 증 등을 다음과 같이 관리하게 된다.

구분		품목 허가사항(인증·신고 포함)	
		의료기기	체외진단의료기기
기존 업 허가번호(예시)		제허 20-111호	제허 20-222호
신규 품목허가 번호	의료기기	제허 20-111호[1]	-
	체외진단	-	체외 제허 20-222호[2]

1) 유지 : 변경사항 없음
2) 재발급 대상 : 체외진단의료기기법에 따른 품목 허가증(변경 품목명 등 반영) 발급

「체외진단의료기기법」 부칙 제3조(제조업의 허가 등) ② 이 법 시행 당시 「의료기기법」에 따라 체외진단의료기기에 대하여 제조허가, 제조인증, 수입허가 또는 수입인증을 받거나 제조신고 또는 수입신고를 한 경우에는 제5조제3항 또는 제11조제2항에 따라 허가 또는 인증을 받거나 신고를 한 것으로 본다.

* 출처 : 체외진단의료기기 법령 시행에 따른 업무 안내서(민원인안내서, 2020. 12.)

참고로, 체외진단의료기기의 경우에는 별도로 구분하여 「체외진단의료기기 품목 및 품목별 등급에 관한 규정」을 제정하였고, 동 규정에 따라 기존 의료기기 허가 증 등에 기재된 품목명 및 분류번호 등이 변경된 것으로 간주하여 관리한다.

〈표 4-4〉 체외진단의료기기 품목분류(대분류별 중분류)

(I) 검체전처리기기	(J) 임상화학 검사기기	(K) 면역 검사기기	(L) 수혈의학 검사기기	(M) 임상미생물 검사기기	(N) 분자 진단기기	(O) 조직병리 검사기기	(P) 체외진단 소프트웨어
원심분리 장비, 검체처리 장비, 추출농축 기기 등 5개 중분류	임상화학분석장비, 혈액성분검사장비, 임상화학검사 시약, 혈액응고검사 시약, 내분비계검사 시약혈구검사 시약 등 15개 중분류	면역반응검사 장비, 면역 관련 단백질 검사 시약 감염체진단 면역 검사시약 등 7개 중분류	수혈의학검사 장비, 혈액형검사 시약, 기타 수혈의 검사기기 등 3개 중분류	임상미생물검사 장비, 임상미생물검사 시약, 기타 임상미생물 검사기기 등 3개 중분류	분자유전검사 장비, 분자유전검사 시약, 약물유전자검사 시약, 혈구세포항원 유전자 검사시약 등 6개 중분류	세포 및 조직병리검사 장비, 세포 및 조직병리 검사시약, 동반진단병리 검사시약 등 5개 중분류	체외진단소프트웨어, 소인관련 체외진단소프트웨어, 예후, 예측 관련 체외진단 소프트웨어 등 5개 중분류

* 출처 : 체외진단의료기기 법령 시행에 따른 업무 안내서(민원인안내서, 2020. 12.)

체외진단의료기기 제조·수입 허가를 받은 경우, 체외진단의료기기에 한정하여 의료기기법에 따른 업 허가를 받은 것으로 간주된다. 이러한 사유로 체외진단 의료기기법에 따라 허가 등을 득한 제품도 의료기기법 적용을 받게 된다.

〈「의료기기법」에 따른 품목허가 간주〉

체외진단의료기기 제조·수입 허가를 받은 경우, 체외진단의료기기에 한정하여, 「의료기기법」에 따른 업허가를 받은 것으로 봄

「체외진단의료기기법」 제5조(제조업의 허가 등) ③ 제조업자는 제조하려는 체외진단의료기기에 대하여 다음 각 호의 구분에 따라 제조허가 또는 제조인증을 받거나 제조신고를 하여야 한다. 이 경우 제조허가 또는 제조인증을 받거나 제조신고를 한 자는 「의료기기법」 제6조제2항에 따라 제조허가 또는 제조인증을 받거나 제조신고를 한 자로 본다.
1. 개인과 공중보건에 미치는 잠재적 위해성이 낮아 고장이나 이상이 발생하더라도 개인의 생명이나 건강 또는 공중보건에 위해를 줄 우려가 거의 없는 체외진단의료기기로서 식품의약품안전처장이 정하여 고시하는 체외진단의료기기 : 품목류별 제조허가, 제조인증 또는 제조신고
2. 제1호 외의 체외진단의료기기 : 품목별 제조허가, 제조인증 또는 제조신고

「체외진단의료기기법」에서 규정한 사항은 그대로 따르고, 그 외 사항(제조수입업자 및 품질책임자 준수사항, 광고심의, 일반행위 금지, 공급내역보고 등)은 「의료기기법」을 준수하여야 함

「체외진단의료기기법」 제4조(다른 법률과의 관계) 체외진단의료기기에 관하여 이 법에서 규정한 것을 제외하고는 「의료기기법」에 따른다.

* 출처 : 체외진단의료기기 법령 시행에 따른 업무 안내서(민원인안내서, 2020. 12.)

1.3 의료기기 등급분류 기준

의료기기는 사용목적과 사용 시 인체에 미치는 잠재적 위해성의 정도에 따라 4개의 등급으로 분류한다.

- 1등급 : 잠재적 위해성이 거의 없는 의료기기
- 2등급 : 잠재적 위해성이 낮은 의료기기
- 3등급 : 중증도의 잠재적 위해성을 가진 의료기기
- 4등급 : 고도의 위해성을 가진 의료기기

위의 등급에 대한 잠재적 위해성에 대한 판단기준은 다음과 같다.

- 인체와 접촉하고 있는 기간
- 침습의 정도
- 약품이나 에너지를 환자에게 전달하는지 여부
- 환자에게 생물학적 영향을 미치는지 여부

체외진단의료기기는 사용목적과 개인 및 공중보건에 미치는 잠재적 위해성의 차이에 따라 다음 4개의 등급으로 분류한다.

- 1등급 : 개인과 공중보건에 미치는 잠재적 위해성이 낮은 경우
- 2등급 : 개인에게 중증도의 잠재적 위해성을 가지며 공중보건에 미치는 잠재적 위해성이 낮은 경우
- 3등급 : 개인에게 고도의 잠재적 위해성을 가지며 공중보건에 중증도의 잠재적 위해성을 가지는 경우
- 4등급 : 개인과 공중보건에 고도의 위해성을 가지는 경우

위의 체외진단의료기기의 등급을 지정할 때에는 다음의 기준에 따른다.

- 체외진단의료기기의 품목 또는 품목류별로 지정할 것
- 체외진단의료기기의 사용목적에 따른 안전관리의 내용 및 수준을 고려할 것 낮은 경우
- 체외진단의료기기의 사용에 따라 개인이나 공중보건에 미치는 잠재적 위해성을 고려할 것
- 체외진단의료기기의 사용에 대한 사회적 영향력이나 파급 효과를 고려할 것

사용목적과 잠재적 위해성에 관한 세부적인 기준은 「의료기기 품목 및 품목별 등급에 관한 규정」에 따라 식약처장이 정하여 고시한다(품목분류 명칭별 기본 정의 및 등급에 대한 사항을 고시).
※ 체외진단 의료기기는 「체외진단의료기기 품목 및 품목별 등급에 관한 규정」에 따름

식품의약품안전처장은 등급을 지정할 때, 다음과 같은 구분에 따라 대분류, 중분류, 소분류로 구분하고, 소분류한 의료기기에 대하여 품목별로 등급을 정하여 고시한다.

> **참고** **의료기기**
> - 대분류 : 의료기기를 기구·기계·장치 및 재료별로 분류
> - 중분류 : 각 대분류군을 원자재, 제조공정 및 품질관리체계가 비슷한 품목군으로 분류
> - 소분류 : 각 중분류군을 기능이 독립적으로 발휘되는 품목별로 분류

2 의료기기 인허가제도의 관리규정 및 절차

2.1 의료기기 제조(수입)업허가 절차

가. 관련 규정

① 「의료기기법」 제6조, 제15조에 따라 의료기기 제조(수입)업의 허가를 받으려는 자는 「의료기기법 시행규칙」 [별지 제1호 서식]에 따른 신청서(전자문서로 된 신청서를 포함한다)에 「의료기기법 시행규칙」 제3조제1항 각 호의 서류(전자문서를 포함한다)를 첨부하여 제조(수입)업소의 소재지를 관할하는 지방식품의약품안전처장(이하 지방식약청장)에게 제출하여야 한다. 이때 제조업의 경우, 소재지를 달리하는 두 개 이상의 제조소가 있을 때는 그중 어느 하나의 제조소를 관할하는 지방식약청장에게 신청서를 제출할 수 있다.

체외진단의료기기의 경우에는 「체외진단의료기기법」 제5조, 제11조 및 같은 법 시행규칙 [별지 제1호 서식]에 따른 신청서(전자문서로 된 신청서를 포함한다)를 사용하고, 그 절차는 상기 의료기기법에 따른 절차와 동일하다.

② 제1항에 따라 신청서를 제출 받은 지방식약청장은 「전자정부법」 제36조제1항에 따른 행정정보의 공동 이용을 통하여 법인등기사항증명서(법인인 경우만 해당한다)를 확인하여야 한다.

나. 업허가 처리 흐름도

업허가 신청서 제출 → 관할 지방식약청 검토 → 업허가 통보

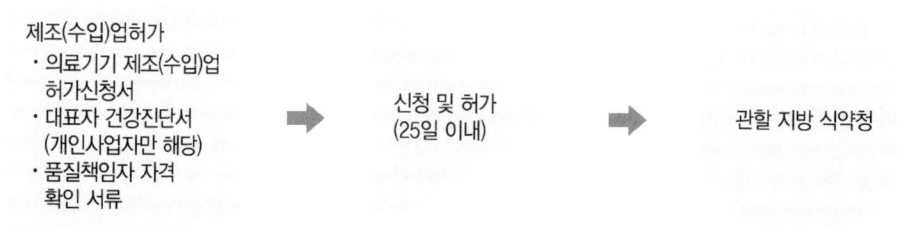

┃그림 4-3┃ 허가 처리 흐름도

1) 처리 일자[제조(수입)업허가(처리기간 25일)]

   ① 제조(수입)업허가 신청 시, 1개 이상의 허가·인증·신고를 동시에 제출하여야 한다.
   ② 1등급 신고에 해당하는 제품은 한국의료기기안전정보원장에게 신고한다.
   ③ 2등급 인증 대상에 해당하는 제품은 한국의료기기안전정보원장에게 인증 신청하여야 한다.
   ④ 3·4등급 및 1·2등급 허가 대상에 해당하는 제품은 식약처장에게 허가 신청하여야 한다.
   ※ 3·4등급 및 1·2등급 심사 업무는 식약처 소속기관인 '식품의약품안전평가원(의료기기심사부)'에서 수행하고 있다.

2) 전자민원 신청 시 참고 사항

민원사무 분류	의료기기 제조(수입)업허가
수수료	전자민원의 경우 : 144,000원 방문·우편 민원의 경우 : 160,000원
처리 부서	지방식품의약품안전청

3) 전자민원 신청 및 처리 흐름도

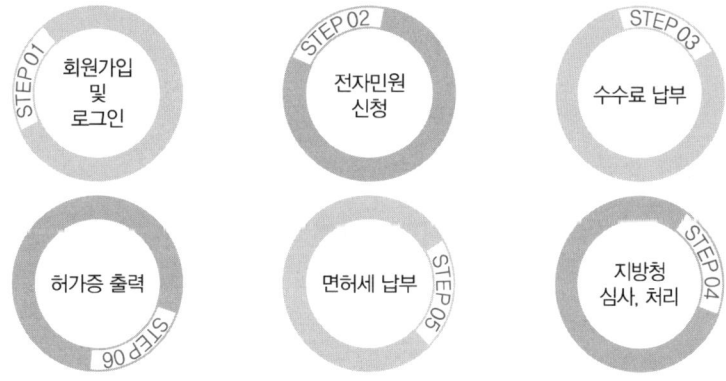

┃그림 4-4┃ 전자민원 신청 및 처리 흐름도

2.2 의료기기 신고 절차

가. 관련 규정

「의료기기 허가·신고·심사 등에 관한 규정」제4조(제조·수입 신고의 처리 등) 의료기기 제조 또는 수입신고를 하고자 하는 자가 한국의료기기안전정보원의 장에게 제출한 의료기기 제조(수입) 신고서(이하 신고서)가 의료기기 전자민원 시스템에 등록이 완료된 경우에는 신고가 수리된 것으로 본다.

다만, 하기 사항 중 어느 하나에 해당하는 경우에는 그러하지 아니하다.

① 허가·인증 대상 의료기기를 신고서로 제출한 경우

② 의료기기에 해당하지 않는 제품을 의료기기로 신고한 경우
③ 제5조 각 호의 어느 하나에 해당하는 원자재를 사용하거나 함유한 의료기기를 신고한 경우

※ 제5조(안전성·유효성 문제 원자재 사용 의료기기 등) 법 제6조의3제1항 및 제15조제6항에 따라 허가 또는 인증을 받거나 신고를 할 수 없는 의료기기는 다음 각 호와 같다.
  1. 국제수은협약이 적용되는 의료기기(치과용캡슐형아말감 제외)
  2. 석면을 사용하거나 함유한 의료기기
  3. 디에틸헥실프탈레이트(di-(2- ethylhexyl) -phthalate, DEHP), 디부틸프탈레이트(Dibutylphthalate, DBP) 또는 벤질부틸프탈레이트(Benzyl butyl phthalate, BBP) 등 프탈레이트류 함유 수액세트
  4. 분말 처리된 수술용 장갑 및 진료용 장갑

업체에서는 신고신청 시 신청 제품이 위의 대상에 포함되는지 반드시 확인하여야 한다. 위의 품목을 의료기기로 신고한 경우에는 무허가 의료기기 제조·수입 등에 해당하므로 유의하여야 한다.

아울러, 의료기기 제조(수입)업 허가신청서와 동시에 제출된 신고서의 경우에는 제조·수입업 허가 시 수리된 것으로 본다.

나. 신고 처리 흐름도

의료기기 제조(수입)신고서 제출 → 한국의료기기안전정보원 → 신고 수리

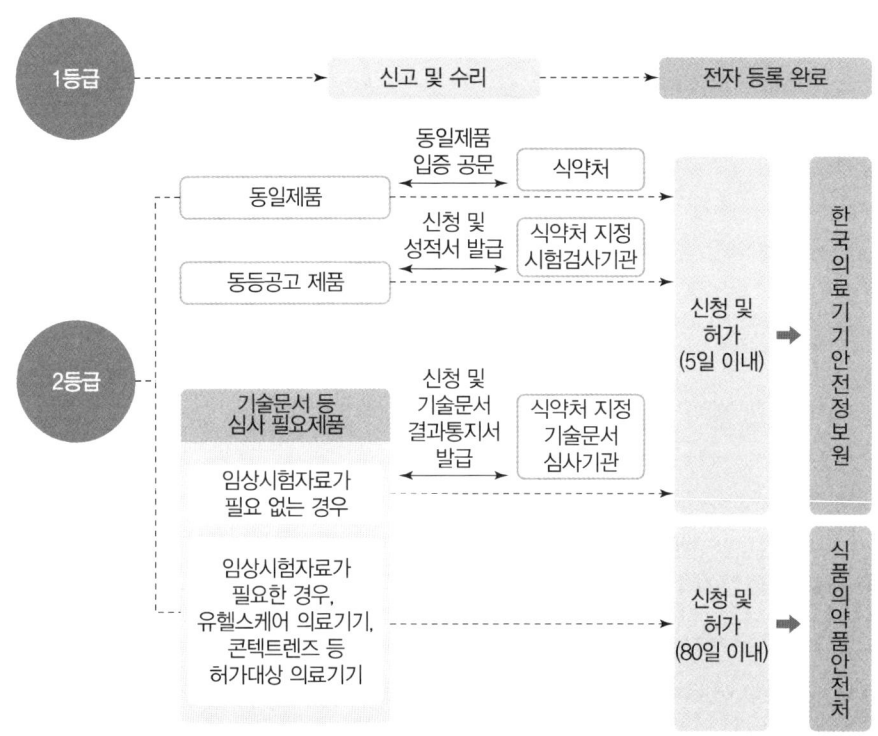

| 그림 4-5 | 의료기기 제조(수입)신고·인증 처리 흐름도

2.3 의료기기 허가·인증 등 절차

가. 관련 규정

1) 허가

「의료기기법 시행규칙」 제5조, 제30조에 따라 의료기기의 제조·수입허가를 받으려는 자는 「의료기기법 시행규칙」 [별지 제3호 서식]에 따른 신청서(전자문서로 된 신청서를 포함한다)에 「의료기기법 시행규칙」 제5조제1항 각 호, 제30조제1항의 서류(전자문서를 포함한다)를 첨부하여 식약처장에게 제출하여야 한다.

체외진단의료기기 경우, 「체외진단의료기기법 시행규칙」 제6조, 제26조에 따라 제조·수입허가를 받으려는 자는 「체외진단의료기기법 시행규칙」 [별지 제3호 서식]에 따른 신청서(전자문서로 된 신청서를 포함한다)에 「체외진단의료기기법 시행규칙」 제6조제1항 각 호, 제26조제1항의 서류(전자문서를 포함한다)를 첨부하여 식약처장에게 제출하여야 한다.

2) 인증

「의료기기법 시행규칙」 제6조, 제30조에 따라 의료기기 제조·수입인증을 받으려는 자는 「의료기기법 시행규칙」 [별지 제5호 서식]에 따른 신청서(전자문서로 된 신청서를 포함한다)에 「의료기기법 시행규칙」 제5조제1항 각 호, 제30조제1항의 서류(전자문서를 포함한다)를 첨부하여 한국의료기기안전정보원의 장에게 제출하여야 한다.

체외진단의료기기 경우, 「체외진단의료기기법 시행규칙」 제8조, 제26조에 따라 제조·수입인증을 받으려는 자는 「체외진단의료기기법 시행규칙」 [별지 제5호 서식]에 따른 신청서(전자문서로 된 신청서를 포함한다)에 「체외진단의료기기법 시행규칙」 제8조 및 제6조 제1항 각 호, 제26조제1항의 서류(전자문서를 포함한다)를 첨부하여 한국의료기기안전정보원의 장에게 제출하여야 한다.

3) 기술문서심사

제조·수입 허가 또는 인증을 받으려는 자는 「의료기기법」 제6조제5항에 따라 제출하여야 하는 기술문서 등의 적합성에 관하여 미리 식약처장의 심사를 받을 수 있다. 다만, 이미 허가 또는 인증을 받거나 신고한 의료기기와 구조·원리·성능·사용목적 및 사용방법 등이 본질적으로 동등한 의료기기로서 식약처장이 정하는 품목의 경우에는 「의료기기법」 제6조의4제1항에 따른 기술문서심사기관에서 심사를 받아야 한다.

기술문서 등의 심사를 받으려는 자는 「의료기기법 시행규칙」 [별지 제8호 서식]에 따른 심사의뢰서(전자문서로 된 심사의뢰서를 포함한다)에 「의료기기법 시행규칙」 제9조제2항, 제3항 각 호의 서류(전자문서로 된 자료를 포함한다)를 첨부하여 식약처장 또는 기술문서심사기관의 장에게 제출하여야 한다.
체외진단의료기기 기술문서심사의 경우, 기술문서심사에 관하여 별도 규정을 두고 있지 않으므로 의료기기법에 따른 기술문서심사에 관한 규정에 따른다.

나. 허가·인증 처리 흐름도

1) 품목 인증·허가 프로세스 – 2등급 인증대상 의료기기

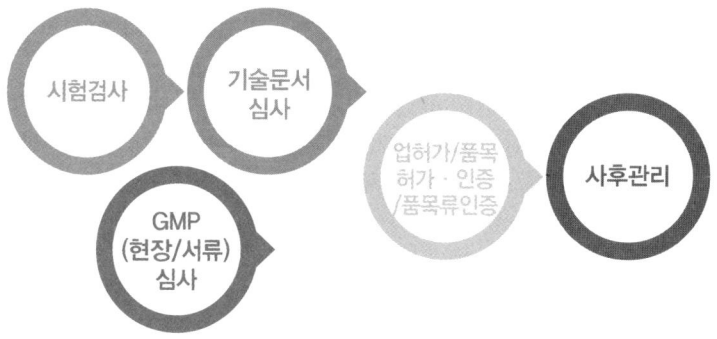

┃ 그림 4-6 ┃ 품목 인증·허가 프로세스

「의료기기법 시행규칙」제2조 관련 [별표 1]에 따라 지정된 2등급에 해당하는 품목. 다만, 지정된 등급이 2등급에 해당하더라도 다음 각 호의 어느 하나에 해당하거나 이미 허가 또는 인증을 받거나 신고한 의료기기와 구조·원리·성능·사용목적·사용방법 등이 본질적으로 동등하지 아니한 의료기기는 인증대상에서 제외된다.

※「의료기기 위탁 인증·신고의 대상 및 범위 등에 관한 지침」(식약처 고시)

① 의약품 또는 의약외품과 조합되거나 복합 구성된 의료기기
② 식약처장이「의료기기 품목 및 품목별 등급에 관한 규정」에 따라 고시한 중분류 품목 중 유헬스케어 의료기기
③ 「의료기기법」제29조에 따른 추적관리대상 의료기기 중 상시 착용하는 호흡감시기
④ 지속적인 사용으로 인체에 생물학적 영향을 미칠 수 있는 매일착용 하드 콘택트렌즈, 매일착용 소프트 콘택트렌즈
⑤ 의료기기 허가 · 신의료기술평가 통합운영 대상 의료기기
   ※ 의료기기 허가·신의료기술평가 통합운영 참고

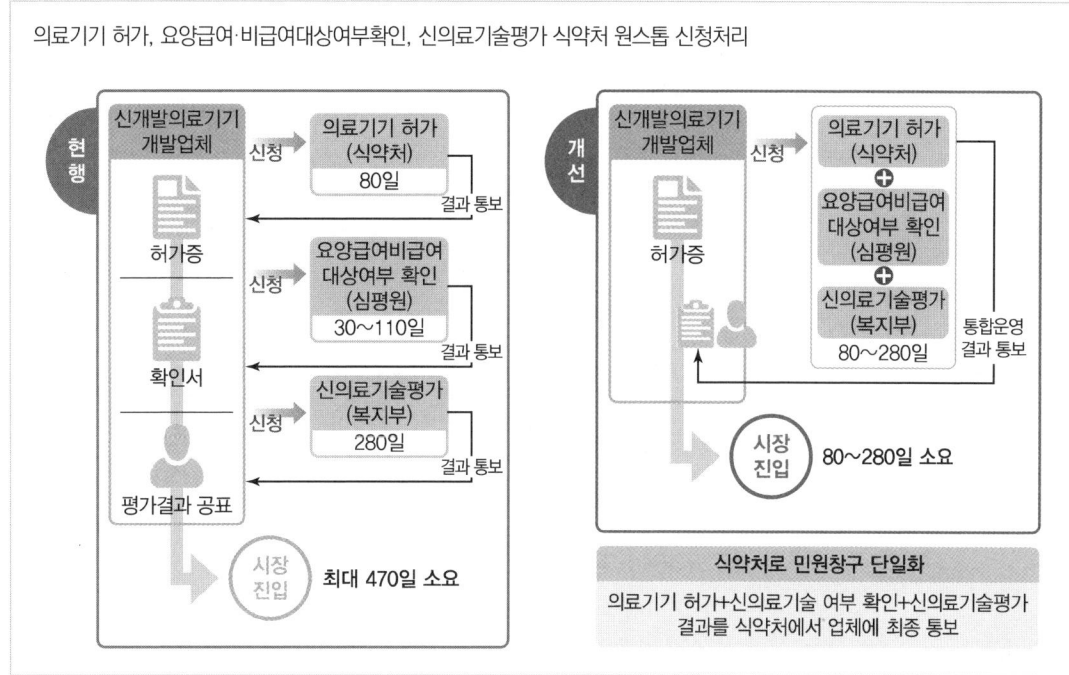

| 그림 4-7 | 의료기기 허가·신의료기술평가 등 통합심사

2) 2등급 의료기기 인증 처리(체외진단 의료기기 동일)

의료기기 제조(수입) 인증 신청서 제출 → 한국의료기기안전정보원 → 인증 통보

가) 동일제품 인증(처리기간 5일)

'동일제품'이란 이미 허가·인증받은 의료기기와 사용목적, 작용 원리, 원재료, 성능, 시험규격 및 사용 방법 등이 동일한 의료기기로 동일 제조소(수입의 경우 제조국, 제조회사, 제조소가 동일한 경우)에서 제조된 의료기기, 또는 제조 의뢰자로부터 위탁받은 제조자가 제품을 설계, 개발, 생산하는 방식으로 제조한 의료기기(국내 제조에 한함)를 말한다.

동일제품 허가·인증 신청 시 제조(수입)하려는 의료기기가 이미 허가·인증받은 의료기기와 동일 제품임을 식약처장이 정하는 바에 따라 증명한 서류를 제출하여야 한다.

나) 동등공고제품 인증(처리기간 5일)

'동등공고제품'이란 2등급 의료기기 중 동등 제품으로 3회 이상 허가·인증받은 제품에 대하여 사용목적, 작용원리, 원재료, 성능, 시험규격 및 사용 방법 등을 식약처 홈페이지를 통해 공고한 의료기기를 말한다.

동등공고제품 허가·인증 신청 시 안전성 및 성능에 관한 시험성적서는 「식품·의약품 분야 시험검사 등에 관한 법률」에 따라 식약처장이 지정한 의료기기 시험·검사 기관에서 발행한 성적서를 제출하여야 한다.

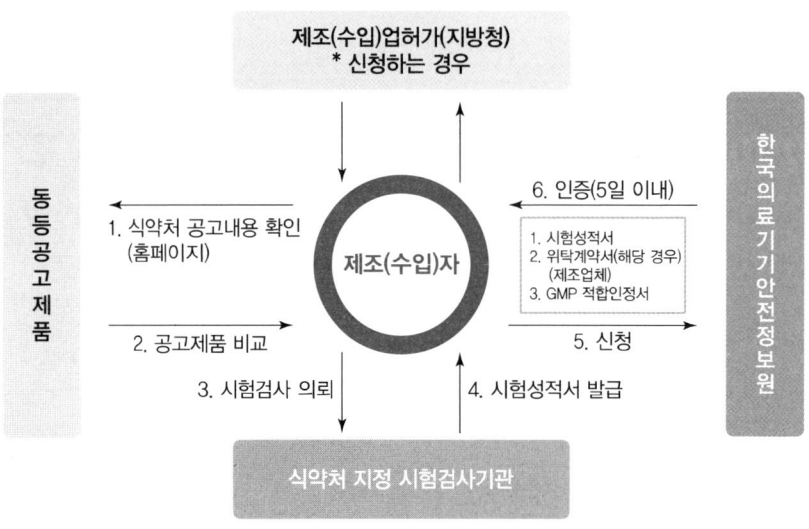

| 그림 4-8 | 동등공고제품 업무처리 흐름도

다) 품목류/품목별(개별 제품) 인증(처리기간 5일)

  2등급 인증 대상 의료기기에 해당되지만, 동일제품, 동등공고제품에 해당하지 아니한 경우에는 의료기기 기술문서심사기관에서 기술문서심사를 받은 후 인증 신청을 하여야 한다.

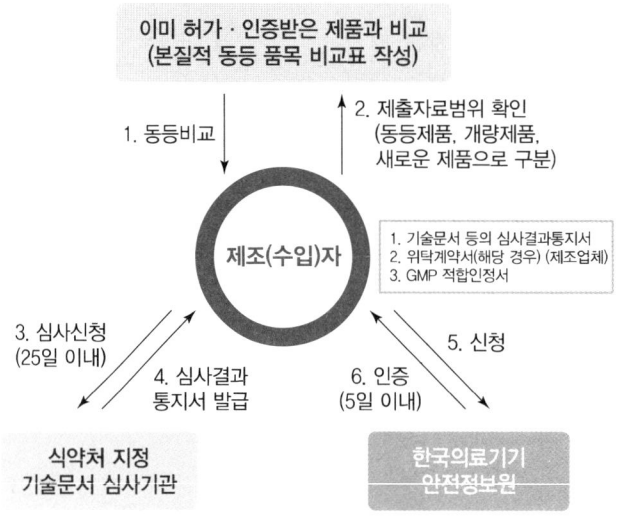

| 그림 4-9 | 본질적동등품목비교대상 제품(2등급) 업무처리 흐름도

라) 기술문서심사기관

의료기기 기술문서심사기관의 심사 품목은 「의료기기법 시행규칙」 제2조 관련 [별표 1]에 따라 지정된 2등급에 해당하는 품목. 다만, 지정된 등급이 2등급에 해당하더라도 다음 각 호에 해당하는 의료기기는 해당하지 않는다.

① 이미 허가 또는 인증을 받은 의료기기와 구조·원리·성능·사용목적 및 사용방법 등이 본질적으로 동등하지 않거나 임상시험에 관한 자료의 제출이 필요한 의료기기(체외진단의료기기의 경우, 임상적 성능시험 자료의 제출이 필요한 의료기기)
② 「의료기기 품목 및 품목별 등급에 관한 규정」에 따른 유헬스케어 의료기기에 해당하는 의료기기
③ 「의료기기 품목 및 품목별 등급에 관한 규정」에 따른 소분류가 고시되지 아니하여 신규 품목 지정이 필요한 의료기기
④ 의약품 또는 의약외품과 조합되거나 복합구성된 의료기기

의료기기 기술문서심사기관에서 심사를 하지 못하는 품목은 식약처에 기술문서 심사를 의뢰하여야 한다.

〈표 4-5〉 기술문서심사기관 명칭 및 소재지 등

연번	지정번호	심사기관의 명칭	소재지
1	제10-1호	한국산업기술시험원	서울특별시 구로구
2	제10-3호	한국기계전기전자시험연구원	경기도 군포시
3	제10-4호	한국건설생활환경시험연구원	인천광역시 연수구
4	제10-5호	한국화학융합시험연구원	경기도 과천시
5	제10-6호	한국에스지에스(주)	서울특별시 용산구
6	제14-1호	한국의료기기안전정보원(NIDS)	서울특별시 구로구
7	제19-1호	대구경북첨단의료산업진흥재단	대구광역시 동구
8	제20-1호	연세대학교 의료원 치과의료기기시험평가센터	서울특별시 서대문구

* 출처 : 식품의약품안전처, www.mfds.go.kr, 2024. 8.

3) 2등급 의료기기 허가 처리(체외진단 의료기기 동일)

의료기기 제조(수입) 허가 신청서 제출 → 식약처 → 허가 통보

① 2등급 의료기기 허가 대상 : 2등급 인증대상 제외 의료기기, 의료기기 기술문서 심사기관의 심사 제외 품목
② 2등급 의료기기 허가 대상 제품은 3·4등급 허가 제품과 동일하게 기술문서심사 및 허가 신청을 식약처로 하여야 하며, 동일한 절차를 따른다. 다만 의료기기 기술문서 심사기관의 심사 품목에 해당하는 상시 착용하는 호흡감시기와 매일착용 하드 콘택트렌즈, 매일착용 소프트 콘택트렌즈는 기술문서 심사기관에서 심사 후 식약처로 허가 신청을 하여야 한다.

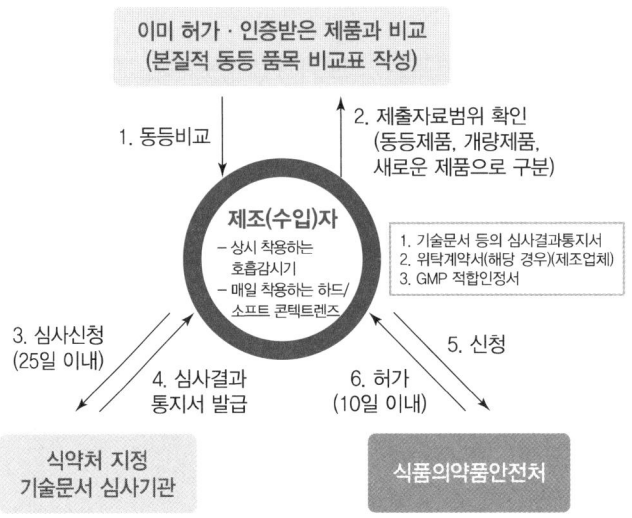

┃그림 4-10┃ 2등급 기술문서심사 대상 의료기기 허가 처리 흐름도

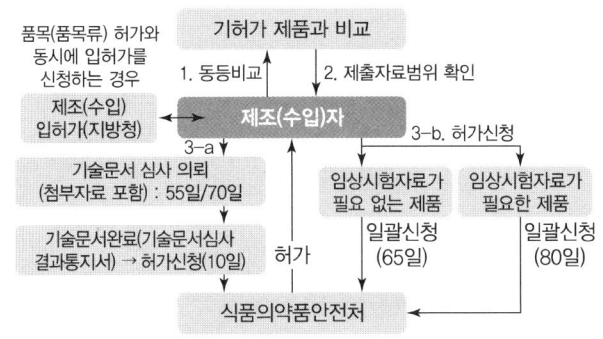

┃그림 4-11┃ 3·4등급 의료기기 및 체외진단의료기기 허가 처리 흐름도

4) 3·4등급 의료기기 허가 처리 흐름도(체외진단 의료기기 동일)

의료기기 제조(수입) 허가신청서 제출 → 식약처 → 허가 통보

가) 동일 제품 허가(처리기간 10일)

동일제품 허가 신청 시 제조(수입)하려는 의료기기가 이미 허가받은 의료기기와 동일 제품임을 식약처장이 정하는 바에 따라 증명한 서류를 제출하여야 한다.

나) 품목별 허가(처리기간 10일)

허가 신청 시 식약처에 기술문서 등 심사를 의뢰하여 발급된 기술문서 등의 심사결과 통지서를 첨부하여 식약처장에게 제출하여야 한다.

다) 품목별 허가(처리기간 65일/80일)

허가 신청 시 기술문서 등 심사 및 허가를 일괄신청할 경우, 기술문서와 임상시험자료 등을 첨부하여 식약처장에게 제출하여야 한다.

5) 품목류 인증·신고 대상 의료기기

「의료기기 허가 신고 심사 등에 관한 규정」[별표 1]에 따른 품목류 인증·신고 대상 의료기기는 다음과 같다.

〈표 4-6〉 품목류 인증 대상 의료기기

번호	분류번호	품목명	등급	정의
1	A34050.01	혈액냉장고	2	혈액을 냉장 보관하는 기구
2	A34060.01	혈액냉동고	2	혈액을 냉동 보관하는 기구
3	A31090.02	경성구강경	2	구강내부의 관찰에 이용하는 경성 내시경
4	A31090.05	경성부비강경	2	부비강의 관찰, 진단, 치료에 이용하는 경성 내시경
5	A31090.08	경성상악동경	2	상악동의 관찰, 진단, 치료에 이용하는 경성 내시경
6	A88030.02	전동식이비인후과용 진료의자	2	이비인후과 영역의 전동식 진료용 의자를 말하며 진료 시스템이 구성되어 있지 않음
7	A89030.02	전동식안과용진료의자	2	안과 영역의 진료용 전동식 의자를 말하며 진료 시스템이 구성되어 있지 않음
8	A41010.02	일회용수동식의료용칼	2	인체 조직의 절단 및 절개 등에 사용하는 수동식 의료용 칼로서 일회용임
9	A41010.04	일회용안과용칼	2	눈과 주변조직의 절단 및 절개 등에 사용하는 수동식 의료용 칼로서 일회용임
10	A41010.06	일회용수정체주머니 절개용칼	2	눈이 수정체주머니를 절개하는 데 사용하는 수동식 칼로서 일회용임
11	A41010.08	일회용치과용칼	2	치과 진료 등에 사용하는 수동식 의료용 칼로서 일회용임
12	A42010.02	일회용수동식 의료용가위	2	인체 조직의 절단 및 절개 등에 사용하는 수동식 의료용 가위로서 일회용임
13	A42010.04	일회용안과용가위	2	눈과 주변조직의 절단 및 절개 등에 사용하는 수동식 의료용 가위로서 일회용임
14	A42010.06	일회용치과용가위	2	치과 진료 등에 사용하는 수동식 의료용 가위로서 일회용임
15	A43010.02	일회용수동식 의료용큐렛	2	인체 조직의 획득 및 제거 등에 사용하는 수동식 의료용 큐렛으로서 일회용임. 숟가락, 고리 형태 등을 포함
16	A43010.04	일회용안과용큐렛	2	눈과 주변조직의 획득 및 제거 등에 사용하는 수동식 의료용 큐렛으로서 일회용임. 숟가락, 고리 형태 등을 포함
17	A45010.02	일회용범용 수동식의료용핀셋	2	진료시에 일반적으로 사용되는 핀셋으로 일회용임
18	A55010.02	수동식일회용 의료용천자기	2	생체 조직 등을 천자하는 수동식 기기로 일회용임. 송곳(drill), 리머(reamer) 등이 있으며 뼈에 보형물을 삽입하기 위하여 천자된 부위를 확대하는 데에 사용하는 기기를 포함

〈표 4-7〉 품목류 신고 대상 의료기기

번호	분류번호	품목명	등급	정의
1	A41010.01	재사용가능 수동식의료용칼	1	인체 조직의 절단 및 절개 등에 사용하는 수동식 의료용 칼로서 재사용이 가능함
2	A41010.03	재사용가능안과용칼	1	눈과 주변조직의 절단 및 절개 등에 사용하는 수동식 의료용 칼로서 재사용이 가능함
3	A41010.05	재사용가능수정체주머니절개용칼	1	눈의 수정체주머니를 절개하는 데 사용하는 수동식 칼로서 재사용이 가능함
4	A41010.07	재사용가능 치과용칼	1	치과 진료 등에 사용하는 수동식 의료용 칼로서 재사용이 가능함
5	A42010.01	재사용가능수동식 의료용가위	1	인체 조직의 절단 및 절개 등에 사용하는 수동식 의료용 가위로서 재사용이 가능함
6	A42010.03	재사용가능 안과용가위	1	눈과 주변조직의 절단 및 절개 등에 사용하는 수동식 의료용 가위로서 재사용이 가능함
7	A42010.05	재사용가능 치과용가위	1	치과 진료 등에 사용하는 수동식 의료용 가위로서 재사용이 가능함
8	A43010.01	재사용가능 수동식의료용큐렛	1	인체 조직의 획득 및 제거 등에 사용하는 수동식 의료용 큐렛으로서 재사용이 가능함. 숟가락, 고리 형태 등을 포함
9	A43010.03	재사용가능 안과용큐렛	1	눈과 주변조직의 획득 및 제거 등에 사용하는 수동식 의료용 큐렛으로서 재사용이 가능함. 숟가락, 고리 형태 등을 포함
10	A45010.01	재사용가능범용 수동식의료용핀셋	1	진료시에 일반적으로 사용되는 핀셋으로 재사용이 가능함
11	A45010.04	치과교합지용핀셋	1	치과용 교합지를 지지하는 등에 사용하는 핀셋
12	A45010.05	치과치료용핀셋	1	치과에서 구강 내에 사용되는 핀셋
13	A45020.01	재사용가능 의료용겸자	1	진료시 조직을 잡거나 조작, 압박 또는 결합하기 위해 일반적으로 사용하는 겸자로서 재사용이 가능함
14	A45020.08	교정용겸자	1	치과 교정용 재료를 보호 유지하거나 금속편 또는 와이어를 굴곡하기 위해 사용하는 기구로서 치아의 접착제를 제거하거나 치아와 교정용 재료를 분리하는 경우에도 사용됨
15	A45020.10	크라운제거용겸자	1	치과에서 버를 이용하여 크라운을 절단한 후 치아와 크라운 사이 접착제를 분리시킴으로써 크라운을 완전히 제거하는 데 사용하는 기구
16	A46010.01	수동식의료용톱	1	조직 등을 절단하는 톱 형태의 수동식 기기
17	A46020.01	수동식 의료용석고절단기	1	외과적 시술 시 스프린트 및 석고 등을 절단하는 수동식 기기
18	A47010.01	수동식의료용끌	1	뼈 등의 단단한 조직을 절단하거나 조정하기 위해 사용하는 수동식 기구
19	A48010.01	수동식의료용기자	1	조직이나 골의 단면 또는 치근, 수술기구 등을 들어올리는 수동식 기구. 엘리베이터(Elevator), 골막 기자(Periosteum elevator), 리프터(Lifter) 등을 포함
20	A48010.02	크라운제거용기자	1	버를 사용하여 크라운을 절단한 후 치아와 크라운 사이 접착제를 분리시킴으로써 크라운을 완전히 제거하는 데 사용하는 기구
21	A48010.04	치과용기자	1	치과 치료 시 발치를 위해 치아조직 또는 다른 해부학적 구조 등을 들어 올리는 데 이용하는 수술용 기기
22	A48020.01	수동식골막박리기	1	골막을 박리하는 수동식 기기
23	A49010.01	수동식의료용망치	1	인공보철물, 핀, 나사, 판 또는 기구 등에 충격을 가하는 다양한 수술에 사용하는 망치 모양의 수동식 기구

번호	분류번호	품목명	등급	정의
24	A50010.01	수동식의료용줄	1	진료 시 조직을 연마하거나 절단하기 위하여 사용되는 수동식 줄
25	A51010.01	수동식의료용레버	1	진료 시 조직을 열거나 벌리는 데에 사용하는 수동식 레버
26	A52010.01	수동식의료용올가미	1	올가미 형태의 수동식 절제기로서 편도 절제기(Tonsillectome) 등을 포함
27	A55010.01	수동식재사용가능의료용천자기	1	생체 조직 등을 천자하는 수동식 기기로 재사용 가능하다. 송곳(drill), 리머(reamer) 등이 있으며 뼈에 보형물을 삽입하기 위하여 천자된 부위를 확대하는 데에 사용하는 기기를 포함
28	A55030.01	수동식재사용가능의료용핸드피스	1	인체 조직을 천자, 천공, 절삭하는 기구에 연결되는 수동식 손잡이 기구로서 재사용이 가능함
29	A61020.01	의료용혼합주걱	1	약액 등을 혼합하는 기구
30	A63010.01	혀누르개	1	기관과 조직 주변의 검사를 용이하게 하기위해 혀를 이동시키기 위한 수술용 기기
31	A63020.01	의료용누르개	1	기관과 조직 주변의 검사를 용이하게 하기위해 기관이나 조직을 이동시키기 위한 수술용 기기
32	A63030.01	의료용압박주걱	1	인체 조직을 눌러 주는 압박용 주걱
33	A72020.01	치과용고무방습기	1	치과 시술시 구강 내의 수술영역을 격리하기 위하여 펀치로 구멍을 뚫어 치아에 씌우는 시트
34	A72020.02	치과용 고무방습기 클램프	1	노출시킨 치아의 치경부에 러버댐을 늘린 상태로 유지하는 클램프
35	A72020.03	치과용 고무방습기 프레임	1	시술영역에 도달하기 쉽게 하기 위해 러버댐을 늘린 상태로 유지하는 유연한 프레임
36	A73030.01	교합지	1	상악치아와 하악치아 간의 교합관계를 인지하기 위해 사용하는 색지 또는 얇은 테이프
37	A73030.02	교합검사용잉크	1	상악치아와 하악치아 간의 교합관계를 인지하기 위해 사용하는 잉크
38	A73050.01	치과 인상채득용트레이	1	턱이나 치아의 주형을 만드는 인상 재료를 담는 금속 또는 플라스틱 용기
39	A73050.02	치과불소 도포용트레이	1	치과 진료 시 불소 겔을 담는 금속 또는 플라스틱 용기
40	B05010.01	부목	1	신체(허리, 무릎, 목 등)의 일부분을 압박, 고정하는 지지 기능이 있는 기구. 캐스팅 테이프(Casting tape)와 치과용 부목을 포함하되, 받혀주거나 지지하는 기능이 없는 것은 제외함
41	B05010.02	손부목	1	손상된 손 또는 손가락을 고정하기 위해 이용하는 기구
42	B05020.01	팽창성부목	1	팔 또는 다리 주위에 위치하여 사지를 움직이지 않도록 팽창되는 기기
43	B05030.01	데니스브라운부목	1	내번첨족을 교정하기 위한 지지 기구
44	B05040.03	성형부목	1	손상된 부위나 신체의 일부를 고정하기 위하여 체형에 맞도록 설계된 기구
45	B05040.04	진공성형부목	1	상처입은 신체 부분을 고정하기 위해서 사용하는 기구로서 상처 부위의 주변에 설치한 후 공기를 빼서 고정함
46	B05040.05	패드식부목	1	손상된 부위나 신체의 일부를 고정하기 위한 패드식 기구
47	B05050.01	엉덩이탈골고정부목	1	선천적으로 엉덩이뼈가 탈골되는 환자를 고정하는 지지 기구
48	C26010.01	트레이용레진	1	메틸메타아크릴레이트와 같은 수지로 되어 있으며 인상용 트레이를 만드는 데에 사용
49	C14050.01	치과주조용왁스	1	로스트왁스법에 의한 고정식 보철 수복물의 납형 제작용 캐스팅 왁스
50	C14060.01	치과용 베이스플레이트왁스	1	상하악 관계를 기록하기 위해서 가상 또는 본상에 장치된 치열궁의 개형모형. 교합제는 개개의 환자에게 맞춰 제작 또는 조절됨

번호	분류번호	품목명	등급	정의
51	C14070.01	쉘락베이스플레이트	1	교합제의 축성 또는 시험적용 의치 제작의 기초가 되는 토대로서 치과용 베이스 플레이트의 성분은 왁스, 쉘락 또는 고분자로 이루어지며 개개의 환자마다 제작됨
52	C26050.01	치과용적합시험재	1	수복물의 적합도를 시험하는 실리콘, 왁스 제재 등의 재료
53	A34050.02	의약품냉장고	1	냉장저장을 요구하는 의약품을 냉장 보관하는 기구

「체외진단의료기기 허가 신고 심사 등에 관한 규정」 [별표 1]에 따른 품목류 인증·신고대상 의료기기는 다음과 같다.

〈표 4-8〉 품목류 인증 대상 의료기기

번호	분류번호	품목명	등급	정의
1	N01060.01	차세대염기서열 분석장치	2	Next-generation sequencer. 짧은 범위의 유전자 염기서열만 분석 가능한 기존 염기서열분석기와 달리 유전자 라이브러리 기술, 형광검출 기술, 전위차검출 기술 등으로 넓은 범위의 유전자 염기서열을 분석하여 진단에 사용하는 장치

3 의료기기 인허가제도와 심사

3.1 심사의 종류

의료기기 심사에는 제조(수입)업 허가/변경 허가, 제조(수입) 인증·허가/변경 인증·허가, 제조(수입) 신고/변경 신고, 기술문서 심사/변경 심사(4등급의 경우 STED 심사)가 있다.

가. 제조(수입)업 허가

1) 구비 서류
 ① 의료기기 제조(수입)업 허가신청서(「의료기기법 시행규칙」 [별지 제1호 서식]) : 개인사업자(대표자의 등록기준지 기재)
 ② 개인사업자의 경우
  ㉮ 대표자의 진단서
  ㉯ 정신질환자, 마약·대마·향정신성의약품 중독자에 해당하지 아니함을 증명
  ㉰ 발행일로부터 6개월 이내만 유효함
 ③ 다) 품질책임자의 자격을 확인할 수 있는 서류

2) 제출 기준

① 구비서류 적정 여부 확인

② 대표자 결격사유(「의료기기법」 제6조, 제15조) 및 법인 확인 : 법인의 경우, 행정정보의 공동이용을 통한 법인등기사항 증명서 확인(담당 공무원 확인)

〈제조(수입)업 허가 시 대표자 결격사유〉

다음 각 호의 어느 하나에 해당하는 자는 제조업허가를 받을 수 없다.
- 「정신건강증진 및 정신질환자 복지서비스 지원에 관한 법률」 제3조제1호에 따른 정신질환자. 다만, 전문의가 제조(수입)업자로서 적합하다고 인정하는 사람은 그러하지 아니하다.
- 피성년후견인 · 피한정후견인 또는 파산선고를 받은 자로서 복권되지 아니한 자
- 마약 · 대마 · 향정신성의약품 중독자
- 의료기기법을 위반하여 금고 이상의 형을 선고받고 그 집행이 끝나지 아니하거나 그 집행을 받지 아니하기로 확정되지 아니한 자
- 의료기기법을 위반하여 제조(수입)업 허가가 취소된 날부터 1년이 지나지 아니한 자

나. 제조(수입)업 변경 허가

1) 구비서류

가) 업소명 변경

① 의료기기 제조(수입)업 허가사항 변경허가 신청서(「의료기기법 시행규칙」 [별지 제29호 서식])

② 담당 공무원 확인사항 : 변경을 증명하는 서류에 대하여 확인

㉮ 법인 : 등기사항증명서

㉯ 개인 : 사업자등록증(담당 공무원 확인사항이나 신청인이 사업자등록증의 확인에 동의하지 아니하는 경우에는 관련서류 제출)

나) 소재지 변경

① 의료기기 제조(수입)업 허가사항 변경허가 신청서(「의료기기법 시행규칙」 [별지 제29호 서식])

② 제조소의 소재지가 변경되거나 제조소를 추가하는 경우

㉮ 위탁계약서 사본(제조의 경우, 제조공정 또는 시험을 위탁하는 경우 한함)

㉯ 「의료기기법 시행규칙」 [별표2]에 따른 시설과 제조 및 품질관리체계의 기준에 적합함을 증명하는 자료(이하 GMP 적합인정서)

③ 담당 공무원 확인사항

㉮ 법인 등기사항증명서

㉯ 개인 : 사업자등록증(담당 공무원 확인사항이나 신청인이 사업자등록증의 확인에 동의하지 아니하는 경우에는 관련서류 제출)

※ 변경된 소재지가 법인 등기사항증명서 또는 사업자등록증에 명시되어 있지 않을 경우, 공장등록증 및 건물등기부등본 또는 임대차계약서 등 소재지를 확인할 수 있는 자료 제출

다) 품질책임자의 변경
　① 의료기기 제조(수입)업 허가사항 변경허가 신청서(「의료기기법 시행규칙」 [별지 제29호 서식])
　② 변경된 품질책임자의 자격을 확인할 수 있는 자료

라) 양도양수에 의한 변경
　① 의료기기 제조(수입)업 허가사항 변경허가 신청서(「의료기기법 시행규칙」 [별지 제29호 서식])
　　※ 행정처분 등의 내용 고지 및 가중처분 대상업소 확인서 포함
　② 양도양수계약서 : 계약서상에 양수되는 내용을 명확히 모두 기재하며, 계약서상의 양도자 정보는 관할청에 등록된 정보사항(상호, 주소 및 대표자명)과 일치되어야 함
　③ 상속에 의한 대표자 변경일 경우, 상속을 확인할 수 있는 서류(가족관계 증명서 등)
　④ 개인 : 양수자의 진단서 및 등록기준지 확인(신청서 작성 시 등록기준지 기재)
　⑤ 법인 : 법인 등기사항증명서(담당 공무원 확인 사항)

> **참고** **양도양수에 해당하는 경우**
> - 법인 : 법인등록번호가 다른 업체로 허가권 양도양수
> - 개인 : 대표자 변경 또는 다수대표자로 변경
> - 법인에서 개인업체로 허가권 양도양수
> - 개인업체에서 법인으로 허가권 양도양수

마) 법인 내 대표자 변경
　① 의료기기 제조(수입)업 허가사항 변경허가 신청서(「의료기기법 시행규칙」 [별지 제29호 서식])
　② 담당 공무원 확인사항 : 법인 등기사항증명서

2) 제출 기준
　① 구비서류 적정 여부 확인 후 제출
　② 대표자 변경일 경우, 대표자 결격사유 및 법인 확인 : 법인의 경우, 행정정보의 공동이용을 통한 법인 등기사항증명서(담당 공무원 확인)
　③ 변경하고자 하는 소재지를 실제 사용하는 공간과 일치하게 기재하였는지 확인
　　※ 건물 전체를 사용하지 않는 경우 사용하는 호수까지 기재
　④ 소재지 확인이 안 될 경우, 건물등기부등본 및 공장등록증 또는 임대차계약서 제출 가능
　⑤ 법인 내 대표자가 외국인일 경우 외국인등록번호 확인, 외국인등록번호가 없는 외국인일 경우 여권 사본 제출(국가, 생년월일 및 여권번호 확인)
　⑥ 양도·양수일 경우, 양도양수계약서 공증본 제출
　　※ 제조(수입)업 허가번호 및 허가번호 등을 포함하여 양수되는 내용을 명확히 모두 기재

다. 제조(수입) 신고

1) 구비서류

가) 품목신고 : 한국의료기기안전정보원에 신고 신청

① 의료기기 제조(수입) 신고서(「의료기기법 시행규칙」 [별지 제7호 서식])

㉮ 품목류 신고 대상의 경우 : 신고서의 '품목류'란에 표기

※ 동일 제품군에 해당하는 대표 제품 하나 이상을 대상으로 신청하여야 함

㉯ 사용목적 : 「의료기기 품목 및 품목별 등급에 관한 규정」에 따라 기재

② 위탁계약서 사본(제조의 경우, 제조공정 또는 시험을 위탁하는 경우에 한함)

※ 제조(수입)업 허가신청서와 동시에 신고서를 제출하는 경우에는 업허가를 득한 시점에 신고 수리된 것으로 본다.

※ 제품의 '제조(수입) 신고내용'은 의료기기 전자민원창구(https://udiportal.mfds.go.kr/msismext/emd/min/mainView.do) → 정보마당 → 제품정보방에서 확인 가능

※ 주의 : 1등급 중 이미 허가를 받거나 신고한 품목과 구조, 원리, 성능, 사용목적 및 사용 방법 등이 본질적으로 동등하지 않은 의료기기는 식약처에 허가를 신청하여야 한다.

라. 제조(수입) 인증

1) 구비서류

가) 의료기기 기술문서심사기관의 심사품목 : 한국의료기기안전정보원에 인증 신청

① 의료기기 제조(수입) 인증신청서(「의료기기법 시행규칙」 [별지 제5호 서식])
② 기술문서 등의 심사 결과 통지서(발행일로부터 2년이 경과되지 아니한 것)
③ 위탁계약서 사본(제조의 경우, 제조공정 또는 시험을 위탁하는 경우에 한함)
④ GMP 적합인정서

나) 동등공고제품 : 한국의료기기안전정보원에 인증 신청

① 의료기기 제조(수입) 인증신청서(「의료기기법 시행규칙」 [별지 제5호 서식])
② 시험성적서(식약처장이 지정한 시험·검사기관이 발행한 것에 한함)
③ 위탁계약서 사본(제조의 경우, 제조공정 또는 시험을 위탁하는 경우에 한함)
④ GMP 적합인정서

다) 동일제품 : 한국의료기기안전정보원에 인증 신청

① 의료기기 제조(수입) 인증신청서(「의료기기법 시행규칙」 [별지 제5호 서식])
② 동일제품임을 통보 받은 공문(식약처 발급 공문)
③ 위탁계약서 사본(제조의 경우, 제조공정 또는 시험을 위탁하는 경우에 한함)
④ GMP 적합인정서

2) 제출 기준

가) 의료기기 기술문서심사기관의 심사품목

인증 신청서 내용과 의료기기 기술문서 심사기관에서 발급한 '기술문서 등의 심사결과통지서'의 내용이 일치하는지 확인 후 제출. 기술문서 등의 심사결과통지서의 비고란에 당해 제품의 동등제품 여부를 확인하여 동등제품인 경우, 의료기기 제조(수입) 인증서 비고란에 동등 제품(동등 비교 제품 허가·인증번호)을 기재

나) 공통 사항

전 공정 위탁일 경우, 제조원에 '제조의뢰자' 및 '제조자'를 각각 구분하여 기재

다) 중고 의료기기

① 자사에서 기인증 받은 제품의 중고를 수입하는 경우 : 의료기기 인증사항 변경인증 신청서 비고란에 '중고 의료기기' 또는 '중고 의료기기 병행수입(모델명)'이라 표기
② 타사에서 이미 인증받은 제품의 중고 의료기기를 수입하는 경우 : 의료기기 수입 인증(기술문서 심사 별도) 또는 동일성 검토를 받은 후 의료기기 수입인증(처리 기간 5일) 신청
③ 국내 인증을 받지 않고 중고 의료기기를 수입하는 경우 : 신규 인증 대상

마. 제조(수입) 허가

1) 구비서류

가) 3·4등급 의료기기, 2등급 의료기기 중 의료기기 기술문서심사기관의 심사 품목에서 제외된 제품 및 인증 대상 제외된 제품, 1등급 허가제품 : 식약처에 허가 신청

① 의료기기 제조(수입) 허가신청서(「의료기기법 시행규칙」 [별지 제3호 서식])
② 기술문서 등의 심사결과 통지서(기술문서 등 심사 불필요의 경우) 또는 기술문서(기술문서 검토 대상)와 임상시험에 관한 자료 등(임상시험 검토 대상)
  ※ 기술문서 등의 심사 결과 통지서는 발행일로부터 2년이 경과되지 아니한 것
③ 위탁계약서 사본(제조의 경우, 제조공정 또는 시험을 위탁하는 경우 한함)
④ GMP 적합인정서

나) 2등급 인증 대상 제외된 제품 중 상시 착용하는 호흡감시기, 매일착용하드콘택트 렌즈, 매일착용소프트콘택트렌즈 : 식약처 지정 기술문서심사기관에서 기술문서 심사 후 식약처로 허가 신청

① 의료기기 제조(수입) 허가신청서(「의료기기법 시행규칙」 [별지 제3호 서식])
② 기술문서 등의 심사결과통지서(의료기기 기술문서심사기관에서 발행한 것으로, 발행일로부터 2년이 경과되지 아니한 것)
③ 위탁계약서 사본(제조의 경우, 제조공정 또는 시험을 위탁하는 경우에 한함)
④ GMP 적합인정서

다) 2등급 인증 대상 제외된 제품 중 동등공고제품 : 식약처에 허가 신청
① 의료기기 제조(수입) 허가신청서(「의료기기법 시행규칙」 [별지 제3호 서식])
② 시험성적서(식약처장이 지정한 시험·검사기관이 발행한 것에 한함)
③ 위탁계약서 사본(제조의 경우, 제조공정 또는 시험을 위탁하는 경우에 한함)
④ GMP 적합인정서

라) 동일제품 : 식약처에 허가 신청
① 의료기기 제조(수입) 허가신청서(「의료기기법 시행규칙」 [별지 제3호 서식])
② 동일제품임을 통보 받은 공문(식약처 발급 공문)
③ 위탁계약서 사본(제조의 경우, 제조공정 또는 시험을 위탁하는 경우 한함)
④ GMP 적합인정서

2) 제출 기준

가) 공통
① 허가 신청 내용과 '기술문서 등의 심사결과통지서'의 내용이 일치하는지 확인 후 제출
② 구비서류 상세 내용 확인 및 품목 분류가 정확히 설정되었는지 확인
③ 당해 제품의 사용목적과 그 타당성이 첨부되었는지 확인
④ 신청서 별첨의 내용의 객관성 확보 여부 확인
※ 주관적으로 제품의 광고에 가까운 문구는 사용하지 않는다.
⑤ 전 공정 위탁일 경우, 제조원에 제조의뢰자 및 제조자를 각각 구분하여 기입

나) 중고 의료기기
① 자사에서 기허가 받은 제품의 중고를 수입하는 경우 : 의료기기 허가사항 변경허가 신청서 및 허가증 비고란에 중고 의료기기 또는 중고 의료기기 병행수입(모델명) 표기
② 타사에서 이미 허가받은 제품의 중고 의료기기를 수입하는 경우 : 의료기기 수입허가(기술문서 심사 별도) 또는 동일성 검토를 받은 후 의료기기 수입허가(처리 기간 10일) 신청
③ 국내 허가를 받지 않은 중고 의료기기를 수입하는 경우 : 신규 허가 대상

〈제조(수입) 허가 · 인증 공통 사항〉

동일성 검토를 위한 제출 서류는 민원 질의 형식으로 식약처에 제출한다.
- 동일성 검토 요청 공문
- 허가증 사본 또는 기허가 제품과 동일함을 증명하기 위한 기술자료
- 신청 제품의 제조 · 판매증명서, 제품안내서 등
- 의료기기 GMP 기준 중 사용적합성 절차에 따른 기술문서 구비 및 시험평가 자료

※ 동일성 검토에 해당되지 않는 경우
  - 신청 제품이 이미 허가를 받은 제품과 동일한 모델명, 사용목적, 사용 방법이지만 제조원이 다른 경우, 동일한 제품에 해당하지 않는다.
  - 동일한 제조원의 동일한 모델명의 제품이라 하더라도 일부 기능이 업그레이드가 되어 기허가 제품과 그 성능 등이 일부 상이한 경우에도 동일한 제품에 해당되지 않는다.

※ 신고는 동일제품을 신고하는 별도 절차가 없음. 동일제품은 기술문서심사를 면제받기 위한 제도임

〈표 4-9〉 허가·인증 신청서 및 신고서 비고란 기재 사항

구분	비고란 기재 사항
중고 의료기기	중고의료기기
수출만을 목적으로 하는 의료기기	수출용에 한함
동등제품	동등제품(동등비교 제품 허가번호)
동등공고제품	동등공고제품(공고번호, 품목명, 분류번호)
인체이식형 의료기기	인체이식형 의료기기
의약품 또는 의약외품과 의료기기가 조합되거나 복합 구성된 의료기기	의약품(의약외품)·의료기기 복합·조합품목
신개발의료기기	신개발의료기기
동일제품	동일제품

바. 제조(수입) 변경 신고 – 구비서류의 변경신고

① 의료기기 제조(수입) 신고서(「의료기기법 시행규칙」 [별지 제7호 서식])
② 변경사실을 확인할 수 있는 서류

사. 제조(수입) 변경 인증

1) 구비서류

가) 안전성 및 유효성에 영향을 미치는 변경(「의료기기 허가·신고·심사 등에 관한 규정」 [별표 4] 변경대상 판단 흐름도 참조)

① 의료기기 인증사항 변경인증신청서(「의료기기법 시행규칙」 [별지 제31호 서식])
② 의료기기 기술문서 등의 심사 결과통지서(의료기기 기술문서심사기관 발급, 발행일로부터 2년이 경과하지 않은 자료)
③ 변경사실을 확인할 수 있는 서류

나) 안전성 및 유효성에 영향을 미치지 않는 변경(「의료기기 허가·신고·심사 등에 관한 규정」[별표 4] 변경대상 판단 흐름도)
   ① 의료기기 인증사항 변경인증신청서(「의료기기법 시행규칙」[별지 제31호 서식])
   ② 변경사실을 확인할 수 있는 서류

다) 동등공고제품 변경 Ⅰ : 제품의 변경 후 동등공고제품에 해당하는 경우
   ① 의료기기 인증사항 변경인증신청서(「의료기기법 시행규칙」[별지 제31호 서식])
   ② 식약처장이 지정한 시험검사기관에서 발행한 시험성적서(동등공고제품에 적합함을 입증, 필요한 경우로 한정)
   ③ 변경사실을 확인할 수 있는 서류

라) 동등공고제품 변경 Ⅱ : 제품의 변경 후 동등공고제품에 해당하지 않는 경우
   ① 의료기기 인증사항 변경인증신청서(「의료기기법 시행규칙」[별지 제31호 서식])
   ② 의료기기 기술문서 등의 심사결과통지서(식약처장이 지정한 기술문서심사 기관에서 발급, 발행일로부터 2년이 경과하지 않은 자료)
   ③ 변경사실을 확인할 수 있는 서류

2) 제출 기준

신청자는 변경 인증 대상에 대해 변경사실을 확인할 수 있는 서류를 준비하여 신청하여야 한다(변경 인증 신청한 내용과 의료기기 기술문서 심사기관에서 발급한 '기술문서 등의 심사결과통지서'의 내용이 일치하는지 확인).

아. 제조(수입) 변경 허가

1) 구비서류

가) 안전성 및 유효성에 영향을 미치는 변경(「의료기기 허가·신고·심사 등에 관한 규정」[별표 4] 변경대상 판단 흐름도)
   ① 3·4등급 의료기기, 2등급 의료기기 중 의료기기 기술문서심사기관의 심사 품목에서 제외된 제품 및 인증 대상 제외된 제품, 1등급 허가제품
      ㉮ 의료기기 제조(수입) 허가사항 변경허가 신청서(「의료기기법 시행규칙」
         [별지 제30호 서식])
      ㉯ 기술문서 등의 심사결과 통지서(기술문서 등 심사 불필요의 경우) 또는 기술문서(기술문서 검토 대상)와 임상시험에 관한 자료 등(임상시험 검토 대상)
      ㉰ 변경사실을 확인할 수 있는 서류

② 2등급 인증 대상 제외된 제품 중 상시 착용하는 호흡감시기, 매일착용 하드 콘택트렌즈, 매일착용 소프트 콘택트렌즈
- ㉮ 의료기기 제조(수입) 허가사항 변경허가 신청서(「의료기기법 시행규칙」 [별지 제30호 서식])
- ㉯ 의료기기 기술문서 등의 심사 결과 통지서(의료기기 기술문서심사기관에서 발행한 것으로, 발행일로부터 2년이 경과되지 아니한 것)
- ㉰ 변경사실을 확인할 수 있는 서류

③ 2등급 인증 대상 제외된 제품 중 동등공고제품
- ㉮ 의료기기 제조(수입) 허가사항 변경허가 신청서(「의료기기법 시행규칙」 [별지 제30호 서식])
- ㉯ 식약처장이 지정한 시험검사기관에서 발행한 시험성적서(동등공고제품에 적합함을 입증, 필요한 경우로 한정)
- ㉰ 변경사실을 확인할 수 있는 서류

나) 안전성 및 유효성에 영향을 미치지 않는 변경(「의료기기 허가·신고·심사 등에 관한 규정」 [별표 4] 변경 대상 판단 흐름도)
① 의료기기 허가사항 변경허가신청서(「의료기기법 시행규칙」 [별지 제30호 서식])
② 변경사실을 확인할 수 있는 서류

2) 제출 기준

① 신청자는 변경 허가 대상에 대해 변경사실을 확인할 수 있는 서류를 준비하여 신청하여야 한다(변경 허가 신청한 내용과 의료기기 기술문서 등의 심사결과통지서의 내용이 일치하는지 확인).
② 구비서류 상세 내용 확인 후 제출한다.
③ 당해 제품의 정확한 사용목적을 확인하여 제출한다.
   ※ 제품의 모양, 작용 원리, 사용 방법 등 전체적으로 확인 필요
④ 신청서 별첨의 내용의 객관성 확보 여부를 확인한다.
   ※ 주관적으로 제품의 광고에 가까운 문구는 삭제
⑤ 전 공정 위탁일 경우 제조원에 '제조의뢰자' 및 '제조자'를 각각 구분하여 기재한다.

〈제조(수입) 변경 허가 · 인증 · 신고 공통 사항〉

1. 경미한 변경사항 : 변경사항이 「의료기기 허가 · 신고 · 심사 등에 관한 규정」 [별표 3] 경미한 변경사항에 해당하는 경우 ☞ 기술문서 생략
   - 제조(수입) 허가 · 인증 · 신고 제품이 경미한 변경사항에 해당하는 경우, 변경이 있는 날부터 30일 이내 또는 매년 허가 · 인증 · 신고일의 전월 말일부터 역산하여 1년 동안의 변경 내용에 대하여 허가 · 인증 · 신고일이 속하는 월의 말일까지 한국의료기기안전정보원장(신고, 인증제품 해당) 또는 식약처장(허가제품 해당)에게 제출한다.
     ※ 의료기기 전자민원 사이트에 등록 변경하는 경우 변경 신고된 것으로 본다.

- 다음의 경우에 해당되는 변경은 반드시 30일 이내 의료기기 제조(수입)허가·인증·신고의 경미한 변경 사항 보고서를 제출하여야 한다.
  - 생산 및 수입 중단에 따른 일부 모델명의 삭제
  - 경미한 변경에 따른 모델명의 변경 또는 추가
  - 상호 변경에 따른 제조원 명칭 변경 및 제품명 변경
  - 수입 의료기기의 수출국 제조의뢰자(위탁자를 말함) 소재지 변경
  ※「부록 6. 제조(수입) 변경허가에서의 경미한 변경 사항」참조
- 허가증 사본 또는 기허가 제품과 동일함을 증명하기 위한 기술자료
- 신청 제품의 제조·판매증명서, 제품안내서 등

2. 허가증·인증서·신고증 양도양수에 따른 변경
  - 의료기기 허가사항 변경허가 신청서(「의료기기법 시행규칙」[별지 제30호 서식]) 또는 의료기기 인증사항 변경인증 신청서(「의료기기법 시행규칙」[별지 제31호 서식]) 또는 의료기기 제조(수입) 신고서(「의료기기법 시행규칙」[별지 제7호 서식])
  - 양도·양수계약서 : 공증본으로 계약서상 양수되는 내용(허가번호, 인증번호 등)을 명확히 기재
  - GMP 적합인정서(해당의 경우에 한함)

3. 다음 사항에 해당하는 변경 사항인 경우에는 신규로 허가·인증·신고하여야 한다.
  - 작용 원리의 변경으로 인한 기허가·인증·신고 사항의 변경
  - 해당 품목에 대하여 국내에 최초로 사용하는 원재료의 변경(의료용품에 한함)
  ※ 기존에 허가받은 의료기기의 중고 모델을 병행수입 하고자 하는 경우, 수입허가·인증·신고 신청서 및 허가증·인증서의 비고란에 "중고 의료기기" 또는 "중고 의료기기 병행수입(모델명)"이라고 표기하여 제조(수입)변경허가·인증(기술문서심사 불필요)/신고로 신청한다.
  ※ 중고 의료기기 병행수입이 아닌 신규로 허가받은 중고 의료기기 제품은 변경 허가·인증·신고 대상이 아님

자. 의료기기 기술문서 등 심사

1) **구비서류** - 의료기기 기술문서 등 심사의뢰서(「의료기기법 시행규칙」[별지 제8호 서식])

① 이미 허가·인증받은 제품과 비교한 자료 : 이미 허가·인증받은 제품과 명칭(제품명, 품목명, 모델명), 제조(수입)업소명, 제조원 및 소재지, 허가(인증)번호, 사용목적, 작용원리, 원재료, 성능 등을 비교한 비교표

② 사용목적에 관한 자료

③ 작용 원리에 관한 자료

④ 제품의 성능 및 안전을 확인하기 위한 다음의 각 목의 자료로서 시험규격 및 그 설정 근거와 실측치에 관한 자료. 다만, 국내 또는 국외에 시험규격이 없는 경우에는 기술문서 등의 심사를 받으려는 자가 제품의 성능 및 안전을 확인하기 위하여 설정한 시험규격 및 그 근거와 실측치에 관한 자료

㉮ 전기·기계적 안전에 관한 자료(전기·전자회로를 사용하는 기구·기계·장치에 한한다)

㉯ 생물학적 안전에 관한 자료(인체에 직·간접적으로 접촉하여 생물학적 안전에 대한 확인이 필요한 의료기기에 한한다)

- 독성시험에 관한 자료
  - 세포독성시험에 관한 자료
  - 전신독성(급성)시험에 관한 자료
  - 아만성(아급성)독성시험에 관한 자료
  - 만성독성시험에 관한 자료
  - 유전독성시험에 관한 자료
  - 생식독성시험에 관한 자료
  - 독성동태시험에 관한 자료
  - 면역독성시험에 관한 자료
- 자극성과 감작성 시험에 관한 자료
- 이식시험에 관한 자료
- 혈액적합성 시험에 관한 자료
- 발암성 시험에 관한 자료
- 생분해성 시험에 관한 자료
- 에틸렌옥사이드 잔류량 시험에 관한 자료
- 무균시험에 관한 자료

㈐ 방사선에 관한 안전성 자료(방사선을 이용하거나 방사선에 노출되는 의료기기에 한한다)
㈑ 전자파안전에 관한 자료(전기·전자 회로를 사용하는 의료기기에 한한다)
㈒ 성능에 관한 자료
㈓ 물리·화학적 특성에 관한 자료
㈔ 안정성에 관한 자료

⑤ 기원 또는 발견 및 개발 경위에 관한 자료
⑥ 임상시험에 관한 자료
⑦ 외국의 사용현황 등에 관한 자료

* 「의료기기 허가·신고·심사 등에 관한 규정」 [별표 7] 기술문서 등 제출 자료의 범위 참조
* 위의 ㈏의 생물학적 안전에 관한 자료의 제출 범위는 「의료기기 허가·신고·심사 등에 관한 규정」 [별표 12] 참조

> **참고** **의료기기 기술문서 변경심사**
> - 의료기기 기술문서 등 심사의뢰서(「의료기기법 시행규칙」 [별지 제8호 서식])
> - 변경대비표
> - 변경사항에 대한 근거자료(본질적 동등품목비교표 포함)

2) 기술문서의 심사

가) 2등급 의료기기

「의료기기 허가·신고·심사 등에 관한 규정」 [별지 제3호 서식] 본질적 동등 품목비교표를 사용하여 같은 규정 [별표 5]의 동등 제품 판단 기준에 따라 새로운 제품, 개량제품, 동등제품으로 구분하여 심사한다. 같은 규정 [별표 7]에 따라 다음 각 호에 해당하는 자료가 면제된다.

① 「의료기기 허가·신고·심사 등에 관한 규정」 제26조제1항제2호·제3호 및 제5호부터 제7호까지의 규정에 따른 자료
② 「의료기기 허가·신고·심사 등에 관한 규정」 제26조제1항제4호 각 목의 규정에 따른 자료에 한하여 시험성적서를 제외한 시험 규격의 설정 근거와 실측치 자료

임상시험자료가 필요한 제품은 식약처로 기술문서심사를 신청해야 한다.

나) 3·4등급 의료기기

3·4등급 의료기기의 경우에는 「의료기기 허가·신고·심사 등에 관한 규정」 제26조제1항제5호부터 제7호까지의 규정에 따른 자료에 한하여 「의료기기 허가·신고·심사 등에 관한 규정」 [별표 7]에 따라 제출이 면제된다.

〈표 4-10〉 동등제품 판단기준

구분		사용목적	작용원리	원재료	성능	시험규격	사용방법
새로운제품	전기	○ 또는 ●	○ 또는 ●	X	●	○ 또는 ●	○ 또는 ●
	의료용품	○ 또는 ●	○ 또는 ●	○ 또는 ●	●	○ 또는 ●	○ 또는 ●
개량제품	전기	○	○	X	●	○ 또는 ●	○ 또는 ●
	의료용품	○	○	○	●	○ 또는 ●	○ 또는 ●
이미 허가·인증받은 제품과 동등한 제품(동등제품)	전기	○	○	X	○	○	○
	의료용품	○	○	○	○	○	○

※ ○ : 같음, ● : 다름, X : 해당 없음
- 동등제품 : 이미 허가·인증을 받은 의료기기와 사용목적, 작용원리, 원재료, 성능, 시험규격 및 사용방법 등이 동등한 의료기기
- 개량제품 : 이미 허가·인증을 받은 의료기기와 사용목적, 작용원리, 원재료(의료용품)는 동일하나 성능, 시험규격, 사용방법 등이 동등하지 아니한 의료기기
- 새로운제품
  - 이미 허가·인증을 받은 의료기기와 사용목적, 작용원리 또는 원재료 등이 동등하지 아니한 의료기기
  - 사용목적 : 당해 제품의 적응증, 효능·효과, 사용목적을 의미함
  - 작용원리 : 당해 제품 개발 시 사용목적을 달성하기 위하여 적용한 물리·화학적·전기·기계적 작용원리 또는 구조를 의미함
    (작용원리가 다른 경우의 예 : 전동식의료용 칼 중에 일반적으로 사용하는 칼과는 달리 레이저를 사용하는 칼과 에너지를 사용하는 칼의 경우를 말함)
  - 원재료 : 당해 의료기기 또는 의료기기의 부분품의 기본이 되는 원료를 의미함(원재료가 다르다는 의미는 신소재 또는 허가·인증받은 제품과 원료가 다른 경우를 말함. 예) 폴리우레탄으로 만들어진 카테터와 달리 실리콘을 이용하여 제품을 만드는 경우를 말함)
  - 성능 : 제품의 물리·화학, 전기·기계적 특성
  - 시험규격 : 당해 제품의 안전만을 검증하기 위해 적용한 규격을 의미함(예) 식약처장이 인정하는 규격이나 국제적으로 공인된 규격을 말함)
  - 사용방법 : 당해 제품을 환자에 적용하기 위한 적용부위 및 적용방법을 의미함

다) 공통사항

전 공정 위탁일 경우 제조원에 '제조의뢰자' 및 '제조자'를 각각 구분하여 기재한다.

3) 기술문서의 의미 및 심사

의료기기는 질병의 진단, 치료, 경감, 처치 또는 예방 등에 사용된다. 의료기기는 신체적 상해 등을 일으킬 수 있는 위해요인을 항상 가지고 있어 제품 개발자는 사회의 현재 가치에 근거하여 해당 상황에서 위험이 수용 가능한 것인지 위험분석을 하게 된다. 하지만 위험이 의료기기 사용으로 얻는 이익보다 작다고 하더라도 위험관리가 실제적으로 관리되지 못한다면 위해성에 따라 사망, 장애 등 되돌릴 수 없는 큰 피해를 줄 수 있다. 따라서 국민보건 향상을 위하여 안전성·성능이 확보된 의료기기가 유통될 수 있도록 효율적인 관리가 필요하며, 이를 위해 「의료기기법」이 제정되어 시행되고 있다.

그러므로 개발자는 제품의 위험관리가 실제적으로 이루어지고 있음을 허가 당국에 증명하여야 하며, 이때 증명하는 서류를 기술문서(해당 제품의 안전성 및 성능 등 품질에 관한 자료로서 원재료, 모양 및 구조, 사용목적, 사용방법, 작용원리, 사용 시 주의사항, 시험규격 등이 포함된 문서)라고 한다. 또한, 허가 당국은 개발자가 제시하는 기술문서가 안전성 및 성능을 만족하는지 규정에 따라 검토하게 되며 이 과정을 기술문서 심사라 한다.

「의료기기법」

제1조(목적) 이 법은 의료기기의 제조·수입 및 판매 등에 관한 사항을 규정함으로써 의료기기의 효율적인 관리를 도모하고 국민보건 향상에 이바지함을 목적으로 한다.

제2조(정의)
① 이 법에서 "의료기기"란 사람이나 동물에게 단독 또는 조합하여 사용되는 기구·기계·장치·재료 또는 이와 유사한 제품으로서 다음 각 호의 어느 하나에 해당하는 제품을 말한다. 다만, 「약사법」에 따른 의약품과 의약외품 및 「장애인복지법」 제65조에 따른 장애인 보조기구 중 의지(義肢)·보조기(補助器)는 제외한다.
  1. 질병을 진단·치료·경감·처치 또는 예방할 목적으로 사용되는 제품
  2. 상해(傷害) 또는 장애를 진단·치료·경감 또는 보정할 목적으로 사용되는 제품
  3. 구조 또는 기능을 검사·대체 또는 변형할 목적으로 사용되는 제품
  4. 임신을 조절할 목적으로 사용되는 제품
② 이 법에서 "기술문서"란 의료기기의 성능과 안전성 등 품질에 관한 자료로서 해당 품목의 원자재, 구조, 사용목적, 사용방법, 작용 원리, 사용 시 주의사항, 시험규격 등이 포함된 문서를 말한다.

---

4) 기술문서 심사 대상

의료기기는 사용목적과 사용 시 인체에 미치는 잠재적 위해성의 정도에 따라 4개의 등급으로 분류하며, 두 가지 이상의 등급에 해당되는 제품의 경우에는 가장 높은 위해도에 따른 등급으로 분류하게 된다. 또한, 등급에 따라 사전관리 절차도 달라진다.

① 2등급, 3등급, 4등급에 해당되는 의료기기는 모두 기술문서 심사 대상이다. 또한 1등급 의료기기 중 이미 허가·신고한 의료기기와 구조·원리·성능·사용목적·사용 방법 등이 본질적으로 동등

하지 않은 의료기기는 기술문서 심사 대상이라는 것을 잊지 말아야 한다.

단, 2·3·4등급 의료기기 중 기술문서 심사 면제 대상은 다음과 같다.

㉮ 동등공고제품 : 2등급 의료기기 중 식약처 홈페이지를 통해 공고한 제품과 '사용목적, 작용원리, 원재료, 성능, 시험규격 및 사용방법 등'이 동등한 제품

㉯ 동일제품 : 이미 허가·인증받은 품목과 동일한 제품

㉰ 수출만을 목적으로 하는 의료기기

㉱ 경미한 변경대상 의료기기

② 1등급 의료기기 신고, 2등급 의료기기 인증은 한국의료기기안전정보원이, 1·2·3·4등급 의료기기의 허가는 식약처가 허가 업무를 담당하고 있다.

③ 2등급 의료기기에 대한 기술문서 심사는 민간 위탁기관인 의료기기 기술문서심사 기관이 업무를 수행하고 있으며, 한정된 심사 범위 내에서만 심사를 하고 있다. 예를 들면, 2등급 의료기기 중 임상시험자료가 필요한 경우는 민간 위탁기관에서는 기술문서 심사를 할 수 없다. 따라서 민원인은 식약처에 기술문서 심사 및 허가를 신청하여야 한다.

④ 3·4등급 의료기기는 식약처 소속기관인 식품의약품안전평가원(의료기기심사부)에서 기술문서 심사 업무를 수행하고 있다.

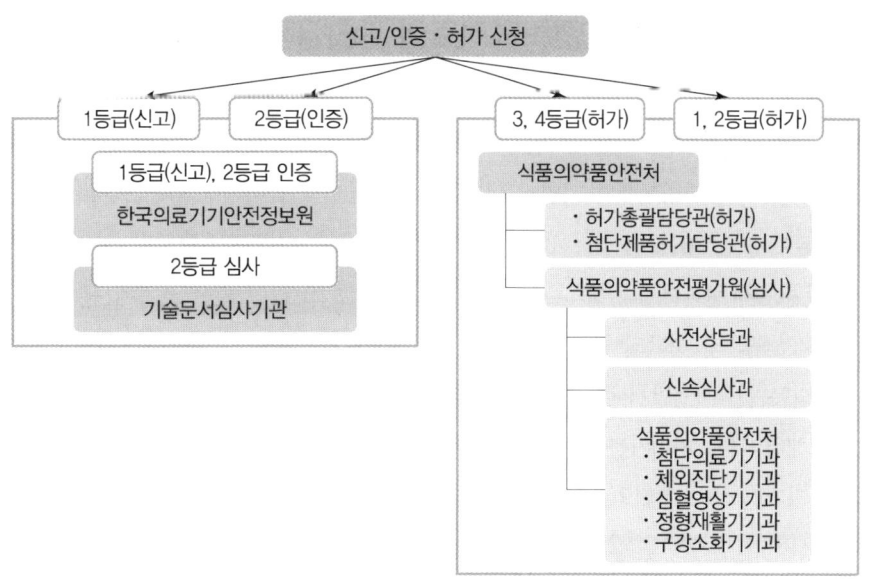

┃그림 4-12┃ 의료기기 민원처리 흐름 및 담당 부서

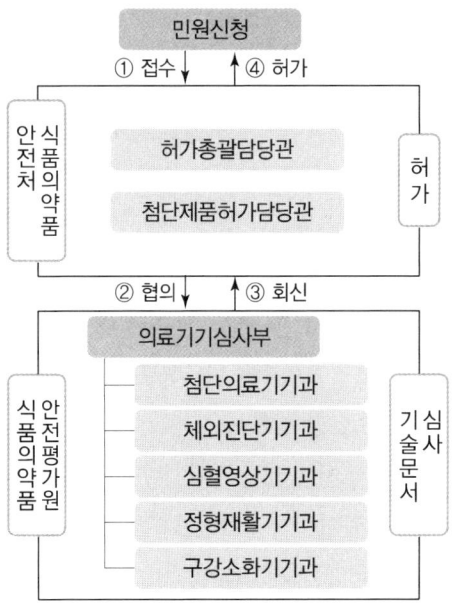

그림 4-13 의료기기 민원(허가)처리 흐름도

4 체외진단의료기기 인허가제도의 관리규정 및 절차

체외진단의료기기는 2011년 「의료기기법 시행규칙」 및 「의료기기 허가·신고·심사 등에 관한 규정」 등 관련 법령개정을 통해 관리체계가 마련된 이후, 2012년부터 의료기기로 관리가 시작되어, 최근 독립된 「체외진단의료기기법」(2020. 5. 1. 시행)이 시행되기까지 우리나라 제조업체의 경쟁력을 강화하기 위해 꾸준히 관련 제도가 변화하고 있다. 특히 2020년 COVID-19 감염 확산 초기에 신속하게 진단용 체외진단의료기기가 개발 및 허가되어 국민 방역에 공헌한 바가 지대하다. 또한, 이들 진단기기가 국외에 수출되어 국내 의료기기 산업발전에도 크게 이바지하고 있다. 이에 따라 변화된 내용들을 빠르게 인지하고 명확하게 이해한 뒤에 인허가를 준비하는 것이 매우 중요하다.

체외진단의료기기란 「체외진단의료기기법」 제2조 정의에 따르면 '사람이나 동물로부터 유래하는 검체를 체외에서 검사하기 위하여 단독 또는 조합하여 사용되는 시약, 대조·보정 물질, 기구·기계·장치, 소프트웨어 등 「의료기기법」 제2조제1항에 따른 의료기기로서 다음 각 목의 어느 하나에 해당하는 제품을 말한다'로 기술되어 있다.

가. 생리학적 또는 병리학적 상태를 진단할 목적으로 사용되는 제품
나. 질병의 소인(素因)을 판단하거나 질병의 예후를 관찰하기 위한 목적으로 사용되는 제품
다. 선천적인 장애에 대한 정보 제공을 목적으로 사용되는 제품
라. 혈액, 조직 등을 다른 사람에게 수혈하거나 이식하고자 할 때 안전성 및 적합성 판단에 필요한 정보 제공을 목적으로 사용되는 제품
마. 치료 반응 및 치료 결과를 예측하기 위한 목적으로 사용되는 제품
바. 치료 방법을 결정하거나 치료 효과 또는 부작용을 모니터링하기 위한 목적으로 사용되는 제품

체외진단의료기기는 다른 의약품 또는 의료기기와는 달리 해당 검사의 결과를 통해서만 영향을 미칠 뿐 그 자체가 인체에 직접적인 영향을 미치지는 않는 특징을 가지고 있어 일반 의료기기 인허가를 진행했던 RA 담당자이더라도 체외진단의료기기 인허가는 생소하게 느껴질 수밖에 없다. 또한, 체외진단의료기기의 사용목적은 질병을 진단하거나 관찰하기 위한 것으로, 제공된 정보의 신뢰성을 확보하기 위한 시험에 대한 설계가 명확해야 하는데, RA 담당자 역시 제품에 대한 이해를 충분히 해야만 그에 맞는 성능 평가를 수행할 수 있다.

최근 IT, NT, BT 등의 기술의 발전과 함께 융·복합적인 기술의 활용이 가장 높은 분야 중 하나 역시 체외진단의료기기이며, 과거 진단기기의 보조적인 역할에서 의학적 진단 검사의 판정의 결정적인 영향을 미치는 진단기술로 활용 범위를 계속해서 넓혀 가고 있다. 또한, 현대사회에서 단순히 오래 사는 것이 아니라 건강하게 오래 사는 삶을 추구하는 웰빙(Well-being) 문화와 더불어 질병을 예방하고 관리하고자하는 소비자의 필요에 따라 지속적이고 빠른 속도로 의료기기 시장이 확대되고 있다.

따라서, 다양한 기술이 적용된 체외진단의료기기는 앞으로도 계속 개발될 것이며, 그에 따라 신제품 인허가를 위한 어려움 또한 존재할 것이다.

본 장에서 언급하지 않은 사항은 앞에서 언급한 의료기기 인허가제도의 관리규정 및 절차에 대한 사항을 따른다.

4.1 체외진단의료기기의 관리 이력 및 제도 개선 변화

체외진단용 시약의 경우 2009년 신종플루가 이슈화되고 신종플루 진단시약의 관리 문제가 지적되면서 2011년 의료기기법 시행규칙 개정 및 본격적인 체외진단의료기기의 관리체계로 전환되었다. 「의료기기 품목 및 품목별 등급에 관한 규정(식품의약품안전청 고시 제2011-38호)」에 따라 '(D)체외진단분석기용 시약 Analyzing Products for In Vitro Diagnosis'이 신설됨으로써 의료기기에 포함되었다. 그리고 2014년 11월 10일 개정된 「의료기기 허가·신고·심사 등에 관한 규정(제2014-178호)」에 의해 '체외진단용 의료기기'로 명칭이 변경되고, 체외진단의약품까지 의료기기에 포함되었다.

식약처에서는 체외진단의료기기 TF팀을 2011년 1월부터 구성하고 운영하였으며, 2014년부터 모든 체외진단용 의약품이 체외진단의료기기로 관리 일원화되면서 체외진단의료기기과로 전환되었다. 기존

「약사법」에 의해 관리되거나, 공산품으로 취급되어 시판된 체외진단의료기기는 2012년 1월부터 위해도가 높은 4등급('12. 1. 1.~) 제품부터, 3등급('13. 1. 1.~), 1,2등급('14 .1. 1.~)으로 변경할 수 있도록 연차별 변경 허가를 진행하였다.

또한, 체외진단의료기기의 임상적 성능시험의 실시기관을 기존 임상기관뿐만 아니라 혈액원 및 검사수탁기관까지 확대하였으며, 이를 위하여 임상적 성능시험 관리기준을 신설하였다. 제조 및 수입업체의 요청에 따라 위해도가 낮은 체외진단의료기기 임상시험계획승인 면제대상을 지정하였는데, 다만, 침습적 채취 검체를 이용하거나, 새로운 제품, 동반진단용 의료기기의 경우는 해당되지 않는다(「의료기기 허가·신고·심사 등에 관한 규정」, 2019. 11.). 2016년 8월까지는 4등급 제품은 임상시험계획승인 면제제품에 해당되지 않았으나, 현재 4등급 제품까지 확대하여 임상시험계획승인 면제가 적용되고 있다.

외국에서 시험한 임상적 성능시험 자료 인정요건 또한 '실시기관의 신뢰성이 인정되는 자료와 의료기기 임상시험 관리기준에 의하여 실시한 자료/이에 준하는 것으로 인정되는 자료'로 요건이 확대되었다(「의료기기 허가·신고·심사 등에 관한 규정」, 2019. 11.). 이는 다양한 질병을 타겟으로 개발되는 체외진단의료기기 중, 신종 감염병 등 국내 발병 사례가 적은 경우에는 국내에서 임상검체를 확보하는 데 어려움이 있었으며, 개발도상국에서 발병 사례가 많은 감염병의 경우 임상적 성능시험을 수행하는 기관에서 GCP, IRB 승인 등의 요건을 충족하기 어려운 경우가 발생하는 것에 대한 문제점을 개선하기 위한 것이다.

2017년 1월부터 2등급 제품의 체외진단의료기기의 기술문서 심사 및 인증의 민간위탁이 시행되고 있다(「의료기기법 시행규칙」 개정). 따라서 신규제품 및 3, 4등급의 체외진단의료기기는 식품의약품안전처 체외진단의료기기과에 심사를 요청해야 하며, 그 외 2등급 제품은 기술문서 심사기관으로 지정받은 기관을 통해 기술문서 심사를 진행해야 한다.

4.2 체외진단의료기기 제조(수입)업허가 절차

관련 규정은 다음과 같다.
① 「체외진단의료기기법」 제5조, 제11조에 따라 체외진단의료기기 제조(수입)업의 허가를 받으려는 자는 「체외진단의료기기법 시행규칙」 [별지 제1호 서식]에 따른 신청서(전자문서로 된 신청서를 포함한다)에 「체외의료기기법 시행규칙」 제4조제1항 각 호의 서류(전자문서를 포함한다)를 첨부하여 제조(수입)업소의 소재지를 관할하는 지방식품의약품안전처장(이하 지방식약청장)에게 제출하여야 한다. 이때 제조업의 경우, 소재지를 달리하는 두 개 이상의 제조소가 있을 때는 그 중 어느 하나의 제조소를 관할하는 지방식약청장에게 신청서를 제출할 수 있다.
② 제1항에 따라 신청서를 제출 받은 지방식약청장은 「전자정부법」 제36조제1항에 따른 행정정보의 공동 이용을 통하여 법인등기사항증명서(법인인 경우만 해당한다)를 확인하여야 한다.

③ 전자민원 신청 시 참고 사항

민원사무 분류	체외진단의료기기 제조(수입)업 허가
수수료	전자민원의 경우 : 144,000원 방문·우편 민원의 경우 : 160,000원
처리부서	지방식품의약품안전청

4.3 체외진단의료기기 신고 절차

관련 규정은 다음과 같다.
① 「체외진단의료기기 허가·신고·심사 등에 관한 규정」 제4조(제조·수입 신고의 처리 등) 체외진단의료기기 제조 또는 수입신고를 하고자 하는 자가 한국의료기기안전정보원의 장에게 제출한 「체외진단의료기기법 시행규칙」 [별지 제7호 서식] 체외진단의료기기 제조(수입) 신고서(이하 신고서)가 의료기기 전자민원 시스템에 등록이 완료된 경우에는 신고가 수리된 것으로 본다.
다만, 하기 사항 중 어느 하나에 해당하는 경우에는 그러하지 아니하다.
   ㉮ 허가·인증 대상 체외진단의료기기를 신고한 경우
   ㉯ 체외진단의료기기에 해당하지 않는 제품을 신고한 경우
   ㉰ 제5조 각 호의 어느 하나에 해당하는 원자재(수은, 석면)를 사용하거나 함유한 체외진단의료기기를 신고한 경우

   업체에서는 신고 신청 시 신청 제품이 위의 대상에 포함되는지 반드시 확인하여야 한다. 위의 품목을 체외진단의료기기로 신고한 경우에는 무허가 체외진단의료기기 제조·수입 등에 해당하므로 유의하여야 한다.
② 아울러, 체외진단의료기기 제조(수입)업 허가신청서와 동시에 제출된 신고서의 경우에는 제조·수입업 허가 시 수리된 것으로 본다.
③ 한국의료기기안전정보원은 처리 완료 후 '체외진단의료기기제조(수입) 신고증명서'를 발급한다.

4.4 체외진단의료기기 허가·인증 등 절차

관련 규정은 다음과 같다.
① 「체외진단의료기기법 시행규칙」 제6조, 제26조에 따라 체외진단의료기기의 제조·수입허가를 받으려는 자는 「체외진단의료기기법 시행규칙」 [별지 제3호 서식]에 따른 신청서(전자문서로 된 신청서를 포함한다)에 「체외진단의료기기법 시행규칙」 제6조제1항 각 호, 제26조제1항의 서류(전자문서를 포함한다)를 첨부하여 식약처장에게 제출하여야 한다.
② 「체외진단의료기기법 시행규칙」 제8조, 제26조에 따라 의료기기 제조·수입인증을 받으려는 자는 「체외진단의료기기법 시행규칙」 [별지 제5호 서식]에 따른 신청서(전자문서로 된 신청서를 포함한다)

에 「체외진단의료기기법 시행규칙」 제6조제1항 각 호, 제26조제1항의 서류(전자문서를 포함한다)를 첨부하여 한국의료기기안전정보원의 장에게 제출하여야 한다.

③ 제조·수입 허가 또는 인증을 받으려는 자는 「체외진단의료기기법」 제5조제6항에 따라 제출하여야 하는 기술문서 등의 적합성에 관하여 미리 식약처장의 심사를 받을 수 있다. 다만, 이미 허가 또는 인증을 받거나 신고한 의료기기와 구조·원리·성능·사용목적 및 사용방법 등이 본질적으로 동등한 의료기기로서 식약처장이 정하는 품목의 경우에는 「의료기기법」 제6조의4제1항에 따른 기술문서심사기관에서 심사를 받아야 한다.

5   체외진단의료기기 인허가제도와 심사

본 장에서 언급하지 않은 사항은 앞에서 언급한 '의료기기 인허가제도와 심사'에 대한 사항을 따른다.

5.1 심사의 종류

체외진단의료기기 심사에는 제조(수입)업 허가/변경 허가, 제조(수입) 인증·허가/변경 인증·허가, 제조(수입) 신고/변경 신고, 기술문서 심사/변경 심사가 있다.

가. 체외진단의료기기 제조(수입)업 허가

1) 구비 서류

① 체외진단의료기기 제조(수입)업 허가신청서(「체외진단의료기기법 시행규칙」 [별지 제1호 서식]) - 개인사업자 : 대표자의 등록기준지 기재

② 개인사업자의 경우

㉮ 대표자의 진단서

㉯ 정신질환자, 마약·대마·향정신성의약품 중독자에 해당하지 아니함을 증명

㉰ 발행일로부터 6개월 이내만 유효함

③ 품질책임자의 자격을 확인할 수 있는 서류

2) 제출 기준

① 구비서류 적정 여부 확인

② 대표자 결격사유(「체외진단의료기기법」 제5조, 제11조) 및 법인 확인[법인의 경우, 행정정보의 공동이용을 통한 법인등기사항 증명서 확인(담당 공무원 확인)]

나. 체외진단의료기기 제조(수입)업 변경 허가

1) 구비서류

가) 업소명 변경

① 체외진단의료기기 제조(수입)업 변경허가 신청서(「체외진단의료기기법 시행규칙」 [별지 제17호 서식])

② 담당 공무원 확인사항

㉮ 법인 : 등기사항증명서

㉯ 개인 : 사업자등록증(담당 공무원 확인사항이나 신청인이 사업자등록증의 확인에 동의하지 아니하는 경우에는 관련서류 제출)

나) 소재지 변경

① 체외진단의료기기 제조(수입)업 변경허가 신청서(「체외진단의료기기법 시행규칙」 [별지 제17호 서식])

② 제조소의 소재지가 변경되거나 제조소를 추가하는 경우

㉮ 위탁계약서 사본(제조의 경우, 제조공정 또는 시험을 위탁하는 경우 한함)

㉯ 체외진단의료기기법 제5조제5항에 따른 시설과 제조 및 품질관리체계의 기준에 적합함을 증명하는 자료(이하 GMP 적합인정서)

③ 담당 공무원 확인사항

㉮ 법인 등기사항증명서

㉯ 개인 : 사업자등록증(담당 공무원 확인사항이나 신청인이 사업자등록증의 확인에 동의하지 아니하는 경우에는 관련서류 제출)

※ 변경된 소재지가 법인 등기사항증명서 또는 사업자등록증에 명시되어 있지 않을 경우, 공장등록증 및 건물등기부등본 또는 임대차계약서 등 소재지를 확인할 수 있는 자료 제출

다) 품질책임자의 변경

① 체외진단의료기기 제조(수입)업 변경허가 신청서(「체외진단의료기기법 시행규칙」 [별지 제17호 서식])

② 변경된 품질책임자의 자격을 확인할 수 있는 자료

라) 양도양수에 의한 변경

① 체외진단의료기기 제조(수입)업 변경허가 신청서(「체외진단의료기기법 시행규칙」 [별지 제17호 서식])

※ 행정처분 등의 내용 고지 및 가중처분 대상업소 확인서 포함

② 양도양수계약서 : 계약서상에 양수되는 내용을 명확히 모두 기재하며, 계약서상의 양도자 정보는 관할청에 등록된 정보사항(상호, 주소 및 대표자명)과 일치되어야 한다.

③ 상속에 의한 대표자 변경일 경우, 상속을 확인할 수 있는 서류(가족관계 증명서 등)

④ 개인 : 양수자의 진단서 및 등록기준지 확인(신청서 작성 시 등록기준지 기재)

⑤ 법인 : 법인 등기사항증명서(담당 공무원 확인 사항)

마) 법인 내 대표자 변경

　① 체외진단의료기기 제조(수입)업 변경허가 신청서(「체외진단의료기기법 시행규칙」 [별지 제17호 서식])

　② 담당 공무원 확인사항 : 법인 등기사항증명서

다. 체외진단의료기기 제조(수입) 신고

1) 구비서류

품목신고는 한국의료기기안전정보원에 신고 신청한다.

① 체외진단의료기기 제조(수입)신고서(「체외진단의료기기법 시행규칙」 [별지 제7호 서식])

　㉮ 품목류 신고 대상의 경우 : 신고서의 '품목류'란에 표기

　　※ 동일 제품군에 해당하는 대표 제품 하나 이상을 대상으로 신청하여야 함

　㉯ 사용목적 : 「체외진단의료기기 품목 및 품목별 등급에 관한 규정」에 따라 기재

② 위탁계약서 사본(제조의 경우, 제조공정 또는 시험을 위탁하는 경우에 한함)

※ 제조(수입)업 허가신청서와 동시에 신고서를 제출하는 경우에는 업허가를 득한 시점에 신고 수리된 것으로 본다.

※ 제품의 '제조(수입) 신고내용'은 의료기기 전자민원창구(https://udiportal.mfds.go.kr/msismext/emd/min/mainView.do) → 정보마당 → 제품정보방에서 확인 가능

※ 주의 : 1등급 중 이미 허가를 받거나 신고한 품목과 구조, 원리, 성능, 사용목적 및 사용 방법 등이 본질적으로 동등하지 않은 의료기기는 식약처에 허가를 신청하여야 한다.

라. 체외진단의료기기 제조(수입) 인증

1) 구비서류

① 의료기기 기술문서심사기관의 심사품목 : 한국의료기기안전정보원에 인증 신청

　㉮ 체외진단의료기기 제조(수입) 인증신청서(「체외진단의료기기법 시행규칙」 [별지 제5호 서식])

　㉯ 기술문서 등의 심사 결과 통지서(발행일로부터 2년이 경과되지 아니한 것)

　㉰ 위탁계약서 사본(제조의 경우, 제조공정 또는 시험을 위탁하는 경우에 한함)

　㉱ GMP 적합인정서

② 동등공고제품 : 한국의료기기안전정보원에 인증 신청

　㉮ 체외진단의료기기 제조(수입) 인증신청서(「체외진단의료기기법 시행규칙」 [별지 제5호 서식])

　㉯ 시험성적서(식약처장이 지정한 시험·검사기관이 발행한 것에 한함)

　㉰ 위탁계약서 사본(제조의 경우, 제조공정 또는 시험을 위탁하는 경우에 한함)

　㉱ GMP 적합인정서

③ 동일제품 : 한국의료기기안전정보원에 인증 신청

　㉮ 체외진단의료기기 제조(수입) 인증신청서(「체외진단의료기기법 시행규칙」 [별지 제5호 서식])

　㉯ 동일제품임을 통보 받은 공문(식약처 발급 공문)

㉰ 위탁계약서 사본(제조의 경우, 제조공정 또는 시험을 위탁하는 경우에 한함)

㉱ GMP 적합인정서

마. 체외진단의료기기 제조(수입) 허가

1) 구비서류

① 3·4등급 의료기기, 2등급 의료기기 중 의료기기 기술문서심사기관의 심사 품목에서 제외된 제품 및 인증 대상 제외된 제품, 1등급 허가제품 : 식약처에 허가 신청

㉮ 체외진단의료기기 제조(수입) 허가신청서(「체외진단의료기기법 시행규칙」 [별지 제3호 서식])

㉯ 기술문서 등의 심사결과 통지서(기술문서 등 심사 불필요의 경우) 또는 기술문서(기술문서 검토 대상)와 임상시험에 관한 자료 등(임상시험 검토 대상)

※ 기술문서 등의 심사 결과 통지서는 발행일로부터 2년이 경과되지 아니한 것

㉰ 위탁계약서 사본(제조의 경우, 제조공정 또는 시험을 위탁하는 경우에 한함)

㉱ GMP 적합인정서

② 2등급 인증 대상 제외된 제품 중 동등공고제품 : 식약처에 허가 신청

㉮ 체외진단의료기기 제조(수입) 허가신청서(「체외진단의료기기법 시행규칙」 [별지 제3호 서식])

㉯ 시험성적서(식약처장이 지정한 시험·검사기관이 발행한 것에 한함)

㉰ 위탁계약서 사본(제조의 경우, 제조공정 또는 시험을 위탁하는 경우에 한함)

㉱ GMP 적합인정서

③ 동일제품 : 식약처에 허가 신청

㉮ 체외진단의료기기 제조(수입) 허가신청서(「체외진단의료기기법 시행규칙」 [별지 제3호 서식])

㉯ 동일제품임을 통보 받은 공문(식약처 발급 공문)

㉰ 위탁계약서 사본(제조의 경우, 제조공정 또는 시험을 위탁하는 경우에 한함)

㉱ GMP 적합인정서

〈표 4-11〉 허가·인증 신청서 및 신고서 비고란 기재 사항

구분	비고란 기재 사항
수출용의료기기	수출용에 한함
품목류 인증신고대상	품목류
중고체외진단장비	중고체외진단의료기기
동등제품	동등제품(비교 제품 허가·인증번호)
동일제품	동일제품(허가·인증번호)
복합조합 구성 제품	의약품/의약외품/의료기기 체외진단의료기기 복합조합품목
신개발체외진단의료기기	신개발체외진단의료기기
조합체외진단의료기기	조합체외진단의료기기

구분	비고란 기재 사항
일체형체외진단의료기기	일체형체외진단의료기기
한벌구성체외진단의료기기	한벌구성체외진단의료기기
일회용	일회용체외진단의료기기
중고체외진단장비 병행수입 시	중고체외진단장비 병행수입(모델명)

바. 체외진단의료기기 제조(수입) 변경

제조(수입) 허가·인증을 받거나 신고한 제품의 허가·인증·신고된 항목 중 변경이 있는 경우 변경허가·인증을 받거나 변경신고를 하여야 한다. 다만, 작용원리의 변경으로 인한 사용목적의 변경이 필요한 경우에는 신규로 허가·인증을 받거나 신고를 하여야 한다. 「체외진단의료기기 허가·신고·심사 등에 관한 규정」 별표 3 및 별표 4에 따라 변경 절차를 따른다.

1) 구비서류

가) 중대한 변경 사항(기술문서심사 필요)

중대한 변경은 허가·인증된 제품의 안전성 및 유효성에 영향을 미치는 '모양 및 구조', '원재료', '사용목적', '성능(분석적 및 임상적)', '사용방법', '저장방법 및 사용기간', '시험규격' 등이 변경되어 기술문서 검토가 필요한 경우이다.

① 체외진단의료기기 변경허가신청서·변경인증신청서·변경신고서(「체외진단의료기기법 시행규칙」 [별지 제18호 서식])

② 기술문서 및 임상적 성능시험에 관한 자료 또는 이에 대한 심사결과통지서(통지일로부터 2년이 지나지 않은 것)

③ 변경사실을 확인할 수 있는 서류

나) 기술문서심사가 불필요한 변경

① 체외진단의료기기 변경허가신청서·변경인증신청서·변경신고서(「체외진단의료기기법 시행규칙」 [별지 제18호 서식])

② 변경사실을 확인할 수 있는 서류

③ 해당 품목의 제조소 소재지 변경 또는 제조소 추가만을 변경하는 경우

㉮ 제조공정, 시험을 위탁한 경우 이에 대한 위탁계약서 사본(해당되는 경우)

㉯ GMP 적합인정서

④ 양도·양수에 따른 변경

㉮ 품목의 제조시설, 제조방법 등에 관한 양도·양수 계약서(공증본)

㉯ GMP 적합인정서

⑤ 체외진단장비 제품군의 변경
  ㉮ 「체외진단의료기기 허가·신고·심사 등에 관한 규정」 [별지 제12호 서식]의 '체외진단장비 제품군의 규격 비교표'
  ㉯ 「체외진단의료기기 허가·신고·심사 등에 관한 규정」 [별지 제13호 서식]의 '체외진단장비 제품군과 함께 사용되는 체외진단시약의 성능 비교표'
  ㉰ ㉮, ㉯에 대한 근거자료

다) 경미한 변경사항

「체외진단의료기기법」 제10조제1항 및 제2항에 따라 허가·인증·신고 사항 중 안전성·유효성에 영향을 미치는 중요한 변경사항이 아닌 경우 변경사항에 대한 기록을 작성·보관하고 이를 식약처에 보고하여야 한다. 「체외진단의료기기법」 제10조제1항에 해당하지 않는 변경사항(경미한 변경사항)은 매 분기 종료일로부터 10일 이내에 식약처 또는 정보원에 해당 변경사항을 모두 보고하여야 한다. 제조(수입)업자는 「체외진단의료기기 허가·신고·심사 등에 관한 규정」 제19조제9항에 따라 변경사항이 발생할 때마다 해당 제조(수입) 허가증·인증서·신고증명서 뒷면의 '변경 및 처분사항 등' 란에 변경일자와 변경내용을 기재하여야 한다.

변경허가(인증), 신고 대상임에도 불구하고 경미한 변경 보고로 처리할 경우 관련 법률에 따라 벌칙 또는 행정처분 등 불이익이 발생할 수 있으므로 유의하여야 한다.

① 체외진단의료기기 제조(수입)허가·인증(신고)의 변경사항 보고서(「체외진단의료기기 허가·신고·심사 등에 관한 규정」 [별지 제1호 서식])
  ㉮ 허가 변경 : 식약처
  ㉯ 인증·신고 변경 : 정보원
② 작성·보관하고 있는 변경사항 기록(사본) 제출
  ※ 1분기(4.1.~10), 2분기(7.1.~10), 3분기(10.1.~10), 4분기(1.1.~10)
③ 다음의 경우 매 분기 종료일 이전에도 변경사항을 보고할 수 있다.
  ㉮ 경미한 변경에 해당하는 제품명 변경 또는 추가
  ㉯ 경미한 변경에 해당하는 모델명 변경 또는 추가
  ㉰ 생산 및 수입 중단에 따른 제품명 또는 모델명 삭제
  ㉱ 상호변경에 따른 제조원 명칭 변경 및 제품명 변경
  ㉲ 수입 의료기기의 수출국 제조의뢰자(위탁자를 말함) 소재지 변경
  ㉳ 경미한 변경에 해당하는 부분품 변경 또는 추가
  ㉴ 부작용 등 안전성 정보에 따른 사용 시 주의사항 변경

자. 체외진단의료기기 기술문서 등 심사

1) 기술문서 등의 심사 면제 대상

① 수출용 체외진단의료기기
② 동등공고제품
③ 동일제품임을 확인받은 체외진단의료기기
④ 중대한 변경 사항이 없는 변경 대상 체외진단의료기기

2) 체외진단시약의 구비서류

의료기기 기술문서 등 심사의뢰서(「의료기기법 시행규칙」 [별지 제8호 서식])

① 이미 허가·인증받은 제품과 비교한 자료
② 기원·개발경위, 검출 또는 측정 원리·방법에 관한 자료
③ 국내·외 사용현황에 관한 자료
④ 원재료 및 제조방법에 관한 자료
⑤ 사용목적에 관한 자료
⑥ 저장방법과 사용기간 또는 유효기간에 관한 자료
⑦ 제품의 성능을 확인하기 위한 자료
　㉮ 분석적 성능시험에 관한 자료
　　• 분석적 민감도
　　• 분석적 특이도
　　• 정밀도
　　• 정확도
　㉯ 임상적 성능시험에 관한 자료
　　• 임상적 민감도
　　• 임상적 특이도
　㉰ 품질관리 시험에 관한 자료
　㉱ 표준물질 및 검체보관 등에 관한 자료
⑧ 취급자 안전에 관한 자료

3) 체외진단장비의 구비서류

의료기기 기술문서 등 심사의뢰서(「의료기기법 시행규칙」 [별지 제8호 서식])

① 이미 허가·인증받은 제품과 비교한 자료
② 사용목적에 관한 자료
③ 작용원리에 관한 자료

④ 제품의 성능 및 안전을 확인하기 위한 다음 각 목의 자료로서 시험규격 및 그 설정근거와 실측치에 관한 자료. 다만, 국내 또는 국외에 시험규격이 없는 경우에는 기술문서 등의 심사를 받으려는 자가 제품의 성능 및 안전을 확인하기 위하여 설정한 시험규격 및 그 근거와 실측치에 관한 자료
  ㉮ 전기·기계적 안전에 관한 자료(전기·전자회로를 사용하는 체외진단장비에 한한다)
  ㉯ 방사선에 관한 안전성 자료(방사선을 이용하거나 방사선에 노출되는 체외진단장비에 한한다)
  ㉰ 전자파안전에 관한 자료(전기·전자 회로를 사용하는 체외진단장비에 한한다)
  ㉱ 성능에 관한 자료
⑤ 기원 또는 발견 및 개발경위에 관한 자료
⑥ 임상적 성능시험에 관한 자료
⑦ 외국의 사용현황 등에 관한 자료

4) 기술문서의 심사
가) 2등급 의료기기

「체외진단의료기기 허가·신고·심사 등에 관한 규정」 [별지 제2호 서식]의 체외진단의료기기 본질적 동등품목 비교표를 사용하여 [별표 5] 및 [별표 6]의 동등 제품 판단 기준에 따라 새로운제품, 개량제품, 동등제품으로 구분하여 심사한다. 같은 규정 [별표 7] 및 [별표 8]에 따라 다음에 해당하는 자료의 제출을 면제할 수 있다.

① 체외진단시약의 경우 「체외진단의료기기 허가·신고·심사 등에 관한 규정」 제25조제1항제7호나목, 라목 및 제8호 규정에 따른 자료
② 체외진단장비의 경우 「체외진단의료기기 허가·신고·심사 등에 관한 규정」 제25조제2항제2호, 제3호 및 제5호부터 제7호까지의 규정에 따른 자료와 제25조제2항제4호 각 목의 규정에 따른 자료에 한하여 시험성적서를 제외한 시험규격의 설정근거와 실측치 자료

[별표 5]

체외진단시약 동등제품 판단기준(제22조 관련)

○ : 같음, ● : 다름

	사용목적	작용원리	원재료	성능
새로운제품	○ 또는 ●	○ 또는 ●	○ 또는 ●	○ 또는 ●
개량제품	○	○	○ 또는 ●	○ 또는 ●
이미 허가·인증받은 제품과 동등한 제품(동등제품)	○	○	○	○

- "새로운제품"이란 이미 허가·인증을 받은 체외진단시약과 사용목적, 작용원리 또는 원재료 등이 동등하지 아니한 체외진단의료기기를 말함
- "개량제품"이란 이미 허가·인증을 받은 체외진단시약과 사용목적, 작용원리는 동등하나 원재료 또는 성능이 동등하지 아니한 제품을 말함
- "동등제품"이란 이미 허가·인증을 받은 체외진단시약과 사용목적, 작용원리, 원재료 및 성능이 동등한 제품을 말함
- 사용목적 : 당해 제품의 검사대상, 검체종류, 분석물질(검사항목), 검사질환명, 작용원리 및 결과판정방법(정량, 정성 등)을 의미함
  ※ 사용목적이 다른 경우의 예 : 임신진단 목적의 '사람융모성 성선자극 호르몬(hCG)' 측정제품이 태아 기형아 검사(산전검사) 목적으로 사용되는 경우를 말함
- 작용원리 : 당해 제품 개발 시 사용목적을 달성하기 위하여 반응·측정 시 적용된 물리·화학 및 생화학적 원리를 말함
  ※ 작용원리가 다른 경우의 예 : 기허가·인증받은 면역조직화학염색법(Immunohistochemistry)으로 사람 상피세포 성장인자 수용체 2(HER2)를 측정하는 제품과 달리 효소면역측정법(ELISA)을 사용하는 경우를 말함
- 원재료 : 당해 체외진단시약의 원재료 중 반응에 직·간접적으로 작용하는 주성분을 의미함
  ※ 원재료가 다른 경우의 예 : 기허가·인증받은 인플루엔자 바이러스 진단 제품의 주성분인 "염소 유래 다클론 항 인플루엔자 항체"와 달리 "쥐 유래 단일클론 항 인플루엔자 항체"를 사용하는 경우를 말함
- 성능 : 당해 체외진단시약의 분석적 성능을 의미함
  ※ 비교하고자 하는 제품과의 동등한 성능 항목 비교를 원칙으로 함

[별표 6]

체외진단장비 동등제품 판단기준(제22조 관련)

○ : 같음, ● : 다름, X : 해당 없음

	사용목적	작용원리	성능	시험규격	사용방법
새로운제품	○ 또는 ●	○ 또는 ●	●	○ 또는 ●	○ 또는 ●
개량제품	○	○	●	○ 또는 ●	○ 또는 ●
이미 허가·인증받은 제품과 동등한 제품(동등제품)	○	○	○	○	○

- "새로운제품"이란 이미 허가·인증을 받은 체외진단장비와 사용목적, 작용원리 등이 동등하지 아니한 체외진단장비를 말함
- "개량제품"이란 이미 허가·인증을 받은 체외진단장비와 사용목적, 작용원리는 동등하나 성능, 시험규격, 사용방법이 동등하지 아니한 체외진단장비를 말함
- "동등제품"이란 이미 허가·인증을 받은 체외진단장비와 사용목적, 작용원리, 성능, 시험규격 및 사용방법이 동등한 체외진단장비를 말함
- 사용목적 : 당해 제품의 검사대상, 검체종류, 분석물질(검사항목), 검사질환명, 작용원리 및 결과판정방법(정량, 정성 등)을 의미함
- 작용원리 : 당해 제품 개발 시 사용목적을 달성하기 위하여 적용된 물리·화학적·전기·기계적 작용원리 또는 구조를 의미함
  ※ 작용원리가 다른 경우의 예 : 동일 사용목적으로 사용되는 제품이라도 사용되는 에너지, 측정원리 등이 다른 경우를 말함
- 성능 : 제품의 물리·화학, 전기·기계적 특성
- 시험규격 : 당해 제품의 안전만을 검증하기 위해 적용한 규격을 의미함(예 식약처장이 인정하는 규격이나 국제적으로 공인된 규격을 말함)
- 사용방법 : 당해 제품을 환자에 적용하기 위한 적용부위 및 적용방법을 의미함
- 임상이 필요한 제품의 경우는 동등제품에서 제외함

나) 3·4등급 의료기기

「체외진단의료기기 허가·신고·심사 등에 관한 규정」[별표 7] 및 [별표 8]에 따라 다음에 해당하는 자료의 제출을 면제할 수 있다.

① 체외진단시약의 경우 제25조제1항제2호 규정에 따른 자료
② 체외진단장비의 경우 제25조제2항제2호 및 제5호부터 제7호까지의 규정에 따른 자료

5) 기술문서의 심사결과통지서 변경 – 구비서류

① 의료기기 기술문서 등 심사의뢰서(「의료기기법 시행규칙」[별지 제8호 서식])
② 변경대비표
③ 변경사항에 대한 근거자료

제 5 장

의료기기 기술문서 및 국제표준화 기술문서 (STED)의 이해

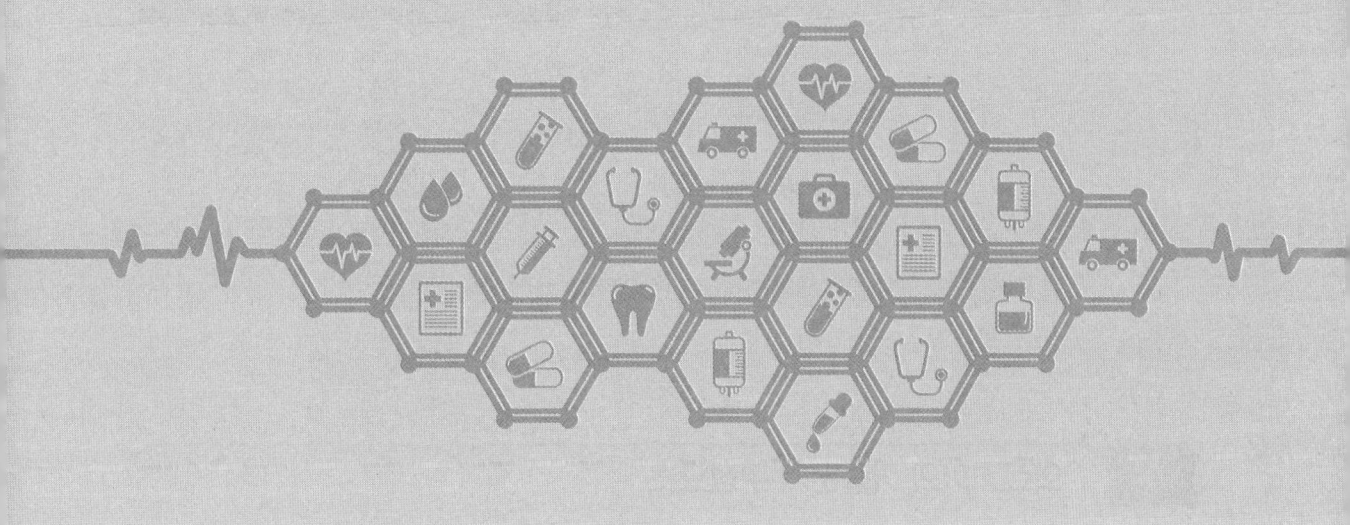

1. 의료기기의 기술문서 구성요소
2. 체외진단의료기기의 기술문서 구성요소
3. 의료기기 국제표준화기술문서(STED)의 구성

05 의료기기 기술문서 및 국제표준화 기술문서(STED)의 이해

학습목표 → 의료기기 기술문서 및 국제표준화 기술문서의 이해를 위해 기술문서의 구성과 요소, 체외진단의료기기의 기술문서 구성 요소, 국제표준화 기술문서의 구성 등에 대해 학습한다.

NCS 연계 →

목차	분류 번호	능력단위	능력단위 요소	수준
1. 기술문서의 구성과 요소 (임상시험 포함)	1903090205_15v1	기술문서 준비	기술문서 파악하기	4
2. 체외진단의료기기의 기술문서 구성요소	1903090205_15v1	기술문서 준비	기술문서 파악하기	4
3. 의료기기 국제표준화 기술문서 (STED)의 구성	1903090205_15v1	기술문서 준비	기술문서 파악하기	4

핵심 용어 → 기술문서, 체외진단의료기기, 국제표준화 기술문서

1 의료기기의 기술문서 구성요소

1.1 기술문서의 구성

기술문서는 의료기기 심사의뢰서(허가·인증 신청서)와 첨부자료로 구성되며, 심사 의뢰서와 첨부자료의 내용은 다음과 같다.

국제표준화 기술문서인 경우는 의료기기 허가 신청 내용, 개요(STED, Summary Technical Documentation) 및 첨부자료로 구성되어 있다.

〈표 5-1〉 허가·인증·신고와 기술문서의 구성

허가·인증 신청서 세부 내용	신고서 세부 내용	기술문서 등의 심사를 위하여 제출하여야 하는 자료의 종류
1. 명칭(제품명, 품목명, 모델명) 2. 분류번호(등급) 3. 모양 및 구조 4. 원재료 　－ 5. 제조방법 6. 성능 7. 사용목적 8. 사용방법 9. 사용 시 주의사항 10. 포장단위 11. 저장방법 및 사용기간 12. 시험규격 13. 제조원(수입 또는 제조공정 전부 위탁의 경우) 14. 허가(인증) 조건 15. 비고	1. 명칭(제품명, 품목명, 모델명) 2. 분류번호(등급) 3. 모양 및 구조 4. 원재료(인체에 접촉되는 의료기기만 해당) 　－ 6. 성능 7. 사용목적 8. 사용방법 9. 사용 시 주의사항 　－ 　－ 　－ 13. 제조원(수입 또는 제조공정 전부 위탁의 경우) 　－ 15. 비고	1. 이미 허가·인증받은 제품과 비교한 자료 2. 사용목적에 관한 자료 3. 작용원리에 관한 자료 4. 제품의 성능 및 안전을 확인하기 위한 다음의 자료로서 시험규격 및 그 설정 근거와 실측치에 관한 자료* 　가. 전기·기계적 안전에 관한 자료 　나. 생물학적 안전에 관한 자료 　다. 방사선에 관한 안전성 자료 　라. 전자파안전에 관한 자료 　마. 성능에 관한 자료 　바. 물리·화학적 특성에 관한 자료 　사. 안정성에 관한 자료 5. 기원 또는 발견 및 개발 경위에 관한 자료 6. 임상시험에 관한 자료 7. 외국의 사용현황 등에 관한 자료

※ 국내 또는 국외에 시험규격이 없는 경우에는 기술문서 등의 심사를 받으려는 자가 제품의 성능 및 안전을 확인하기 위하여 설정한 시험규격 및 그 근거와 실측치에 관한 자료로 대체 가능

가. 기술문서 심사 및 허가·인증 처리기간

〈표 5-2〉 기술문서 심사 및 허가·인증 처리기간

구분	2등급 (식약처 지정 기술문서심사기관)	3·4등급 및 1·2등급 허가(식품의약품안전처)	
		임상시험 자료를 제출하지 않는 경우	임상시험 자료를 제출하는 경우
기술문서(신규/변경)	25/15일	55/32일	70/50일
인증/허가(신규/변경)	5/5일	10일	10일
일괄검토(신규/변경)	-	65/42일	80/60일

1.2 의료기기 허가·인증 신청서 구성요소

의료기기 허가·인증 신청서는 명칭 등 총 15개 항목으로 구성되어 있다.

〈표 5-3〉 허가·인증 신청서 항목

1. 명칭(제품명, 품목명, 모델명)	
2. 분류번호(등급)	
3. 모양 및 구조	(1) 작용원리 (2) 외형 (3) 치수 (4) 특성
4. 원재료	

5. 제조 방법	
6. 성능	
7. 사용목적	
8. 사용방법	(1) 사용 전의 준비사항 (2) 조작방법 (3) 사용 후의 보관 및 관리방법
9. 사용 시 주의사항	
10. 포장단위	
11. 저장방법 및 사용기간	
12. 시험규격	
13. 제조원(수입 또는 제조공정 전부 위탁의 경우)	
14. 허가조건	
15. 비고	

가. 명칭

명칭은 다음 각 호의 어느 하나에 따라 기재하여야 한다. 다만, 품목류 인증·신고 시에는 신청한 대표 제품의 모델명에 덧붙여 '~등 동일제품군'이라는 문구를 기재한다.

> **용어의 정의**
> - 동일제품군
> - 체외진단의료기기 : 제조국, 제조사, 품목명이 동일한 체외진단의료기기 중 사용목적, 사용방법, 제조방법, 원재료(체외진단 장비는 제외한다)가 동일한 것으로 색상, 치수 등의 차이가 있거나 부분품이 변경 또는 추가되는 모델들로 구성된 제품군을 말한다.

1) 제품명을 기재하는 경우

'제조(수입)업소명·제품명', '품목명', '모델명'을 각각 기재한다. 다만, 제조(수입)업소명은 생략할 수 있고, 제품명은 두 개 이상 기재할 수 있다.

2) 제품명을 기재하지 아니하는 경우

'제조(수입)업소명', '품목명', '모델명'을 각각 기재한다.

① 제품명은 이미 허가·인증을 받거나 신고한 의료기기의 제품명과 동일하여서는 안 된다. 다만, 다음에 해당하는 경우에는 예외로 한다.

㉮ 허가·인증·신고가 취소된 의료기기와 사용목적, 작용원리 및 원재료 등이 동일한 의료기기로서 취소된 날부터 1년이 지난 경우

㉯ 동일한 제조(수입)업자가 허가·인증·신고 취하 후 동일한 제품을 허가·인증·신고하는 경우

㉰ 서로 다른 수입업자가 제조원이 같은 동일한 제품을 수입하는 경우에 수입업자명을 병기하여 구분하는 경우

② 품목명은 「의료기기 품목 및 품목별 등급에 관한 규정」에 따라 분류된 품목 중 어느 하나에 해당할 경우, 그 품목명에 품목 분류번호 및 등급을 기재한다.

③ 조합의료기기 및 한벌구성의료기기의 경우, 주된 사용목적 및 상위 등급에 따라 각각의 의료기기별로 앞서 설명한 명칭 기재 방법에 따라 기재한다.

④ 제품명은 이미 허가·인증을 받거나 신고한 의료기기의 제품명과 동일하여서는 안 된다는 원칙에도 불구하고 이미 허가·인증을 받거나 신고한 그 제품과 유사한 사용목적에 해당하는 품목의 경우, 허가받은 제품의 제품명에 문자, 단어 또는 숫자 등을 덧붙이거나 교체한 제품명(예 △△-에이디에스 등, △△-2)을 기재할 수 있다.

⑤ 수출명을 따로 기재할 필요가 있는 경우에는 '수출명 : ○○○○'의 형식으로 괄호 안에 병기한다.

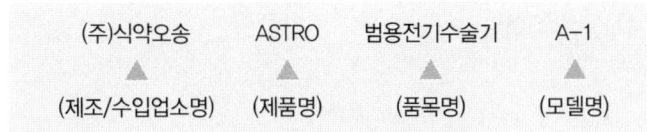

| 그림 5-1 | 명칭 기재 예시

> **참고**
> - 제품명 : 제품명은 업체가 자율적으로 정한 제품명을 기재할 수 있으며, 기재하지 아니할 수도 있다.
>   ※ 제품명은 이미 허가(인증)를 받거나 신고한 의료기기의 명칭과 동일하여서는 안 된다.
> - 품목(류)명 : 품목(류)명과 등급은 식약처 고시 「의료기기 품목 및 품목별 등급에 관한 규정」에 따라 기재한다.
> - 모델명 : 해당 제품의 치수, 모양, 성능 등에 따라 각 회사에서 구체적으로 정한 세부 모델명을 작성한다.

나. 분류번호(등급)

「의료기기 품목 및 품목별 등급에 관한 규정」에 따라 해당 제품의 품목 분류번호와 등급을 기재한다.

다. 모양 및 구조

해당 제품의 작용원리를 포함하여 모양·구조·중량 및 치수 등을 기재한다.

전기·기계적 원리를 이용하는 의료기기의 경우에는 모양·구조·중량·치수 및 각 부분의 기능, 전기적 정격, 전기충격에 대한 보호 형식 및 보호 정도, 안전장치, 작동계통도(유·무선 통신을 사용하는 의료기기에 한하여 통신구성도 포함) 및 작동계통도에 따른 작동원리, 전기·기계적 안전성을 검증할 수 있는 절연부의 전기회로도(전원부, 장착부 등을 포함한다) 또는 전기절연도(Insulation Diagram), 소프트웨어의 구조 및 주요기능을 기재한다.

소프트웨어가 단독으로 사용되는 경우에는 모양·구조 및 각 부분의 기능, 소프트웨어의 구조 및 주요기능을 기재한다. 복수의 버전을 기재할 경우에는 의료기기 소프트웨어 허가심사 가이드라인(민원인안내서, 2019. 9.)을 참고하여 각각 작성한다.

본 항은 제품의 모양, 치수, 구조 등 제품의 외형 및 특성을 기재하는 양식에 대해 설명하고 있으며, '작용원리', '외형', '치수', '특성'으로 나누어 기재한다.

1) 작용원리

해당 제품의 용도 및 특성, 당해 제품을 개발하기 위하여 적용한 원리 등에 관한 내용을 요약하여 기술하고, '사용목적' 이외의 임상적 효능·효과 및 이와 관련된 용어가 표방되지 않도록 주의해야 한다.

2) 외형

외관 사진은 제품의 구체적인 형상을 확인할 수 있는 전·후·측면 등의 선명한 컬러사진을 부착하며, 여러 가지 구성품이 있을 경우 각각에 대한 외관 사진을 첨부해야 한다. 또한 각 부분에 대한 명칭 및 역할, 코팅이 되어 있는 경우 코팅 여부를 기재한다. 추가적으로 외관 사진의 각 부분을 표시하고 주요 부분에 대한 설명을 기재하여야 한다.

3) 치수

제품의 각 부분품(본체)의 외관 도면을 그리고, 각 부분을 지적하여 표시하고, 해당되는 부분에 대한 치수 및 중량을 작성해야 한다. 도면을 이용하여 각 부분의 치수를 기재하며, 단위를 반드시 포함하여 기재한다. 중량을 기재해야 하는 제품(예 치과용 비귀금속 합금, 심미수복용 복합레진 등)은 단위를 포함하여 중량을 기재한다. 단위는 「국가표준기본법」에 있는 단위를 이용하여 기재하여야 한다.

치과용임플란트고정체, 치과용임플란트상부구조물에 대해서는 치수별 심사방법과 특정 치수를 범위로 심사하는 방법 중 택할 수 있다. 특정 치수를 범위로 허가(인증) 시에는 제품의 성능 및 안전성에 영향을 미치지 않는 범주 내에서 특정 치수(직경, 길이, 각도 등)의 범위를 기재하도록 하고 이 경우 설정한 치수 내의 모든 제품이 포함된 것으로 간주한다(단, 각각의 제품은 치수 공차를 유지하여야 한다).

※ '모양 및 구조'란에는 치수를 식별할 수 있는 방법을 기재한다. 기타의 경우에는 그 방법을 "모양 및 구조-치수"에 기재하여 제품의 치수를 확인할 수 있게 한다.
※ 이 경우, 설정한 치수 범위 내의 모든 제품이 허가(인증) 사항에 포함된 것으로 본다.

〈표 5-4〉 치과용임플란트고정체, 치과용임플란트상부구조물의 기재 범위

구분	세부사항
치과용임플란트고정체	동일제품군, 동일한 결합구조(회전방지구조 포함), 동일한 디자인(나사머리, 나사모양, 나사산 포함)의 제품에 직경, 길이의 범위를 기재
치과용임플란트상부구조물	동일제품군, 동일한 결합구조(회전방지구조 포함), 동일한 디자인의 제품에 직경, 각도 상·하부 길이, 각도의 범위를 기재

4) 특성

전기·기계적 원리를 사용하는 제품의 경우 전기적 정격, 전기충격에 대한 보호 형식 및 보호 정도, 안전장치, 작동계통도(유·무선 통신을 사용하는 의료기기에 한하여 통신구성도 포함) 및 작동계통도에

따른 작동원리, 전기·기계적 안전성을 검증할 수 있는 절연부의 전기회로도(전원부, 장착부 등) 또는 전기절연도(Insulation Diagram), 소프트웨어의 구조 및 주요기능 등을 기재한다. 소프트웨어 복수의 버전을 기재할 경우에는 의료기기 소프트웨어 허가심사 가이드라인(민원인안내서, 2019. 9.)을 참고하여 각각 작성한다.

전기를 사용하지 않는 기구·기계, 의료용품, 치과재료의 경우에는 특성 항을 별도로 작성하지 않는다.

> **참고** 한벌구성 의료기기일 경우 각각의 의료기기 목록을 작성하고 위의 내용에 따라 모양 및 구조를 기재한다.

라. 원재료

1) 전기를 사용하지 않는 기구·기계, 의료용품, 치과재료

일련번호	부분품의 명칭	원재료명 또는 성분명	규격	분량	비고(인체접촉여부 및 접촉부위)

① 부분품의 명칭 : 해당 의료기기를 구성하는 부분품별 명칭을 기재한다.

② 원재료명 또는 성분명 : 해당 의료기기 부분품을 구성하는 각 원재료의 일반명 또는 화학명을 기재한다. 부분품이 여러 성분으로 이루어진 경우 각각 기재한다. 원자재에 세라믹 등 천연광물을 사용하는 경우 구성성분 및 배합비율 등을 구체적으로 기재한다.

③ 규격[12] : 각 기재한 원재료가 규격이 있는 경우 해당 규격(규격 명칭 및 번호)을 기재한다(예 티타늄인 경우, ASTM F136, ISO 5832-2 등). 단, 규격이 없는 경우 사사규격을 기재한다. 원재료 표의 하단에 별도로 상세 내용을 기재한다. 제조원의 MSDS(Material Safety Data Sheet), CoA(Certificate of Analysis) 등에 근거하여 기재한다(예 점도, 밀도, 용해 범위, 강도 등).

④ 분량 : 완제품·부분품 또는 재료 등을 구성하기 위하여 사용되는 원재료·첨가제 또는 색소 등의 분량(단위 포함) 및 혼합비를 기재한다. 두 가지 이상의 물질로 혼합(화합)된 경우 각 원재료의 비율을 기재한다. 완제품 또는 부분품의 가교제, 색소, 가소제 등의 물질이 포함된 경우 해당 물질의 분량 또는 혼합비를 기재한다.

⑤ 비고 : 인체 접촉 여부 및 접촉 부위를 기재한다. 접촉 부위는 뼈, 점막, 피부 등 인체에 접촉하는 부위를 기재한다.

⑥ 의약품이 첨가되는 경우에는 해당 의약품의 명칭·첨가목적·성분·규격·분량을 위의 사항에 따라 기재하고, 해당 의약품의 사용목적은 비고란에 기재한다.

⑦ 가교제, 가소제, 개시제, 보존제, 분산제, 안정화제, 유화제, 윤활제, 자외선차단제, 착색제, 착향제, 촉매제, 항산화제, 기타 등의 첨가 목적이 있는 경우 비고란에 기재한다. 기재 방법은 「의료기기 원재료의 첨가목적 기재 가이드라인('15. 10.)」을 참조한다.

---

[12] 규격 : KS, ASTM, ISO 등의 국제기구에서 정한 원재료의 성분 및 성질·특성 등에 대한 표준

2) 전기를 사용하는 기구·기계

일련번호	부분품의 명칭	부분품 관리번호	규격 또는 특성	수량	비고

① 부분품의 명칭 : 해당 부분품의 일반명칭을 기재한다.
② 부분품 관리번호 : 해당 부분품에 대해 모델명 또는 제조회사에서 관리하는 번호 등을 기재한다.
③ 규격 또는 특성 : 해당 부분품에 대한 규격이 있는 경우에는 해당 규격(KS, IEC, ISO 등)을 기재하고, 규격이 없는 경우에는 부분품의 기술적 사양을 기재한다.
④ 수량 : 각각의 부분품의 개수를 기재한다.
⑤ 인체에 접촉·삽입되거나 인체에 주입하는 혈액·체액 또는 약물 등에 접촉하거나 의약품이 첨가되는 의료기기의 경우에는 전기를 사용하지 않는 기구·기계, 의료용품, 치과재료의 작성방법에 따라 기재한다.
⑥ 의료기기에 소프트웨어가 사용될 경우에는 규격 또는 특성란에 소프트웨어의 명칭, 버전을 기재한다. 복수의 버전을 기재할 경우에는 의료기기 소프트웨어 허가심사 가이드라인(민원인안내서, 2019. 9.)을 참고하여 각각 작성한다.

※ 부분품의 명칭은 작동계통도의 주요 부품별로 작성하되, 블록 중 감전·화재·충격·필수 성능(Essential Performance)에 영향을 주는 조립부품(Assembly) 단위로 선정하여 작성한다.
※ 기기의 정상 사용에 필요한 부속품(Accessary)을 포함하여 작성한다.

모유착유기의 경우, 기존의 「모유착유기 허가·신고·심사 방안('11. 3. 28.)」 및 「보완된 모유착유기 허가·신고·심사 방안('12. 6. 12.)」, 「전동식모유착유기 기술문서 작성을 위한 가이드라인('20. 3.)」에 따라 작성하여야 한다.

2등급 전동식 모유착유기의 경우 젖병 등 모유 접촉 구성품은 부분품 관리번호란에 해당 모델명 또는 관리번호를 기재하고, 비고란에 '「식품위생법」 제9조에 따른 기준 및 규격에 적합한 제품'이라는 문구를 기재하여야 한다.

1등급 수동식 모유착유기의 경우, 의료기기 제조(수입)신고서의 비고란에 '「식품위생법」 제9조에 따른 기준 및 규격에 적합한 제품'이라는 문구를 기재하여야 한다.

3) 소프트웨어가 단독으로 사용되는 경우 : 다음 표에 따라 해당란에 각각 기재

일련번호	소프트웨어의 명칭	버전 및 운영환경	비고

※ 한벌구성 의료기기일 경우 각각의 의료기기별로 위의 내용에 따라 원재료를 기재한다.

마. 제조방법

1) "제조원의 제조방법에 따른다"라고 기재

다음 각 호에 해당하는 경우에는 해당 사항을 추가하여 기재한다.

① 멸균의료기기의 제조 방법의 경우 멸균 방법은 「의료기기 허가·신고·심사 등에 관한 규정」 [별표 2]의 멸균 방법 또는 이와 동등 이상 규격의 멸균 방법을 기재한다.

〈표 5-5〉 [별표 2] 멸균의료기기의 멸균방법(제11조제1항제1호 관련)

번호	멸균명칭	기준
1	방사선멸균(전자빔 포함)	KS P ISO 11137-1,2,3 ISO 11137-1,2,3
2	산화에틸렌 멸균	KS P ISO 11135 ISO 11135
3	습열멸균	KS P ISO 17665-1 ISO 17665-1,2,3
4	무균처리	KS P ISO 13408-1,2,3,4,5,6 ISO 13408-1,2,3,4,5,6,7
5	기타 멸균	ISO 14937

② 최종 제품이 동물유래 성분을 함유하거나 제조 과정 중 동물유래 성분을 사용하는 경우 동물의 명칭, 원산국, 연령, 사용 부위, 처리 공정 및 성분명과 해당 처리공정 결과가 적합함을 확인할 수 있는 규격(KS, ASTM, ISO 등)을 기재한다.

2) 4등급 의료기기 : 다음 각 호에 따라 기재

① 위탁공정·검사공정 및 멸균공정을 포함하는 원재료 구입부터 최종제품 출하까지의 전체 제조공정에 대한 흐름도를 기재하고, 각 공정에 대한 설명을 기재한다.

② 제조원 이외의 장소에서 제품설계 및 제조공정을 수행하는 경우 제조공정 흐름도에 각 제조소의 제조국, 제조사명, 주소를 기재한다.

③ 멸균의료기기의 제조 방법의 경우 「의료기기 허가·신고·심사 등에 관한 규정」 [별표 2]의 멸균 방법 또는 이와 동등 이상 규격의 멸균 방법 및 멸균 조건을 부가하여 기재한다.

3) 해설

① 수입 또는 제조의 경우 '제조원의 제조방법에 따른다'로 기재한다.

② 멸균 방법은 「의료기기 허가·신고·심사 등에 관한 규정」 [별표 2]에 해당하는 멸균 명칭 및 기준을 기재하거나 동등 이상 멸균 방법을 기재한다.

> **참고** **멸균 방법 기재 예시**
> - 산화에틸렌 멸균의 경우 : '산화에틸렌 멸균(KS P ISO 11135에 따른다.)'
> - 방사선 멸균의 경우 : '방사선 멸균(KS P ISO 11137-1, 2, 3에 따른다.)'
> - 습열 멸균의 경우 : '습열 멸균(KS P ISO 17665-1에 따른다.)'

③ 동물유래 성분을 함유하는 제품의 경우에는 기재한 사항에 대한 그 근거자료(처리공정 중 바이러스 불활화 자료 등)를 제출하여야 한다.

④ 동물유래 성분을 함유하는 제품의 바이러스 불활화 처리공정에 대한 상세 내용은 「동물유래성분 원재료 사용 의료기기의 바이러스 불활화 처리공정 민원인 안내서」를 참고한다.

바. 사용목적

① 근거자료에 따라 적응증, 효능·효과 또는 사용목적을 기재한다. 신고대상 의료기기의 사용목적은 「의료기기 품목 및 품목별 등급에 관한 규정」에 따라 기재한다.

② 근거가 불명확하거나 막연하고 광범위한 의미의 표현을 해서는 안 되며, 중복되거나 지나치게 강조한 표현, 오해 또는 오·남용의 우려가 있는 표현 등을 해서는 안 된다.

③ 조합의료기기의 경우는 조합된 기기의 상태로, 한벌구성의료기기의 경우는 각각의 의료기기별로 사용목적을 기재한다.

사. 성능

① 해당 제품이 표방하는 제품의 물리·화학, 전기·기계적 특성, 소프트웨어 특성을 기재한다. 1등급 의료기기 중 제품의 특성상 성능을 표방할 수 없는 경우에는 기재하지 아니할 수 있다.

② 조합의료기기의 경우는 조합된 기기의 상태로, 한벌구성의료기기의 경우는 각각의 의료기기별로 성능을 기재한다.

아. 사용방법

① 사용방법은 사용 전의 준비사항, 조작방법, 사용 후의 보관 및 관리방법을 상세히 기재하되, 전문가가 아닌 일반 소비자가 직접 사용하는 의료기기의 경우에는 사용 대상별(장애인, 임산부, 소아 등) 사용에 불편하지 않도록 알기 쉬운 용어로 기재해야 한다. 다만, 소프트웨어가 단독으로 사용되는 경우에는 사용 전의 준비사항과 사용 후의 보관 및 관리 방법에 대한 기재는 생략할 수 있다.

② 사용 전 멸균을 하여야 하는 경우에는 「의료기기 허가·신고·심사 등에 관한 규정」[별표 2]에 따라 식약처장이 인정하는 멸균 방법을 정확히 기재한다. 사용 후의 보관 및 관리 방법에는 사용 후 잔여량에 대한 폐기 방법 등을 상세히 기재한다.

③ 의료기기에 소프트웨어가 내장되거나 단독으로 사용되는 경우에는 프로그램의 기능들을 확인할 수 있는 화면사진과 함께 그 기능에 대한 사용 방법을 정확하게 기재한다.
④ 일회용 의료기기의 경우 "재사용 금지"를 명확히 기재한다.

자. 사용 시 주의사항

사용 시 주의사항은 해당 의료기기가 안전하고 합리적으로 사용할 수 있도록 필요한 최신의 안전성 관련 사항을 모두 기재해야 하며, 의학용어사전 등을 참고하여 이해하기 쉽도록 작성하여야 한다.

① 다음 각 목에 의한 순서와 요령에 따라 기재한다.
  ㉮ 경고 : 치명적이거나 극히 중대하고 비가역적인 의료기기 이상반응이 나타날 경우 또는 의료기기 이상반응이 나타난 결과 극히 중대한 사고와 관련될 가능성이 있으므로 특히 주의를 환기할 필요가 있을 경우를 기재한다.
  ㉯ 의료기기의 특성을 고려한 사용 대상의 연령, 성별 또는 건강상태 등에 대한 주의사항을 기재한다.
  ㉰ 의료기기의 사용 결과 발생할 수 있는 의료기기 이상반응 또는 사용상의 부주의에 따른 치명적인 부작용 및 사고 발생 등에 대한 주의사항을 기재한다.
  ㉱ 일반적인 주의 : 의료기기로 인한 중대한 사고를 방지하기 위하여 사용 중 주의사항을 기재하고, 필요한 경우 사고 발생 시 처리 방법 등도 기재한다.
  ㉲ 상호작용 : 다른 의료기기와 병용 시에는 해당 의료기기가 병용 의료기기의 작용을 증강 또는 감약시키거나 의료기기 이상반응의 증강이 일어날 경우 또는 새로운 의료기기 이상반응이 발생하거나 원질환의 악화 등이 일어날 경우로서 임상적으로 의의가 있는 사항을 기재한다. 다만, 소프트웨어가 단독으로 사용되는 경우에는 이를 생략할 수 있다.
  ㉳ 임부, 수유부, 가임여성, 신생아, 유아, 소아, 고령자에 대한 사용 : 해당 의료기기의 기능적 특성 및 사용 방법 등으로 볼 때 다른 환자에 비하여 특히 주의할 필요가 있다고 판단되는 사항을 기재한다.
  ㉴ 적용상의 주의 : 사용 방법 등에 따른 필요한 주의를 기재한다.
  ㉵ 안전사고의 예방에 필요한 사항이 있는 경우에는 관련 주의사항을 기재한다.
② 위의 사항 중 당해 제품에 해당하지 않는 경우에는 작성하지 않을 수 있다.
③ 국내외에서 발생한 제품 사용과 관련된 새로운 안전성 정보(국내외 정부기관에서 사용 시 주의사항에 추가할 것을 권고한 정보)를 알게 된 경우에는 사용 시 주의사항에 추가하여야 한다.

차. 포장단위

의료기기의 포장단위는 제조업자 또는 제조원이 정하는 최소 포장단위로 기재하되, 제조 의료기기의 경우에는 자사 포장단위로, 수입 의료기기의 경우에는 제조원 포장단위로 기재할 수 있다.

취급상 용이한 최소 포장단위로 1Set, 1Box, 1대 등과 같이 정하여 기재할 수 있다.

카. 저장방법 및 사용기간

1) 개요

저장방법은 의료기기의 특성을 고려하여 안정성이 보장될 수 있도록 구체적인 보관 조건(온도 등) 및 유의사항 등을 병기하여야 한다. 다만, 소프트웨어가 단독으로 사용되는 경우에는 이를 생략할 수 있다.

사용기간 또는 유효기간은 다음의 어느 하나에 해당하는 경우에는 「의료기기의 안정성시험 기준」(식약처 고시)에 따라 저장방법 및 사용기간 또는 유효기간을 설정하여 기재한다.

① 멸균의료기기
② 시간이 경과됨에 따라 원재료 등의 물리·화학적 변화로 인한 안전성 또는 성능의 변화가 예측되는 의료기기

2) 해설

① 의료기기의 특성을 고려하여 기재해야 할 구체적인 보관 조건에는 온도, 습도, 차광 유무 등이 있다.
② 사용기간(유효기간)은 '제조일로부터 ○년(또는 개월)'으로 표현한다(단, 용기 등의 기재사항은 「의료기기법」 제20조제4호에 따라 "○○년 ○○월" 등의 실제 사용 기간을 적을 수 있다).
③ 멸균의료기기의 사용기간은 멸균 포장재료 및 멸균 포장상태(멸균 유지력)의 물리·화학적 변화가 의료기기 성능 및 안전성에 영향을 주지 않는 기한을 의미한다.
④ 비멸균의료기기 중 고분자의 원재료를 사용하여 시간이 경과됨에 따라 사용된 원재료의 물리·화학적 변화가 예측되는 의료기기는 「의료기기의 안정성시험 기준」(식약처 고시)에 따라 시험한 결과를 근거로 저장방법 및 사용기간(유효기간)을 기재한다.
⑤ 멸균의료기기, 시간 경과에 따라 안전성 또는 성능 변화가 예측되는 의료기기의 경우에는 포장방법(포장 재질 포함)을 함께 기재하여야 한다

타. 시험규격

시험규격에는 해당 제품의 안전성 및 성능을 검증하기 위하여 필요한 시험을 다음에 따라 기재한다.
① 안전성의 경우 해당 제품의 특성에 따라 식약처장이 고시한 「의료기기의 전기·기계적 안전에 관한 공통기준규격」, 「의료기기의 전자파 안전에 관한 공통기준규격」, 「의료기기의 생물학적 안전에 관한 공통기준규격」, 「의료기기 기준규격」 중 해당 규격을 기재하거나, 이와 동등한 국제규격(IEC, ISO 등)을 기재한다. 다만, 식약처장이 고시한 규격이 없는 경우에는 식약처장이 공고한 규격 또는 해당 의료기기의 국제 규격(IEC, ISO 등)을 기재한다.

② 해당 제품의 특성에 따라 시험항목을 설정하되 '시험규격'란에 기재할 때에는 식약처장이 고시한 규격 중 해당 규격명을 기재하거나 이와 동등한 해당 국제규격을 기재하도록 한다. 「의료기기 기준규격」의 경우에는 해당 규격 중 당해 제품에 해당하는 규격명을 함께 기재한다. 고시번호, 제·개정날짜 등은 기재하지 않으며, 최신의 기준규격이 적용된다.

성능은 자사가 설정한 근거에 의한 시험항목, 시험기준 및 시험방법을 다음에 따라 기재한다.
① 시험기준은 시험 결과의 적부판정의 기준이 되는 기준치의 허용 범위를 명확히 기재하여야 하며, 시험 결과가 온도·습도 등 주위 조건에 영향을 받는 경우에는 그 조건을 명시하여야 한다.
② 시험방법은 구체적으로 순서에 따라, 시험 결과를 정확히 산출할 수 있도록 개조식으로 기재한다.
③ 물리·화학적 시험은 인체에 접촉·삽입되거나 인체에 주입하는 혈액·체액 또는 약물 등에 접촉하는 의료기기의 경우 식약처장이 공고한 규격이나 관련 규격(IEC, ISO, KS, EN, ASTM 등)을 기재한다. 다만, 식약처장이 공고한 규격이나 관련 규격이 없는 제품의 경우 자사가 설정한 근거에 의한 시험항목, 시험기준 및 시험방법을 상기의 ① 항목 및 ② 항목에 따라 기재한다.
④ 다음의 표와 같이 성능 시험규격을 기재한다.

번호	시험항목	시험기준	시험방법

3) 조합의료기기의 경우에는 의료기기 전체로서 평가하여야 하는 부분과 각각의 의료기기별로 평가하여야 할 부분의 시험규격을 각각 설정하고, 한벌구성의료기기의 경우에는 각각이 의료기기별로 평가하여야 할 부분의 시험규격을 각각 설정한다.

파. 제조원

제조원은 다음에 따라 기재한다.
① 수입 의료기기의 경우에는 제조원의 제조국, 제조사명 및 주소를 기재한다.
② 모든 제조공정을 위탁하여 제조하는 경우에는 제조의뢰자와 제조자의 상호와 주소를 모두 기재한다. 다만, 제조자가 외국회사일 경우에는 제조국을 추가로 기재한다.

제조원의 기재 내용은 자사 제조와 전 공정 위탁 제조인 경우를 구분하여 기재하여야 한다. 이 경우 제조의뢰자 및 제조자에 대한 기재사항은 다음 〈표 5-6〉에서 설명하고 있다.

〈표 5-6〉 제조의뢰자 및 제조자에 대한 기재사항

구분	기재 내용
수입의 경우	제조국, 제조원의 상호, 주소
전 공정 위탁 제조 (제조, 수입품목 공통)	**제조의뢰자** • 제조의 경우 : 품목허가권자의 상호, 주소 • 수입의 경우 : 제조국, 제조의뢰자의 상호, 주소 **제조자** • 제조의 경우 : 품목허가권자로부터 동 품목에 대하여 전 공정을 제조의뢰받아 실제 제조한 자의 상호, 주소를 기재한다. • 수입의 경우 : 제조의뢰자로부터 동 제품에 대하여 전 공정을 제조의뢰받아 실제 제조하는 자의 제조국, 상호, 주소를 기재한다.

1.3 첨부자료 구성요소

가. 개요

첨부자료의 종류(구성)는 크게 허가·인증받고자 하는 제품에 대한 정보자료와 안전성 및 유효성(성능)을 검증하기 위한 자료로 구분되며, 그 내용은 다음과 같다.

① 이미 허가·인증받은 제품과 비교한 자료

② 사용목적에 관한 자료

③ 작용원리에 관한 자료

④ 제품의 성능 및 안전을 확인하기 위한 다음 각 목의 자료로서 시험규격 및 그 설정 근거와 실측치에 관한 자료. 다만, 국내 또는 국외에 시험규격이 없는 경우에는 기술문서 등의 심사를 받으려는 자가 제품의 성능 및 안전을 확인하기 위하여 설정한 시험규격 및 그 근거와 실측치에 관한 자료

㉮ 전기·기계적 안전에 관한 자료(전기·전자회로를 사용하는 기구·기계·장치에 한함)

㉯ 생물학적 안전에 관한 자료(인체에 직·간접적으로 접촉하여 생물학적 안전에 대한 확인이 필요한 의료기기에 한함)

• 독성시험에 관한 자료
- 세포독성시험에 관한 자료
- 전신독성(급성)시험에 관한 자료
- 아만성(아급성)독성시험에 관한 자료
- 만성독성시험에 관한 자료
- 유전독성시험에 관한 자료
- 생식독성시험에 관한 자료
- 독성동태시험에 관한 자료
- 면역독성시험에 관한 자료

- 자극성과 감작성시험에 관한 자료
- 이식시험에 관한 자료
- 혈액적합성시험에 관한 자료
- 발암성시험에 관한 자료
- 생분해성시험에 관한 자료
- 에틸렌옥사이드 잔류량시험에 관한 자료
- 무균시험에 관한 자료

㉰ 방사선에 관한 안전성 자료(방사선을 이용하거나 방사선에 노출되는 의료기기에 한함)
㉱ 전자파안전에 관한 자료(전기·전자 회로를 사용하는 의료기기에 한함)
㉲ 성능에 관한 자료
㉳ 물리·화학적 특성에 관한 자료
㉴ 안정성에 관한 자료

⑤ 기원 또는 발견 및 개발 경위에 관한 자료
⑥ 임상시험에 관한 자료
⑦ 외국의 사용현황 등에 관한 자료

심사자료의 면제

기술문서 등의 심사를 받고자 하는 자는 제26조 제1호부터 제7호에 해당하는 자료를 식품의약품안전처장 또는 기술문서심사기관의 장에게 제출하여야 한다.
① 2등급 의료기기의 경우에는 기허가 제품과 비교한 자료(「의료기기 허가·신고·심사 등에 관한 규정」 [별지 제3호 서식] 본질적 동등 품목 비교표)를 사용하여 「의료기기 허가·신고·심사 등에 관한 규정」 [별표 5]의 동등 제품 판단 기준에 따라 새로운 제품, 개량 제품, 동등 제품으로 구분하여 심사하고 「의료기기 허가·신고·심사 등에 관한 규정」 [별표 7]에 따라 아래 사항에 해당하는 자료의 제출을 면제할 수 있다.
- 1.3. 첨부자료 구성요소 중 ②, ③, ⑤, ⑥, ⑦의 자료
- 1.3. 첨부자료 구성요소 중 ④의 세부항목에 따른 자료에 한하여 시험성적서를 제외한 시험규격의 설정 근거와 실측치 자료
② 3·4등급의 경우 「의료기기 허가·신고·심사 등에 관한 규정」 [별표 7]에 따라 ⑤, ⑥, ⑦의 자료는 제출하지 않을 수도 있다.
③ 원재료 또는 완제품이 생물학적 안전이 인정·확인되는 다음 사항에 경우 생물학적 안전에 관한 자료를 제출하지 않을 수도 있다.
- 식약처장이 고시하거나 공고한 규격
- 원재료 또는 완제품이 KS, ISO, ASTM에 해당하는 규격
④ 시험자체가 이론적·기술적으로 실시 불가능하거나 실시 가능하더라도 실시하는 것이 무의미하다고 인정되는 경우에는 해당 자료의 제출을 면제할 수 있다(예 실버설파다이아진 크림이 함유된 창상피복재의 경우 각 원재료의 안전성이 확보되었으나, 실버설파다이아진크림의 항균작용으로 인하여 세포독성 시험결과가 부적합이 나올 수밖에 없어 해당 시험이 무의미한 경우 등).

나. 이미 허가·인증받은 제품과 비교한 자료

기존 허가·인증받은 제품과의 비교 자료 작성을 위해서는 「의료기기 허가·신고·심사 등에 관한 규정」 [별지 제3호 서식](본질적 동등품목비교표)을 이용하여 작성하여야 하며, '의료기기 전자민원창구' 등을 통해 허가(인증) 정보를 검색한 내용을 참조하여 작성할 수 있다.

① 명칭(제품명, 품목명, 모델명) : 신청 제품과 동일한 품목명으로 비교하여 작성하고, 동일한 품목명이 없을 경우는 가장 유사한 기존 허가·인증 제품과 비교하여 작성한다. 기존 허가·인증 제품과 신청 제품의 모델명을 각각 기재한다.

② 분류번호 및 등급 : 기존 허가(인증) 제품과 신청 제품의 분류번호, 등급을 기재한다.

③ 제조(수입)업소명 : 기존 허가(인증) 제품과 신청 제품의 제조(수입)업소명을 각각 작성한다.

④ 제조원 및 소재지 : 기존 허가(인증) 제품과 신청 제품의 제조원을 각각 작성하되 소재지는 생략할 수 있다.

⑤ 허가(인증)번호 : 기존 허가(인증) 제품의 허가(인증)번호를 작성하고, 신청 제품은 작성하지 않고 허가(인증)받은 제품을 변경한 경우는 신청 제품에 허가(인증)번호를 기재할 수 있다.

⑥ 사용목적 : 기존 허가(인증) 제품의 사용목적을 먼저 작성하고, 신청 제품의 사용목적과 비교 후 동등할 경우 '예', 동등하지 않을 경우 '아니오'에 체크한다.

⑦ 작용원리 : 기존 허가(인증) 제품의 작용 원리를 작성하고, 신청 제품과 비교하여 동등한 원리인 경우는 '예', 동등하지 않을 경우는 '아니오'에 체크한다.

⑧ 원재료 : 신청 제품이 인체 접촉·삽입하는 의료기기인 경우에 작성하되, 기존 허가(인증) 제품에 대한 원재료 정보공개가 부분 공개인 경우, 공개된 내용으로 한정해서 작성할 수 있다. 원재료가 다르다는 의미는 신소재 또는 허가받은 제품과 원료가 다르다는 의미이며, 다만 원재료에 대한 정보를 명확히 아는 경우(⑩ 동일 제조원 변경 제품이나, 시리즈 제품인 경우) 상세히 작성한 후 '예' 또는 '아니오'에 체크한다.

※ 전기를 사용하는 제품이나 기계·장치류의 제품은 생략할 수 있다.

⑨ 성능 : 기존 허가(인증) 제품과 신청 제품의 성능을 작성하고 동등할 경우 '예', 동등하지 않을 경우는 '아니오'에 체크한다.

⑩ 시험규격 : 기존 허가(인증) 제품의 시험규격의 정보를 대부분 알 수 없기 때문에 다음의 예와 같이 작성할 수 있다.

※ 시험규격은 '당해 제품의 안전만을 검증하기 위해 적용한 규격을 의미'하며, 따라서 성능에 관한 시험은 작성하지 않아도 된다.

> 참고
> [예 1] 전기 사용 제품 : 「의료기기의 전기·기계적 안전에 관한 공통기준규격」, 「의료기기의 전자파 안전에 관한 공통기준규격」, 개별 규격이 있는 경우 의료기기 기준규격 작성(⑩ 의료기기 기준규격 31. 전기수술기)
> [예 2] 방사선 사용 제품 : 「의료기기의 전기·기계적 안전에 관한 공통기준규격」, 「의료기기의 전자파 안전에 관한 공통기준규격」, 개별 규격이 있는 경우 의료기기 기준규격 작성(⑩ 의료기기 기준규격 8. 진단용 엑스선장치)
> [예 3] 인체 접촉·삽입하는 제품 : 「의료기기의 생물학적 안전에 관한 공통기준규격」

⑪ 사용방법 : 기존 허가(인증) 제품과 신청 제품의 사용방법은 제품을 사용하기 위한 일련의 과정을 작성하되, 일반적인 사용방법에 대한 설명을 요약 작성할 수 있다. 특히 '적용 부위' 및 '적용 방법'이 다른 경우는 세부적으로 작성하고 '아니오'란에 체크한다.

⑫ 청자 : 심사 의뢰를 신청한 대표자의 이름을 작성하고 서명을 하여야 한다. 서명된 자료를 스캔한 후 파일로 첨부한다.

〈표 5-7〉 [별지 제3호 서식] 본질적 동등품목비교표

[별지 제3호 서식]

번호	비교항목	기허가 제품[1]	신청 제품	동등 여부[2]
1	품목명 (품목번호 및 등급)			
2	명칭(모델명)			
3	제조(수입)업소명			
4	제조원 및 소재지			
5	허가번호			
6	사용목적			예 □ 아니오 □
7	작용원리			예 □ 아니오 □
8	원재료			예 □ 아니오 □
9	성능			예 □ 아니오 □
10	시험규격			예 □ 아니오 □
11	사용방법			예 □ 아니오 □

위와 같이 동등함을 확인하였음

년   월   일   신청자   (서명 또는 인)

1) 기허가된 의료기기와의 차이가 명확하게 입증되도록 필요한 항목을 기재하여야 한다.
2) 각 항목에 대한 정보가 기허가된 의료기기와 동등한 경우 '예'에 체크하고, 동등하지 않을 경우 '아니오' 란에 체크한다.

다. 사용목적에 관한 자료

동 조항은 기술문서 등의 심사를 위한 첨부자료 중 '사용목적(효능·효과)에 관한 자료'의 요건을 설명하고 있으며, 이는 해당 제품의 적응증, 사용목적을 입증하기 위해 필요한 자료이다.

① 제조의 경우, 해당 제품의 적응증, 사용목적을 알 수 있도록 근거자료를 바탕으로 작성하고, 근거자료(매뉴얼 등)를 함께 제출하여야 한다.

② 수입의 경우, 해당 제품의 적응증, 사용목적이 기재되어 있는 제조원의 사용자 매뉴얼(영문 또는 국문 매뉴얼만 인정) 등을 제출하여야 한다.

수입제품의 제조원 사용자 매뉴얼상 의료기기에 해당하지 않거나 「의료기기 품목 및 품목별 등급에 관한 규정」의 품목 정의 범위를 벗어나는 경우에는 사용목적에 관한 근거자료가 없는 것으로 판단될 수 있으며, 이러한 경우 사용목적 항에는 제품의 모양 및 구조, 원재료, 성능, 사용방법 등을 고려하여 품목 고시 정의에 포함되도록 한정하여 기재할 수 있다.

라. 작용원리에 관한 자료

작용원리는 해당 제품의 사용목적을 달성하기 위해 적용되는 '작용기전'이나 '작동원리'를 신청 제품의 물리·화학·전기·기계적 특성을 이용하여 어떻게 구현하는지를 설명한다.

① 당해 제품 개발 시 사용목적을 달성하기 위하여 적용한 물리·화학·전기·기계적 작용원리에 관한 자료이다.

② '작용원리'는 해당 제품의 사용목적을 달성하기 위해 적용되는 '작용기전'이나 '작동원리'를 신청 제품의 물리·화학·전기·기계적 특성을 이용하여 어떻게 구현하는지를 설명한다.

㉮ 해당 제품의 사용목적을 달성하기 위해 적용한 물리·화학·전기·기계적 작용원리가 포함된 자료로서 제조사 카탈로그, 관련 논문 등 문헌, 사용설명서(IFU, Instruction for Use), 기타(제조원 작성자료, 서적 발췌 등) 중 1개 이상을 제출한다.

㉯ 작용원리에 관한 자료에 대한 예시를 포함한 상세 사항은 별도의 「의료기기 허가·심사 첨부자료 가이드라인」을 참고한다.

> **참고**
> - 기계·기구 : 전원 사용 또는 미사용에 따른 '작용 기전'이나 '작동원리'를 포함하여 해당 의료기기의 사용목적(적응증)을 달성하기 위한 신청 제품의 에너지의 변환 원리, 진단 및 치료 기전 등의 작용을 설명하는 내용이 포함되도록 작성
> - 의료용품 : 원재료의 특성과 인체의 구조 지지, 변형 등 해당 의료기기의 사용목적(적응증)을 표방하기 위한 작용원리를 기재
> - 치과 재료 : 치주조직 및 치아 등에 사용되는 의료기기의 원재료 특성 및 지지 등 표방하고자 하는 사용목적(적응증)을 달성하기 위한 기전을 설명하는 자료

마. 제품의 성능 및 안전을 확인하기 위한 자료

1) 전기·기계적 안전에 관한 자료

전기를 사용하는 의료기기의 경우에 제출해야 하며, 전기를 사용하는 부분품들이 환자나 사용자에게 전기적 위해를 일으키지 않도록 하기 위해 전기·기계적 안전 여부를 시험을 통해 입증한 자료를 말한다.

가)「의료기기 허가·신고·심사 등에 관한 규정」제29조(첨부자료의 요건) 제4호, 제6호, 제7호

일반사항으로서 다음의 요건에 해당하는 자료로 제품의 전기·기계적 안전, 방사선 안전, 전자파 안전을 확인하기 위해 시험성적서의 모델명은 반드시 허가(인증) 신청된 모델명과 일치하여야 한다.

① 식약처장이 지정한 시험·검사기관에서 발급한 시험성적서

② IEC가 운영하는 국제전기기기인증제도(IECEE CB-Scheme)에 따라 국제 공인시험기관(NCB)에서 발행한 시험성적서

   ㉮ IEC : International Electrotechnical Commission, 국제전기기술위원회

   ㉯ NCB : National Certification Body, 국제공인시험기관

   ※ 의료기기 NCB 및 CBTL은 IECEE 웹사이트(www.iecee.org)에서 확인 가능

③ 한국인정기구(KOLAS, Korea Laboratory Accreditation Scheme)에서 인정한 의료기기 분야의 시험검사기관에서 인정된 규격 코드로 적합하게 발급한 시험성적서

   ※ KOLAS 웹사이트(www.kolas.go.kr)에서 확인 가능

④ 해당 의료기기에 대하여 경제협력개발기구(OECD) 회원국에 허가 당시 제출되어 평가된 시험성적서로 해당 정부 또는 정부가 허가 업무를 위임한 등록기관이 제출받아 승인하였음을 확인한 자료 또는 이를 공증한 자료

   ※ OECD 회원국은 OECD 웹사이트(www.oecd.org)에서 확인 가능

⑤ 국제시험기관인정협력체(ILAC)의 상호인정협약(MRA)에 따라 ISO/IEC17025를 인정받고, 해당 의료기기 국제규격의 모든 시험항목을 시험할 수 있는 국제시험검사기관에서 적합하게 발급한 시험성적서

   ※ ILAC 웹사이트(www.ilac.org)에서 확인 가능

나) 기준 및 시험 방법

「의료기기의 전기·기계적 안전에 관한 공통기준규격」(식품의약품안전처 고시),「의료기기 기준규격」(식품의약품안전처 고시) 및 식약처장이 공고한 규격 또는 이와 동등 이상의 국제 규격(IEC, ISO 등)을 따르거나 식약처장이 고시하거나 공고한 규격이 없는 경우에는 해당 의료기기의 국제 규격(IEC, ISO 등)에 따르되,「전기사업법」에 의한 국내 표준전압 및 표준주파수,「한국산업규격」(KS)에 의한 표준전원 플러그 등의 기준을 따른다.

일반사항은 다음과 같다.
① 제품의 전기·기계적 안전, 방사선 안전, 전자파 안전을 확인하기 위해 시험 성적서의 모델명은 반드시 허가(인증) 신청된 모델명과 일치하여야 한다.
　※ 다만, 개발 시 명칭 등으로 시험성적서의 모델명과 동일하지 않은 경우에는 제조원에서 해당 제품이 동일함을 입증하는 제조원에서 발행한 공문을 추가로 제출하여야 한다.
② 국제전기기기인증제도(IECEE CB-Scheme)에 따라 국제공인시험기관에서 발급한 시험성적서는 다음을 만족하여야 한다.
　㉮ CB Test Certificate상의 'Test report reference No.'와 'Test Report'상의 'reference No.'가 일치하여야 한다.
　※ CB Test Certificate나 Test report만 제출하여서는 안 되며 모든 자료를 함께 제출해야 한다.
　㉯ 모델명, 주소, 회사명 등이 품목허가 신청 내용과 일치하여야 한다.
　㉰ 해당 제품에 적용된 규격번호 등이 적합하여야 한다.
　㉱ 품목허가·인증 신청한 해당 제품의 주요 구성품과 'Test Report'상의 주요 구성품이 일치하여야 한다.(필요 시 심사 대상 제품 등을 통해 확인)
　㉲ 'Test Report'의 결과가 해당 제품의 특성을 반영한 것으로 적합하여야 한다.
③ KOLAS 시험검사기관 중 의료기기 분야에 국한해서 인정하는 것이다.
④ 경제협력개발기구(OECD) 회원국에 허가 당시 제출되어 평가된 시험 성적서는 당해 의료기기 제조국의 정부 또는 정부가 허가 업무를 위임한 등록기관에 제출받아 승인하였음을 확인한 자료 또는 이를 공증한 자료를 제출할 수 있다.
⑤ ISO/IEC 17025 시험성적서 제출 시 ILAC-MRA 마크 및 인정받고자 하는 IEC 60601 시험을 예외 없이 전체 항목을 시험할 수 있는 증빙자료 제출을 통해 확인이 필요하다.
⑥ 「전기사업법 시행규칙」에 따라 국내 표준전압, 표준주파수, 표준전원플러그는 다음과 같다.
　㉮ 표준전압 : 110V, 220V, 380V
　㉯ 표준주파수 : 60Hz
　㉰ 표준전원플러그 : KS C 8305(플러그 사용 제품 해당)(전기용품 및 생활용품 안전관리법, 전기용품안전기준)

2) 생물학적 안전에 관한 자료

가) 「의료기기 허가·신고·심사 등에 관한 규정」 제29조(첨부자료의 요건) 제5호

일반사항으로서 인체에 접촉·삽입되거나 인체에 주입하는 혈액·체액 또는 약물 등과 접촉하는 의료기기 또는 부분품의 경우 제출해야 하며, 다음 중 어느 하나에 해당하는 자료로서 해당 제품과 모델명이 동일하여야 한다. 다만, 개발 시 명칭 등으로 자료상의 모델명과 해당 제품의 모델명이 동일하지 않은 경우에는 이를 입증하는 자료를 제출하여야 하며, 무균시험 및 EO 가스 잔류량 시험의 경우에는 「의료

기기 제조 및 품질관리기준」(식품의약품안전처 고시) 또는 이와 동등 이상의 규격에 따른 제조사의 품질관리 시스템 하에서 실시한 성적서 또는 적합함을 입증하는 자료를 제출할 수 있다.

① 시행규칙 제24조의2에 따라 식약처장이 지정한 의료기기 비임상시험실시기관에서 「비임상시험관리기준」(식품의약품안전처 고시)에 따라 시험한 시험성적서(최종보고서)(「비임상시험관리기준」(식품의약품안전처 고시) 별표 2의 시험항목에 한함)

② 경제협력개발기구(OECD)의 비임상관리기준(GLP)을 준수하는 OECD 회원국 또는 이를 준수하는 것으로 OECD로부터 인정받은 비회원국의 비임상시험 실시기관에서 발급한 시험자료

③ (가) 또는 (나)에 해당하는 자료로서 해당 제품과 원재료가 동일하고 인체 접촉시간·인체접촉부위 등이 동등하거나 동등 이상인 제품의 생물학적 안전에 관한 자료

나) 기준 및 시험 방법

「의료기기의 생물학적 안전에 관한 공통기준규격」(식품의약품안전처 고시), 「의료기기 기준규격」(식품의약품안전처 고시) 및 이와 동등 이상의 국제 규격(ISO 등)을 따르거나 식약처장이 고시한 규격이 없는 경우에는 식약처장이 공고한 규격 또는 해당 의료기기의 국제 규격(ISO 등)에 따른다.

> **해설**
> - GLP 시험자료는 시험을 실시한 시점에 해당 시험(예 세포독성, 감작성 등)에 대하여 공인된 GLP 기관에서 GLP 기준에 의하여 시험을 실시한 자료이어야 한다.
> - 허가(인증) 신청한 제품과 동일한 원재료와 제조공정이 동등하고, 인체 접촉 시간 및 접촉 부위가 동등하거나 동등 이상인 제품임을 입증하는 자료 및 이를 입증하는 제조의뢰자의 공문 등을 제출함으로써 인정될 수 있다.
> - ※ 피부에 24시간 이내 접촉하는 A 품목의 경우 동일한 인체 접촉 시간 및 접촉 부위에 적용하는 동일한 원재료 및 제조공정을 갖는 B 품목의 성적서를 제출할 수 있다.
> - ※ 피부에 24시간 이내 접촉하는 A 품목의 경우 근육에 영구 이식되는 동일한 원재료를 갖는 C 품목의 성적서를 제출할 수 있다.

3) 방사선에 관한 안전성 자료

가) 개요

방사선을 이용하는 의료기기이거나 방사선에 노출되는 등 해당 의료기기가 방사선에 관한 안전성이 요구되는 경우 제출해야 한다. 해당 제품이 원치 않는 과도한 방사선 위해요인으로부터 보호를 위한 수단을 구비하였고, 이를 시험을 통해 입증한 자료를 말한다.

나) 기준 및 시험 방법

「의료기기의 전기·기계적 안전에 관한 공통기준규격」(식품의약품안전처 고시) [별표2] 의료기기의 방사선 안전에 관한 보조기준규격, 「의료기기 기준규격」(식품의약품안전처 고시) 및 이와 동등 이상의 국제 규격(IEC 등)을 따르거나 식약처장이 고시한 규격이 없는 경우에는 식약처장이 공고한 규격 또는 해당 의료기기의 국제 규격(IEC 등)에 따르되, 「전기사업법」에 의한 국내표준전압 및 표준주파수, 한국산업규격(KS)에 의한 표준전원플러그 등의 기준을 따른다.

4) 전자파 안전에 관한 자료

가) 개요

전자파 안전성이 요구되는 의료기기 또는 부분품의 경우 제출해야 한다. 전기를 사용하는 제품의 경우는 전자파 적합성(EMC) 시험평가를 하게 되며, 전자파 안전성이 확보된 자료를 말한다.

※ EMC : 전자파 환경에서 과도한 전기, 자기 장해 없이 그 환경에서 정상적으로 동작할 수 있는 기기 및 시스템의 능력

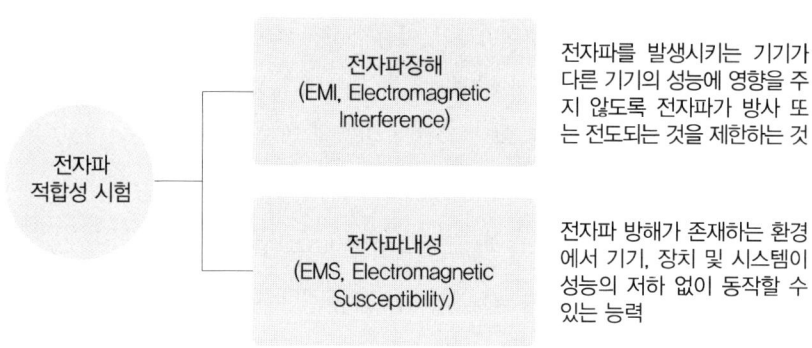

▮ 그림 5-2 ▮ 전자파 적합성 시험

나) 기준 및 시험 방법

「의료기기의 전자파안전에 관한 공통기준규격」(식품의약품안전처 고시), 「의료기기 기준규격」(식품의약품안전처 고시) 및 이와 동등 이상의 국제 규격(IEC 등)을 따르거나 식약처장이 고시한 규격이 없는 경우에는 식약처장이 공고한 규격 또는 해당 의료기기의 국제 규격(IEC 등)에 따르되, 「전기사업법」에 의한 국내표준전압 및 표준주파수, 한국산업규격(KS)에 의한 표준전원플러그 등의 기준을 따른다.

5) 성능에 관한 자료

가) 「의료기기 허가·신고·심사 등에 관한 규정」 제29조(첨부자료의 요건) 제8호

① 일반사항으로서 다음 중 어느 하나에 해당되어야 하며, 해당 제품과 모델명이 동일하여야 한다. 다만, 개발 시 명칭 등으로 자료상의 모델명과 해당 제품의 모델명이 동일하지 않은 경우에 이를 입증하는 자료를 제출하여야 한다.

㉮ 식약처장이 지정한 시험검사기관에서 발급한 시험성적서

㉯ 대학 또는 연구기관 등 국내·외의 전문기관에서 시험한 것으로 해당 기관의 장이 발급하고 그 내용(기관의 시험시설의 개요, 주요설비, 시험자의 연구경력 등을 포함한다)을 검토하여 타당하다고 인정할 수 있는 시험성적서

㉰ 「의료기기 제조 및 품질관리기준」 또는 이와 동등 이상의 규격에 따른 제조사의 품질관리 시스템하에서 실시한 제품의 성능에 관한 시험성적서

② 소프트웨어가 내장되어 있거나 단독으로 사용되는 경우에는 「의료기기 허가·신고·심사 등에 관한 규정」[별표 13]의 의료기기 소프트웨어 적합성 확인보고서 작성방법에 따라 [별지 제13호 서식]의 의료기기 소프트웨어 적합성 확인보고서와 소프트웨어 검증 및 유효성 자료를 제출하여야 한다.

※ 해당 소프트웨어의 명칭, 버전, 운영환경 등이 "원재료"에 기재된 사항과 일치하여야 하며, 식약처에서 배포한 '의료기기 소프트웨어 허가심사가이드라인'을 참고할 수 있다.

[별표 13] 의료기기 소프트웨어 적합성 확인보고서 작성 방법(제29조제8호 관련)

1. 품목명
  「의료기기 품목 및 품목별 등급에 관한 규정」(식품의약품안전처 고시)에 따라 소프트웨어가 사용되는 의료기기의 품목명, 분류번호 및 등급을 작성한다.
2. 소프트웨어 명칭 및 버전
  소프트웨어의 명칭 및 버전을 작성한다.
3. 소프트웨어 사용 형태
  의료기기 소프트웨어 사용 형태에 따라 내장형, 독립형으로 구분하여 표시한다.
4. 소프트웨어 기능적 특성
  의료기기 소프트웨어의 해당되는 기능적 특성에 따라 표시한다.
5. 소프트웨어 안전성 등급
  의료기기 소프트웨어 안전성 등급은 소프트웨어의 고장, 설계 결함 또는 사용 시 발생할 수 있는 잠재적 결함으로부터 환자, 사용자 또는 기타 사람에게 영향을 끼칠 수 있는 위해의 정도에 따라 아래 표와 같이 A 등급, B 등급, C 등급으로 구분할 수 있으며, 적합성 확인보고서에는 해당 소프트웨어의 안전성 등급 및 안전성 등급 판단에 대한 제조사의 해당 문서 관리번호를 기재한다.

등급	의료기기 소프트웨어 안전성 등급 정의
A 등급	부상이나 신체적 피해가 발생할 가능성이 없음
B 등급	심각하지 않은 부상(경상)이 발생할 가능성이 있음
C 등급	심각한 부상 또는 사망이 발생할 가능성이 있음

6. 소프트웨어의 사용목적
  해당 의료기기의 통신 기능이 있는 경우, 통신 목적(제어, 모니터링, 유지보수 및 통신표준 등)을 포함하여 소프트웨어의 사용목적을 작성한다.
7. 소프트웨어 운영환경
  해당 소프트웨어의 운영환경을 작성해야 하며, 의료기기에 상용 소프트웨어(SOUP, Software of Unknown provenance)가 포함될 경우 해당 소프트웨어의 운영환경을 작성한다.
8. 소프트웨어 개발
  소프트웨어 개발 당시 작성된 소프트웨어 개발 계획, 요구사항 분석, 소프트웨어 구현, 소프트웨어 검증 및 유효성확인, 소프트웨어 배포에 관한 사항이 포함되어야 하며 해당 내용은 다음의 내용을 참고하도록 한다.
  1) 소프트웨어 개발 계획
    해당 문서는 소프트웨어 개발 규격, 방법 및 개발 툴을 포함한 소프트웨어 개발, 검증, 위험관리, 형상관리, 문서화 등 전반적인 소프트웨어 개발 계획과 관련된 내용을 포함하여야 한다. 소프트웨어 적합성 확인보고서에는 해당 문서에 대한 개요를 기재하고 제조사의 해당 문서 관리번호를 함께 기재한다.

2) 소프트웨어 요구사항 분석

해당 문서는 소프트웨어 요구사항 수립, 위험통제 수단 수립, 소프트웨어 요구사항 검증 방법 등을 포함하여 소프트웨어 요구사항과 관련된 내용을 포함하여야 한다. 소프트웨어 적합성 확인보고서에는 해당 문서에 대한 개요를 기재하고 제조사의 해당 문서 관리번호를 함께 기재한다.

3) 소프트웨어 구현

해당 문서는 소프트웨어 요구사항을 구현하기 위한 각 아키텍처 설계와 이에 대한 상세 설계 등에 관한 내용을 포함하여야 한다. 소프트웨어 적합성 확인보고서에는 해당 문서의 대한 개요를 기재하고 제조사의 해당 문서 관리번호를 함께 기재한다.

4) 소프트웨어 검증 및 유효성확인(Verification & Validation)

해당 문서는 소프트웨어의 유닛 구현 및 검증, 유닛 통합 및 통합 시험, 소프트웨어 시스템 시험(유무선 통신을 사용하는 경우, 정보의 위변조, 오작동 또는 의료기기에 승인되지 않은 접근 등으로부터 방지하기 위한 대책 등)에 대한 내용을 포함하여야 하며, 시험 및 검증 절차, 이상현상(anomaly) 목록을 포함한 시험 결과, 시험 및 검증 도중 소프트웨어 변경이 발생한 경우 재시험 결과를 포함하여야 한다. 또한, 이상현상 목록을 포함한 시험 결과가 있을 시 잠재영향 평가 결과에 대한 내용을 포함하여야 한다. 해당 문서는 필수적으로 검토되어야 하는 문서로 허가·심사 시 소프트웨어 적합성 확인보고서와 함께 제출한다.

5) 소프트웨어 배포

해당 문서는 소프트웨어 검증 결과, 잔여 이상 목록 평가 결과를 포함하여 소프트웨어 배포 버전, 소프트웨어 개발 환경, 소프트웨어 보관/관리 등의 내용을 포함하여야 한다. 소프트웨어 적합성 확인보고서에는 해당 문서에 대한 개요를 기재하고 제조사의 해당 문서 관리번호를 함께 기재한다.

9. 소프트웨어 유지보수 및 문제 해결

해당 문서는 소프트웨어 유지보수 프로세스, 소프트웨어 문제 해결 프로세스에 따라 유지보수 계획 수립, 문제 보고 및 수정 분석, 구현 내용, 문제 해결 검증 등에 관한 내용을 포함하여야 한다. 소프트웨어 적합성 확인보고서에는 해당 문서에 대한 개요를 기재하고 제조사의 해당 문서 관리번호를 함께 기재한다.

10. 소프트웨어 위험관리

해당 문서는 소프트웨어 위험관리 프로세스에 따라 위해상황, 위험통제 수단, 위험통제 수단의 검증, 소프트웨어 변경의 위험관리 등에 관한 내용을 포함하여야 한다. 소프트웨어 적합성 확인보고서에는 해당 문서에 대한 개요를 기재하고 제조사의 해당 문서 관리번호를 함께 기재한다.

11. 소프트웨어 형상관리

해당 문서는 소프트웨어 형상관리 프로세스에 따라 소프트웨어 식별, 변경관리, 상태기록 등에 관한 내용을 포함하여야 한다. 소프트웨어 적합성 확인보고서에는 해당 문서에 대한 개요를 기재하고 제조사의 해당 문서 관리번호를 함께 기재한다.

* 출처 : 식품의약품안전처, 「의료기기 허가·신고·심사 등에 관한 규정」, 2023. 12.

〈표 5-8〉 [별지 제13호 서식] 의료기기 소프트웨어 적합성 확인보고서

[별지 제13호 서식]

의료기기 소프트웨어 적합성 확인보고서

품목명(품목분류번호)		소프트웨어 명칭 및 버전	
소프트웨어 사용형태	[ ] 내장형	[ ] 독립형	
소프트웨어 기능적 특성 (중복선택 가능)	[ ] 제어 [ ] 진단 [ ] 데이터 수신	[ ] 측정 [ ] 데이터 변환 [ ] 표시	[ ] 분석 [ ] 데이터 전송 [ ] 기타
소프트웨어 안전성 등급	[ ] A	[ ] B	[ ] C
소프트웨어 사용목적			
소프트웨어 운영환경 (독립형 소프트웨어에 한함)			
소프트웨어 개발	소프트웨어 개발 계획		
	소프트웨어 요구사항 분석		
	소프트웨어 구현		
	소프트웨어 검증 및 유효성확인		
	소프트웨어 배포		
소프트웨어 유지보수 및 문제해결			
소프트웨어 위험관리			
소프트웨어 형상관리			

※ 소프트웨어 적합성 확인 보고시 및 소프드웨어 관련 서류 작성은 식약처 민원인 안내서「의료기기 소프트웨어 허가심사 가이드라인」, 「의료기기의 사이버보안 허가심사 가이드라인」, 「의료기기 사이버 보안 적용방법 및 사례집」을 참고한다.

해설

제조자는 의료기기 사이버보안 요구사항에 대한 준수여부를 확인할 수 있도록 '의료기기 사이버보안 요구사항 체크리스트'와 체크리스트의 요구사항을 실제로 검증한 자료를 제출하여야 한다. 다만, 제조사의 위험분석을 통해 요구사항의 일부를 제외하거나 수정하여 적용하는 경우에는 제26조제1항제4호에 따른 시험규격 및 그 설정 근거를 제출하여야 하며, 해당 자료로 '사이버보안 위험관리 문서'를 제출할 수 있다.

- 의료기기 사이버보안 요구사항 체크리스트 : 의료기기 사이버보안 요구사항에 대한 적합성 여부를 확인할 수 있는 자료로서, 의료기기 허가·심사 시 의료기기 사이버보안 요구사항 체크리스트 양식을 활용하여 제품의 특성에 맞게 작성하여 제출해야 한다.
- 사이버보안 요구사항 검증자료 : 신청 제품이 의료기기 사이버보안 요구사항 체크리스트에 기재한 사이버보안 요구사항을 만족하고 있음을 확인할 수 있는 근거자료를 말한다.
- 사이버보안 요구사항 미적용 근거를 확인할 수 있는 자료 : 특정 요구사항을 미적용하더라도 사이버보안 침해로 인해 환자에게 미치는 위험이 허용 가능한 수준임을 확인할 수 있는 자료로서, 사이버보안 위험관리 문서 등이 이에 해당된다.

〈표 5-9〉 의료기기 사이버보안 요구사항 체크리스트

〈의료기기 사이버보안 특성 기재〉
- 사용되는 통신 기술 : 유선 통신(USB, RS-232, LAN), 무선 통신(Wi-Fi, 블루투스, RF 통신)
- 사용 환경 : 병원 내 사용, 병원 외 사용
- 공용 네트워크망 사용여부 : Y/N

	사이버보안 요구사항	해당 기기 적용 여부	적합성 입증 방법	해당 첨부자료 또는 문서번호
보안 통신	제조자는 의료기기가 다른 기기나 네트워크와 어떻게 접속(유·무선 통신 등)하여야 할지를 고려하여야 한다. 예) Wi-Fi, 이더넷, 블루투스, USB 등	적용/미적용	소프트웨어 검증 및 유효성 확인 자료/사이버보안 위험관리문서	문서번호, 페이지, 요구사항 ID, 시험항목 #
	제조자는 내·외부의 모든 입력에 대한 유효성을 확인하는 설계 특성을 고려하여야 하며, 보안이 취약한 통신(예) 가정용 네트워크 혹은 기존 기기)만을 지원하는 기기 및 환경에서 이루어지는 통신도 고려한다.			
	제조자는 비인가 접근·변경·반복을 방지하기 위한 의료기기의 보안이 보장된(secured) 데이터 송·수신 방법을 고려하여야 한다. 예) 기기·시스템 간 통신 시 상호인증방법, 암호화 필요 여부, 과거에 전송된 명령어 및 데이터의 비인가 반복에 대한 방지, 사전에 정의된 통신 종료 시점의 적절성 여부 등			
데이터 보호	제조자는 안전(safety)과 관련된 데이터가 저장되거나 기기와 송·수신될 때 암호화와 같은 일정 수준의 보호가 요구되는지 고려하여야 한다. 예) 비밀번호(passwords)는 암호화된 보안(secure)이 확보된 해시(hash)로 저장되어야 함			
	제조자는 기밀성에 대한 위험 통제 수단이 요구될 때, 통신 프로토콜의 컨트롤(control)/시퀀싱(sequencing) 필드의 메시지를 보호하거나 암호화의 키 관련 자료가 손상되는 것을 방지하도록 고려하여야 한다.			

기기 무결성	제조자는 데이터 부인방지(non-repudiation)를 보장하기 위한 설계 특성이 필요한지를 결정하기 위해 시스템 레벨에서의 아키텍쳐를 평가하여야 한다. ㉠ 감사 로그 기록 기능 제공			
	제조자는 기기 소프트웨어의 비인가된 변경과 같은 기기의 무결성에 대한 위험을 고려해야 한다.			
	제조자는 바이러스, 스파이웨어, 랜섬웨어 등 기기에서 실행될 수 있는 악성코드를 막기 위해 안티 멀웨어 프로그램과 같은 통제조치를 고려하여야 한다.			
사용자 인증	제조자는 기기의 사용이 입증된 사용자이거나, 다른 역할의 사용자에게 사용권한을 부여를 허용하거나, 응급상황에서 접근을 허용하는 사용자 접근 통제에 대해 고려하여야 한다. 추가적으로 동일한 자격증명은 기기와 고객들에게 공유되지 않아야 한다. ※ 접근 통제의 예 : 비밀번호, 하드웨어 키, 생체인증 등			
소프트웨어 유지보수	제조자는 주기적인 업데이트의 구현과 배포를 위한 수행절차를 수립하고 통보하여야 한다.			
	제조자는 운영 체제(OS) 소프트웨어, 제3자 소프트웨어, 오픈 소스 소프트웨어가 업데이트나 통제될 경우에 대해 고려하여야 한다.			
	또한 제조자는 외부의 통제에 의한 소프트웨어의 업데이트나 운영환경 만료에 대한 대응 계획을 수립하여야 한다. ㉠ 보안이 보장되지 않은(unsecure) 운영체제 버전에서 운영되는 의료기기 소프트웨어			
	제조자는 새로운 사이버보안 취약성에 대응할 의료기기 업데이트 방안을 고려하여야 한다. ㉠ 업데이트 시 사용자 개입/ 자동 업데이트 여부, 기기의 안전(safety)과 성능에 영향을 보장할 수 있는 업데이트 유효성 검증			
	제조자는 업데이트의 수행하기 위해 어떤 연결이 필요한지와 코드 서명 및 기타 비슷한 수단을 통한 연결이나 업데이트의 진본성을 고려하여야 한다.			
물리적 접근	제조자는 비인가된 개인이 의료기기에 접근하는 것을 방지하기 위한 통제수단을 고려하여야 한다. ㉠ 물리적 잠금 혹은 포트(port) 접근의 물리적 제한, 인증이 필요없는 물리적 케이블의 접근제한 등			
신뢰성 및 가용성	제조자는 의료기기가 필수 성능을 유지하기 위해 사이버보안 공격을 탐지, 저항, 대응 및 복구하도록 허용하는 설계 특성을 고려하여야 한다.			

※ 의료기기 사이버보안 관련 서류 작성은 식약처 민원인 안내서「의료기기 소프트웨어 허가심사 가이드라인」,「의료기기의 사이버보안 허가심사 가이드라인」,「의료기기 사이버보안 적용방법 및 사례집」을 참고한다.

③ 동물을 대상으로 한 성능확인이 필요한 경우 동물시험 자료를 제출하여야 한다.

※ 이 경우 동물시험 자료의 기준 및 시험방법은 논문, 문헌 등을 토대로 설정되어야 한다.

㉮ 제조사의 품질관리시스템하에서 실시된 제품의 성능에 관한 시험자료의 경우, 「의료기기 제조 및 품질관리기준」 또는 이와 동등 이상의 규격에 따른 제조사의 품질관리시스템하에서 실시하였음을 확인할 수 있는 자료(ISO 13485 Certificate 등)를 제출하여야 한다.

㉯ 전기를 사용하지 않는 용품의 「의료기기 기준규격」 내에서 정하고 있는 성능시험의 경우 제조사의 시험검사성적서를 제출할 수 있다.

※ 다만, 「의료기기 제조 및 품질관리기준」 또는 이와 동등 이상의 규격에 따른 제조사의 품질관리시스템하에서 실시하였음을 확인할 수 있는 자료를 제출하여야 한다.

㉰ 성능에 관한 자료로 대학 또는 연구기관 등 국내외 전문기관에서 발행한 시험성적서를 제출하는 경우에는 시험성적서의 신뢰성을 확보할 수 있는 다음의 자료를 제출하여야 한다. 다만 시험성적서에 포함되어 있지 않은 항목에 대해서는 그 내용을 확인할 수 있는 별도의 자료(제조원 공증레터)를 추가로 제출하여 검토 후 인정받을 수 있다.

※ 성능에 관한 자료에 대한 상세한 사항은 별도의 「의료기기 허가·심사 첨부자료 가이드라인」을 참고한다.

나) 기준 및 시험 방법

자사의 기준 및 시험방법에 따른다.

6) 물리·화학적 특성에 관한 자료

가) 「의료기기 허가·신고·심사 등에 관한 규정」 제29조(첨부자료의 요건) 제9호

일반 사항으로서 인체에 접촉·삽입되거나 인체에 주입하는 혈액·체액 또는 약물 등에 접촉하는 의료기기의 경우 해당되는 부분에 대한 화학구조, 적외선 흡수, 자외선 흡수, 원자 흡광도, 융점, 비점, 내구성, 경도, 색조, 용출물, 표면특성 자료, 동물유래 성분을 사용하는 경우 해당 규격(KS, ASTM, ISO 등)에 따른 동물의 명칭, 원산국, 연령, 사용 부위, 처리 공정, 성분명에 대한 자료 등은 다음의 제출 서류 요건 중 어느 하나에 해당되어야 하며, 해당 제품과 모델명이 동일하여야 한다. 다만, 개발 시 명칭 등으로 자료상의 모델명과 해당 제품의 모델명이 동일하지 않은 경우에는 이를 입증하는 자료를 제출하여야 한다.

나) 기준 및 시험 방법

식약처장이 인정한 원재료 및 완제품에 대한 규격에 적합한 기준 및 시험 방법에 따른다. 다만, 식약처장이 인정하는 규격이 없는 경우에는 자사의 기준 및 시험 방법에 따른다.

7) 안정성에 관한 자료

가) 「의료기기 허가·신고·심사 등에 관한 규정」 제29조(첨부자료의 요건) 제10호

일반 사항으로서 다음의 제출서류 중 어느 하나에 해당되는 자료로서, 해당 제품과 모델명이 동일하여야 한다. 다만, 개발 시 명칭 등으로 자료상의 모델명과 해당 제품의 모델명이 동일하지 않은 경우에는 이를 입증하는 자료를 제출하여야 한다.

① 식약처장이 지정한 시험·검사기관에서 발급한 시험성적서

② 대학 또는 연구기관 등 국내·외의 전문기관에서 시험한 것으로서 해당 전문기관의 장이 발급하고 그 내용(전문기관의 시험시설 개요, 주요설비, 시험자의 연구경력 등을 포함한다)을 검토하여 타당하다고 인정할 수 있는 시험성적서
③ 「의료기기 제조 및 품질관리기준」 또는 이와 동등 이상의 규격에 따른 제조사의 품질관리시스템하에서 실시한 제품의 안정성에 관한 시험성적서

나) 기준 및 시험 방법
「의료기기의 안정성시험 기준」(식약처 고시)에 따른다.

8) 공통사항

가) 시험성적서에 포함되어야 할 사항
① 시험기관의 명칭 및 주소
② 시험검사 의뢰 업체명, 대표자명 및 주소
③ 시험성적서의 일련번호 및 각 페이지와 전체 페이지 번호
④ 시험검사품에 대한 명칭 및 표시
⑤ 시험접수일자 또는 시험일자
⑥ 시험성적서 발급일자
⑦ 시험성적서에 대한 책임 있는 자의 서명 또는 직인
⑧ 시험기준 및 시험방법. 단, 규격이 없는 경우 이에 대한 설정 사유
⑨ 시험검사 결과
⑩ 시험검사품 채취 및 방법에 대한 사항(시험을 위한 별도의 전처리가 필요한 경우에 한함)
⑪ 시험계에 대한 정보, 시험동물의 수량, 성별, 계통, 종, 연령 등(동물, 세포 및 미생물을 이용한 시험인 경우에 한함)
⑫ 시험 결과에 영향을 주는 경우 시험 환경요인

나) 추가 제출자료 - 대학 또는 연구기관의 성적서
① "시험시설 개요"에는 전문기관의 명칭, 주소, 인증 현황, 검사 가능 분야, 연구인력 구성, 주요 설비 목록 등이 기재되어 있어야 한다.
② "주요 설비"에는 시험검사에 사용된 장비 명칭, 장비 사양, 검교정 기록서 등에 대한 사항이 기재되고 관련 증빙자료를 함께 제출하여야 한다.
③ "시험자의 연구경력"에는 시험검사를 실시한 실험자가 해당 검사를 하기에 적합한 전공, 경력 등을 가지고 있는지에 대해 기재를 해야 하며, 해당 전문기관에서 규정한 요건에 적합한 시험자가 시험하였는지에 대한 자료를 제출하여야 한다.

바. 기원 또는 발견 및 개발 경위에 관한 자료

해당 제품에 대해 육하원칙(예 언제, 어디서, 누가 새로 발견한 작용 원리 및 원재료인가, 기초시험·임상시험 등에 들어간 것은 언제, 어디서였나 등)에 따라 명료하게 기재된 자료를 제출한다.

> **해 설**
> - 해당 의료기기가 개발된 경위를 육하원칙에 따라 기재함으로써 심사자가 제품에 대해 신속하고 명료하게 이해할 수 있도록 한다.
> - 기원 또는 발견 및 개발 경위에 관한 자료는 의료기기에 대한 기초정보가 포함되어야 한다.
>   - 당해 의료기기에 대한 판단에 도움을 줄 수 있도록 육하원칙에 따라 명료하게 기재된 자료(예 언제, 어디서, 누가, 무엇으로부터 개발하였고, 개발의 근원이 된 것은 무엇이며, 기초시험·임상시험 등에 들어간 것은 언제, 어디서였나 등)
>   - 제안된 효능·효과 및 작용 원리는 무엇이며 국내 기허가(인증) 품목 중 유사한 작용 원리를 이용한 제품이 있는가.
>   - 의료기기의 물리·화학적, 전기·기계적 중요 사항은 무엇인가.
>   - 신청 의료기기에 대한 특이사항이 있는가(예 기존 의료기기에 비해 부작용을 감소시키고 성능이 개선되었는가 등)?
>   - 국내 임상시험을 실시한 품목의 경우 승인된 임상시험 계획에 관한 사항이 간략하게 기술된 자료

사. 임상시험에 관한 자료

1) 일반 사항

의료기기의 안전성 및 유효성을 증명하기 위하여 사람을 대상으로 시험한 자료로서 다음 중 어느 하나에 해당되어야 한다. 이 경우 1·2등급 의료기기의 경우에는 신청한 제품과 동등한 제품의 임상 시험에 관한 자료(논문, 문헌 등)를 제출할 수 있다.

① 식약처장이 지정한 임상시험기관에서 시험한 자료
② 외국자료로서 그 내용을 검토하여 실시기관의 신뢰성이 인정되고 「의료기기 임상시험 관리기준」(시행규칙 별표 3)에 의하여 실시한 것으로 판단되는 자료
③ 해당 의료기기에 대하여 경제협력개발기구(OECD) 회원국에 허가 당시 제출되어 평가된 임상시험에 관한 자료로서 해당 정부 또는 정부가 허가 업무를 위임한 등록기관이 제출받아 승인하였음을 확인한 자료 또는 이를 공증한 자료
④ 과학논문 인용 색인(Science Citation Index) 또는 과학논문추가인용색인(Science Citation Index Expanded)에 등재된 전문학회지에 게재된 자료

2) 위의 1)에 해당하는 자료는 다음의 사항을 포함하여야 함

가) 임상시험방법

임상시험방법은 다음의 사항을 포함해야 한다.

① 피험자의 선정 기준, 제외 기준 및 목표한 피험자의 수는 원칙적으로 하나의 적응증마다 해당 의료기기의 특성과 임상시험 방법 등을 종합적으로 고려하여, 통계적으로 타당하게 임상시험 예수가 결정

되었음을 입증하는 자료를 첨부하여야 한다. 다만, 적응질환의 발생 증례 자체가 적어 임상시험 예수의 확보가 현실적으로 곤란한 경우에는 이를 입증할 수 있는 자료를 추가로 첨부하여야 한다.
② 조작방법 또는 사용방법과 그 설정 사유
③ 비교시험용 의료기기를 사용하는 경우 그 선택 사유
④ 병용사용의 유무
⑤ 관찰 항목, 측정 항목, 임상검사 항목, 측정 기준 및 검사 방법
⑥ 유효성 평가기준, 평가방법 및 해석방법
⑦ 부작용을 포함한 안전성의 평가기준 및 시험방법

나) 임상결과
① 임상시험의 성적
※ 임상시험 피험자의 계획된 수, 실제 대상 수, 완료된 수, 중도 탈락자 수 및 이유 등을 포함하며, 이 경우 **피험자별 부작용 등에 대한 사항이 포함되어야 한다.**
② 증례기록 요약
③ 기타 임상시험 성적의 확인에 필요한 자료

다) 임상평가
해당 적응증에 대한 의료기기의 유효율이 의학적·한의학적 원리에 기준하여 임상적 유의성이 있음을 입증하는 자료로 그 타당성이 판단되는 경우 이를 인정할 수 있다.

3) 기타
① 민족적 요인의 차이가 있어 외국 임상시험에 관한 자료를 그대로 적용하기가 어렵다고 판단되는 경우, 식약처장은 국내에서 우리나라 사람을 대상으로 한 자료를 추가 제출할 것을 요구할 수 있다.
② 생명을 위협하는 희귀한 질환에 적용되는 희소 의료기기의 경우에는 식약처장이 타당하다고 인정하는 범위의 임상시험에 관한 자료로 갈음할 수 있다.

해설
- 임상시험에 관한 자료는 의료기기의 안전성 및 유효성을 증명하기 위하여 사람을 대상으로 시험한 자료이다.
- 1·2 등급의 비교적 인체에 미치는 잠재적 위해성이 낮은 의료기기의 경우에는 품목허가를 신청하는 제품과 동등한 제품의(품목허가를 진행하는 해당 의료기기가 아닌 의료기기를 의미하며 품목허가를 진행하는 의료기기와 동등함을 입증해야 함) 임상시험에 관한 자료를 제출하는 것이 가능하다.
  ※ 단, 3·4등급 의료기기는 인체에 미치는 잠재적 위해성이 높은 의료기기에 해당하는 바, 임상시험에 관한 자료는 해당 제품에 대한 자료로 제출하여야 한다.
- 경제협력개발기구(OECD) 회원국에 허가 당시 제출되어 평가된 임상시험에 관한 자료로서 해당 정부 또는 정부가 허가 업무를 위임한 등록기관이 제출받아 승인하였음을 확인한 자료 또는 이를 공증한 자료를 제출한 경우 심사 대상 의료기기에 대한 임상시험에 관한 자료이어야 하며, 임상적 유의성이 있음이 입증되고 그 타당성이 있다고 판단되는 경우 이를 인정할 수 있다.

- SCI(Science Citation Index) 논문 자료를 제출한 경우 해당 의료기기의 사용목적에 대한 임상적 유의성이 있음을 입증하는 자료로서 그 타당성이 있다고 판단되는 경우 이를 인정할 수 있다.
- 민족적 요인(국가별 신체 차이 등)에 따라 의료기기의 임상시험 결과가 상이할 수 있는 경우 또는 국제적으로 해당 의료기기에 적용되는 민족적 요인의 차이에 따른 임상시험자료 제출이 필요하다고 인정하는 경우에는 내국인을 대상으로 한 임상시험에 관한 자료를 제출해야 한다.
  ※ 의료기기의 민족적 요인의 고려가 필요한 원인은 여러 가지가 있을 수 있다. 대표적으로, '의료 대상자의 해부학적 차이', '좌식문화 등 생활습관의 차이', '전류반응의 인종 간 차이', '저온·압력·열 흡수 정도에 대한 인종 간 차이', '레이저 반응에 대한 인종 간 차이' 등이 있을 수 있다.

아. 외국의 사용현황 등에 관한 자료

해당 의료기기 유효성에 대한 심사에 도움을 줄 수 있도록 각 국가의 사용 현황에 관한 자료로서 외국의 판매 또는 허가 현황, 사용 시 보고된 부작용, 제조허가 경위 등과 관련된 자료, 제조국에서 사용되지 않는 경우는 그 사유에 관한 자료를 제출한다.

자. 기술문서 첨부자료 제출 자료 범위

1) 2등급 의료기기

2등급 의료기기의 경우 새로운제품, 개량제품 및 동등제품으로 구분하여 별표7에 따라 제출을 면제할 수 있다.

① 사용목적에 관한 자료
② 작용원리에 관한 자료
③ 기원 또는 발견 및 개발경위에 관한 자료
④ 임상시험에 관한 자료
⑤ 외국의 사용현황 등에 관한 자료
⑥ 제품의 성능 및 안전을 확인하기 위한 자료로서 시험규격 및 그 설정근거와 실측치에 관한 자료(다만, 국내 또는 국외에 시험규격이 없는 경우에는 기술문서 등의 심사를 받으려는 자가 제품의 성능 및 안전을 확인하기 위하여 설정한 시험규격 및 그 근거와 실측치에 관한 자료)에 한하여 시험성적서를 제외한 시험규격의 설정근거와 실측치자료

2) 3·4등급 의료기기

3·4등급 의료기기의 경우에는 별표 7에 따라 제출을 면제할 수 있다.

① 기원 또는 발견 및 개발경위에 관한 자료
② 임상시험에 관한 자료
③ 외국의 사용현황 등에 관한 자료

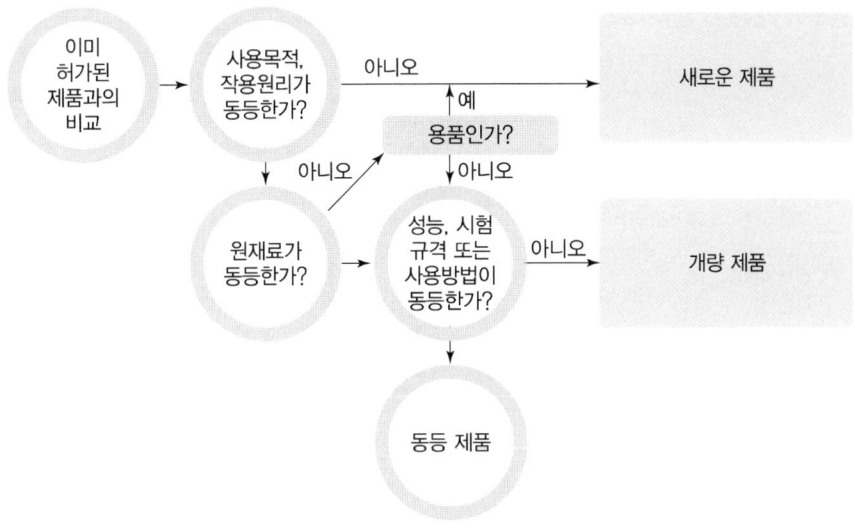

그림 5-3 2등급 의료기기 기술문서 첨부자료의 범위 구분도

3) 기술문서 첨부자료의 범위([별표 7])

〈표 5-10〉 [별표 7] 기술문서 첨부자료의 범위(전기 분야)

구분		제출자료	1 본질적 동등 품목 비교표	2 사용 목적	3 작용 원리	4-가 전기	4-나 방사 선	4-다 전자 파	4-라 생물 학적	4-마 성능	4-바 물리 화학	4-사 안정 성	5 임상	6 기원· 발견 및 개발 경위	7 외국 사용 현황
1. 새로운 제품		가. 사용목적이 다른 것	○	○	X	○	△⁴⁾	○	X	○	X	X	○	○	○
		나. 작용원리가 다른 것	○	X	○	○	△⁴⁾	○	X	○	X	X	○	○	○
		다. 원재료가 다른 것	○	X	X	X	X	X	X	X	X	X	X	X	X
2. 개량 제품		라. 성능이 다른 것	○	X	X	X	X	X	X	○	X	X	△¹⁾	X	X
		마. 시험규격이 다른 것	○	X	X	○²⁾	△²⁾⁴⁾	○²⁾	X	X	X	X	X	X	X
		바. 사용방법이 다른 것	○	X	X	X	X	X	X	X	X	X	△³⁾	○	○
3. 동등제품			○	X	X	X	X	X	X	X	X	X	X	X	X

○ : 제출하여야 하는 자료, X : 면제되는 자료, △ : 개개 제품에 따라 판단하여야 하는 자료
1) 임상을 통해서만 개량된 성능을 확인할 수 있는 경우(예 의료용소프트웨어에 CAD(Computer Aided Diagnosis) 기능이 추가되어 성능이 일부 달라진 경우)
2) 식약처장이 인정한 시험규격 이외의 규격을 설정한 경우
3) 적용부위 및 조작방법이 달라 안전성·유효성확인이 필요한 경우(예 하지의 부분마비 환자의 보행기능을 개선하기 위하여 하지신경(배골신경, 대퇴신경 등)에 사용되는 전기자극기를 뇌·척수에 사용하는 경우)
4) "방사선에 관한 안전성자료"는 방사선기기에 한함
※ 조합되거나 한벌 구성된 의료기기 또는 인체에 접촉하는 부분품이 있는 경우는 '의료용품분야'의 자료를 추가로 제출하여야 함

<표 5-11> [별표 7] 기술문서 첨부자료의 범위(의료용품 분야)

구분		제출자료	1 본질적 동등품목 비교표	2 사용목적	3 작용원리	4-가 전기	4-나 방사선	4-다 전자파	4-라 생물학적	4-마 성능	4-바 물리화학	4-사 안정성	5 임상	6 기원·발견 및 개발경위	7 외국사용현황
1. 새로운 제품	가. 사용목적이 다른 것		○	○	X	X	X	X	○	○	○	○	○	○	○
	나. 작용원리가 다른 것		○	X	○	X	X	X	○	○	○	○	X	○	○
	다. 원재료가 다른 것		○	X	X	X	X	X	○	○	○	○	△¹⁾	○	○
2. 개량 제품	라. 성능이 다른 것		○	X	X	X	X	X	X	○	X	X	X	X	X
	마. 시험규격이 다른 것		○	X	X	X	X	X	X	○	X	X	X	X	X
	바. 사용방법이 다른 것		○	X	X	X	X	X	X	X	X	X	△²⁾	○	○
3. 동등제품			○	X	X	X	X	X	X	X	X	X	X	X	X

○ : 제출하여야 하는 자료, X : 면제되는 자료, △ : 개개 제품에 따라 판단하여야 하는 자료
1) 기 허가·인증된 제품에서 한 번도 사용되지 않은 원재료를 사용하는 경우(예 치과재료에 새로운 고분자 또는 금속을 적용하는 경우)
2) 적용방법이 달라 안전성·유효성확인이 필요한 경우(예 개방되지 않은 창상에 적용하여 흉터를 최소화하는 데 사용하는 점착성투명 창상피복재를 개방된 창상에 사용하는 경우)
※ 조합되거나 한벌 구성된 의료기기 또는 전기를 사용하는 제품의 경우는 '전기 분야'의 자료를 추가로 제출하여야 함

2. 체외진단의료기기의 기술문서 구성요소

2.1 체외진단의료기기 기술문서의 구성

기술문서는 체외진단의료기기 심사의뢰서(허가·인증 신청서)와 첨부자료로 구성되며, 심사 의뢰서와 첨부자료의 내용은 다음과 같다.

《표 5-12》 체외진단의료기기 허가·인증·신고와 기술문서의 구성

허가·인증 신청서 세부 내용	신고서 세부 내용	기술문서 등의 심사를 위하여 제출하여야 하는 자료의 종류

1. 명칭(제품명, 품목명, 모델명)
2. 분류번호(등급)
3. 모양 및 구조
4. 원재료
5. 제조방법
6. 성능
7. 사용목적
8. 사용방법
9. 사용 시 주의사항
10. 포장단위
11. 저장방법 및 사용기간
12. 시험규격
13. 제조원(수입 또는 제조공정 전부 위탁의 경우)
14. 비고
	1. 명칭(제품명, 품목명, 모델명)
	2. 분류번호(등급)
	3. 모양 및 구조
	4. 원재료
	–
	6. 성능
	7. 사용목적
	8. 사용방법
	9. 사용 시 주의사항
	–
	–
	–
	13. 제조원(수입 또는 제조공정 전부 위탁의 경우)
	14. 비고
		체외진단시약
		1. 이미 허가·인증받은 제품과 비교한 자료
		2. 기원·개발경위, 검출 또는 측정 원리·방법에 관한 자료
		3. 국내·외 사용현황에 관한 자료
		4. 원재료 및 제조방법에 관한 자료
		5. 사용목적에 관한 자료
		6. 저장방법과 사용기간 또는 유효기간에 관한 자료
		7. 제품의 성능을 확인하기 위한 자료
		  가. 분석적 성능시험에 관한 자료
		  나. 임상적 성능시험에 관한 자료
		  다. 품질관리 시험에 관한 자료
		  라. 표준물질 및 검체보관 등에 관한 자료
		8. 취급자 안전에 관한 자료
		체외진단장비
		1. 이미 허가·인증받은 제품과 비교한 자료
		2. 사용목적에 관한 자료
		3. 작용원리에 관한 자료
		4. 전기·기계적 안전에 관한 자료(전기·전자회로를 사용하는 체외진단장비에 한함)
		5. 방사선에 관한 안전성 자료
		6. 전자파안전에 관한 자료
		7. 성능에 관한 자료
		8. 기원 또는 발견 및 개발경위에 관한 자료
		9. 임상적 성능시험에 관한 자료
		10. 외국의 사용현황 등에 관한 자료

2.2 체외진단의료기기 허가·인증 신청서 구성요소

체외진단의료기기의 허가·인증 신청서는 「체외진단의료기기 허가·신고·심사 등에 관한 규정」에 따라 작성한다. 체외진단의료기기는 체외진단장비와 체외진단시약으로 작성방법이 나누어진다. 별도로 '체외진단장비'를 언급하지 않은 경우, 앞서 설명했던 '의료기기의 기술문서 구성요소' 부분을 참고한다.

〈표 5-13〉 체외진단의료기기 허가·인증 신청서 항목

1. 명칭(제품명, 품목명, 모델명)	
2. 분류번호(등급)	
3. 모양 및 구조	(1) 작용원리 (2) 외형 (3) 치수 (4) 특성
4. 원재료	
5. 제조방법	
6. 성능	
7. 사용목적	
8. 사용방법	**체외진단시약** (1) 검체준비 및 저장방법 (2) 검사 전 준비사항 (3) 검사과정 (4) 결과판정 및 정도관리 **체외진단장비** (1) 사용 전의 준비사항 (2) 조작방법 (3) 사용 후의 보관 및 관리방법
9. 사용 시 주의사항	
10. 포장단위	
11. 저장방법 및 사용기간	
12. 시험규격	
13. 제조원(수입 또는 제조공정 전부 위탁의 경우)	
14. 비고	

가. 명칭

명칭은 다음 각 호의 어느 하나에 따라 기재하여야 한다. 다만, 품목류 인증·신고 시에는 신청한 대표 제품의 모델명에 덧붙여 '~등 동일제품군'이라는 문구를 기재한다.

> **용어의 정의**
> - 동일제품군
>   - 체외진단의료기기 : 제조국, 제조사, 품목명이 동일한 체외진단의료기기 중 사용목적, 사용방법, 제조방법, 원재료(체외진단장비는 제외한다)가 동일한 것으로 색상, 치수 등의 차이가 있거나 부분품이 변경 또는 추가되는 모델들로 구성된 제품군을 말한다.

1) 제품명을 기재하는 경우

'제조(수입)업소명·제품명', '품목명', '모델명'을 각각 기재한다. 다만, 제조(수입) 업소명은 생략할 수 있고, 제품명은 두 개 이상 기재할 수 있다.

2) 제품명을 기재하지 아니하는 경우

'제조(수입)업소명', '품목명', '모델명'을 각각 기재한다.

① 제품명은 이미 허가·인증을 받거나 신고한 체외진단의료기기의 제품명과 동일하여서는 안 된다. 다만, 다음에 해당하는 경우에는 예외로 한다.
  ㉮ 허가·인증·신고가 취소된 체외진단의료기기와 사용목적, 작용원리 및 원재료 등이 동일한 의료기기로서 취소된 날부터 1년이 지난 경우
  ㉯ 동일한 제조(수입)업자가 허가·인증·신고 취하 후 동일한 제품을 허가·인증·신고하는 경우
  ㉰ 서로 다른 수입업자가 제조원이 같은 동일한 제품을 수입하는 경우에 수입업소명을 병기하여 구분하는 경우
② 품목명은 「체외진단의료기기 품목 및 품목별 등급에 관한 규정」에 따라 분류된 품목 중 어느 하나에 해당할 경우, 그 품목명에 품목 분류번호 및 등급을 기재한다.
③ 조합체외진단의료기기 및 한벌구성체외진단의료기기의 경우, 주된 사용목적 및 상위 등급에 따라 각각의 체외진단의료기기별로 앞서 설명한 명칭 기재 방법에 따라 기재한다.
④ 일체형체외진단의료기기의 경우에는 주된 사용목적 및 상위등급에 따라 각각의 체외진단의료기기별 기재하여야 한다. 품목명은 체외진단시약의 품목명에 '시스템'을 더하여 품목명("품목명+시스템")으로 기재하여야 하며, 등급이 다른 경우 가장 높은 위해도의 등급을 기재한다. 또한 각각의 체외진단의료기기에 대한 명칭, 등급에 관한 정보를 추가로 제출하여야 한다.
⑤ 제품명은 이미 허가·인증을 받거나 신고한 체외진단의료기기의 제품명과 동일하여서는 안 된다는 원칙에도 불구하고 이미 허가·인증을 받거나 신고한 그 제품과 유사한 사용목적에 해당하는 품목의 경우, 허가·인증받은 제품의 제품명에 문자, 단어 또는 숫자 등을 덧붙이거나 교체한 제품명(예 △△-알파 등, △△-2)을 기재할 수 있다.
⑥ 수출명을 따로 기재할 필요가 있는 경우에는 '수출명 : ○○○○'의 형식으로 괄호 안에 병기한다.

나. 분류번호(등급)

「체외진단의료기기 품목 및 품목별 등급에 관한 규정」에 따라 해당 제품의 품목 분류번호와 등급을 기재한다.

다. 모양 및 구조

모양 및 구조는 해당 제품의 작용원리, 과학적 근거, 모양·구조 및 치수(단, 치수가 성능에 영향을 끼치는 제품) 등을 구체적으로 기재하되 제품의 유형에 따라 기재한다. 액상 또는 분말 등의 체외진단시약인 경우 색, 성상, 액성 등 외관상 특징을 포함하여 기재하며, 면역크로마토그래피를 이용한 검사지 형태의 체외진단시약의 경우 검사지의 재질·적층구조·치수 등을 추가로 기재한다.

본 항은 '작용원리', '외형', '치수', '특성'으로 나누어 기재하며, '치수' 및 '특성'은 제품에 따라 해당하는 경우 작성한다.

조합체외진단의료기기, 한벌구성체외진단의료기기, 일체형체외진단의료기기의 경우 구성하는 체외진단의료기기의 목록을 작성하고 체외진단의료기기별로 기재해야 하며, 의료기기와 복합조합·구성되었을 경우, 「의료기기 허가·신고·심사 등에 관한 규정」에 따라 추가로 기재한다.

1) 작용원리

① 사용목적 달성을 위해 제품의 적용된 측정원리, 용도 등을 기재한다.
② 해당 시약의 검사과정에 따른 검체와 시약의 반응원리와 반응 후 결과물을 측정하여 결과를 판독하는 측정원리를 포함하여 기재한다.

2) 외형

제품(부분품 포함)의 외관을 육안으로 식별할 수 있도록 제품 전체(포장, 구성 형태 포함) 및 구성 시약에 대한 칼라사진 등을 삽입하고, 각 구성 시약에 대한 명칭 및 성상, 액상 등 외관상 특징(필요 시 기능 설명)을 파악할 수 있도록 기재한다.

3) 치수

치수가 성능에 영향을 끼치는 면역크로마토그래피를 이용한 검사지 형태의 경우, 검사지의 치수(예 검사지의 재질, 적층구조, 검사지 내 점적부위에서 대조선, 시험선 거리 등)를 기재한다.

라. 원재료

성능을 구현하여 사용목적을 달성하기 위한 원재료를 확인하기 위함이다. 체외진단시약의 부분품 또는 별도 판매 구성품이 있는 경우, 체외진단의료기기와 별도로 구분하여 기재한다.

조합체외진단의료기기(2가지 이상의 체외진단시약으로 구성되는 경우 제외), 한벌구성체외진단의료기기, 일체형체외진단의료기기의 경우 구성하는 체외진단의료기기의 목록을 작성하고 체외진단의료기기별로 기재해야 한다. 의료기기와 복합조합·구성되었을 경우, 「의료기기 허가·신고·심사 등에 관한 규정」에 따라 추가로 기재한다.

체외진단시약은 다음 표에 따라 기재한다.

일련번호	명칭	배합목적	원재료명 또는 성분명	분량	규격	비고

① 명칭 : 해당 구성제품의 일반 명칭을 기재한다. 키트 또는 세트로 되어있는 경우에는 구성 시약별로 구분하여 기재하며, 두 세트 이상이 함께 사용되어 하나의 사용목적을 달성하는 경우에는 세트별로 구분하여 기재한다.
② 배합목적 : 체외진단시약의 특성에 맞게 배합하는 목적을 기재한다.
③ 원재료명 또는 성분명 : 각 구성 시약의 일반명 또는 화학명을 각각 기재한다.

④ 분량 : 각 성분의 분량(역가, 소요량 등) 및 단위(mL, mg, v/v, w/v, w/w 등)를 기재하고 범위를 설정할 수 있다. 다만, 주성분 이외의 성분의 경우에는 '적량'으로 표시할 수 있다.
⑤ 규격 : 원재료에 대한 규격이 있는 경우에는 해당 규격(KP, USP, EP, JP 등)을 기재하고, 규격이 없는 경우에는 자사규격 등을 기재한다.
⑥ 비고 : 각 구성 시약의 총량 및 수량 등을 기재한다.

마. 제조방법

"제조원의 제조방법에 따른다"라고 기재한다. 다만 멸균하여 제조하는 경우 「체외진단의료기기 허가·신고·심사 등에 관한 규정」 별표 2의 멸균방법 또는 이와 동등 이상 규격의 멸균방법을 기재한다. 의료기기가 복합조합·구성되었을 경우, 「의료기기 허가·신고·심사 등에 관한 규정」에 따라 추가로 기재한다.

바. 사용목적

사용목적은 제조원의 근거자료에 따라 검사대상, 검체종류, 분석물질(검사항목), 검사질환명, 작용원리 및 결과판정 방법(정성 또는 정량 등) 등을 기재한다. 다만, 제품의 유형 또는 특성에 따라 일부를 생략하여 기재할 수 있다.

① 1등급 체외진단의료기기의 사용목적은 「체외진단의료기기 품목 및 품목별 등급에 관한 규정」에 따라 기재한다. 다만 1등급 허가 제품의 경우 제조원 근거자료에 따라 사용목적을 이와 달리 기재할 수 있다.
② 조합체외진단의료기기, 일체형체외진단의료기기의 경우에는 조합 또는 일체된 체외진단의료기기의 상태로, 한벌구성체외진단의료기기는 각각의 체외진단 의료기기별로 사용목적을 기재해야 한다. 의료기기가 복합조합·구성되었을 경우, 「의료기기 허가·신고·심사 등에 관한 규정」에 따라 추가로 기재한다.
③ 근거가 불명확하거나 막연하고 광범위한 의미의 표현을 하여서는 아니 되며, 중복되거나 지나치게 강조한 표현, 오해 또는 오·남용의 우려가 있는 표현 등을 하여서는 안 된다.

사. 성능

체외진단시약의 성능을 기재하며, 하나의 체외진단시약이 두 개 이상의 성능을 갖는 경우에는 각각의 성능을 모두 기재한다. 체외진단장비의 경우 제품이 표방하는 제품의 전기·기계적 특성, 소프트웨어 특성을 추가하여 기재한다.

① 1등급 체외진단의료기기 중 제품의 특성 상 성능을 표방할 수 없는 경우에는 기재하지 아니할 수 있다.
② 조합체외진단의료기기, 일체형체외진단의료기기의 경우에는 조합 또는 일체된 체외진단의료기기의 상태로, 한벌구성체외진단의료기기는 각각의 체외진단 의료기기별로 성능을 기재한다. 의료기기가 복합조합·구성되었을 경우, 「의료기기 허가·신고·심사 등에 관한 규정」에 따라 추가로 기재한다.

아. 사용방법

정확하고 일관된 결괏값 제공을 위해 사용자 및 취급자가 올바르게 사용할 수 있도록 적절한 검사방법을 제시하였는지 확인하기 위함이다.

① 체외진단시약의 경우, 검체준비 및 저장방법, 검사 전 준비사항, 검사과정, 결과판정 및 정도관리 등이 포함되도록 사용방법을 기재한다. 다만, 사용된 시약의 양은 성능이 확인될 수 있는 구체적인 분량(범위)을 기재한다.
② 전문가가 아닌 일반 소비자가 직접 사용하는 체외진단의료기기의 경우에는 자가 사용에 불편하지 않도록 알기 쉬운 용어로 기재하여야 한다.
③ 다른 체외진단의료기기와 같이 사용할 경우, 해당 제품에 대한 정보(제조원, 모델명, 허가번호 등)를 기재하여야 한다.
④ 사용 전 멸균을 하여야 하는 경우에는 식약처장이 인정하는 멸균방법을 정확히 기재한다.
⑤ 의료기기가 복합조합·구성되었을 경우, 「의료기기 허가·신고·심사 등에 관한 규정」에 따라 추가로 기재하거나 체외진단시약의 사용방법과 함께 기재할 수 있다.

자. 사용 시 주의사항

사용 시 주의사항은 다음의 사항을 기재한다.

① 사용 시 주의사항은 해당 체외진단의료기기가 안전하고 합리적으로 사용할 수 있도록 필요한 최신의 안전성 관련 사항을 모두 기재하여야 한다. 이 경우, 의학용어사전 등을 참고하여 이해하기 쉽도록 작성하여야 한다.
② 다음 각 목에 따른 순서와 요령에 따라 기재한다.
   ㉮ '체외진단용으로 사용해야 함'을 기재한다.
   ㉯ 체외진단의료기기의 특성을 고려한 취급대상 전문가 또는 일반 소비자 등에 대한 주의사항을 기재한다.
   ㉰ 일회용/재사용에 대한 사항, 경고사항, 제품 취급 및 보관상의 주의, 결과 판정상 주의 및 제품 폐기 시 주의 등에 관한 내용
   ㉱ 일반적인 실험실 안전 및 생물학적 위험물질(검체, 감염 가능성 물질 및 폐기물 등) 취급 시 안전 등의 주의사항
   ㉲ 일반적 주의 : 체외진단의료기기로 인한 중대한 사고를 방지하기 위하여 사용 중 주의사항을 기재하고 필요한 경우 사고발생 시 처리방법 등도 기재한다.
   ㉳ 적용상의 주의사항 : 사용방법 등에 따른 필요한 주의를 기재한다.
   ㉴ 다른 체외진단의료기기와 결합하여 사용하는 경우에는 조합에 대한 정보
   ㉵ 그 밖에 안전사고의 예방에 필요한 사항이 있는 경우에는 관련 주의사항을 기재한다.

③ 의료기기가 복합조합·구성되었을 경우, 「의료기기 허가 신고 심사 등에 관한 규정」에 따라 추가로 기재한다.

차. 포장단위

제조업자 또는 제조원이 정하는 최소 포장단위로서 제조 체외진단의료기기의 경우에는 "자사 포장단위"로, 수입 체외진단의료기기의 경우에는 "제조원 포장단위"로 기재할 수 있다.

의료기기가 복합조합·구성되었을 경우, 「의료기기 허가 신고 심사 등에 관한 규정」에 따라 추가로 기재한다.

카. 저장방법 및 사용기간

저장방법은 체외진단의료기기의 특성을 고려하여 안정성이 보장될 수 있도록 구체적인 보관조건(온도 등)과 유의사항 등을 병기하여야 한다. 다만, 체외진단장비 중 소프트웨어가 단독으로 사용되는 경우에는 이를 생략할 수 있다.

① 멸균 체외진단의료기기 또는 시간이 경과됨에 따라 원재료 등의 물리·화학적 변화로 인한 성능의 변화가 예측되는 체외진단의료기기는 「의료기기의 안정성시험 기준」(식품의약품안전처 고시)에 따라 사용기간 또는 유효기간을 설정하여 기재한다. 다만, 일회용으로서 낱개 포장되어 있는 체외진단시약은 제외한다.

② 체외진단의료기기가 키트 또는 세트 제품인 경우에는 구성품별 보관온도 등을 각각 기재하고, 사용기간 또는 유효기간이 각각 다른 경우에는 가장 짧은 제품의 기간을 기재하여야 하며, 개봉 후 체외진단시약의 저장방법 및 사용기간 또는 유효기간 등이 포함되도록 기재하여야 한다.

③ 체외진단의료기기와 의료기기를 함께 사용하는 경우, 해당 의료기기 저장방법, 사용기간 또는 유효기간은 의료기기 허가 규정에 따라 추가 기재한다.

타. 시험규격

시험규격은 체외진단의료기기의 품질관리와 안전에 적정을 기할 수 있도록 제조사가 설정한 근거에 따라 제조단위별로 적용할 수 있는 시험규격을 다음에 따라 기재한다.

① 시험기준 : 시험 결과의 적부 판정의 기준이 되는 기준치의 허용 범위를 명확히 기재하여야 하며, 시험 결과가 온도·습도 등 주위 조건에 영향을 받는 경우에는 그 조건을 명시하여야 한다.

② 시험방법 : 구체적으로 순서에 따라, 시험 결과를 정확히 산출할 수 있도록 개조식으로 기재하되 내용이 많을 경우, 「의료기기 제조 및 품질관리 기준」에 따른 제조사의 품질관리시스템하에서 실시된 시험절차서(문서명, 관리번호)를 명시할 수 있다. 표준물질이 사용된 경우, 해당 표준물질명(관리번호 또는 상품명)을 기재한다.

③ 체외진단장비의 경우, 성능시험 항목을 포함하여 안전성과 관련하여 해당 제품의 특성에 따라 식약처장이 고시한 「의료기기의 전기·기계적 안전에 관한 공통기준규격」, 「의료기기의 전자파 안전에 관한 공통기준규격」, 「의료기기 기준규격」중 해당 규격을 기재하거나 이와 동등한 국제 규격(IEC, ISO 등)을 기재한다. 다만, 식약처장이 고시한 규격이 없는 경우에는 식약처장이 공고한 규격 또는 해당 체외진단장비의 국제 규격(IEC, ISO 등)을 기재한다.

④ 조합체외진단의료기기 및 일체형체외진단의료기기의 경우, 해당 체외진단 의료기기의 특성을 고려하여 전체로서 평가하여야 하는 부분과 각각의 체외진단의료기기별로 평가하여야 할 부분의 시험규격을 각각 설정하고, 한벌구성체외진단의료기기의 경우에는 각각의 의료기기별 및 해당 의료기기의 구성품별로 평가하여야 할 시험규격을 설정한다.

⑤ 의료기기가 복합조합·구성되었을 경우, 「의료기기 허가 신고 심사 등에 관한 규정」에 따라 추가로 기재한다.

2.3 체외진단의료기기 첨부자료 구성요소

체외진단의료기기의 첨부자료의 종류는 체외진단시약과 체외진단장비가 구분되어 있다. 별도로 언급하지 않은 경우, 앞서 설명했던 '의료기기의 기술문서 구성요소' 부분을 참고한다.

체외진단시약 제출 자료
- 이미 허가·인증받은 제품과 비교한 자료
- 기원·개발경위, 측정 원리·방법에 관한 자료
- 국내·외 사용현황에 관한 자료
- 원재료 및 제조방법에 관한 자료
- 사용목적에 관한 자료
- 저장방법과 사용기간 또는 유효기간에 관한 자료
- 제품의 성능을 확인하기 위한 자료
- 취급자 안전에 관한 자료

체외진단장비 제출 자료
- 이미 허가·인증받은 제품과 비교한 자료
- 사용목적에 관한 자료
- 작용원리에 관한 자료
- 전기·기계적 안전에 관한 자료(전기·전자회로를 사용하는 체외진단장비에 한함)
- 방사선에 관한 안전성 자료
- 전자파안전에 관한 자료
- 성능에 관한 자료
- 기원 또는 발견 및 개발경위에 관한 자료
- 임상적 성능시험에 관한 자료
- 외국의 사용현황 등에 관한 자료

> **체외진단의료기기 심사자료의 면제**
> 체외진단의료기기는 「체외진단의료기기 허가·신고·심사 등에 관한 규정」 [별지 제2호 서식]에 따라 본질적 동등품목 비교표를 작성하여 「체외진단의료기기 허가·신고·심사 등에 관한 규정」 [별표 5, 6]의 동등 제품 판단 기준에 따라 새로운제품, 개량제품, 동등제품으로 구분하여 심사한다.
> - 2등급 체외진단의료기기는 「체외진단의료기기 허가·신고·심사 등에 관한 규정」 [별표 7, 8]에 따른다.
>   - 체외진단시약의 경우 제25조제1항제7호나목, 라목 및 제8호 규정에 따른 자료
>   - 체외진단장비의 경우 제25조제2항제2호, 제3호 및 제5호부터 제7호까지의 규정에 따른 자료와 제25조제2항제4호 각 목의 규정에 따른 자료에 한하여 시험성적서를 제외한 시험규격의 설정근거와 실측치자료
> - 3·4등급 체외진단의료기기의 경우에는 「체외진단의료기기 허가·신고·심사 등에 관한 규정」 [별표 7, 8]에 따라 다음 아래 사항에 해당하는 자료의 제출을 면제할 수 있다.
>   - 체외진단시약의 경우 제25조제1항제2호 규정에 따른 자료
>   - 체외진단장비의 경우 제25조제2항제2호 및 제5호부터 제7호까지의 규정에 따른 자료
> - 시험지체기 이론적·기술적으로 실시 불가능하거나 실시 가능하더라도 실시하는 것이 무의미하다고 인정되는 경우에는 해당 자료의 제출을 면제할 수 있다.

가. 이미 허가·인증받은 제품과 비교한 자료

기존 허가·인증받은 제품과 비교 자료 작성을 위해서는 「체외진단의료기기 허가·신고·심사 등에 관한 규정」 [별지 제2호 서식](체외진단시약의 본질적 동등품목비교표)을 이용하여 작성하여야 하며, '의료기기 전자민원창구' 등을 통해 허가(인증) 정보를 검색한 내용을 참조하여 작성할 수 있다.

〈표 5-14〉 [별지 제2호 서식] 체외진단시약의 본질적 동등품목 비교표

[별지 제2호 서식]

체외진단시약의 본질적 동등품목 비교표

번호	비교항목[1]	기허가(인증) 제품	신청제품	동등 여부[2]	
1	명칭(제품명, 품목명, 모델명)				
2	분류번호 및 등급				
3	제조(수입)업소명				
4	제조원 및 소재지				
5	허가(인증)번호				
6	사용목적			예	☐
				아니오	☐
7	작용원리			예	☐
				아니오	☐
8	원재료			예	☐
				아니오	☐
9	성능			예	☐
				아니오	☐

위와 같이 동등함을 확인하였음.

년 월 일

신청자　　(서명 또는 인)

1) 기허가·인증된 체외진단시약과의 차이가 명확하게 입증토록 필요한 항목을 기재하여야 한다.
2) 각 항목에 대한 정보가 기허가·인증된 체외진단시약과 동등한 경우 '예'에 체크하고, 동등하지 않을 경우 '아니오'란에 체크한다.

체외진단장비의 본질적 동등품목 비교표

번호	비교항목[1]	기허가(인증) 제품	신청제품	동등 여부[2]	
1	명칭(제품명, 품목명, 모델명)				
2	분류번호 및 등급				
3	제조(수입)업소명				
4	제조원 및 소재지				
5	허가(인증)번호				
6	사용목적			예	☐
				아니오	☐
7	작용원리			예	☐
				아니오	☐
8	원재료			예	☐
				아니오	☐
9	성능			예	☐
				아니오	☐
10	시험규격			예	☐
				아니오	☐
11	사용방법			예	☐
				아니오	☐

위와 같이 동등함을 확인하였음.

년 월 일

신청자   (서명 또는 인)

1) 기허가·인증된 체외진단시약과의 차이가 명확하게 입증토록 필요한 항목을 기재하여야 한다.
2) 각 항목에 대한 정보가 기허가·인증된 체외진단시약과 동등한 경우 '예'에 체크하고, 동등하지 않을 경우 '아니오'란에 체크한다.

나. 기원·개발경위, 측정 원리·방법에 관한 자료

개발 경위는 측정하고자 하는 대상 또는 질병이나 증후군의 설명과 개발 배경이 포함된 논문, 문헌 등 자료(규정 제28조에 따른 주요내용 발췌 한글요약문 포함)를 제출한다.

측정 원리 및 방법은 해당 제품의 측정 및 질병진단 목적을 달성하기 위하여 적용된 원리에 관한 자료를 제출한다.

다. 국내·외 사용현황에 관한 자료

제조사에서 제공하는 자료를 바탕으로 다음을 확인할 수 있는 자료를 제출한다.
① 국내·외의 판매 또는 허가 현황 및 제조허가(인증) 경위 등과 관련된 자료
② 사용 시 보고된 측정오류
③ 제조국에서 사용되지 않는 경우에는 그 사유

라. 원재료 및 제조방법에 관한 자료

제품의 원재료 성분, 분량 등을 입증하기 위해 원재료의 성분 및 분량을 확인할 수 있는 근거자료와 제조공정의 흐름도를 포함한 제조공정에 관한 자료를 제출한다.

마. 사용목적에 관한 자료

해당 제품의 검사대상, 검체종류, 분석물질(검사항목), 검사 질환명, 작용원리 및 결과판정방법(정성 또는 정량 등)의 확인이 가능한 자료를 제출한다.
① 제품 유형 또는 특성상 타당하여 일부가 생략되는 경우 해당 내용을 제외한 사용목적에 관한 자료를 제출할 수 있다.
② 사용목적에 관한 자료를 바탕으로 신청제품의 사용목적을 작성하고, 수입의 경우에는 제조원의 사용목적에 관한 자료(예 영문 매뉴얼)를 제출하여야 한다.

바. 저장방법과 사용기간 또는 유효기간에 관한 자료

1) 개요

완제품 및 개봉 후 시약의 안정성에 관한 자료로서 식약처장이 정한 기준에 따라 설정된 안정성에 관한 시험성적서를 제출한다. 일회용체외진단의료기기를 제외하고, 개봉 뒤 반복적으로 사용되는 시약은 완제품을 포함하여 개봉 후의 안정성 자료를 함께 제출한다.

2) 첨부자료 요건

① 「의료기기법」 제27조에 따라 식약처장이 지정한 시험 검사기관에서 발급한 시험성적서
② 해당 체외진단시약에 대하여 경제협력개발기구(OECD) 회원국에 허가 당시 제출되어 평가된 시험성적서로서 해당 정부 또는 정부가 허가 업무를 위임한 등록기관이 제출받아 승인하였음을 확인한 자료 또는 이를 공증한 자료

③ 「체외진단의료기기 제조 및 품질관리기준」(식품의약품안전처 고시) 또는 이와 동등 이상의 규격에 따른 제조사의 품질관리시스템 하에서 실시된 시험성적서

④ 대학 또는 연구기관 등 국내·외의 전문기관에서 시험한 것으로서 해당 전문기관의 장이 발급하고 그 내용(전문기관의 시험시설 개요, 주요설비, 연구인력 구성, 시험자의 연구경력 등을 포함한다)을 검토하여 타당하다고 인정할 수 있는 시험성적서

사. 제품의 성능을 확인하기 위한 자료

제품의 성능을 확인하기 위한 자료는 다음의 자료를 포함한다.

① 분석적 성능시험에 관한 자료
  ㉮ 분석적 성능시험 평가항목
    - 분석적민감도(판정기준치, 최소검출한계, 측정범위 등)
    - 분석적특이도(교차반응 등)
    - 정밀도(반복, 재현성 등)
    - 정확도
  ㉯ 기준 및 시험방법 : 「의료기기 기준규격」(식품의약품안전처 고시) 및 식약처장이 공고한 규격 또는 이와 동등 이상의 국제 규격(ISO 등)을 따르거나 식약처장이 고시하거나 공고한 규격이 없는 경우에는 해당 체외진단시약의 국제 규격(ISO 등)에 따른다. 다만, 고시 또는 공고한 규격이 없는 경우에는 자사에서 설정한 기준 및 시험방법에 따른다.

② 임상적 성능시험에 관한 자료 : 체외진단의료기기의 성능 및 유효성을 입증하기 위하여 사람에서 유래된 검체를 대상으로 시험한 자료로서 다음의 평가 항목을 포함한다. 다만, 민족적 요인의 차이가 있어 외국 임상적 성능시험을 그대로 적용하기가 어렵다고 판단되는 경우, 식약처장은 국내에 거주하는 한국인으로부터 유래한 검체를 대상으로 한 자료를 추가 제출할 것을 요구할 수 있다.
  ㉮ 임상적 성능시험 평가항목
    - 임상적 민감도
    - 임상적 특이도
    - 임상적 민감도, 임상적 특이도를 측정하기 어려운 경우 제품의 특성에 따른 임상적 성능을 제시할 수 있다.
  ㉯ 위의 ㉮항에 해당하는 자료는 다음의 사항을 포함하여야 한다.
    - 임상적 성능시험 방법
      - 피험자의 선정 기준, 제외기준 및 목표한 피험자의 수
      - 원칙적으로 하나의 검사 질환명마다 해당 체외진단시약의 특성과 임상적 성능 시험방법 등을 종합적으로 고려하여, 통계적으로 타당하게 임상적 성능시험 예수가 결정되었음을

입증하는 자료, 다만, 적응질환의 발생 증례 자체가 적어 임상적 성능시험 예수의 확보가 현실적으로 곤란한 경우에는 이를 입증할 수 있는 자료를 추가로 첨부하여야 한다.
- 조작방법 또는 사용방법과 그 설정 사유
- 비교시험용 체외진단시약을 사용하는 경우 그 선택 사유
- 병용사용의 유무
- 관찰항목, 측정항목, 임상검사항목, 측정기준 및 검사방법
- 유효성 평가기준, 평가방법 및 해석방법
- 부작용을 포함한 안전성의 평가기준 및 시험방법

- 임상적 성능 결과
  - 임상적 성능시험의 성적(임상례에 대한 계획된 수, 실제 대상 수, 완료된 수, 중도탈락자 수 및 이유 등을 포함하며, 이 경우 피험자별 부작용 등에 대한 사항이 포함되어야 한다)
  - 증례기록 요약
  - 기타 임상적 성능시험 성적의 확인에 필요한 자료

- 임상적 성능 평가는 해당 검사 질환명에 대한 체외진단시약의 유효율이 의학적·한의학적 원리에 기준하여 임상적 유의성이 있음을 입증하는 자료로 그 타당성이 판단되는 경우 이를 인정할 수 있다.

- 민족적 요인의 차이가 있어 외국 임상적 성능시험에 관한 자료를 그대로 적용하기가 어렵다고 판단되는 경우, 식약처장은 국내에 거주하는 한국인으로부터 유래한 검체를 대상으로 한 자료를 추가 제출할 것을 요구할 수 있다.

- 생명을 위협하는 희귀한 질환에 적용되는 희소체외진단의료기기의 경우에는 식약처장이 타당하다고 인정하는 범위의 임상적 성능시험에 관한 자료로 갈음할 수 있다.

③ 품질관리시험에 관한 자료 : 완제품의 품질관리 시험성적서 또는 품질관리 시험에 관한 자료(3배치 1회 이상 또는 1배치 3회 이상)

④ 표준물질 및 검체보관 등에 관한 자료
  ㉮ 완제품 품질관리 시험에 사용된 표준물질에 관한 자료
  ㉯ 검체보관 및 취급상(온도, 습도 등)의 조건 설정 근거 자료

위의 ① 분석적 성능시험자료와 ② 임상적 성능시험자료는 국내외 허가·인증받은 체외진단의료기기와의 상관성을 확인할 수 있는 비교시험성적서를 포함하여야 한다. 다만, 측정원리 및 측정항목이 새로운 경우에는 동일 목적으로 사용되는 제품과 비교할 수 있다.

첨부자료 요건은 다음과 같다.
① 분석적 성능시험에 관한 자료, 품질관리 시험에 관한 자료, 표준물질 및 검체보관 등에 관한 자료
  ㉮ 「의료기기법」제27조에 따라 식약처장이 지정한 시험 검사기관에서 발급한 시험성적서
  ㉯ 해당 체외진단시약에 대하여 경제협력개발기구(OECD) 회원국에 허가 당시 제출되어 평가된 시험성적서로서 해당 정부 또는 정부가 허가 업무를 위임한 등록기관이 제출받아 승인하였음을 확인한 자료 또는 이를 공증한 자료
    • 「체외진단의료기기 제조 및 품질관리기준」(식품의약품안전처 고시) 또는 이와 동등 이상의 규격에 따른 제조사의 품질관리시스템하에서 실시된 시험성적서
    • 대학 또는 연구기관 등 국내·외의 전문기관에서 시험한 것으로서 해당 전문기관의 장이 발급하고 그 내용(전문기관의 시험시설 개요, 주요설비, 연구인력 구성, 시험자의 연구경력 등을 포함한다)을 검토하여 타당하다고 인정할 수 있는 시험성적서
② 임상적 성능시험에 관한 자료
  ㉮ 식약처장이 지정한 임상적 성능시험기관에서 시험한 자료
  ㉯ 외국자료로서 그 내용을 검토하여 실시기관의 신뢰성이 인정되고 시행규칙 제17조제1항의 임상적 성능시험 실시·관리기준에 의하여 실시한 시험자료 또는 이에 준하는 것으로 인정되는 시험자료
    • 해당 체외진단시약에 대하여 경제협력개발기구(OECD) 회원국에 허가 당시 제출되어 평가된 임상적 성능 시험 자료로서 해당 정부 또는 정부가 허가 업무를 위임한 등록기관이 제출받아 승인하였음을 확인한 자료 또는 이를 공증한 자료
    • 과학논문인용색인(Science Citation Index) 또는 과학논문추가인용색인(Science Citation Index Expanded)에 등재된 전문학회지에 게재된 자료

아. 체외진단시약의 취급자 안전에 관한 자료

체외진단시약의 취급자 안전에 관한 자료는 다음의 자료를 포함한다.
① 인간혈액 유래물질이 포함되었을 경우 사람면역결핍바이러스(HIV), C형간염 바이러스(HCV), B형간염바이러스(HBV)가 음성 또는 불활성화하여 감염력이 없음을 입증하는 자료
② 유해물질(독성, 가연성 등) 등 취급자 안전 및 적합성을 확인한 자료

자. 성능에 관한 자료(체외진단장비)

첨부자료 요건은 다음과 같다.
① 식약처장이 지정한 시험·검사기관에서 발급한 시험성적서
② 대학 또는 연구기관 등 국내·외의 전문기관에서 시험한 것으로서 해당 기관의 장이 발급하고 그 내용(기관의 시험시설 개요, 주요설비, 시험자의 연구경력 등을 포함한다)을 검토하여 타당하다고 인정할 수 있는 시험 성적서

③ 「체외진단의료기기 제조 및 품질관리기준」 또는 이와 동등 이상의 규격에 따른 제조사의 품질관리 시스템하에서 실시한 제품의 성능에 관한 시험성적서

소프트웨어가 내장되어 있거나 단독으로 사용되는 경우에는 별표 9에 따른 별지 제11호 서식의 적합성 확인보고서와 소프트웨어 검증 및 유효성확인 자료를 제출하여야 한다.

체외진단의료기기(소프트웨어) 적합성 확인보고서 작성방법(제27조 관련)

1. 품목명
   「체외진단의료기기 품목 및 품목별 등급에 관한 규정」(식품의약품안전처 고시)에 따라 소프트웨어가 사용되는 체외진단의료기기의 품목명, 분류번호 및 등급을 작성한다.
2. 소프트웨어 명칭 및 버전
   소프트웨어의 명칭 및 버전을 작성한다.
3. 소프트웨어 사용형태
   체외진단장비(소프트웨어) 사용형태에 따라 내장형, 독립형으로 구분하여 표시한다.
4. 소프트웨어 기능적 특성
   체외진단장비(소프트웨어)의 해당되는 기능적 특성에 따라 표시한다.
5. 소프트웨어 안전성 등급
   체외진단장비(소프트웨어) 안전성 등급은 소프트웨어의 고장, 설계 결함 또는 사용 시 발생할 수 있는 잠재적 결함으로부터 환자, 사용자 또는 기타 사람에게 영향을 끼칠 수 있는 위해의 정도에 따라 아래 표와 같이 A등급, B등급, C등급으로 구분할 수 있으며, 적합성 확인보고서에는 해당 소프트웨어의 안전성 등급 및 안전성 등급 판단에 대한 제조사의 해당 문서 관리번호를 기재한다.

등급	체외진단장비(소프트웨어) 안전성 등급 정의
A 등급	부상이나 신체적 피해가 발생할 가능성이 없음
B 등급	심각하지 않은 부상(경상)이 발생할 가능성이 있음
C 등급	심각한 부상 또는 사망이 발생할 가능성이 있음

6. 소프트웨어의 사용목적
   해당 체외진단장비(소프트웨어)에 통신 기능이 있는 경우, 통신 목적(제어, 모니터링, 유지보수 및 통신표준 등)을 포함하여 소프트웨어 사용목적을 작성한다.
7. 소프트웨어 운영환경
   해당 소프트웨어의 운영환경을 작성해야 하며, 체외진단장비에 상용 소프트웨어(SOUP, Software of Unknown provenance)가 포함될 경우 해당 소프트웨어의 운영환경을 작성한다.
8. 소프트웨어 개발
   소프트웨어 개발 당시 작성된 소프트웨어 개발 계획, 요구사항 분석, 소프트웨어 구현, 소프트웨어 검증 및 유효성확인, 소프트웨어 배포에 관한 사항이 포함되어야 하며 해당 내용은 아래의 내용을 참고하도록 한다.
   1) 소프트웨어 개발 계획
      해당 문서는 소프트웨어 개발 규격, 방법 및 개발 툴을 포함한 소프트웨어 개발, 검증, 위험관리, 형상관리, 문서화 등 전반적인 소프트웨어 개발 계획과 관련된 내용을 포함하여야 한다. 소프트웨어 적합성 확인보고서에는 해당 문서에 대한 개요를 기재하고 제조사의 해당 문서 관리번호를 함께 기재한다.

2) 소프트웨어 요구사항 분석

해당 문서는 소프트웨어 요구사항 수립, 위험통제 수단 수립, 소프트웨어 요구사항 검증 방법 등을 포함하여 소프트웨어 요구사항과 관련된 내용을 포함하여야 한다. 소프트웨어 적합성 확인보고서에는 해당 문서에 대한 개요를 기재하고 제조사의 해당 문서 관리번호를 함께 기재한다.

3) 소프트웨어 구현

해당 문서는 소프트웨어 요구사항을 구현하기 위한 각 아키텍처 설계와 이에 대한 상세 설계 등에 관한 내용을 포함하여야 한다. 소프트웨어 적합성 확인보고서에는 해당 문서에 대한 개요를 기재하고 제조사의 해당 문서 관리번호를 함께 기재한다.

4) 소프트웨어 검증 및 유효성확인(Verification & Validation)

해당 문서는 소프트웨어의 유닛 구현 및 검증, 유닛 통합 및 통합 시험, 소프트웨어 시스템 시험(유·무선 통신을 사용하는 경우, 정보의 위변조, 오작동 또는 의료기기에 승인되지 않은 접근 등으로부터 방지하기 위한 대책 등)에 대한 내용을 포함하여야 하며, 시험 및 검증 절차, 이상현상(anomaly) 목록을 포함한 시험결과, 시험 및 검증 도중 소프트웨어 변경이 발생한 경우 재시험결과를 포함하여야 한다. 또한, 이상현상 목록을 포함한 시험결과가 있을 시 잠재영향 평가결과에 대한 내용을 포함하여야 한다. 해당 문서는 필수적으로 검토되어야 하는 문서로 허가·심사 시 소프트웨어 적합성 확인보고서와 함께 제출한다.

5) 소프트웨어 배포

해당 문서는 소프트웨어 검증 결과, 잔여 이상 목록 평가 결과를 포함하여 소프트웨어 배포 버전, 소프트웨어 개발환경, 소프트웨어 보관/관리 등의 내용을 포함하여야 한다. 소프트웨어 적합성 확인보고서에는 해당 문서에 대한 개요를 기재하고 제조사의 해당 문서 관리번호를 함께 기재한다.

9. 소프트웨어 유지보수 및 문제해결

해당 문서는 소프트웨어 유지보수 프로세스, 소프트웨어 문제해결 프로세스에 따라 유지보수 계획 수립, 문제 보고 및 수정분석, 구현 내용, 문제해결 검증 등에 관한 내용을 포함하여야 한다. 소프트웨어 적합성 확인보고서에는 해당 문서에 대한 개요를 기재하고 제조사의 해당 분서 관리번호를 함께 기재한다.

10. 소프트웨어 위험관리

해당 문서는 소프트웨어 위험관리 프로세스에 따라 위해상황, 위험통제수단, 위험통제 수단의 검증, 소프트웨어 변경의 위험관리 등에 관한 내용을 포함하여야 한다. 소프트웨어 적합성 확인보고서에는 해당 문서에 대한 개요를 기재하고 제조사의 해당 문서 관리번호를 함께 기재한다.

11. 소프트웨어 형상관리

해당 문서는 소프트웨어 형상관리 프로세스에 따라 소프트웨어 식별, 변경관리, 상태기록 등에 관한 내용을 포함하여야 한다. 소프트웨어 적합성 확인보고서에는 해당 문서에 대한 개요를 기재하고 제조사의 해당 문서 관리번호를 함께 기재한다.

* 출처 : 식품의약품안전처, 체외진단의료기기 허가·신고·심사 등에 관한 규정 [시행 2023. 7. 13.] [식품의약품안전처고시 제2023-49호, 2023. 7. 13., 타법개정

〈표 5-15〉 [별지 제11호 서식] 체외진단장비(소프트웨어) 적합성 확인보고서

[별지 제11호 서식]

체외진단장비(소프트웨어) 적합성 확인보고서

품목명 (품목분류번호)		소프트웨어 명칭 및 버전	
소프트웨어 사용 형태	[ ] 내장형	[ ] 독립형	
소프트웨어 기능적 특성 (중복 선택 가능)	[ ] 제어 [ ] 진단 [ ] 데이터 수신	[ ] 측정 [ ] 데이터 변환 [ ] 표시	[ ] 분석 [ ] 데이터 전송 [ ] 기타
소프트웨어 안전성 등급	[ ] A	[ ] B	[ ] C
소프트웨어 사용목적			
소프트웨어 운영환경 (독립형 소프트웨어에 한함)			
소프트웨어 개발	소프트웨어 개발 계획		
	소프트웨어 요구사항 분석		
	소프트웨어 구현		
	소프트웨어 검증 및 유효성확인		
	소프트웨어 배포		
소프트웨어 유지보수 및 문제해결			
소프트웨어 위험관리			
소프트웨어 형상관리			

차. 임상적 성능시험에 관한 자료(체외진단장비)

체외진단기기법 제7조에 따른 임상적 성능시험 중 식약처장으로부터 임상적 성능시험 계획 승인 또는 변경 승인을 받아야 하는 대상 목록은 다음과 같다.
① 인체로부터 검체를 채취하는 방법의 위해도가 큰 경우(검체의 채취방법이 인체의 피부, 점막, 안구, 요도를 침투 또는 관통하거나 외이도, 외비공, 인두, 직장 또는 자궁경부를 넘어서 귀, 코, 입, 항문관 또는 질에 들어가는 침습적인 시험. 다만, 정맥채혈 등 피험자에게 중대한 위험을 미치지 않는 시험 및 잔여검체로 실시하는 시험은 제외)
② 이미 확인된 의학적 진단방법 또는 허가·인증받은 체외진단시약으로 임상적 성능시험의 결과를 확인할 수 없는 경우
③ 동반진단의료기기로 임상적 성능시험을 하려는 경우. 다만, 이미 허가·인증받은 의료기기와 사용목적, 작용원리 등이 동등하지 아니한 동반진단의료기기에 한정한다.

그러나 체외진단시약과 함께 사용하는 체외진단장비로서 체외진단시약이 검사의 결정적 기능을 할 경우, 체외진단시약의 임상적 성능시험에 관한 자료로 갈음할 수 있다.
첨부자료 요건은 체외진단시약의 임상적 성능시험에 관한 자료와 동일하다.

카. 체외진단의료기기 기술문서 첨부자료 제출 자료 범위

2등급 체외진단의료기기의 경우 새로운제품, 개량제품 및 동등제품으로 구분하여 별표 7(체외진단시약에 한함) 또는 별표 8(체외진단장비에 한함)에 따라 제출을 면제할 수 있다.
① 체외진단시약
  ㉮ 임상적 성능시험에 관한 자료
  ㉯ 표준물질 및 검체보관 등에 관한 자료
  ㉰ 취급자 안전에 관한 자료
② 체외진단장비
  ㉮ 사용목적에 관한 자료
  ㉯ 작용원리에 관한 자료
  ㉰ 기원 또는 발견 및 개발경위에 관한 자료
  ㉱ 임상적 성능시험에 관한 자료
  ㉲ 외국의 사용현황 등에 관한 자료
  ㉳ 제품의 성능 및 안전을 확인하기 위한 자료로서 시험규격 및 그 설정근거와 실측치에 관한 자료(다만, 국내 또는 국외에 시험규격이 없는 경우에는 기술문서 등의 심사를 받으려는 자가 제품의 성능 및 안전을 확인하기 위하여 설정한 시험규격 및 그 근거와 실측치에 관한 자료)에 한하여 시험성적서를 제외한 시험규격의 설정근거와 실측치자료

3·4등급 의료기기의 경우에는 별표 7(체외진단시약에 한함) 또는 별표 8(체외진단장비에 한함)에 따라 제출을 면제할 수 있다.

① 체외진단시약 : 기원·개발경위, 검출 또는 측정 원리·방법에 관한 자료
② 체외진단장비
  ㉮ 사용목적에 관한 자료
  ㉯ 기원 또는 발견 및 개발경위에 관한 자료
  ㉰ 임상시험에 관한 자료
  ㉱ 외국의 사용현황 등에 관한 자료

〈표 5-16〉 [별표 7] 2등급 체외진단시약의 기술문서 등 제출 자료의 범위(제26조 관련)

구분		1 본질적 동등 품목 비교표	2-가 개발 경위	2-나 측정 원리	2-다 사용 현황	3 원재료 및 제조 방법	4 사용 목적	5 저장 방법 및 사용 기간	6-가 분석적 성능 4)	6-나 임상적 성능 1)2)	6-다 품질 시험 성적서	6-라 표준 물질	6-마 검체 조건 설정	7 시약의 취급자 안전
1. 새로운 제품	가. 사용목적이 다른 것	○	○	○	○	○	○	○	○	△	○	○	○	○
	나. 작용원리가 다른 것	○	○	○	○	○	○	○	○	△	○	○	○	○
2. 개량 제품	다. 원재료가 다른 것	○	X	X	○	○	○	○	○	△	○	○	△	○
	라. 성능이 다른 것	○	X	X	○	○	○	○	○	△	○	○	△	X
3. 동등제품		○	X	X	○	○	○	○	○	X	○	○	X	X

○ : 제출하여야 하는 자료, X : 면제되는 자료, △ : 개개 제품에 따라 판단하여야 하는 자료
1) 성능 및 유효성을 입증하기 위한 임상적 평가 기준(판정기준치 등)이 필요한 제품은 임상적 성능 자료를 제출하여야 함
2) 국내·외 허가된 체외진단의료기기와의 상관성을 확인할 수 있는 비교시험성적서를 포함하여야 함. 단, 임상적 성능으로 비교시험성적서를 제출한 경우 분석적 성능으로 비교시험 성적서를 제출하지 아니할 수 있음
※ 조합되거나 한벌 구성되어 환자에 접촉하는 부분품이 있는 경우는 「의료기기 허가·신고·심사 등에 관한 규정」'의료용품분야'의 자료를 추가로 제출하여야 함

<표 5-17> [별표 7] 3등급 체외진단시약의 기술문서 등 제출 자료의 범위([별표 7])

구분		1 본질적 동등품목 비교표	2-가 개발 경위	2-나 측정 원리	2-다 사용 현황	3 원재료 및 제조 방법	4 사용 목적	5 저장 방법 및 사용 기간	6-가 분석적 성능 [4]	6-나 임상적 성능 [1)2)4)]	6-다 품질 시험 성적서	6-라 표준 물질	6-마 검체 조건 설정	7 시약의 취급자 안전
1. 새로운 제품	가. 사용목적이 다른 것	○	○	○	○	○	○	○	○	○	○	○	○	○
	나. 작용원리가 다른 것	○	○	○	○	○	○	○	○	○	○	○	○	○
2. 개량 제품	다. 원재료가 다른 것	○	X	○	○	○	○	○	○	○[3]	○	○	○	○
	라. 성능이 다른 것	○	X	○	○	○	○	○	○	○[3]	○	○	○	○
3. 동등제품		○	X	○	○	○	○	○	○	○[3]	○	○	○	○

○ : 제출하여야 하는 자료, X : 면제되는 자료, △ : 개개 제품에 따라 판단하여야 하는 자료

1) 성능 및 유효성을 입증하기 위한 임상적 평가 기준이 필요한 제품은 임상적 성능 자료를 제출하여야 함. 단, 혈당측정시스템은 별표에 따라 임상적 성능자료를 제출하여야 함
2) 유전성대사질환검사시약, 유전질환검사시약 등 민족적 요인의 차이가 있어 외국인을 대상으로 한 임상적 성능시험을 그대로 적용하기가 어렵다고 판단되는 경우에 한함
3) 혈액응고검사시약, 치료적약물농도검사시약, 수혈용혈구응집검사시약는 임상적 성능을 제출하지 아니 할 수 있음
4) 국내·외 허가된 체외진단의료기기와의 상관성을 확인할 수 있는 비교시험성적서를 포함하여야 함. 단, 임상적 성능으로 비교시험성적서를 제출한 경우 분석적 성능으로 비교시험 성적서를 제출하지 아니할 수 있음
※ 조합되거나 한벌 구성되어 환자에 접촉하는 부품품이 있는 경우는 「의료기기 허가·신고·심사 등에 관한 규정」 '의료용품분야'의 자료를 추가로 제출하여야 함

〈표 5-18〉 4등급 체외진단시약의 기술문서 등 제출 자료의 범위

구분		제출자료 1 본질적 동등 품목 비교표	2-가 개발 경위	2-나 측정 원리	2-다 사용 현황	3 원재료 및 제조 방법	4 사용 목적	5 저장 방법 및 사용 기간	6-가 분석적 성능	6-나 임상적 성능 1)2)	6-다 품질 시험 성적서	6-라 표준 물질	6-마 검체 조건 설정	7 시약의 취급자 안전
1. 새로운 제품	가. 사용목적이 다른 것	○	○	○	○	○	○	○	○	○	○	○	○	○
	나. 작용원리가 다른 것	○	○	○	○	○	○	○	○	○	○	○	○	○
2. 개량 제품	다. 원재료가 다른 것	○	X	○	○	○	○	○	○	○	○	○	○	○
	라. 성능이 다른 것	○	X	○	○	○	○	○	○	○	○	○	○	○
3. 동등제품		○	X	○	○	○	○	○	○	○	○	○	○	○

○ : 제출하여야 하는 자료, X : 면제되는 자료, △ : 개개 제품에 따라 판단하여야 하는 자료

1) 민족적 요인의 차이가 있어 외국인을 대상으로 한 임상적 성능시험을 그대로 적용하기가 어렵다고 판단되는 경우 한국인 임상적 성능시험자료를 제출하여야 함

2) 국내·외 허가된 체외진단의료기기와의 상관성을 확인할 수 있는 비교시험성적서를 포함하여야 함. 단, 임상적 성능으로 비교시험성적서를 제출한 경우 분석적 성능으로 비교시험 성적서를 제출하지 아니할 수 있음

※ 조합되거나 한벌 구성되어 환자에 접촉하는 부분품이 있는 경우는 「의료기기 허가·신고·심사 등에 관한 규정」 '의료용품분야'의 자료를 추가로 제출하여야 함

〈표 5-19〉 [별표 8] 체외진단장비의 기술문서 등 제출 자료의 범위([별표 8])

구분		제출자료	1 본질적 동등품목 비교표	2 사용목적	3 작용원리	4-가 전기	4-나 방사선	4-다 전자파	4-라 성능	4-마 물리화학	4-바 안정성	5 임상	6 기원·발견 및 개발 경위	7 외국사용현황
1. 새로운 제품	가. 사용목적이 다른 것		○	○	X	○	△[4]	○	○	X	X	○	○	○
	나. 작용원리가 다른 것		○	X	○	○	△[4]	○	○	X	X	○	○	○
	다. 원재료가 다른 것		○	X	X	X	X	X	X	X	X	X	X	X
2. 개량 제품	라. 성능이 다른 것		○	X	X	X	X	X	○	X	X	△[1]	X	X
	마. 시험규격이 다른 것		○	X	X	○[2]	△[2,4]	○[2]	X	X	X	X	X	X
	바. 사용방법이 다른 것		○	X	X	X	X	X	X	X	X	△[3]	○	○
3. 동등제품			○	X	X	X	X	X	X	X	X	X	X	X

○ : 제출하여야 하는 자료, X : 면제되는 자료, △ : 개개 제품에 따라 판단하여야 하는 자료
1) 임상을 통해서만 개량된 성능을 확인할 수 있는 경우[예] 의료용소프트웨어에 CAD(Computer Aided Diagnosis) 기능이 추가되어 성능이 일부 달라진 경우]
2) 식약처장이 인정한 시험규격 이외의 규격을 설정한 경우
3) 적용부위 및 조작방법이 달라 안전성·유효성확인이 필요한 경우
3) "방사선에 관한 안전성자료"는 방사선기기에 한함
※ 조합되거나 한벌 구성되어 환자에 접촉하는 부분품이 있는 경우는 「의료기기 허가·신고·심사 등에 관한 규정」 '의료용품분야'의 자료를 추가로 제출하여야 함

3. 의료기기 국제표준화기술문서(STED)의 구성

3.1 국제표준화기술문서

가. 국제표준화기술문서의 도입 배경

고령화에 따른 만성 노인성 질환의 증가와 더불어 소득 및 복지 증대, 양질의 의료서비스에 대한 수요가 늘어나고, BT 신기술의 발전으로 고부가가치 의료기술이 출현하면서 최근 의료기기 시장 규모가 세계적으로 확대되고 있다.

각국의 정부는 의료기기의 개발에서부터 사용 후 폐기까지 모든 요소를 관리할 수 있는 적절한 정책을 수립하고 운용하는 데 노력을 기울이고 있다. 이러한 각국의 의료기기 관리정책의 중요한 요소 중 하나가 기술문서심사이다. 기술문서심사는 제품의 시판 전 허가를 위해 안전성 및 성능을 확인하는 절차이다. 의료기기의 기술문서심사를 위해 다양한 전문지식이 필요할 뿐 아니라 체계적이고 효율적인 심사체계의 확보도 필요하게 되었다.

각국 의료기기 규제시스템 사이에 국제적인 조화를 이루려는 목적으로 현 국제 의료기기규제당국자포럼(IMDRF, International Medical Device Regulators Forum)의 전신인 국제조화전문위원회(GHTF, Global Harmonization Task Force)가 1992년 창립되었다. GHTF에서 발간한 가이던스는 회원국가인 오스트레일리아, 캐나다, 유럽연합(EU), 일본, 미국의 법령에 상당한 기초가 되었으며, 동남아시아 연합(ASEAN)의 아세안 의료기기 지침(AMDD, ASEAN Medical Device Directive) 제도의 기초가 되었다.

GHTF에서는 일련의 가이던스를 발간하였는바, Study Group 1에서는 의료기기 안전성과 성능의 필수원칙(Essential Principles of Safety and Performance of Medical Devices) 가이던스를 2005년에 발간하였고, 이에 기초하여 2006년 의료기기 적합성 평가원칙(Principles of Conformity Assessment of Medical Devices)을, 2008년 의료기기 안전성과 성능의 필수원칙에 대한 적합성 증명에 관한 요약기술문서(STED, Summary Technical Documentation for demonstrating conformity to the principles of safety and performance of Medical Devices)를 발간하였다.

기술문서 작성에 관한 공통 양식인 STED는 품질관리시스템을 바탕으로 하여 제조자가 해당 의료기기가 어떻게 설계·제조되었는지를 요약하여 작성한 제조원 문서를 기초로 하여 작성되며, 이를 통해 제조자는 해당 의료기기가 '의료기기 안전성과 성능의 필수원칙'에 부합한다는 것을 입증하게 된다. 이 STED는 시판 전 승인 또는 시판 후 지속적 적합성 조사, 규제기관 또는 적합성 평가기관으로 변경 통보를 할 때에 활용될 수 있다. 일본은 2005년, 캐나다는 2011년부터 GHTF의 STED를 도입하였으며, 오스트레일리아와 유럽연합도 STED 양식으로 작성된 기술문서 접수를 권장하고 있다. 미국도 장기적으로는 STED 도입을 목표로 하고 있으며 이에 관한 예비 프로그램을 2003년부터 시작하고 있다.

STED는 허가 신청자의 입장에서 볼 때, 여러 규제당국이 요구하는 서로 다른 양식의 기술문서를 효과적으로 관리할 수 있는 도구로 활용하여 필수원칙에 대한 적합성을 입증하기 위한 일관된 양식을 확립하고, 이를 통해 허가 신청에 소요되는 비용과 시간을 줄일 수 있을 것으로 기대된다. 규제당국의 입장에서도 해당 기기가 필수원칙을 따르는지 확인하기 위한 효과적인 방법으로 사용될 수 있으며, 일관성 있는 제출양식을 통해 심사에 소요되는 시간과 비용을 줄일 수 있을 것으로 기대되고 있다. 즉, STED는 규제당국 측면뿐만 아니라 제조자의 측면에서도 제출 서류의 투명성과 예측 가능성을 제공할 수 있다고 할 수 있다.

ASEAN 경제장관회의 산하에 있는 아시아표준 및 품질자문위원회-의료기기제품 작업그룹(ACCSQ-MDPWG, Asian Consultive Committee for Standards and Quality-Medical Devices Product Working Group)은 서로 다른 국가 규제당국에 의한 의료기기 검토를 활성화하기 위해 공통 서류제출양식인 아시아공통제출서류 견본(CSDT, Common Submission Dossier Template)의 초안을 2006년 발간하였다. 이 양식을 통해 규제당국은 기기에 대한 시판 후 승인 검토에 소요되는 시간과 인력을 절감하고 투명한 승인 과정의 보장과 국가 간의 원활한 소통을 이루고자 하였다. 싱가포르와 말레이시아, 인도네시아, 태국 등 ASEAN 국가에서는 CSDT를 시판 후 제출서류 양식으로 하는 시범 프로그램이 2007년부터 시작되었으며, 2015년 ASEAN 국가들 간의 AMDD 협정 체결에 따라 의료기기 생산자는 ASEAN 회원국의 허가를 받을 때 CSDT를 제출해야 한다.

CSDT와 STED는 모두 GHTF의 규제 모델인 '성능과 안전성 필수원칙' 및 '임상평가' 등에 기초하여 개발되었기 때문에 전반적으로 유사하며, 실제 적용하여 시행할 때에도 융통성을 부여할 수 있게 개발되었다. ASEAN 국가의 CSDT는 의료기기 수입 측면에서 볼 때 STED와 유사한 양식을 사용함으로써 외국 회사의 전체 기술문서에 대한 규제당국의 검토를 용이하게 하고, 해외 사용 현황에 대한 파악 및 해외 제조사 감사에 대한 문제점을 해결하고자 하였다.

그 외의 다른 국가들도 각국의 현실에 맞게 GHTF의 STED 또는 CSDT 등과 같은 국제적인 공통양식의 문서 도입을 추진하고 있다. 이러한 국제적인 규제 제도의 공조 추세에 동참하여 한국도 체계적이고 효율적이며 공정성과 투명성, 지속적인 전문성이 보증된 국제화한 표준허가 심사체계의 구축이 필요하게 되었다. 국제적으로 표준화된 심사 양식인 STED를 도입하는 것은 세계 의료기기 시장의 80% 이상을 차지하고 있는 GHTF 회원국들과 규제제도의 공조를 이루어 중·장기적으로 국내 의료기기 산업의 국제적인 경쟁력을 향상시키며, 아울러 수입 측면에서도 국내 의료기기 인허가 부분의 신뢰성을 향상시키는 계기가 될 것이라 기대되고 있다.

STED는 필수원칙 체크리스트 형태로 안전성과 성능의 입증에 필요한 요구사항을 구체적으로 규정하고 있다. 이를 통해 문서 하나로 집약하여 표준화된 정보와 자료를 수집·정리할 수 있으며, 서로 다른 국가 간의 요구사항 차이를 줄일 수 있다는 장점이 있다. 즉, 기술적인 정보와 자료를 공통적인 양식을 사용하여 체계적으로 일관성 있게 정리할 수 있기 때문에 의료기기의 수출입 시 발생하는 기술문서 작성의 이중 작업 및 비용, 시간, 인력 등을 줄일 수 있을 것으로 기대된다. 또한 국내 실정에 맞게 도입된 STED는 국내의 제한된 허가·심사 인력을 고려할 때 제조자와 검토자의 시간과 비용을 줄일 수 있을 것으로 기대된다. 아울러 무역장벽을 줄이고 국제적인 접근을 가능하게 하여 환자들이 최신 치료기술에 더 쉽게 접할 수 있게 될 것으로 기대된다. 국내 실정에 맞게 국제 표준화 기술문서를 적용하여 자연스럽게 국제적 제도 조화를 이룬다면, 우리나라 회사들이 수출을 할 때 한 번의 문서 작성으로 해외의 심사 자료로 사용할 수 있을 것이며, 수입하는 회사 역시 별도의 큰 양식 변환 없이 식약처(MFDS)에 심사 자료로 제출할 수 있어 제조사와 수입사 모두에게 장점이 될 것이다.

국제의료기기규제당국자포럼(IMDRF)에서는 국가 간 기술문서 작성 방법의 차이로 인한 부담을 최소화하기 위해 국제표준화기술문서(STED)를 개발하였다. 이 STED는 해당 의료기기가 어떻게 개발되고 설계·제조되어 '의료기기 안전성과 성능의 필수원칙'에 부합되는지를 입증하기 위해 품질관리 시스템을 바탕으로 작성된다. 현재 국내 허가 신청 시 제출하는 기술문서와는 달리 국제표준화기술문서(STED)에서는 기기 설계(개발 경위 등) 및 위험분석 등의 자료가 포함되어 있어 제조공정상의 성능 및 안전성까지 확인이 가능하다. 그러므로 국내 기술문서의 국제조화 및 의료기기의 안전성 제고를 위해 국제표준화기술문서(STED)를 도입하게 되었다.

나. 국내 국제표준화기술문서 현황

우리나라에서는 2012년도 상반기에 국제표준화기술문서(STED) 도입 세부방안 마련을 위한 연구용역을 수행하였고, 한국의료기기산업협회를 중심으로 한 산업계와 시험검사기관 및 식약처 등의 관계자들로 협의체를 구성·운영했다. 연구용역 및 협의체의 의견수렴 과정을 통해 STED 제도 시행 관련 내용을 「의료기기 허가·신고·심사 등에 관한 규정」에 개정·반영(2013년 5월)했으며, 특히 4등급 의료기기(체외진단의료기기 제외)는 2014년 1월 1일부터 STED로 작성하도록 유예기간을 두고 제출 자료, 작성 방법 및 작성양식을 표준화했다. 또한 2014년 7월부터 민·관이 참여하는 연구모임을 구성·운영해 STED 제도 시행이 원활히 정착될 수 있도록 대비하였으며, 2013년 7월 23일부터 11월 27일까지의 연구를 통해 '국제 표준화 기술문서(STED) 작성 해설서'를 마련하여 민원인이 쉽게 STED 제도를 이해하고 작성할 수 있도록 하였다.

STED는 크게 신청내용, 국제표준화기술문서 개요, 첨부자료 파트로 나뉘고, 신청 내용에는 의료기기 기술문서 등 심사의뢰서, 본질적 동등품목비교표가 들어간다. 국제표준화기술문서 개요에는 목차, 기기설명 및 제품사양, 표시기재(안), 설계와 제조정보, 필수원칙 체크리스트, 위험관리요약, 제품검증 및 유효성확인 요약이 들어간다. 첨부자료에는 목차, 제조공정에 관한 자료, 위험관리 보고서, 제품검증 및 유효성확인 자료, 참고문헌 등이 들어간다.

다. 의료기기 국제표준화기술문서 작성방법의 총칙

의료기기 규제당국자포럼(IMDRF, International Medical Device Regulators Forum)의 국제표준화 기술문서 개요는 한글로 작성하는 것을 원칙으로 한다.

신청인이 원하는 경우에는 제3부 3.2 제조공정에 관한 자료만을 작성할 수 있다.

〈표 5-20〉 국제표준화기술문서(STED) 제출자료

제1부 신청 내용 등	1.1 의료기기 기술문서 등 심사의뢰서
	1.2 제29조제1호에 따른 별지 제3호 서식의 비교표(본질적 동등품목비교표)
제2부 국제표준화기술문서 개요	2.1 목차
	2.2 기기설명 및 제품사양
	2.3 표시기재(안)
	2.3 설계와 제조정보
	2.5 필수원칙 체크리스트
	2.6 위험관리 요약
	2.7 제품검증 및 유효성확인 요약
제3부 첨부자료	3.1 목차
	3.2 제조공정에 관한 자료
	3.3 위험관리 보고서
	3.4 제품검증 및 유효성확인 자료
	3.5 참고문헌

3.2 국제표준화기술문서(STED) 개요

STED는 제조자가 필수원칙들에 대한 해당 기기의 적합성을 어떻게 입증하는지 쉽게 이해하고, 필수원칙에 대한 기기의 적합성을 개괄적으로 파악하는 데 도움이 될 수 있도록 일반 요구사항 6개 항목과 설계 및 제조 요구사항 11개 항목으로 구성된 필수원칙 체크리스트를 첨부하도록 하고 있다.

다음 표는 STED의 전체적인 개요이다.

〈표 5-21〉 국제표준화기술문서(STED) 개요

번호	항목	구성요소
1	기기 설명 및 제품 사양	• 기기 일반적 설명 : 명칭(제품명, 품목명, 모델명 모양 및 구조(작용 원리, 외형, 치수, 특성), 원재료, 사용목적, 성능, 저장 방법 및 사용기간 등 기재 • 유사기기 및 기 허가된 제품에 대한 참고자료
2	표시기재(안)	• 용기 및 외부포장 표시기재 사항 • 첨부문서(안) 또는 사용설명서(안) • 카탈로그(안)
3	설계와 제조정보	• 기기설계 개요 : 기원 또는 발견경위 • 제조공정 요약 • 설계 및 제조장소 요약

번호	항목	구성요소
4	필수원칙 체크리스트	• 참조규격 일람 • 필수원칙 및 적합성 증거
5	위험관리 요약	• 위험관리 시스템 • 주요한 위해요인
6	제품검증 및 유효성확인 요약	• 일반사항 • 안전성 및 성능 등 시험 요약

가. 신청 내용

1) 심사의뢰서

「의료기기법 시행규칙」 제9조제2항 [별지 제8호 서식]에 따른 의료기기 기술문서 등 심사의뢰서

> **해설**
> - 의료기기 전자민원창구(https://udiportal.mfds.go.kr/msismext/emd/min/mainView.do)를 이용하여 작성한다.
> - 제조·수입 허가 신청 시 기술문서의 심사 또는 임상시험자료의 심사를 함께 의뢰하는 경우 「의료기기법 시행규칙」 제5조제1항 및 제30조제1항 [별지 제3호 서식]에 따른 의료기기 제조(수입) 허가신청서를 작성할 수 있다.
> ※ '명칭(제품명, 품목명(분류번호 및 등급), 모델명)', '모양 및 구조', '원재료', '성능', '저장 방법 및 사용기간'은 국제표준화기술문서 개요 '2.2.1 기기 일반적 설명'과 동일하게 작성하고, '사용방법', '사용 시 주의사항'은 국제표준화기술문서 '2.3 표시기재(안)'에 기재한 사항과 동일하게 작성한다.
> - 4등급 의료기기의 경우 2014년 1월 1일부터 최초로 의료기기 제조(수입) 허가신청서, 의료기기 기술문서 등 심사의뢰서를 접수한 경우에 국제표준화기술문서로 작성하여 제출하여야 한다. 그러나, 신청인이 원하는 경우에는 「의료기기 허가·신고·심사 등에 관한 규정」[별표10] 에 따라 제3부 3.2 제조공정에 관한 자료만을 작성할 수 있다.
> ※ 체외진단의료기기의 경우 국제표준화기술문서 작성 대상에서 제외된다.
> ※ 4등급 이외 의료기기의 경우 신청인이 원하는 경우 국제표준화기술문서로 작성하여 제출할 수 있다.
> - 국제표준화기술문서를 작성하여 허가 신청한 품목은 국제표준화기술문서로 작성하여 변경허가를 신청하여야 한다.

2) 기허가 제품과 비교한 자료 : 「의료기기 허가·신고·심사 등에 관한 규정」 제29조제1호에 따른 [별지 제3호 서식]의 비교표

본질적 동등품목 비교표([별지 제3호 서식])는 다음과 같이 작성한다.

① 기허가된 의료기기와의 동등 여부가 명확하게 입증되도록 필요한 항목을 기재한다.

② 기재해야 될 내용이 많은 경우 각 항에 '별첨'으로 기재하고, 별첨문서는 한글로 작성하여 별도로 제출한다.

③ 각 항목에 대한 정보가 기허가된 의료기기와 동등한 경우 '예'에 체크하고, 동등하지 않을 경우 '아니오'에 체크한다.

※ '동등제품'이란 이미 허가를 받은 의료기기와 사용목적, 작용 원리, 원재료, 성능, 시험 규격 및 사용 방법 등이 동등한 의료기기를 말한다.

※ 본질적 동등품목 비교표의 '신청자'는 회사의 대표자를 의미한다. 본질적 동등품목 비교표의 '신청자'에 '대표자의 서명 또는 직인'을 빠뜨리지 말고 기재하여야 한다.

〈표 5-22〉 본질적 동등품목 비교표

[별지 제3호 서식]

본질적 동등품목 비교표

번호	비교항목[1]	기허가(인증) 제품	신청제품	동등 여부[2]	
1	명칭(제품명, 품목명, 모델명)				
2	분류번호 및 등급				
3	제조(수입)업소명				
4	제조원 및 소재지				
5	허가(인증)번호				
6	사용목적			예	☐
				아니오	☐
7	작용원리			예	☐
				아니오	☐
8	원재료			예	☐
				아니오	☐
9	성능			예	☐
				아니오	☐
10	시험규격			예	☐
				아니오	☐
11	사용방법			예	☐
				아니오	☐

위와 같이 동등함을 확인하였음.

년 월 일

신청자

1) 기허가·인증된 의료기기와의 차이가 명확하게 입증토록 필요한 항목을 기재해야 한다.
2) 각 항목에 대한 정보가 기허가·인증된 의료기기와 동등한 경우 '예'에 체크하고, 동등하지 않을 경우 '아니오'란에 체크한다.

나. 목차

국제표준화기술문서 개요에 대한 전체 목차를 작성한다.

> **해설**
> - 해당 제품의 기술적 특성을 고려하여 다음과 같이 작성한다.
>   - 전기를 사용하지 않는 기구·기계, 의료용품, 치과재료에 해당하는 경우 '2.7.2 전기·기계적 안전성 시험 요약', '2.7.4 방사선에 관한 안전성 시험 요약', '2.7.5 전자파 안전성 시험 요약'의 작성을 생략할 수 있다.
>   - 전기를 사용하는 기구·기계가 인체에 직·간접으로 접촉·삽입되지 않는 경우 '2.7.3 생물학적 안전성 시험 요약'의 작성을 생략할 수 있다.
>   - 소프트웨어를 사용하지 않는 제품의 경우 '2.7.7 소프트웨어 검증 및 유효성확인 요약'의 작성을 생략할 수 있다.
>   - 동물유래 물질을 사용하지 않는 제품 또는 의약품이 함유되어 있지 않은 제품의 경우 '2.7.9 동물유래 물질에 대한 안전성 자료 요약', '2.7.11 복합·조합된 의약품에 대한 정보 요약'의 작성을 생략할 수 있다.
>   - 멸균 의료기기 또는 시간이 경과됨에 따라 원재료 등의 물리·화학적 변화로 인한 안전성 또는 성능의 변화가 예측되는 의료기기가 아닌 경우 '2.7.10 안정성 시험 요약'의 작성을 생략할 수 있다.
>   - 동물을 대상으로 한 성능 확인이 필요하지 않은 의료기기의 경우 '2.7.12 동물시험 자료 요약'의 작성을 생략할 수 있다.
>   - [별표 7] '기술문서 등 제출 자료의 범위'에 따라 임상시험에 관한 자료 제출 대상이 아닌 의료기기의 경우 '2.7.13 임상시험 자료 요약'의 작성을 생략할 수 있다.
> - 심사 자료의 면제 범위는 「의료기기 허가·신고·심사 등에 관한 규정」(식약처 고시) 제28조(심사 자료의 면제)와 동일하게 적용되므로, [별표 11]의 심사 자료와 국제표준화기술문서 제출 자료 목록 비교표에 따라 해당 자료의 면제 여부를 확인하여 작성한다.
>   - [별표 7] '기술문서 등 제출 자료의 범위' 중 각 품목류가 속한 중분류별 기술문서 자료 제출 범위에 따라 '기원 또는 발견 및 개발경위에 관한 자료', '임상시험에 관한 자료', '외국의 사용 현황 등에 관한 자료'가 면제될 수 있다.
>   - 〈표 5-23〉 심사 자료와 국제표준화기술문서 면제 가능자료 목록 비교에 따라 다음의 항목 작성이 면제될 수 있다.

〈표 5-23〉 심사 자료와 국제표준화기술문서(STED) 면제 가능자료 목록 비교

심사 자료의 종류 및 범위 등 (시행규칙 제9조 및 고시 제26조 관련)	국제표준화기술문서의 제출 자료 (제27조 관련)
5. 기원 또는 발견 및 개발 경위에 관한 자료	제2부 국제표준화기술문서 개요 2.4 설계와 제조정보 2.4.1 기기설계 개요 2.4.2 제조공정 요약 2.4.3 설계 및 제조장소 요약
6. 임상시험에 관한 자료	3.4 제품검증 및 유효성확인 자료 3.4.1.12 임상시험 자료
7. 외국의 사용 현황에 관한 자료	제2부 국제표준화기술문서 개요 2.2 기기설명 및 제품사양 2.2.2 유사기기 및 기허가된 제품에 대한 참고자료

다. 기기 설명 및 제품사양

1) 기기의 일반적 설명

① 명칭(제품명, 품목명(품목 분류번호 및 등급), 모델명), 모양 및 구조(작용 원리, 외형, 치수, 특성), 원재료, 사용목적, 성능, 저장방법 및 사용기간 등을 기재한다.

② 진단 및 치료 대상이 되는 의도된 환자군 및 의학적 상태, 그리고 환자 선택 기준과 같은 기타 고려 사항을 기재한다.

③ 유사기기 및 기허가된 제품과 비교하여 새로운 기술적 특성을 기재한다.

④ 한벌 구성되거나 조합되어 사용되는 의료기기 및 구성품 등에 대한 설명 및 목록을 기재한다.

해 설
- 명칭(제품명, 품목명(품목 분류번호 및 등급), 모델명), 모양 및 구조(작용 원리, 외형, 치수, 특성), 원재료, 사용목적, 성능, 저장방법 및 사용기간 등은 의료기기 기술문서 심사의뢰서에 기재한 사항과 동일하게 작성하고, 사용설명서, 카탈로그, DMR, DHF, DHR 등의 자료에 근거하여 작성한다(기술문서 심사의뢰서의 사용 방법, 사용 시 주의사항, 시험규격만 작성 제외).
  - 첨부문서(안), 또는 사용설명서(안), 카탈로그 등 최종 사용자가 사용할 수 있도록 제작된 자료에 일반적으로 기재되는 내용 등을 기재한다.
  - 모양 및 구조는 외형 사진, 외형 설명, 중량 및 치수 등을 기재한다.
    작용 원리는 사용목적을 달성하기 위한 물리·화학·전기·기계적 원리를 기재하고, 해당 원리가 기술되어 있는 근거 자료(예 논문, 문헌 등)를 제출한다.
    제품의 외형은 육안으로 식별할 수 있도록 제품 전체 및 부분품에 대한 컬러 사진 등을 삽입하고, 각 부분에 대한 명칭 및 역할을 기재한다. 코팅이 되어 있는 경우 코팅 여부를 기재한다.
    치수는 도면을 이용하여 각 부분의 치수와 단위를 포함하여 기재한다. 중량 역시 단위를 포함하여 기재한다. 단위는 국가표준기본법 또는 해당 기준규격(KS, ISO, IEC 등)에 따라 기재한다
  - 제품의 특성은 전기를 사용하는 기구·기계의 경우, 전기적 정격, 전기충격에 대한 보호형식 및 보호정도, 안전장치, 작동계통도 및 작동계통도에 다른 작동원리, 전기·기계적 안전성을 검증할 수 있는 절연부의 전기회로도(전원부, 장착부 등을 포함) 또는 전기절연도(Insulation Diagram), 소프트웨어의 구조 및 주요기능을 추가로 기재한다.
  - 성능은 해당 제품이 표방하는 제품의 물리·화학, 전기·기계적 특성, 소프트웨어 특성 등 기술적인 사양(specification)으로 사용설명서 등을 참고하여 기재한다.
- 해당 의료기기의 특성을 고려하여 진단 및 치료 대상의 연령, 성별 또는 건강상태, 환자 선택기준 등 특정 사용 대상이 있는 경우 이에 대한 고려사항을 포함하여 작성한다.
- 유사기기 및 기 허가된 제품과 비교하여 새롭게 적용한 기술적 특성이 있는 경우 해당 사항을 기재한다.
- 한벌 구성되거나 조합되어 사용되는 의료기기 및 구성품이 있는 경우, 이에 대한 설명 및 목록 등을 기재한다.

〈표 5-24〉 기기의 일반적 설명 항목

번호	항목
1	명칭(제품명, 품목명(분류번호, 등급), 모델명)
2	모양 및 구조(작용원리, 외형, 치수, 특성)
3	원재료
4	사용목적

번호	항목
5	성능
6	저장방법 및 사용기간
7	한벌 구성되거나 조합되어 사용되는 의료기기 및 구성품

2) 유사기기 및 기허가 된 제품에 대한 참고자료

① 제조자가 제조한 이전 기기들에 대한 사항을 기재한다.

② 외국의 사용 현황

㉮ 신청기기의 주요 국가별 허가 현황(국가명, 허가일자 등), 판매현황, 허가 당시 사용목적(효능 또는 효과) 등을 기재한다.

㉯ 외국의 사용현황 중 사용 시 보고된 부작용과 관련된 사항을 기재한다. 신청 기기를 수입하고 있는 국가에서 사용되지 않는 경우 그 사유를 기재한다.

③ 국내외 유사 기기들에 대한 사항

㉮ 신청 기기와 구조·원리 및 임상적으로 유사한 기허가 의료기기와 안전성, 유효성, 제품의 특징 등에 대하여 비교하고, 유사점과 차이점을 설명한다.

㉯ 신청 기기의 대상 질환에 대한 기존 의료기기의 사용 유무를 기재하고, 유효성과 임상적 작용 원리를 서술한다. 또한 신청 기기의 특징을 기존 기기와 비교하여 새로운 사항 또는 개량된 점을 명확히 기재한다.

> **해설**
> - 제조자가 제조한 이전 기기들에 대한 사항을 기재한다.
> - 외국의 사용현황은 주요 국가별로 허가현황(국가명, 허가일자 등), 판매현황(최근 3년간), 각국 허가 당시 사용목적(효능 또는 효과)과 외국의 사용현황 중 사용 시 보고된 부작용 내용에 대하여 기재한다. 또한 국내외 유사 기기들에 대한 기술적 특성을 비교하여 기재하도록 한다.
>   - 허가 현황 중 외국 허가/등록을 진행 중인 경우 관련 사항을 기재하거나, 허가현황이 없는 경우 '해당 사항 없음'이나 미기재 사유를 기재한다.
>   - 판매 현황은 주요 국가의 판매 현황을 기재하되, 판매 현황이 없는 경우 '해당 사항 없음' 이나 미기재 사유를 기재한다.
>   - 국내외 유사 기기들에 대한 사항은 신청 기기와 유사한 기허가 의료기기와 임상적 작용 원리, 기술적·생물학적 안전성 등을 비교한다. 원재료, 성능, 사용목적, 구조, 규격 등 제품 특징 등에 대하여 비교하고, 유사점과 차이점을 설명하며, 신청 기기와 기존 기기를 비교하여 안전성·유효성 측면에서 새로운 사항 또는 차이점 등에 대해 기재한다.
> - '유사 기기 및 기허가된 제품에 대한 참고자료'는 「의료기기 허가·신고·심사 등에 관한 규정」 [별표 11] '심사자료와 국제표준화기술문서 제출자료 목록 비교'에 따라 「의료기기 허가·신고·심사 등에 관한 규정」 제28조 심사자료의 면제 및 [별표 7]에서 '외국의 사용현황에 관한 자료'가 면제되는 경우 작성을 생략할 수 있다.
> - 외국의 사용현황 요약은 다음 〈표 5-25〉, 〈표 5-26〉과 같이 작성할 수 있다.

〈표 5-25〉 외국의 사용현황 요약 예-1

국가명	판매명	허가 연/월	사용개시 연/월	연간 사용수	사용목적, 효능 또는 효과	사용 방법	비고
○○							허가
△△							허가·사용
허가 국가의 수				사용 국가의 수			

〈표 5-26〉 외국의 사용현황 요약 예-2

국가명	허가 연/월	판매 현황	사용목적 (효능 또는 효과)	비고

라. 표시기재(안)

표시기재(안)에는 다음의 사항이 포함되어야 한다.

① 용기 및 외부 포장의 표시기재 사항
② 「의료기기법」 제22조에서 제24조제1항에 적합하게 작성된 첨부문서(안) 또는 사용설명서(안)
③ 카탈로그(안)

해설

- 「의료기기법」 제20조 및 제21조에 따라 '용기 및 외부 포장의 표시기재사항'과 제22조에 따라 '첨부문시의 기재시항'을 준수히여야 한다.
  - 의료기기의 용기나 외장, 외부의 용기나 포장 및 첨부문서에 기재하는 사항은 「의료기기 표시·기재 등에 관한 규정」(식약처 고시) 및 「의료기기 표시기재 가이드라인」에 따라 작성한다.
    ※ 모델명은 허가증 내 '대표 모델명 외 XX종'으로 기재 가능하고, 허가번호는 '허가 후 기재'라고 기재하며, 사항별로 '제조원 라벨 참조'로 기재할 수 있다.
  - '첨부문서(안)'과 '사용설명서(안)'는 다음과 같이 구분된다.
    - '첨부문서(안)'는 「의료기기법」 제22조에서 정하고 있는 사용방법 및 사용 시 주의사항, 보수점검이 필요한 경우 보수점검에 관한 사항, 제19조(기준규격)의 규정에 의하여 식약처장이 기재하도록 정하는 사항, 그 밖에 총리령으로 정하는 사항이 포함되어야 한다.
    - 의료기기 제조업자 또는 수입업자는 첨부문서만으로 의료기기의 안전한 사용과 관련한 정보를 제공하는 것이 충분하지 못하다고 판단하는 경우 첨부문서 외에 사용설명서를 추가적으로 제공할 수 있다.
    - '첨부문서(안)'에 기재되는 각 항목의 내용은 의료기기 제조(수입)품목허가 신청 사항을 기준으로 기재한다.
    - 추가적으로 제공할 정보가 없는 경우 '사용설명서(안)'의 작성은 생략될 수 있으나 '첨부문서(안)'는 필수적으로 기재한다.
  - 첨부문서(안) 또는 사용설명서(안), 카탈로그(안)의 내용을 모두 기재하기 어려운 경우 별첨문서의 번호를 기재(예 별첨 0)하여 '국제표준화기술문서 개요'의 뒤에 제출한다.
    ※ 첨부문서(안)는 「의료기기법」 제22조에서 제24조제1항, 「의료기기법 시행규칙」 제43조 및 제44조, 「의료기기 표시·기재 등에 관한 규정」(식약처 고시)에 적합하도록 작성한 문서가 해당되며,

「의료기기법 시행규칙」 제43조제3항에 따라 외장이나 포장에 기재한 경우 첨부문서에는 그 기재를 생략할 수 있다.
- 첨부문서(안)에는 다음의 내용이 포함되어야 한다.

> - 사용 방법과 사용 시 주의사항
> - 보수점검이 필요한 경우 보수점검에 관한 사항
> - 「의료기기법」 제19조에 따라 식약처장이 기재하도록 정하는 사항
> - 총리령으로 정하는 사항
>   - 제조업자 또는 수입업자의 상호와 주소, 수입의 경우 제조원(제조국, 제조 사명), 품목명, 모델명, 제품명(해당하는 경우), 허가번호, 중량 또는 포장단위, '의료기기' 표시, '일회용'(일회용인 경우) 표시, '재사용금지'(일회용인 경우) 표시
>   - 제품의 사용목적
>   - 보관 또는 저장방법
>   - 국내 제조업자가 모든 제조공정을 위탁하여 제조하는 경우에는 제조의뢰자(위탁자를 말한다)와 제조자(수탁자를 말한다)의 상호와 주소
>   - 낱개 모음으로 한 개씩 사용할 수 있도록 포장하는 경우에는 최소단위 포장에 모델명과 제조업소명
>   - 멸균 후 재사용이 가능한 의료기기인 경우에는 그 청소, 소독, 포장, 재멸균 방법과 재사용 횟수의 제한 내용을 포함하여 재사용을 위한 적절한 절차에 대한 정보
>   - 의학적 치료 목적으로 방사선을 방출하는 의료기기의 경우에는 방사선의 특성·종류·강도 및 확산 등에 관한 사항
>   - 첨부문서의 작성연월
>   - 그 밖에 의료기기의 특성 등 기술정보에 관한 사항

- 의료기기 제조업자 또는 수입업자는 첨부문서만으로 의료기기의 안전한 사용과 관련한 정보를 제공하는 것이 충분하지 못하다고 판단되어 사용설명서(안)를 추가적으로 제공되는 경우 다음의 사항을 포함하여 작성할 수 있다.

> - 목차
> - 안전상의 경고와 주의
> - 제품 개요와 각 부, 부속품의 명칭과 구조
> - 조립과 설치 방법
> - 사용 전 준비에 관한 사항
> - 일반적인 사용 방법과 주의사항
> - 특수한 사용 방법과 주의사항
> - 사용 후 처리에 관한 사항
> - 의료기기의 청소, 소모품의 교환, 보관 방법에 관한 사항
> - 보수점검에 관한 사항
> - 문제발생 시 해결 방안에 관한 사항
> - 기술사항
> - 용어의 해설과 색인

- 사용설명서(안)가 「의료기기법」에서 명시한 '첨부문서의 기재사항'을 모두 포함하고 있으며, 추가적인 정보가 사용설명서에 작성된 경우 사용설명서(안)를 제출할 수 있으며 만약 사용설명서(안)가 없는 경우 '첨부문서의 기재사항'이 포함된 첨부문서(안)를 제출할 수 있다.
- 수입의 경우 제조원의 해당 문서는 한글로 기재한다. 기재해야 할 내용이 많은 경우 각 항에 '별첨'으로 기재하고, 별첨문서는 한글로 작성하여 별도로 제출한다.
- 허가 진행 시 작성된 카탈로그(안)를 제출하되, 없는 경우 제출하지 아니할 수 있으며, 수입의 경우 카탈로그는 원문으로 제출할 수 있다.

- 카탈로그의 원문이 영어 외의 외국어 자료는 공증된 전체 번역문으로 제출하여야 한다.
- 별첨문서의 경우 '제2부 국제표준화기술문서 개요'의 작성 요령에 따라 한글로 작성하여 제출한다.

〈표 5-27〉 용기 및 외부포장의 표시기재 사항

번호	기재 사항
1	제조업자 또는 수입업자의 상호와 주소
2	제조원(제조국 및 제조사명) : 수입품의 경우
3	허가번호, 명칭(제품명, 품목명, 모델명)
4	제조번호와 제조 연월(사용기한이 있는 경우에는 제조 연월 대신에 사용기한 기재 가능)
5	중량 또는 포장단위
6	"의료기기"라는 표시
7	일회용인 경우는 "일회용"이라는 표시와 "재사용 금지"라는 표시
8	의료기기 표준코드
9	첨부문서를 인터넷 홈페이지에서 전자 형태로 제공한다는 사실 및 첨부문서가 제공되는 인터넷 홈페이지 주소(첨부문서를 인터넷 홈페이지에서 제공하는 경우)

〈표 5-28〉 첨부문서(안) 또는 사용설명서(안) 예시

1. 첨부문서(안) 작성 연월
   2015년 1월 [Rev. 1]
2. 품목명
   심혈관용스텐트
3. 모델명
   MFDS-PTA-001 외 3종
4. 허가번호
   허가 후 기재
5. 제조업자의 상호
   오송데디칼(주)
6. 제조업자의 주소
   충북 청원군 오송읍 ××-××번지
7. 중량 또는 포장단위
   1EA
8. 사용목적
   심혈관의 폐색 부위에 삽입하여 개통을 유지시키는 스텐트로서 관상 구조이며 확장할 수 있다. 풍선카테터 등과 함께 사용될 수 있다.
9. 의료기기, 일회용, 재사용 금지
10. 사용방법
    가. 사용 전의 준비사항
    - 사용 전 포장을 조심히 제거하고, 구부러지거나 꼬이거나 다른 손상이 있는지 검사한다.
    - 스텐트가 풍선의 중심에 있는지, 방사선 불투과 마크 사이에 위치하고 있는지 확인한다.
    - 시술 준비 물품을 준비한다.
      - 가이딩카테터(s), 10~20cc 주사기 2~3개
      - 1000ug/500cc의 헤파린 용액

- 0.014mm×175cm(최소길이) 가이드와이어
- 최소내경 0.096mm의 회전지혈밸브
- 생리식염수와 1:1로 희석된 60% 조영제
- 팽창기구
- 3웨이 스톱콕
- 회전기구
- 가이드와이어 인트로듀서 보호덮개(protective cover)를 벗긴다.
- 헤파린 용액으로 가이드와이어(guide wire) 출구로 용액이 나올 때까지 가이드와이어 루멘(guide wire lumen)을 통과시킨다.
- 희석된 조영제와 팽창 주사기를 준비하고 팽창 포트에 부착된 마개에 주사기를 단다.
- 끝을 아래로 하고 운반시스템을 수직으로 향하게 한다.
- 운반시스템의 마개를 열고 30초 동안 뒤로 당겨 조영제가 저절로 채워지도록 한다.
- 운반시스템의 마개를 닫아서 주사기의 공기를 제거한다.
- 모든 공기가 사라질 때까지 (6)~(8)의 과정을 반복한다.
- 주사기가 사용되었다면 팽창 기구를 마개에 부착한다.
- 운반시스템의 마개를 열고 중간 상태로 놓는다.

나. 조작방법

1) 삽입술 : 혈관 접근 위치를 확보하고, PTCA 카테터(catheter)로 미리 확장을 시킨다. 다만, 다음의 환자는 시술 시 병변의 사전 확장 없이 사용될 수 있다.
- 18세 이상 75세 미만인 환자
- 혈관 직경이 2.25~4.0mm인 경우
- 최근 6개월간 병리가 없는 경우
- 심근경색 72시간 이상인 경우
- 시술 혈관의 TIMI이 3 Flow인 경우
  - 혈관 촬영에서 칼슘의 흔적이 없는 경우, 심한 비틀림, 병변의 앵귤레이션이 90° 이하인 경우 팽창 기구에 중간 압력을 유지하고 가능한 넓게 회전 지혈 밸브(rotating hemostatic valve)를 연다.
  - 가이드와이어(guide wire)가 병변을 지나 자리 잡는 동안 가이드와이어의 근위부로 운반시스템을 거치(backload)시킨다.
  - 병변에 가이드와이어(guide wire) 위로 운반시스템을 진행시킨다. 스텐트를 위치시킬 때는 방사선 불투과 마크를 이용하고 스텐트 위치를 확인하기 위해 혈관조영술을 시행한다. 이때 카테터가 진행되는 동안 풍선 위에서 스텐트가 움직인 것을 알았을 때는 그 스텐트를 장착시켜서는 안 된다. 이때 전체 시스템을 한꺼번에 제거하는 것이 좋다. 회전 지혈 밸브를 조이면 스텐트가 장착될 준비가 된 것이다.

2) 스텐트 장착 시술
- 스텐트가 30초 동안 유지압력으로 완전히 확장될 때까지 매 5초마다 2atm의 압력으로 서서히 스텐트를 장착시킨다. 필요하면 벽에 스텐트의 완전한 배치를 확인하기 위해 압력을 다시 주거나 좀 더 압력을 줄 수도 있다. 그러나 이때 파열압력(rated burst pressure, RBP)을 초과하지 말고 아래의 수치 이상으로 팽창시키지 말아야 한다.

팽창 전 스텐트	직경 팽창 한도
2.25~2.5mm	3.25mm
2.75~3.0mm	3.75mm
3.5~4.0mm	4.5mm

- 30초 동안 팽창 기구를 음압으로 잡아당겨 풍선의 공기를 뺀다.

3) 제거 시술
- 풍선이 완전히 수축되었는지 확인한다.
- 회전 지혈 밸브를 완전히 연다.
- 가이드와이어(guide wire)를 잡고 팽창기구를 음압으로 유지하면서 운반시스템을 빼낸다.
- 회전 지혈 밸브를 잠근다.

- 스텐트 부위를 사정하기 위해 혈관조영술을 반복한다. 필요하면 혈관 크기에 가깝게 풍선 크기를 조절하여 재확장을 시킨다.
- 최종 스텐트 직경은 혈관 크기와 맞아야 한다.

다. 사용 후의 보관 및 관리 방법

일회용 멸균제품이므로 재사용하지 않고 폐기시킨다.

11. 사용 시 주의사항

스텐트 이식은 반드시 훈련을 받은 의사에 의해서만 행해져야 한다.

가. 사전 확장할 수 없는 50% 또는 그 이상의 협착 부위에서 멀리 떨어진 병변 또는 심각한 혈류흐름을 위태롭게 하는 질병의 부위에 근접한 병면은 고려하여야 한다.

나. 미리 확장시킬 수 없는 섬유화 또는 석화화된 병변(20atm에서 풍선을 완전히 확장시키는 데에 저항이 있는 병변)은 고려하여야 한다.

다. 응급으로 관상동맥 우회술을 즉시 수행할 수 있는 병원에서 행해져야 한다.

라. 재협착이 일어나서 스텐트를 포함하는 동맥 부위의 재확장이 필요할 수도 있으나 장기 결과는 현재로서는 알 수 없다.

마. 다중 스텐트가 사용될 경우 스텐트 재료는 유사성분이어야 하며, 316L 스테인레스 스틸과 L-605 코발트 크롬의 조합은 가능하다.

바. 스텐트 장착 시 전체 시스템으로 사용되어야 한다. 스텐트는 전달 시스템으로부터 분리되어 다른 카테터와 사용해서는 안 된다.

사. 넓은 직경과 크기가 큰 관상동맥 스텐트 시스템을 가이딩카테터에 삽입하거나 철회한 경우 저항이 나타날 수 있다. 크기가 큰 가이딩카테터를 선택하여 사용할 경우 저항을 줄일 수 있다.

아. 스텐트는 풍선에 잘 장착하고 있는지 확인하고, 전달풍선으로부터 스텐트가 느슨해지지 않도록 한다.

자. 스텐트 취급 시 주의

1) 1회용이므로 재소독하거나 재사용해서는 안 된다.
2) 풍선으로부터 스텐트를 제거하지 말아야 한다. 이것은 스텐트에 손상을 주거나 스텐트 색전을 일으킬 수 있다.
3) 스텐트가 풍선에 잘 장착하고 있는지 확인하고, 필요하면 스텐트를 가로질러 엄지와 검지 사이에 힘을 가하여 부드럽게 자리 잡도록 한다.
4) 스텐트를 포함한 이 운반시스템을 동그랗게 밀지 않아야 한다. 이것은 풍선과 스텐트 사이를 느슨하게 만들 수 있다.
5) 풍선을 확장시킬 때에는 공기나 다른 가스 매체를 쓰지 말고 지정된 조영제를 사용하여야 한다.

차. 스텐트 장착 시 주의

1) 복재정맥술(saphenous vein graft)에서 사전 팽창하는 것은 시술자의 판단에 의해 행해져야 한다.
2) 스텐트를 장착시키기 전에 미리 풍선을 팽창시켜서는 안 된다.
3) 여러 군데의 병변을 치료할 때 원위부터 시작되어야 한다. 이것은 근위부 스텐트 설치 시 원위부의 스텐트를 지나게 되는 것을 방지하고 원위부 스텐트가 빠지는 위험을 줄인다.
4) 스텐트가 혈관에 적절히 위치되어 있지 않을 때 풍선을 팽창시켜서는 안 된다.
5) 스텐트의 배치는 측부 순환을 발달시킬 잠재성을 가지고 있다.

카. 스텐트 제거 시 주의사항

1) 제거 시 운반시스템을 가이드 카테터 속으로 집어넣지 말아야 한다.
2) 가이드 카테터의 끝에서 멀리 근위 풍선표지(balloon marker)를 위치시킨다.
3) 가이드와이어(guide wire)를 관상동맥으로 가능한 안전하게 말단으로 넣는다.
4) 가이드 카테터를 운반시스템이 안전하게 부착되게 하기 위해 회전 지혈 밸브를 조이고 가이드 카테터, 가이드 와이어, 운반시스템을 한 번에 제거한다.
5) 운반시스템의 이 단계들 또는 접근 시도에 따른 실패는 스텐트 또는 운반시스템의 구성성분의 손실이나 손상을 야기할 수 있다.
6) 다음 병변 접근을 위해 가이드와이어를 보유할 필요가 있다면 가이드와이어를 안에 남겨두고 나머지 시스템을 제거한다.

타. 이식 후 주의사항

1) 가이트와이어나 풍선카테터로 장착된 스텐트를 지나갈 때에는 스텐트의 외형을 변형시키지 않기 위해 세심한 주의를 기울여야 하고 숙련된 연습이 필요하다.

2) 비임상시험은 스텐트 길이가 70mm 외형이 겹쳐지는 MR 조건으로 이행되어야 한다. 이는 다음의 조건으로 안전하게 검사되어야 한다.
- 1.5 또는 3Tesla의 고정된 자기장
- 720Gauss/cm 이하의 공간 기울기
- 15분 이하로 최대 20W/kg(보통 조작 형태)의 전신 평균 전자파 인체흡수(SAR)

파. 부작용
- 급성폐쇄
- 출혈 합병증
- 급성 심근경색증
- 알레르기 반응, 조영제에 대한 과민반응
- 동맥류
- 동맥천공, 관상동맥 손상
- 동맥파열
- 동정맥루
- 부정맥, 심방과 심실
- 출혈 합병증
- 심막 심낭압전
- 관상동맥 경련
- 관상동맥 또는 스텐트 색전증
- 관상동맥 또는 스텐트 혈전증
- 사망
- 관상동맥 절개
- 원심색전증
- 응급 또는 비응급 상황의 관상동맥우회수술
- 열
- 저혈압/고혈압
- 입구 부위의 합병증
- 관상동맥의 손상
- 빈혈
- 심근경색
- 멀미/구토
- 심계항진
- 말초 색전
- 가동맥루
- 신부전증
- 스텐트 구획의 재협착
- 쇼크/폐부종
- 발작/뇌혈관 장애
- 관상동맥의 완전 폐색
- 불안정형 협심증
- 혈관 보수가 요구되는 합병증
- 혈관 절개

하. 금기
- 2.25mm보다 적은 동맥혈관
- 급성심근경색증을 경험한 환자
- 정상 혈관이 없는 긴 구획의 비정상 혈관이 퍼져 있는 환자

- 항혈소판제 및 항응고제 치료가 금기되는 환자
- 풍선확장성형술의 완전한 팽창을 저해하는 병변을 갖는 것으로 판단되는 병변을 가진 환자

거. 경고
- 본 제품은 일회용 제품이므로 재멸균하거나 재사용하지 않는다.
- 스텐트 이식은 반드시 훈련을 받은 의사에 의해서만 행해져야 한다.
- 관상동맥시스템은 PTCA로 시술되고, 특별한 환자 집단에서는 미리 팽창하지 않고 사용될 수 있다.
- 이 시스템은 오직 스텐트의 전개와 전개 후 확장술을 위해 사용한다.
- 이것은 관상동맥 확장 카테터가 아니며, 다른 관상동맥 병변 확장에 사용되어서는 안 된다.
- 본 제품의 사용은 아급성 혈전증, 혈관성 합병증 및 출혈과 같은 위험성을 수반하기 때문에 환자의 주의 깊은 선택이 필요하다.
  - 혈전 혈관 촬영 기록이 존재하는 환자
  - 항혈소판제 및 항응고제 치료가 금기되는 환자, 주요 수술, 분만, 조직 생검 또는 이러한 시술 후 14일 이내에 비압박성 혈관천공인 환자를 포함한다. 위장출혈, 최근 뇌혈관 사고, 당뇨 출혈 망막증, 오랫동안 응고가 되지 않는 증상 외 다른 사항의 증상을 가지고 있는 환자는 여기서 제외한다.
  - 임신 또는 출산 가능성이 있는 여성
  - 이전에 배치된 스텐트의 원위부까지가 대상 병변인 경우
  - 대상 병변 주변에 주요 혈관들이 위치한 경우. 주요 혈관이 폐색되었다면 우회술을 시행한다.
  - 니티놀에 대해 알러지 반응이 있는 사람이 이 제품에 알러지 반응을 보일 수 있다.
  - 최근 급성심근경색을 경험한 환자(일주일 이전)
- 스텐트는 좌전하행지 또는 회선동맥의 2.0mm 안, 안전하지 않은 좌주간부의 2.0mm 안에 장착해서는 안 된다.
- 풍선으로부터 스텐트를 제거하지 않는다. 이는 스텐트를 손상시키고 스텐트 색전을 유발할 수 있다. 스텐트 시스템은 일체의 시스템으로서 함께 사용하도록 고안되었다.
- 스텐트 삽입 시 스텐트에 원위부 및/혹은 근위부 혈관의 절개를 야기할 수 있으며, 추가적인 중재술(예 CABG, 추가 확장, 스텐트 장착 등)을 요하는 혈관의 급성 폐색을 유발할 수 있다.
- 팽창하는 동안 풍선 압력을 모니터해야 한다. 제품 포장에 표기된 파열압력(RBP, rated burst pressure)을 초과하지 않는다. 제품 포장에 표기된 것보다 높은 압력을 사용하게 되면 내막 손상과 절개로 인해 풍선 파열을 야기할 수 있다.
- 팽창되지 않은 스텐트는 한 번만 가이딩 카테터 속으로 회수될 수 있다. 일단 팽창되지 않은 스텐트는 가이딩 카테터 속으로 회수되면, 동맥 속으로 재도입되어서는 안 된다. 관상동맥 스텐트 시스템을 회수하는 동안 어떠한 저항이 언제라도 느껴진다면, 전체 시스템이 하나의 단위로 한 번에 제거되어야 한다.
- 적절한 풍선 팽창 미디어(balloom inflation media)만을 사용한다. 고르지 못한 팽창과 스텐트의 전개에 어려움을 유발할 수 있기 때문에 공기나 다른 어떤 가스 미디어는 사용하지 않는다.
- 병변부 접근 또는 스텐트 이식 후 팽창 전달 시스템의 제거 도중 언제라도 저항감이 느껴진다면, 전체 시스템은 하나의 단위로 제거되어야 한다. 스텐트 전달 시스템에 지나친 힘이 가해지면 스텐트나 전달시스템의 구성 성분의 손실과 손상을 야기할 수 있다.
- 스텐트 회수 조작(추가적인 와이어, 올가미 및/또는 겸자의 사용)은 관상동맥 혈관계 및/또는 혈관 접근 부위에 추가적인 외상을 야기할 수 있다. 합병증으로 출혈, 혈종 혹은 가성동맥류 등이 있을 수 있다.

12. 저장방법 및 사용기간
- 저장방법 : 서늘하고 어두우며 건조한 곳에 보관한다.
- 사용기간 : 제조일로부터 3년

마. 설계와 제조정보

설계와 제조정보는 「의료기기 허가·신고·심사 등에 관한 규정」 [별표 11] '심사 자료와 국제표준화 기술문서 제출자료 목록 비교'에 따라 「의료기기 허가·신고·심사 등에 관한 규정」 제28조 심사자료의 면제 및 [별표 7]에서 '기원 또는 발견 및 개발 경위에 관한 자료'가 면제되는 경우 작성을 생략할 수 있다.

1) 기기설계 개요

제품의 설계 단계를 전반적으로 이해할 수 있도록 작성한다. 기기 개발의 발상부터 임상적 사용까지 이르는 전체 경위를 기재하는 것을 원칙으로 기술의 역사와 발전 과정을 이해할 수 있도록 '기원 또는 발견 및 개발 경위'를 〈표 5-29〉의 예시와 같이 기재할 수 있다.

〈표 5-29〉 기기설계 개요 예시

기원 또는 발견 및 개발 경위
언제, 어디서, 누가, 어떤 발상으로 개발하였으며, 개발의 계기는 무엇이다. 그 후 어떠한 목적을 위해 제품을 개발하고, 어떠한 검토 과정을 거쳐 기기 개발을 완료하였다. 따라서 이러한 데이터로부터 안전성·유효성이 충분히 확인되므로 신청 기기는 유용한 제품이다

개발의 경위에 각 과정(설계 요구사항의 확정, 설계 결과에 관한 문서의 작성, 설계 결과의 심사, 설계 검증 및 유효성확인, 개발 과정 중 설계 변경 등)에서 기기의 개발이 어떻게 검토되었는지를 〈표 5-30〉의 예시와 같이 기재할 수 있다. 또한 제품 설계 과정 중 제품의 안전성·유효성에 영향을 미칠 수 있는 주요 설계공정에 대한 공정성과 해당 설계의 근거, 적절성 등을 설명한다. 설계 검증 및 유효성확인을 위한 각 시험에 대한 개시 및 종료일을 표의 형태로 기재하는 개발 경위도와 공동개발의 경우에는 작업 분담표(참여 회사, 허가신청 형태, 작업 분담을 포함)를 기재한다.

〈표 5-30〉 개발경위 기재 예시

기원 또는 발견 및 개발 경위
기원 또는 발견 경위에 서술된 것과 같이 시장의 요구를 충족시키기 위하여 신청 기기의 개발에 착수하였으며 요구사항은 다음과 같다. 1. ······· 2. ······· 요구사항을 검증하기 위하여, 전임상시험 ············을 실시하였으며, ············의 결과, ············적합하다. 그러나 전임상시험에서는 ············에 관한 평가를 시행하였으며, ○○○○년에 ············임상시험을 실시하였다. 단, 본 임상시험에 있어서, ······의 계획을 변경하였지만,············이므로, 본 시험 데이터로서 ············이 타당하다고 판단하였다.

이상의 시험항목에 대한 규격과 개발 경위에 대하여 표로 제시하였다.

① 안전성 평가와 관련된 규격

시험 또는 평가	적용규격, 기준
무균성 보증 수준	무균성 보증 수준(SAL) : 10-6

② 성능평가와 관련된 규격

시험 또는 평가	적용규격, 기준
성능에 관한 평가	00000

③ 위험분석과 관련된 규격

시험 또는 평가	적용규격, 기준
위험관리	ISO 14971 Medical devices – Application of risk management to medical devices

④ 개발 경위도

자료 번호	시험항목 \ 년	200X	200X	200X	200X
	성능에 관한 평가				
	위험관리				
	⋮				

개발 과정에서 계획을 변경하였거나 문제가 되었던 사항이 있는 경우 그 세부 내용과 이에 대한 이유 및 타당성을 설명한다.

해설
- 기기설계 개요는 「의료기기 허가·신고·심사 등에 관한 규정」 [별표 11] '심사자료와 국제표준화기술문서 제출자료 목록 비교'에 따라 「의료기기 허가·신고·심사 등에 관한 규정」 제28조 심사자료의 면제 및 [별표 7]에서 '기원 또는 발견 및 개발 경위에 관한 자료'가 면제되는 경우 작성을 생략할 수 있다.
- 해당 제품에 적용된 기술의 역사와 발전 과정을 이해할 수 있도록 "기원 또는 발견 경위", 개발 과정을 설명하는 "개발 경위"를 포함하여 기재하고, 해당 제품 개발 당시 요구사항과 해당 요구사항을 검증한 방법에 대하여 기재한다.
- 위의 〈표 5-30〉과 같은 양식을 사용하거나 각 회사의 작성 요령대로 서술형으로 작성할 수 있다.
- 설계 검증 및 유효성확인을 위한 시험자료에서 그 개시 및 종료일을 확인할 수 없거나 수행 연도를 확인할 수 없는 경우 성적서 발급일자를 기재한다.
- 허가신청 제품이 기존 허가제품과 기원, 발견 및 개발 경위가 동등한 제품의 경우, 기허가 제품에 대한 정보(허가번호, 허가일자, 품목명, 제품 개요 등)를 연계하여 해당 제품에 대하여 설명할 수 있다.
- 개발 경위도의 경우 자료번호에는 「의료기기 허가·신고·심사 등에 관한 규정」 [별표 10] 의료기기 국제표준화기술문서 작성방법 중 제3부 첨부자료와 관련하여 해당 자료의 번호를 기재하고, 안전성 평가, 성능에 관한 평가, 위험관리, 멸균 밸리데이션 등 각 항목을 기재하며 각 시험에 대한 수행 여부(각 시험을 수행한 연도 및 수행여부를 표기)를 기재할 수 있다.
- ※ 완제품 출시 전 제품 개발과정 중 변경된 사항 또는 제품 출시 후 사용 중 부작용 발생 등의 사항과 관련하여 제품의 설계와 관련된 주요 변경 사항을 기재한다.

[예시] 기기설계 개요

[기원 또는 발견 및 개발 경위]

심사 의뢰 제품은 풍선확장식성형술용카테터로, 자사에서는 기존 제품(○○○○년 ○○월 ○○일 유럽 CE 획득, ○○○○년 ○○월 ○○일 식약처 허가 획득)의 ○○○를 개선하여 사용상의 편의를 향상시킨 제품을 출시한다.
본 심사 의뢰 제품과 기허가 제품과의 차이점은 ○○○이며, 이에 대한 충분한 검토 과정을 거쳐 개발이 완료되었고, 이의 안전성 및 유효성은 성능시험(SO 10555-1, 4의 일부 항목 및 자사 규격), 생물학적 안전성 시험(ISO 10993-1) 등을 통하여 입증되었다.

[예시] 개발 경위

- 물리화학적 특성 평가와 관련된 규격

시험 또는 평가	적용규격, 기준
성상 등 6개 평가	대한약전(KP)/미국약전(USP)

- 안정성 시험평가와 관련된 규격

시험 또는 평가	적용규격, 기준
가속노화시험	자사 시험규격 ○○○○ 식약처 고시 : 의료기기의 안정성 시험기준

- 위험 분석과 관련된 규격

시험 또는 평가	적용규격, 기준
위험관리	ISO 14971 Medical devices – Application of risk management to medical devices

[개발 경위]

- 혈관용스텐트의 요구사항은 다음과 같다.
  - 혈관의 협착 부위에 이식하여 혈관 개통을 유지
- 해당 요구사항을 검증하기 위하여, 전임상 시험으로 돼지 관상동맥에 스텐트를 6개월간 이식하여 혈관 개통을 유지하는지와 주요 부작용 등을 확인하였다. 시험 결과 스텐트가 이식 부위에 정상적으로 위치하여 혈관개통을 유지하였으며 기타 부작용은 발생하지 않았음을 확인하였다. 이러한 시험 결과를 바탕으로 ○○○○년에 5개 임상시험기관에서 총 ○○○명의 피험자를 대상으로 5년에 걸친 임상시험을 실시하였다. 본 임상시험에 있어서 피험자 선정·제외 기준을 일부 변경하였으나, 피험자 범위를 명확히 하기 위함으로 본 임상시험 결과에 미치는 영향은 없다고 판단된다.

- 안전성 평가와 관련된 규격

시험 또는 평가	적용규격, 기준
생물학적 안전성 시험	ISO 10993-1 Biological evaluation of medical devices-Part 1: Evaluation and testing within a risk management process
무균성 보증 수준	무균성 보증 수준(SAL) : 10^6

- 성능평가와 관련된 규격

시험 또는 평가	적용규격, 기준
성능에 관한 평가	자사 시험규격 ○○○○

[예시] 개발 경위도(혈관 스텐트)

자료 번호	시험항목	2005	2007	2010	200X	비고
3.2.2-1	멸균 밸리데이션	○		○		포장 방법 변경에 따른 재밸리데이션
3.4.2.2-1	생물학적 안전 평가 (세포독성)	○				'05년 a사에서 개발하여 '08년 b사로 양도양수
3.4.2.5-X	성능 평가 (치수-크라운 폭, 스텐트 넓이)	○		○		'10년 스텐트 말단 스트럿 연결부 변경으로 인한 재시험
3.4.2.5-X	성능 평가 (stent foreshortening)	○		○		'10년 스텐트 말단 스트럿 연결부 변경으로 인한 재시험
3.4.2.10-Z	의약품에 대한 평가 (약물 함량 시험)	○		○		'10년 스텐트 말단 스트럿 연결부 변경으로 인한 약물 총함량 증가에 따른 재시험

[예시] 개발 경위도(풍선확장식관상동맥관류형혈관형성술용카테터)

1. 기기설계 과정
   본 제품의 대략적인 기기설계의 과정은 아래와 같다. 자세한 내용은 별첨의 기기설계SOP를 통해 확인 가능하다.
   - 설계 Input/시스템/기기 요구사항 확인
   - 설계 Output/Device Master Record
   - 설계 Verification
   - 설계 Output 최종 제품
   - 설계 Transfer [DMR, Process Validation]

2. 기기 설계 개요
   자사의 PTCA 풍선카테터 제품군에 속해있는 본 제품은 멸균된 일회용 혈관 내 기기로서 좁혀진 관상동맥 폐색 그리고/또는 스텐트 전달 전 또는 전달 후로 혈관을 확장하는 데 사용된다. PTCA 풍선카테터의 안전성과 성능은 자사의 Global Randomized Trial을 포함한 Clinical Study, 메타분석, 여러 문헌에 보고된 임상시험을 통해 약 20년 이상의 임상적 경험을 토대로 입증되어 왔다. 이전 세대의 PTCA 풍선카테터와 지금의 PTCA의 풍선카테터를 비교했을 때, 주요한 차이점은 향상된 조작 성능, 풍선 신뢰성 그리고 환자의 복잡한 병변과 형태를 치료할 수 있는 풍선직경/카테터 길이의 선택 폭이 넓어졌다는 점이다.

3. 설계 및 개발 경위
   자사는 PTCA 풍선카테터에 대한 시장 경험을 이미 가지고 있으며, XX년부터 XX까지 약 XX 동안 PTCA 풍선카테터의 시장성을 조사했을 때, 전 세계적으로 약 XX만 개가 사용되었다. 또 한, 자사의 PTCA 풍선카테터 제품군의 디자인, 사이즈, 구성 원재료와 같은 특징들은 같은 제품군 그리고 사용되는 임상적, 기술적, 생물학적 기준 내에서 비교되었다. PTCA

풍선카테터 제품군 내에서 이러한 평가는 유사점과 차이점 양측 모두 평가되었고 그 안전성 및 성능과 관련해서는 그 결과가 주요하게 관찰되었다. 평가의 결과는 다음과 같다.

- 자사의 모든 PTCA 풍선카테터는 동일한 사용목적(관상동맥 협착 부분의 풍선 확장 또는 심근관류 개선을 목표로 한 우회혈관 협착 확장 그리고 풍선확장식 스텐트의 전달 후 확장)으로 사용되는 것이 권고된다. 또한, 적응증과 금기사항도 이미 자사의 기허가된 풍선카테터와 동일하다.
- 신청제품인 XX는 새로운 Post-Dilatation 풍선카테터로 Low growth balloon과 고성능 전달력의 균형을 맞춘 제품이다. 본 제품은 향상된 풍선 재질, 새로운 샤프트 기술 그리고 감소된 프로파일을 가지고 있다. 하지만 PTCA 풍선카테터의 근본적인 작동 메카니즘과 작용원리는 기허가된 제품과 비교하였을 때, 변하지 않았다.
- 자사 모든 PTCA풍선카테터는 Medical Grade 원재료로 제조되었으며, 순환혈액접촉 의료기기로 ISO10993-1를 준수하여 생물학적 안전성이 입증되었다.

4, 결론

상기한 바와 같이, 자사의 PTCA풍선카테터에 대한 축적된 임상 및 시장경험을 바탕으로 XX제품이 개발되었으며, 신청제품은 기허가제품과 작동매커니즘, 원리, 디자인, 사용목적 등이 모두 동일합니다.

2) 제조공정 요약

① 위탁공정·검사공정 및 멸균공정을 포함하는 원재료 구입부터 최종 제품 출하까지의 전체 제조공정에 대한 흐름도를 기재하고, 각 공정에 대한 설명을 기재한다.

② 제품의 품질과 안전성에 큰 영향을 미치는 공정(포장, 코팅 공정, 최종 제품이 동물유래 성분을 함유하거나 제조공정 중 동물유래 성분을 사용하는 경우에는 박테리아나 바이러스 등 병원성 물질 제거 공정 등)은 별첨으로 상세 기재한다.

③ 제조공정에 사용된 멸균방법, 멸균규격 및 멸균조건(초기 오염도 검사, 엔도톡신 테스트, 멸균 보증 수준 등 포함)을 기재한다. 멸균 프로토콜 및 결과를 요약하여 기재하고 멸균 재검증이 진행되는 경우에는 이에 대한 사항(포장 및 멸균공정에 대한 재검증 방식이나 이에 대한 결과 보고서가 해당)을 기재한다.

해설
- 제조공정 요약은 「의료기기 허가·신고·심사 등에 관한 규정」 [별표 11] '심사자료와 국제표준화기술문서 제출자료 목록 비교'에 따라 「의료기기 허가·신고·심사 등에 관한 규정」 제28조 심사자료의 면제 및 [별표 7]에서 '기원 또는 발견 및 개발 경위에 관한 자료'가 면제되는 경우 작성을 생략할 수 있다.
  ※ 주의할 점은, 국제표준화기술문서 개요에서 제조공정 요약의 작성을 생략하더라도 기술문서 또는 허가신청서 '제조 방법'에는 제조공정을 기재하여야 한다.
- 제조공정 요약에는 원재료 입고 시점부터 최종 제품 출하까지의 전체 제조공정에 대한 흐름도를 작성하고 각 공정에 대한 설명을 기재한다.
  ※ 제조공정에 대한 요약은 해당 제품의 '제품표준서'에 작성된 제조 방법을 참고하여 작성할 수 있다.
  ※ 제조공정 요약은 「의료기기 허가·신고·심사 등에 관한 규정」 [별표 10] 의료기기 국제표준화기술문서 작성 방법 중 제3부 '3.2 제조공정에 관한 자료'와의 연관성을 확인할 수 있도록 명확히 기재하고, 안전성 및 성능에 중요한 영향을 미치는 공정에 대한 사항은 제조원 문서번호(예 작업표준서 등)를 포함하여 작성한다.

※ 위탁공정(전 공정위탁 포함)이 있는 경우, 해당 제조공정에 대한 사항을 공정별 제조소(제조사명, 제조국, 주소)로 구분하여 기재할 수 있다.
※ 전기를 사용하는 기구·기계는 '인체 비접촉 의료기기 원재료 작성 가이드라인'에 따라 완제품의 안전성 및 유효성에 영향을 미치는 각 원재료 구입부터의 과정을 포함하여 기재한다.
- 멸균 의료기기 및 시간이 경과됨에 따라 원재료 등의 물리·화학적 변화로 인한 안전성 또는 성능의 변화가 예측되는 의료기기의 경우 포장재질, 포장 방법을 기재한다.
- 사용기간(유효기간)이 있는 의료기기의 포장 방법을 기재할 때에는 최소 포장단위를 구성하는 의료기기 단위를 포함하여 기재한다.
- 코팅 공정이 있는 경우 해당 코팅의 특성에 따라 코팅 방법(코팅 목적, 코팅 상세 조건 포함), 세척 방법 등을 포함하여 기재한다.
※ 친수성/소수성 여부, 코팅 두께 또는 코팅 안정성, 표면을 개질시킨 경우 표면 성분 분석, 형태적 특징 등을 포함하여 기재한다.
※ 코팅 상세 조건 등은 제품에 코팅한 목적에 따라 필요한 주요 기술적 특성을 작성한다.
- 동물유래 성분을 사용하는 경우에는 '동물유래 성분 원재료 사용 의료기기의 바이러스불활화 처리 공정 가이드라인'에 따라 아래의 항목을 포함하여 작성한다.
※ 유래 동물의 명칭, 원산국, 연령, 사용 부위, 처리 공정, 성분명 등을 기재하고 처리 공정에는 동물유래 원재료 입고부터 바이러스 불활화 공정을 위한 일련의 처리 조건(사용 시약, 온도, 반응시간, 세척 등)을 간략히 요약한다.
※ 동물유래 성분의 바이러스불활화 공정에 대한 더 상세한 사항은 「의료기기 허가·신고·심사 등에 관한 규정」 [별표 10] 의료기기 국제표준화기술문서 작성 방법 중 '2.7.9 동물유래 물질에 대한 안전성 자료 요약'에 작성한다.
- 포장 방법, 코팅 공정을 상세 기재할 때 그 내용이 많아 국제표준화기술문서 개요에 작성하기 어려운 경우, 별첨문서 번호를 기재하여 「의료기기 허가·신고·심사 등에 관한 규정」 [별표 10] 의료기기 국제표준화기술문서 작성 방법 중 '제2부 국제표준화기술문서 개요' 뒤에 제출한다.
※ 별첨문서의 경우 「의료기기 허가·신고·심사 등에 관한 규정」 [별표 10] 의료기기 국제표준화기술문서 작성 방법 중 '제2부 국제표준화기술문서 개요'의 작성 요령에 따라 한글로 작성하여 제출한다.
※ 포장 공정 등에서 용기 또는 외장의 기재 사항 및 첨부문서 삽입 등의 공정을 수행하는 경우 이에 대한 사항을 포함하여 작성한다.
- 멸균제품의 경우 멸균 방법, 멸균 규격, 멸균 조건, 멸균 밸리데이션 관련 사항을 각 멸균 방법별로 예시와 같이 작성한다.
※ 예시의 멸균 방법 이외 무균제조 공정, 필터 멸균 방법 등 기타의 멸균 방법을 사용하는 경우 제조사에서 완제품의 무균을 달성하기 위해 수행하는 주요 공정을 기재하여야 한다.

[예시] 제조공정 요약 : 조직수복용 생체재료

1) 제조공정도

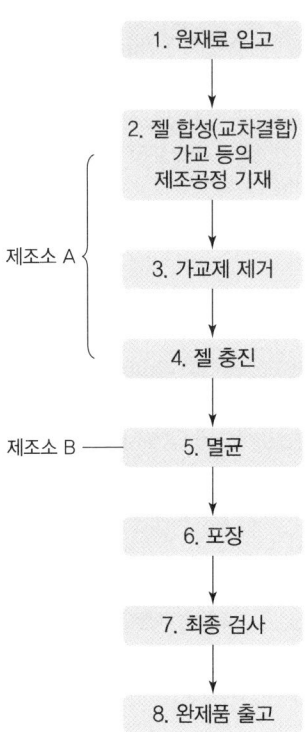

2) 제조공정 요약
   ① 원재료 입고(문서번호 : MFDS-PM-001) : 원재료 공급자로부터 구입한 원재료의 입고검수를 실시한다.
   ② 젤합성(문서번호 : MFDS-PM-002) : 젤의 주성분인 ○○와 가교제 ○○○를 교차결합(cross-linking)시킨다.
   ③ 가교제 제거(문서번호 : MFDS-PM-003) : 미반응 가교제를 제거한다.
   ④ 젤충진(문서번호 : MFDS-PM-004) : 젤을 주사기에 충진한다.
   ⑤ 멸균(문서번호 : MFDS-PM-005) : 젤이 충진된 주사기를 △△△방법으로 멸균한다.
• 감마멸균의 경우
- 멸균방법 : 감마멸균
- 멸균규격 : KS P ISO 11137-1, 2, 3
- 멸균 밸리데이션 실시 주기 : ○○년
- 멸균 상세 조건
   · 멸균선량 : 최대 ○○kGy, 최소 ○○kGy
   · 사용된 방사선동위원소의 종류 : Cobalt 60
   · 멸균 보증수준 : SAL 10^6
• 전자빔멸균의 경우
- 멸균방법 : 전자빔멸균
- 멸균규격 : KS P ISO 11137-1, 2, 3
- 멸균 밸리데이션 실시 주기 : ○○년
- 멸균 상세 조건
   · 멸균선량 : 최대 ○○kGy, 최소 ○○kGy

- 전자가속기 종류 : ○○○○형 가속기(제조사 : ○○○)
  최고전압 ○○MV, 최고전류 ○○Ma
- 멸균 보증수준 : SAL 10^6

- EO가스멸균의 경우
  - 멸균방법 : EO가스멸균
  - 멸균규격 : KS P ISO 11135
  - 멸균 밸리데이션 실시 주기 : ○○년
  - 멸균 상세 조건
    - 가스종류 : EO 20%, CO_2 80%
    - 가스농도 : ○○mg/L 이상
    - 온도 : ○○℃ 이상
    - 습도 : ○○%RH 이상
    - 압력 : ○○kPa 이상

[예시] 제조공정 요약 : 풍선확장식관상동맥관류형혈관형성술용카테터

1) 제조공정요약

본 기기의 제조 및 제조와 관련된 모든 공정은 ISO13485에 준하여 설계하여 제조되었다. 본 제품은 자사의 XX제조소에서 전 공정 제조된다. 본 제품의 제조를 위해 사용되는 모든 원재료 및 구성품들은 ISO13485품질관리시스템 및 KGMP시스템에 준하여 검수 및 시험 등이 모두 완료되었다.

2) 제조공정흐름도

제조순서	공정명	제조공정 설명
1	원재료 구입	원재료 공급자로부터 구입한 원재료의 입고검사를 수행한다.
2	근위 샤프트 조립	하이포튜브/코어와이어 조합부는 근위부 끝에 코어와이어가 용접되어 레이저 커팅된 하이포튜브로 구성된다.
3	원위 외부 조립	원위부 외부 샤프트는 원위 측에 압출 형성된다.
4	근위부 용접 조립	원위부 외부 샤프트의 Bumped End는 풍선 부속품의 근위 끝에 레이저 용접된다.
5	마커밴드 조립	백금/이리듐 마커밴드는 원위부 내부 샤프트에 위치한다.
6	원위부 용접 조립	풍선의 원위부를 조립한다.
7	중간부샤프트 용접 조립	근위부 샤프트 조립부는 접착제와 함께 중간샤프트 용접 생성을 연결한다.
8	검사	카테터는 마커밴드 위치, 가드와이어 움직임, 정격파열압력에서의 누설에 대한 검사를 한다.
9	친수성코팅	친수성 코팅은 카테터의 원위부 외부샤프트와 풍선에 코팅된다. 카테터는 샤프트와 풍선에 대하여 이물과 핸들링 손상이 없는지 검사된다.
10	풍선 폴딩	풍선을 폴딩하고, 풍선 프로텍터는 주름을 유지하고 보호하기 위해서 접힌 풍선 위에 위치한다.
11	포장	제품을 포장한다.
12	멸균	제품이 Header bag에 포장하고 밀봉한 다음, 멸균한다. • 멸균방법 : EO가스멸균 • 멸균규격 : KS P ISO 11135 • 멸균 상세 조건 　- 가스종류 : EO 20%, CO_2 80% 　- 가스농도 : ○○mg/L 이상 　- 온도 : ○○℃ 이상 　- 습도 : ○○%RH 이상 　- 압력 : ○○kPa 이상
13	제품 출하	제품을 Distribution Center로 출하시킨다.

3) 설계 및 제조장소 요약

제조원 이외의 장소에서 제품설계 및 제조공정을 수행하는 경우 각 제조소의 제조국, 제조사명, 주소를 기재한다.

> **해설**
> - 제조공정도에 따라 제조원 이외의 제조소에서 제품 설계 및 제조공정을 수행하는 경우에는 아래의 예시와 같이 기재하며, 제조원 이외의 제조소가 없는 경우에는 "해당 없음"으로 기재한다.
> - 「의료기기 허가·신고·심사 등에 관한 규정」 [별표 10] 의료기기 국제표준화기술문서 작성 방법 중 '2.4.2 제조공정 요약'의 제조공정 흐름도 상에 제조공정별 제조소(제조사명, 제조국, 주소)를 구분하여 기재한 경우 중복하여 작성할 필요 없이 생략이 가능하다.

바. 필수원칙 체크리스트

이 항목에서는 국제의료기기규제당국자포럼(IMDRF)에 의해 제시된 '의료기기 안전성과 성능의 필수원칙(Essential Principles of Safety and Performance of Medical Devices, GHTF SG1)' 이른바 '필수원칙'에 대한 적합성 여부를 제시한다. 필수원칙은 의료기기가 준수해야 하는 품질, 안전성 및 유효성과 관련된 필수원칙을 규정한 것으로서 모든 의료기기는 이에 적합함을 증명해야 한다.

1) 참조규격 일람

필수원칙에 적합함을 나타내기 위해 사용된 규격의 제목, 번호 및 연도 등을 기재한다.

〈표 5-31〉 참조규격 목록 예시

참조규격
의료기기법
의료기기법 시행규칙
의료기기의 전기·기계적 안전에 관한 공통 기준규격
의료기기의 전자파안전에 관한 공통 기준규격
의료기기의 생물학적 안전에 관한 공통 기준규격
의료기기 표시·기재 등에 관한 규정
의료기기 제조 및 품질관리 기준
의료기기 기준규격
의료기기의 안정성시험 기준
의료기기 임상시험 계획승인에 관한 규정
의료기기 임상시험기관 지정에 관한 규정
의료기기 임상시험 기본문서 관리에 관한 규정
대한민국 약전
Medical devices-Application of risk management to medical devices 의료기기 – 의료기기에 대한 위험관리 적용(ISO 14971:2019)
Biological evaluation of medical devices-Part 1: Guidance on selection of test(ISO 10993-1:2018)
Medical devices-Quality management systems-requirements for regulatory purposes(ISO 13485:2016)

참조규격
Sterilization of medical devices-Microbiological methods. Tests of sterility performed in the definition, validation and maintenance of a sterilization process(ISO 11737-1:2018)
Packaging for terminally sterilized medical devices-Part 1: Requirements for materials, sterile barrier systems and packaging system(ISO 11607-1:2009)
Medical devices-Symbols to be used with medical device(ISO 15223-1:2021)
Sterile, Single use intravascular catheters- Part 1: General Requirements(ISO 10555-1:2023)
⋮

2) 필수원칙 및 적합성 증거

필수원칙의 6가지 일반 요구사항과 11가지의 설계와 제조 요구사항의 각 항목에 대한 적합성 여부를 기재하고, 적합성 입증 방법과 사용한 규격 및 표준 등을 「의료기기 허가·신고·심사 등에 관한 규정」[별지 제14호 서식]에 따라 작성한다.

해설

「의료기기 허가·신고·심사 등에 관한 규정」[별지 제14호 서식] 필수원칙 체크리스트에 따라 '일반 요구사항'과 '설계 및 제조 요구사항'을 기재하되, 해당 제품의 적용 여부는 제품의 기술적 특성을 고려하여 작성한다.

- '일반 요구사항'의 경우 모든 의료기기에 공통적으로 적용되는 사항으로 6가지 세부항목을 모두 작성한다.
- '설계 및 제조 요구사항'의 경우 해당 제품에 적용되지 않는 항목인 경우 '해당 기기 적용 여부' 항목에 'N/A'로 표기하여 작성을 생략할 수 있다.
  ※ 다만, '해당 기기 적용 여부' 항목에 'N/A'로 표기된 사항이라도 일반적으로 동일한 제품에는 적용되는 항목이나 해당 제품의 기술적 특성으로 인하여 설계 및 제조 요구사항에 부합하지 않은 경우 적용 제외에 대한 사유를 '적합성 입증 방법'란에 기재한다.
- '적합성 입증 방법'에는 제조사에서 해당 의료기기가 준수해야 하는 품질, 안전성 및 유효성과 관련하여 수행한 사항에 대하여 기재한다.
- 각 필수원칙에서의 '해당 법규 및 규격'에는 적합성 입증을 위해 근거한 법령, 기준규격, 국제규격 또는 자사 품질 관련 문서번호를 기재한다. 개별 기준규격, 국제규격을 기재하는 경우 고시번호, 규격번호 또는 발행 연도를 포함하여 작성한다.
- '해당 첨부자료 또는 문서번호'의 경우 적합성 입증을 위해 제조사에서 실제 수행한 결과를 나타내는 첨부문서에 대하여 기재한다. 첨부문서는 제3부 첨부자료와 연관되어야 하며 추적이 가능하도록 명확히 기재한다.

〈표 5-32〉 필수원칙 체크리스트의 구성

구분	세부항목
일반 요구사항	1. 설계
	2. 위험관리
	3. 의료기기의 성능과 기능
	4. 제품 수명
	5. 운송 및 보관
	6. 의료기기의 유효성
설계 및 제조 요구사항	1. 화학적, 물리적, 생물학적 특성
	2. 감염 및 세균오염
	3. 제조 및 환경 특성
	4. 진단 또는 측정기능이 있는 기기
	5. 방사선에 대한 보호
	6. 전원에 연결 또는 장착되는 의료기기에 대한 요구사항
	7. 기계적 위험에 대한 보호
	8. 공급 에너지 또는 물질에 의해 환자에게 가해지는 위험에 대한 보호
	9. 자가 검사 또는 자가 투여 기기에서 환자에게 가해지는 위험에 대한 보호
	10. 제조자가 제공하는 정보
	11. 적절한 임상평가를 포함한 성능평가

※ 작성 방법은 「부록 7. 필수 원칙 체크리스트 작성 방법」 참조

사. 위험관리 요약

제조업체의 위험분석 및 관리가 ISO 14971 「Medical devices-Application of Risk Management to Medical Devices」에 준하여 실시되었음을 기재한다.

1) 위험관리시스템

① 위험관리의 조직체계에 관한 사항

※ 위험관리조직과 문서에 근거하여 위험관리 활동을 수행하였음을 간략하게 기재한다.

② 위험관리의 실시 상황

※ ISO 14971 Medical devices-Application of risk management to medical devices의 항목, 즉 위험관리 실시 구성원, 위험관리의 계획, 위험분석, 위험평가, 위험관리, 잔여위험평가, 포괄적인 잔여위험 평가 시행 내용을 간략하게 기재한다.

해설 위험관리 조직체계에 관한 사항 및 위험관리의 실시 사항이 해당 제품에 대한 제조원의 위험관리의 전반적인 체계를 「의료기기 허가·신고·심사 등에 관한 규정」 [별표 10] 의료기기 국제표준화기술문서 작성방법 중 제3부 첨부자료의 3.3 위험관리 보고서를 근거로 요약하여 한글로 작성한다.

- 위험관리 조직체계에 관한 사항은 위험관리의 책임과 권한 사항 등이 실제 회사에서 이뤄지는 사항에 근거하여 위험관리 활동을 수행하기 위한 위험관리 조직(조직도 등)을 작성한다.
- 위험관리의 실시 상황은 ISO 14971의 각 항목인 위험분석 실시 구성원, 위험관리의 계획, 위험분석, 위험평가, 위험통제, 잔여위험평가, 포괄적인 잔여위험평가, 관련된 생산 후 정보를 입수하는 방법 등이 실제 회사의 위험관리 계획서에서 실시한 내용을 요약한다.
- 위험관리조직(조직도 등), 위험관리보고서 및 관련 품질문서(예 품질 매뉴얼, 제품표준서, 밸리데이션 자료) 등 관련 자료의 문서번호를 포함하여 기재한다.
- 위험관리계획서가 당해 제품에 대해 별도로 문서화되어 있지 않은 경우에는 위험관리계획서를 대신하여 위험관리프로세스가 기술된 품질문서(예 내부 절차서)에서 발췌하여 요약된 내용을 기재할 수 있다.

〈표 5-33〉 위험관리의 조직체계 및 실시 상황 예시

1) 위험관리의 조직체계에 관한 사항
 본 제품의 위험관리 프로세스는 ISO 14971:2019에 준하여 규정된 내부절차서 UXW○○○○와 품질 매뉴얼에서 문서화하고 위험관리계획서와 위험관리 조직체계를 규정하고 있다. 위험관리보고서 개정은 총 3회 되었으며, 이 중 제품과 관련되는 개정은 1건('22. 10. 25. 개정)이 있으며, 개정 사항의 최종 승인권자는 품질책임자 ○○○이다. 위험관리계획서에는 위험관리 계획의 범위 및 위험관리계획양식(AR-13-011), 위험관리팀 구성원의 이름, 최종승인권자의 서명이 있으며 위험관리에 따라 생성된 부가되는 서류 또는 기록을 포함하여 기록하였다.

2) 위험관리의 실시 상황
 당사에서 본 제품에 대하여 기획, 설계 개발 및 생산, 출하의 전 생명주기 동안에 위험요소를 파악하고 발생 가능한 위해의 발생 가능성과 심각성을 낮추어 위험의 최소화를 위해 위험관리계획서 RMP○○에 따라 위험분석을 실시하였다.
 해당 위험관리의 계획, 위험분석, 위험평가, 위험관리, 위험통제, 잔여 위험의 전반적인 평가에 대한 판단기준은 ISO 14971:2019의 기준에 따르며, 위험관리의 실시 상황은 아래와 같다.

ISO 14971의 항목	실시 상황 요약
위험관리 실시 구성원	위험관리의 실시 구성원은 설계 개발, 품질 보증, 마케팅팀에서 각각 구성되었다. • Project Leader • QA Manager • RA Manager • Application Manager • System test Verification Manager • R&D Engineering Team • Risk Management Coordinator
위험관리의 계획	해당 제품에 대한 일반적인 설명과 위험관리 활동을 수행하는 조직의 구성원에 대한 책임과 권한, 의료기기에 대한 관리 및 검토가 어떻게 그리고 언제 실시될 것인지 기재하고 그에 대한 위험통제 조치에 대한 검증활동 이행 방법에 대하여 정한다. 또한 위험허용기준을 설정하였다.
위험분석	의도된 용도 및 의료기기의 안전성과 관련된 특성을 파악하여 위험요소를 식별하고 위험관리 계획에서 마련한 위험허용기준에 따라 위험을 산정하였다.
위험평가	식별된 각 위험에 대하여 위험관리계획에서 정의된 판단 기준을 고려하여 위험 수용 가능성을 비교하고, 이러한 비교를 통해 필요하다면 위험을 감소시키는 적절한 수준을 결정한다(위험허용기준에 대한 설정 근거가 포함된 근거자료는 ○○을 참조).

ISO 14971의 항목	실시 상황 요약
위험통제	위험평가결과에 따라 위험 경감이 요구되는 경우, 그에 대한 위험통제 조치를 수행하고 기록하는 것으로 다음 중 하나 이상을 이용하여 위험을 허용 가능한 수준까지 줄일 수 있음을 확인하였다. ISO 14971:2007 규격에 준용하여 관리하였다. • 설계에 의한 본질적인 안전성 확보 • 제조 공정 중 또는 의료기기 본체에서 보호/예방 조치 • 안전 정보 제공 1
잔여 위험 평가	위험통제 조치 후 위험의 허용 가능 여부를 평가하였다.
전체 잔여 위험 허용 가능성 평가	• 모든 위험통제 조치가 실시되고 검증된 후 위험관리계획에서 정의된 위험허용기준을 사용하여 해당 의료기기에서 식별된 전체 잔여 위험이 허용 가능한지 여부를 결정하고 기록하였다. • Risk Assessment Summary 또는 FMEA Table을 참조한다.

2) 주요한 위해요인

① 안전대책 대응이 요구되는 위해요인

※ 신청 기기와 관련 있는 위해요인 중 안전대책상 대응이 요구되는 항목에 대하여, 해당 위해요인과 관련된 위험분석 결과를 간략하게 기재한다.

② 중대한 위해요인에 대한 위험분석 및 위험경감 조치의 결과

※ 설계개발 시에 실시한 위험관리에서 위험평가의 결과, 위험관리가 필요하다고 판단한 위해요인을 식별함과 동시에 경감 조치의 내용 및 그 결과에 대하여 위험평가표[예) FMEA(Failure Mode and effect anlalysis Table)]를 간략하게 기재한다.

해설
- 주요한 위해요인의 작성은 위험관리계획에서 정의한 기준으로 위험평가(위험감소 필요 여부를 결정하는 활동)를 통해 식별된 위해요인을 근거로 하여 한글로 작성한다.
  - 안전대책 대응이 요구되는 위해요인은 제조자가 위험관리계획에서 정의한 기준으로 위험평가(위험감소 필요 여부를 결정하는 활동)를 통해 식별된 전체 위해요인 중 위험통제 조치가 필요한 위험을 허용할 수 없는 영역과 합리적으로 실현할 수 있는 가장 낮은 영역(ALARP)에서 발견된 위험을 기재한다.
  - 중대한 위해요인에 대한 위험분석 및 위험경감 조치의 결과는 안전대책이 대응이 요구되는 위해요인 중 안전성과 성능에 영향을 미치는 주요한 설계 개발과 관련된 사항을 기재하며, 관련 사항에 위험통제조치 후 잔여위험평가, 위험이득분석을 통한 전체 잔여위험 평가 사항을 확인할 수 있도록 기재한다.
  - 위험통제 조치를 통하여 위험을 허용할 수 없는 영역에서 합리적으로 실현할 수 있는 가장 낮은 영역 또는 허용할 수 있는 영역으로 위험을 경감시킨 사항을 기재한다.
    ※ 위험관리계획서에서 설정된 위험허용기준에 따라 합리적으로 실현할 수 있는 가장 낮은 영역에서 허용할 수 있는 영역으로 위험을 경감시킨 사항을 기재한다.
    ※ 위험통제 조치 실시 후 해당 위험이 동일 영역(Unacceptable, ALARP) 내에서 위험 경감이 이루어진 사항도 그 결과를 기재한다.
- 의료기기 위험관리 가이드라인(민원인 안내서)과 의료기기 국제표준화기술문서의 위험관리 작성 가이드라인(민원인 안내서)을 참고하여 작성한다.
- 주요한 위해요인은 〈표 5-34〉의 예시와 같이 작성하며, 각 항목을 모두 기재하기 어려운 경우 별첨문서 번호를 기재하여 「의료기기 허가·신고·심사 등에 관한 규정」 [별표 10] 의료기기 국제표준화기술문서 작성 방법 중 '제2부 국제표준화기술문서 개요'의 뒤에 제출한다.

※ 별첨문서의 경우 「의료기기 허가·신고·심사 등에 관한 규정」 [별표 10] 의료기기 국제표준화기술문서 작성 방법 중 '제2부 국제표준화기술문서 개요'의 작성 요령에 따라 한글로 작성한다.

- 「의료기기 허가·신고·심사 등에 관한 규정」 [별표 10] 의료기기 국제표준화기술문서 작성 방법 중 제3부 첨부자료의 3.3 위험관리 보고서를 근거로 작성한다.

※ 자세한 사항은 식약처에서 발간한 「의료기기 국제표준화기술문서(STED) 작성 해설서(민원인 안내서)」를 참조한다.

《표 5-34》 주요한 위해요인 예시

2. 주요한 위해요인

  1) 안전 대책 대응이 요구되는 위해요인

  당사에서 본 제품에 대하여 ISO14971 및 규정된 내부 위험관리 SOP를 통해 위험분석을 실시한 결과, 아래의 [표1]과 같이 각 위험 수준 별 위험이 식별되었다. 위험 분석에 따라 평가된 전체 위험 요소 중 '허용할 수 없는 영역 – Risk Index 3'으로 평가된 위험요소는 발견되지 않았으며, 안전 대책 대응이 요구되거나 경감조치가 요구되는 위험 요소도 발견되지 않았다.

[예시 표1] 당사에서 정의한 Risk Index 및 위험분석결과표

Baseline Risk Profile From Hazard Analysis

Baseline Risk Index Matrix

Occurrence \ Severity	1	2	3	4	5
5	0	0	0	0	0
4	0	0	0	0	0
3	2	0	2	0	0
2	0	4	2	0	0
1	0	15	13	4	2

	Instances	Percent
RI 3	0	0%
RI 2	4	9%
RI 1	6	14%
RI 0	34	77%
Total	44	100%

위험수준	위험허용기준	위험분석결과
Risk Index 0	Acceptable – No additional risk control activities required.	34개(77%)
Risk Index 1	Acceptable – Risk controls should be considered	6개(14%)
Risk Index 2	Acceptable – If risk control measure(s) implemented and verified as effective.	4개(9%)
Risk Index 3	Unacceptable – May be acceptable if the medical benefit outweighs the risk via approved risk benefit evaluation.	0개(0%)
Total Risk Index 0 ~ Risk Index 3		44개

  2) 중대한 위해요인에 대한 위험분석 및 위험경과 조치의 결과

  전체의 위험 요소 중 발견된 44개의 위험은 모두 허용 가능한 수준(Risk Index Level 0, 1, 2에 해당)으로 식별되었다. 해당하는 위험에 대해서 위해요인분석(Hazard Analysis) 및 FMEA를 통해 제품사용설명서에 부작용, 금기, 주의사항 등의 내용으로 해당 위험에 대한 모든 내용을 모두 반영하였으며 추가적인 경감조치를 필요로 하는 위험은 없는 것으로 나타났다.

※ 발견된 44개의 위험요소에 대한 자세한 사항은 별첨으로 제출된 Product FMEA에 기재

아. 제품검증 및 유효성확인

1) 일반사항

① 규격에 대한 적합 선언

신청 기기가 필수원칙과 의료기기의 제조관리 및 품질관리 원칙에 따라 제조된 것이라고 자가선언하는 자가선언서를 아래의 예시와 같이 첨부한다. 자가선언은 국제규격 ISO 17050-1 「Conformity assessment Supplier's declaration of conformity-Part 1: General requirements」에 따른다. 자가선언서는 신청 품목이 '의료기기 안전성과 성능의 필수원칙(Essential Principles of Safety and Performance of Medical Devices, GHTF SG1)'에 규정된 '필수원칙'과 「의료기기 제조 및 품질관리기준」(식약처 고시)에 적합함을 선언하는 것이다.

② 기기 설계의 유효성확인 개요

신청 기기의 필수원칙에 대한 적합성을 규격 등을 이용하여 증명하거나, 또는 적합성의 근거로 시험을 사용할 수 있다. 이러한 적합성 증명을 위해 사용된 규격과 시험 방법을 항목별로 기재한다. 해당 제품의 특성(생명유지기기, 비생명유지기기, 이식형기기 등)에 따라 관련 시험규격, 제품 특성 등을 서술식으로 기재한다.

해설
- 규격에 대한 적합 선언은 제조업자 또는 수입업자가 신청 제품의 적합성을 보장하고 책임소재를 명확하게 하기 위한 것이다.
- 규격에 대한 적합 선언은 제조의 경우 대표자가 선언하고 수입의 경우 해당 의료기기 수입업자 대표자와 제조사 대표자 또는 권한이 위임된 자(예 품질책임자)의 서명이 포함되도록 작성하여야 한다. 적합선언서에 기재되어야 하는 최소한의 내용은 다음과 같다.
  - 적합성 선언서 발행자의 성명과 주소, 적합성 선언 대상의 식별(예 제품명, 품목 분류번호 등), 적합성 표명, 규격 또는 규정된 요구사항에 대한 완전하고 명확한 목록 그리고 해당하는 경우 선택한 옵션, 적합성 선언서의 발행 일자
  - 수입의 경우, 제조사에서 발행한 제조사 대표자 또는 권한이 위임된 자(예 품질책임자)의 서명을 포함하여 적합성 표명, 규격, 규정된 요구사항의 내용에 대한 적합성 선언서와 수입업자의 대표자가 서명한 적합성 선언서를 같이 제출할 수 있다.
  ※ 제조원에서 발행한 적합성 선언서의 경우 각 나라의 법령체계에 따라 내용을 수정하여 작성할 수 있다.
- 기기설계의 유효성확인 개요는 적합성 증명을 위해 사용된 규격과 시험방법을 항목별로 아래의 예시와 같이 작성한다. 각 항목을 모두 기재하기 어려운 경우 별첨문서 번호를 기재하여 「의료기기 허가·신고·심사 등에 관한 규정」 [별표 10] 의료기기 국제표준화기술문서 작성방법 중 '제2부 국제표준화기술문서 개요'의 뒤에 제출한다.

〈표 5-35〉 적합성 선언서(제조) 예시

	적합성 선언서		
제조업소	명칭(상호)		업허가번호
	소재지		전화 팩스
명칭	풍선확장식혈관성형술용카테터 MFDA-PTA-001 외 3종		품목분류번호 A57130.18 [등급] 4

상기 신청하고자 하는 의료기기는 의료기기법, 같은 법 시행규칙, 의료기기 허가·신고·심사 등에 관한 규정, 의료기기 품목 및 품목별 등급에 관한 규정, 의료기기의 전기·기계적 안전에 관한 공통 기준규격, 의료기기의 전자파안전에 관한 공통 기준규격, 의료기기의 생물학적 안전에 관한 공통 기준규격, 의료기기 기준규격, 의료기기의 안정성시험 기준, 의료기기 제조 및 품질관리기준을 준수하여 이를 적합하게 제조하였음을 선언합니다.

○○○○. ○○. ○○.

직위 : [대표자]　　　　성명 : ○○○　　　　　　서명 또는 직인 :

〈표 5-36〉 적합성 선언서(수입) 예시

적합성 선언서			
제조업소	명칭(상호)		전화
	소재지		팩스
수입업소	명칭(상호)		업허가번호
	소재지		전화 팩스
명칭	풍선확장식혈관성형술용카테터 MFDA-PTA-001 외 3종		품목분류번호 A57130.18 [등급] 4

상기 신청하고자 하는 의료기기는 의료기기법, 같은 법 시행규칙, 의료기기 허가·신고·심사 등에 관한 규정, 의료기기 품목 및 품목별 등급에 관한 규정, 의료기기의 전기·기계적 안전에 관한 공통기준규격, 의료기기의 전자파안전에 관한 공통기준규격, 의료기기의 생물학적 안전에 관한 공통기준규격, 의료기기 기준규격, 의료기기의 안전성시험 기준, 의료기기 제조 및 품질관리 기준을 준수하여 이를 적합하게 제조하였음을 선언합니다.

○○○○. ○○. ○○.

직위 : [수입업자 대표자]   성명 : ○○○   서명 또는 직인 :

직위 : [제조자 대표자]   성명 : ○○○   서명 또는 직인 :

□ 적합성 선언서(수입의 경우 2)

- 제조원

적합성 선언서				
제조업소	명칭(상호)		전화	
	소재지		팩스	
수입업소	명칭(상호)		업허가번호	
	소재지		전화 팩스	
명칭	풍선확장식혈관성형술용카테터 MFDA-PTA-001 외 3종		품목분류번호 A57130.18 [등급] 4	

상기 신청하고자 하는 의료기기는 Council Directive 2007/47/EC(5 September 2007)에 준수하여 적합하게 제조하였음을 선언합니다.

○○○○. ○○. ○○.

직위 : [director, Regulatory Affairs, 제조자]   성명 : ○○○   서명 또는 직인 :

2) 전기·기계적 안전성 시험 요약

전기 · 기계적 안전에 관해 실시한 시험에 대하여 시험항목, 시험기관, 시험성적서 번호, 시험규격, 성적서 발급일, 시험 결과 등을 각 시험별로 [부록 1]에 따라 간략히 기재한다.

> **해설**
> - 전기·기계적 안전성 시험을 필요로 하지 않는 제품의 경우에는 "해당 없음"으로 기재한다.
> - 전기·기계적 안전성 시험의 경우 「의료기기 허가·신고·심사 등에 관한 규정」 제29조 첨부자료의 요건 제4호에 따라 수행된 자료를 요약하여 기재한다.
>   - 시험성적서의 모델명은 허가 신청된 모델명과 일치하여야 한다. 이는 해당 제품과 모델명이 기재되어야 제출된 첨부자료가 허가 신청한 의료기기에 관한 자료임을 확인할 수 있기 때문이다.
>   - 다만, 개발 시 명칭 등으로 시험성적서의 모델명과 동일하지 않은 경우에는 해당 제품이 동일함을 입증하는 제조원에서 발행한 공문을 추가로 제출하여야 한다.
> - 전기·기계적 안전성 시험의 시험성적서는 식약처장이 지정한 시험검사기관, 국제전기기기인증제도(IECEE CB-Scheme)에 따라 국제공인시험기관에서 발급한 시험성적서, 의료기기 분야 인정규격 코드를 가진 KOLAS 시험검사기관 및 경제협력개발기구(OECD) 회원국에 허가 당시 제출되어 평가된 시험성적서, 국제시험기관인정협력체(ILAC)의 상호인정협약에 따라 ISO/IEC17025를 인정받고, 국제규격의 모든 시험항목을 시험할 수 있는 국제시험검사기관에서 발급한 시험성적서가 인정된다.
>   - 국제공인시험기관의 시험성적서는 CB Test Certificate를 포함하여 제출해야 한다.
>   - KOLAS 시험검사기관 중 의료기기 분야에 국한해서 인정하고 있어, 해당 기관의 인정규격 코드를 확인하여야 한다.
>   - OECD에 제출하여 평가받은 시험성적서의 경우 당해 의료기기 제조국의 정부 또는 정부가 허가 업무를 위임한 등록기관에 제출받아 승인하였음을 확인한 자료 또는 이를 공증한 자료를 제출하여야 한다.
> - 시험 요약은 제출한 시험성적서를 근거로 하여 내용을 작성해야 한다.
>   - 명칭, 제조원, 시험의뢰자는 기술문서심사의뢰서 등의 민원을 신청한 정보가 아닌, 제출한 시험성적서에 기재되어 있는 내용을 동일하게 기재한다.
>   - 자료 구분은 제출한 시험성적서가 해당하는 요건을 표시하며, 제출한 시험성적서가 여러 개일 경우, 해당하는 자료구분을 모두 표시하고 시험기관(자료 구분번호)에 세부 번호를 기재한다.
>   - 시험 결과는 시험항목별로 기재할 수 있으며, 해당 시험성적서의 시험기관(자료 구분번호), 시험성적서 번호(성적서 발급일), 시험요약 등을 기재한다.
>   - 비고에는 요약 시 추가적으로 필요한 기타 내용을 기재할 수 있다.

3) 생물학적 안전성 시험 요약

실시한 생물학적 안전성에 관한 시험에 대해 시험항목, 시험 결과, 시험기관, 시험성적서 번호, 성적서 발급일, 시료 구분, 시험규격, 검액 제조 조건, 시험기준 등을 각 시험별로 [부록 2]에 따라 간략히 기재한다. 멸균과 관련된 무균시험 및 EO 가스 잔류량 시험을 포함한다.

해설

- 생물학적 안전성 시험을 필요로 하지 않는 제품의 경우에는 "해당 없음"으로 기재한다.
- 생물학적 안전성 시험의 경우 「의료기기 허가·신고·심사 등에 관한 규정」 제29조 첨부자료의 요건 제5호에 따라 수행된 자료를 요약하여 기재한다.
  - 시험성적서의 모델명은 반드시 허가 신청된 모델명과 일치하여야 한다. 이는 해당 제품과 모델명이 기재되어야 제출된 첨부자료가 허가 신청한 의료기기에 관한 자료임을 확인할 수 있기 때문이다.
  - 다만, 개발 시 명칭 등으로 시험성적서의 모델명과 동일하지 않은 경우에는 제조원에서 해당 제품이 동일함을 입증하는 제조원에서 발행한 공문을 추가로 제출하여야 한다.
- 생물학적 안전성 시험의 시험성적서는 식약처장이 지정한 의료기기 비임상시험실시기관에서 비임상관리기준(GLP)에 따라 시험한 시험성적서, 경제협력개발기구(OECD)의 비임상관리기준(GLP)에 의하여 공인받은 시험기관에서 발급한 GLP 자료, 앞의 두 자료로서 해당 제품과 원재료가 동일하고 인체 접촉 시간·인체 접촉 부위 등이 동등하거나 동등 이상인 제품의 생물학적 안전에 관한 자료가 인정된다.
  - GLP 시험자료는 시험을 실시한 시점에 해당 시험(예 세포독성, 감작성 등)에 대하여 공인된 GLP 기관에서 GLP 기준에 의하여 시험을 실시한 자료여야 한다.
  - 허가 신청한 제품과 동일한 원재료로 구성된 제품이 사용되고, 인체접촉 시간 및 접촉 부위가 동등하거나 동등 이상인 제품임을 입증하는 자료 및 이를 입증하는 제조의뢰자의 공문 등을 제출함으로써 인정될 수 있다.
    ※ 피부에 24시간 이내 접촉하는 A 품목의 경우 동일한 인체 접촉 시간 및 접촉 부위에 적용하는 동일한 원재료를 갖는 B 품목의 성적서를 제출할 수 있다.
    ※ 피부에 24시간 이내 접촉하는 A 품목의 경우 근육에 영구 이식되는 동일한 원재료를 갖는 C 품목의 성적서를 제출할 수 있다.
- 시험 요약은 제출한 시험성적서를 근거로 하여 내용을 작성해야 한다.
  - 명칭, 제조원, 시험의뢰자는 기술문서심사의뢰서 등의 민원을 신청한 정보가 아닌, 제출한 시험성적서에 기재되어 있는 내용을 동일하게 기재한다.
  - 자료 구분은 제출한 시험성적서가 해당하는 요건을 표시하며, 제출한 시험성적서가 여러 개일 경우, 해당하는 자료 구분을 모두 표시하고 시험기관(자료 구분 번호)에 세부 번호를 기재한다.
  - 시험 결과는 시험항목별로 기재할 수 있으며, 해당 시험성적서의 시험기관(자료 구분 번호), 시험성적서 번호(성적서 발급일), 시험요약 등을 기재한다.
  - 비고에는 요약 시 추가적으로 필요한 기타 내용을 기재할 수 있다.

4) 방사선에 관한 안전성 시험 요약

실시한 방사선 안전성과 관련된 시험에 대하여 시험항목, 시험기관, 시험성적서 번호, 성적서 발급일, 시험규격, 시험 결과 등을 시험별로 [부록 3]에 따라 간략히 기재한다.

> **해설**
> - 방사선에 관한 안전성 시험을 필요로 하지 않는 제품의 경우에는 "해당 없음"으로 기재한다.
> - 방사선에 관한 안전성 시험의 경우 「의료기기 허가·신고·심사 등에 관한 규정」 제29조 첨부자료의 요건 제6호에 따라 수행된 자료를 요약하여 기재한다.
>   - 시험성적서의 모델명은 반드시 허가 신청된 모델명과 일치하여야 한다. 이는 해당 제품과 모델명이 기재되어야 제출된 첨부자료가 허가 신청한 의료기기에 관한 자료임을 확인할 수 있기 때문이다.
>   - 다만, 개발 시 명칭 등으로 시험성적서의 모델명과 동일하지 않은 경우에는 제조원에서 해당 제품이 동일함을 입증하는 제조원에서 발행한 공문을 추가로 제출하여야 한다.
> - 방사선에 관한 안전성 시험의 시험성적서는 식품의약품안전처장이 지정한 시험검사기관, 국제전기기기인증제도(IECEE CB-Scheme)에 따라 국제공인시험기관에서 발급한 시험성적서, 의료기기 분야 인정규격 코드를 가진 KOLAS 시험검사기관 및 경제협력개발기구(OECD) 회원국에 허가 당시 제출되어 평가된 시험성적서, 국제시험기관인정협력체(ILAC)의 상호인정협약에 따라 ISO/IEC17025를 인정받고, 국제규격의 모든 시험항목을 시험할 수 있는 국제시험검사기관에서 발급한 시험성적서가 인정된다.
>   - 국제공인시험기관의 시험성적서는 CB Test Certificate를 포함하여 제출해야 한다.
>   - KOLAS 시험검사기관 중 의료기기 분야에 국한해서 인정하고 있어, 해당 기관의 인정규격 코드를 확인하여야 한다.
>   - OECD에 제출하여 평가받은 시험성적서의 경우 당해 의료기기 제조국의 정부 또는 정부가 허가 업무를 위임한 등록기관에 제출받아 승인하였음을 확인한 자료 또는 이를 공증한 자료를 제출하여야 한다.
> - 시험 요약은 제출한 시험성적서를 근거로 하여 내용을 작성해야 한다.
>   - 명칭, 제조원, 시험의뢰자는 기술문서심사의뢰서 등의 민원을 신청한 정보가 아닌, 제출한 시험성적서에 기재되어 있는 내용을 동일하게 기재한다.
>   - 자료 구분은 제출한 시험성적서가 해당하는 요건을 표시하며, 제출한 시험성적서가 여러 개일 경우, 해당하는 자료 구분을 모두 표시하고 시험기관(자료 구분 번호)에 세부 번호를 기재한다.
>   - 시험 결과는 시험항목별로 기재할 수 있으며, 해당 시험성적서의 시험기관(자료 구분 번호), 시험성적서 번호(성적서 발급일), 시험요약 등을 기재한다.
>   - 비고에는 요약 시 추가적으로 필요한 기타 내용을 기재할 수 있다.

5) 전자파 안전성 시험 요약

실시한 전자파 안전에 관한 시험에 대하여 시험항목, 시험기관, 시험성적서 번호, 시험규격, 성적서 발급일, 시험 결과 등을 각 시험별로 [부록 4]에 따라 간략히 기재한다.

해 설

- 전자파 안전성 시험을 필요로 하지 않는 제품의 경우에는 "해당 없음"으로 기재한다.
- 전자파 안전성 시험의 경우 「의료기기 허가·신고·심사 등에 관한 규정」 제29조 첨부자료의 요건 제7호에 따라 수행된 자료를 요약하여 기재한다.
  - 시험성적서의 모델명은 반드시 허가 신청된 모델명과 일치하여야 한다. 이는 해당 제품과 모델명이 기재되어야 제출된 첨부자료가 허가 신청한 의료기기에 관한 자료임을 확인할 수 있기 때문이다.
  - 다만, 개발 시 명칭 등으로 시험성적서의 모델명과 동일하지 않은 경우에는 제조원에서 해당 제품이 동일함을 입증하는 제조원에서 발행한 공문을 추가로 제출하여야 한다.
- 전자파 안전성 시험의 시험성적서는 식약처장이 지정한 시험검사기관, 국제전기기기인증제도(IECEE CB-Scheme)에 따라 국제공인시험기관에서 발급한 시험성적서, 의료기기 분야 인정규격 코드를 가진 KOLAS 시험검사기관 및 경제협력개발기구(OECD) 회원국에 허가 당시 제출되어 평가된 시험성적서, 국제시험기관인정협력체(ILAC)의 상호인정협약에 따라 ISO/IEC17025를 인정받고, 국제규격의 모든 시험항목을 시험할 수 있는 국제시험검사기관에서 발급한 시험성적서가 인정된다.
  - 국제공인시험기관의 시험성적서는 CB Test Certificate를 포함하여 제출해야 한다.
  - KOLAS 시험검사기관 중 의료기기 분야에 국한해서 인정하고 있어, 해당 기관의 인정규격 코드를 확인하여야 한다.
  - OECD에 제출하여 평가받은 시험성적서의 경우 당해 의료기기 제조국의 정부 또는 정부가 허가 업무를 위임한 등록기관에 제출받아 승인하였음을 확인한 자료 또는 이를 공증한 자료를 제출하여야 한다.
- 시험 요약은 제출한 시험성적서를 근거로 하여 내용을 작성해야 한다.
  - 명칭, 제조원, 시험의뢰자는 기술문서심사의뢰서 등의 민원을 신청한 정보가 아닌, 제출한 시험성적서에 기재되어 있는 내용을 동일하게 기재한다.
  - 자료 구분은 제출한 시험성적서가 해당하는 요건을 표시하며, 제출한 시험성적서가 여러 개일 경우, 해당하는 자료 구분을 모두 표시하고 시험기관(자료 구분 번호)에 세부 번호를 기재한다.
  - 시험 결과는 시험항목별로 기재할 수 있으며, 해당 시험성적서의 시험기관(자료 구분 번호), 시험성적서 번호(성적서 발급일), 시험요약 등을 기재한다.
  - 비고에는 요약 시 추가적으로 필요한 기타 내용을 기재할 수 있다.

6) 성능에 관한 자료 요약

실시한 성능에 관한 시험에 대하여 시험항목, 시험기관, 시험성적서 번호, 시험 규격, 성적서 발급일, 시험 결과 등을 시험별로 [부록 5]에 따라 간략히 기재한다.

> **해설**
> - 성능 시험을 필요로 하지 않는 제품의 경우에는 "해당 없음"으로 기재한다.
> - 성능에 관한 시험의 경우 「의료기기 허가·신고·심사 등에 관한 규정」 제29조 첨부자료의 요건 제8호에 따라 수행된 자료를 요약하여 기재한다.
>   - 시험성적서의 모델명은 반드시 허가 신청된 모델명과 일치하여야 한다. 이는 해당 제품과 모델명이 기재되어야 제출된 첨부자료가 허가 신청한 의료기기에 관한 자료임을 확인할 수 있기 때문이다.
>   - 다만, 개발 시 명칭 등으로 시험성적서의 모델명과 동일하지 않은 경우에는 제조원에서 해당 제품이 동일함을 입증하는 제조원에서 발행한 공문을 추가로 제출하여야 한다.
>   - 소프트웨어가 내장되어 있거나 단독으로 사용되는 경우 '2.7.7. 소프트웨어 검증 및 유효성확인 자료 요약'에 내용을 기재한다.
>   - 동물을 대상으로 한 성능시험 자료의 경우 '2.7.12 동물시험 자료 요약'에 내용을 기재한다.
> - 성능에 관한 시험의 시험성적서는 식품의약품안전처장이 지정한 시험검사기관, 대학 또는 연구기관 등 국내외의 전문기관의 시험성적서, 제조사의 품질관리 시스템하에서 실시한 시험성적서가 인정된다.
>   - 전문기관에서 발급한 시험성적서의 경우 해당 기관의 장이 발급하고 기관의 시험시설 개요, 주요 설비, 시험자의 연구 경력 등의 내용이 시험성적서에 포함되어야 하며 검토 후 타당함이 인정되어야 한다.
>   - 제조사의 성적서의 경우 「의료기기 제조 및 품질관리기준」(식품의약품안전처 고시) 또는 이와 동등 이상의 규격에 따른 제조사의 품질관리 시스템하에서 발급한 성적서여야 한다.
> - 시험 요약은 제출한 시험성적서를 근거로 하여 내용을 작성해야 한다.
>   - 명칭, 제조원, 시험의뢰자는 기술문서심사의뢰서 등의 민원을 신청한 정보가 아닌, 제출한 시험성적서에 기재되어 있는 내용을 동일하게 기재한다.
>   - 자료 구분은 제출한 시험성적서가 해당하는 요건을 표시하며, 제출한 시험성적서가 여러 개일 경우, 해당하는 자료 구분을 모두 표시하고 시험기관(자료 구분 번호)의 세부 번호를 기재한다.
>   - 시험 결과는 시험항목별로 기재할 수 있으며, 해당 시험성적서의 시험기관(자료 구분 번호), 시험성적서 번호(성적서 발급일), 시험요약 등을 기재한다.
>   - 비고에는 요약 시 추가적으로 필요한 기타 내용을 기재할 수 있다.

7) 소프트웨어 검증 및 유효성 확인 자료 요약

소프트웨어의 검증 및 유효성 확인은 「의료기기 소프트웨어 밸리데이션 가이드라인」을 참고하여 작성한다. 기본적으로 의료기기에 포함되거나, 제조업체에 의해서 생산 및 품질시스템 운영에 사용되는 소프트웨어는 품질경영시스템(「의료기기 제조 및 품질관리기준」)과 위험관리시스템(ISO 14971)과 조화를 이루는 범위에서 개발·유지되고 사용되어야 하며, 완성된 기기에 사용되는 소프트웨어의 설계 및 개발 과정과 소프트웨어의 검증에 대한 증거를 포함해야 한다. 이러한 소프트웨어 개발에 대한 품질보증활동은 소프트웨어 개발 활동과 유지보수(변경 관리) 활동으로 구분된다. 가이드라인에 기재된 각 활동별로 이행할 필요성이 있는 구체적인 세부활동은 다음과 같다.

〈표 5-37〉 소프트웨어 개발 관련 세부활동

구분	세부활동

소프트웨어
개발 활동
	• 소프트웨어 기획(Planning)
	• 소프트웨어 요구사항 수립 및 평가
	• 소프트웨어 구조(Architecture) 설계 및 검증
	• 소프트웨어 상세 설계 및 유닛 구현
	• 소프트웨어 검증 및 유효성확인
	  – 유닛 시험(Unit Test)
	  – 통합(Intergration) 시험
	  – 시스템 시험
	  – 사용자 현황 시험(User Site Testing)
	  – 밸리데이션 결과 보고서
	• 소프트웨어 릴리즈(Release)

소프트웨어 유지보수 (변경 관리)활동	• 변경 및 문제 해결 • 문서화 • 형상관리

일반적으로 이러한 정보는 최종 출시 전 회사 내부에서 수행되고 아울러 가상 또는 실제 사용자 환경에서 수행된 검증 및 유효성확인 검사에 대한 모든 요약 결과를 일반적으로 포함해야 한다. 다른 하드웨어의 설정에 해당되는 경우 라벨링(표시 기재)에 명시된 운영체계에 관한 모든 것이 다루어져야 한다.

해 설

- 의료기기의 소프트웨어가 포함된 경우 「의료기기 소프트웨어 밸리데이션 가이드라인」 및 「의료기기 소프트웨어 허가·심사 가이드라인」을 참조하여 다음의 예시와 같이 기재하며, 소프트웨어가 포함되지 않은 제품의 경우에는 "해당 없음"으로 기재한다.
- 소프트웨어가 내장 또는 단독으로 사용되는 경우 소프트웨어의 모델명 또는 명칭, 버전, 운영환경, 구조 등을 포함하여 주요 기능을 검증할 수 있는 자료에 대하여 요약 기재한다.
  - 소프트웨어 검증 및 유효성확인을 검증할 수 있는 자료는 검증 및 유효성확인 보고서(V&V, Verification & Validation)가 필수적으로 제출되어야 한다.
  - 검증(Verification)이란 객관적 증거를 제시하고 시험함으로써 규정된 소프트웨어 구조의 설계 요구사항이 충족되었는지 확인하는 것이며, 유효성확인(Validation)이란 소프트웨어의 사용목적에 적합하게 설계되었는지를 시험을 통해 확인하는 것이다.
  - 소프트웨어가 기기(하드웨어)에 내장되어 단순히 기기 제어에 사용되는 소프트웨어(예 펌웨어)여서 성능에 관한 자료를 통해 검증을 하는 경우 소프트웨어 검증 및 유효성확인 자료의 제출은 생략될 수 있다.
- 소프트웨어 검증 및 유효성확인 자료(예 V&V)를 제출하는 경우 허가 신청 시 기재한 해당 소프트웨어 버전의 문서를 기반으로 요약 기재한다.
- 소프트웨어 검증 및 유효성확인 자료는 '2.7.6 성능에 관한 시험 요약'의 요건에 적합하여야 한다.
- 「의료기기 허가·신고·심사 등에 관한 규정」 [별표 13]의 "의료기기 소프트웨어 적합성 확인보고서" 작성 방법에 따라 작성하는 [별지 13호 서식]의 "의료기기 소프트웨어 적합성 확인보고서"는 「의료기기 허가·신고·심사 등에 관한 규정」 [별표 10] 의료기기 국제표준화기술문서 작성 방법 중 2.7.7 소프트웨어 검증 및 유효성확인 자료 요약과는 별도로 작성해야 한다.

〈표 5-38〉 소프트웨어 검증 및 유효성확인 자료 예시

소프트웨어 검증 및 유효성확인

품목명	이식형심장충격기 [A17280.01(4)]			
모델명	MFDS-ICD-001			
소프트웨어 모델명(버전)	MFDS-ICD-001-SW(1.00)			
소프트웨어 운영환경	OS	해당 없음		
	CPU	해당 없음		
	Memory	해당 없음		
	HDD	해당 없음		
	VGC	해당 없음		
소프트웨어 관련 문서 제·개정 이력	문서	문서버전	제·개정일	·개정일 사유
	소프트웨어 요구사항 명세서(SRS)	1.00	2013. 1. 1	신규 제정 (MFDS-SW-SRS-001 참조)
	소프트웨어 개발	1.00	2013. 5. 1	신규 제정 (MFDS-SW-SRS-001 참조)
	소프트웨어 검증서(V&V)	1.00	2013. 5. 31	신규 제정 (MFDS-SW-SRS-001 참조)
소프트웨어의 목적	환자의 심전도 분석 및 부정맥 검출, 그리고 이식형심장충격기를 제어하는 소프트웨어			
소프트웨어 구조(블록도)	A, B, C, D, E → Main (블록도)			
소프트웨어 주요 기능 및 요구사항	기능	설명		
	심전도 측정	환자의 심전도 측정 모듈		
	부정맥 검출	측정된 심전도로부터 부정맥 검출하는 모듈		
	⋮	⋮		
시험 결과	시험항목	시험기준	시험결과	
	심전도 측정 범위 (MFDS-SW-SDS-002 -ID222-001)	○~○	Pass (MFDS-SW-VV-002-ID111-001)	
	⋮	⋮	⋮	
	심전도 표시감도 (MFDS-SW-SRS-002 -ID222-002)	○, ○, ○	Pass (MFDS-SW-VV-002-ID2222-002)	

8) 물리·화학적 특성 자료 요약

실시한 물리·화학적 특성에 관한 시험의 시험항목, 시험기관, 시험성적서 번호, 성적서 발급일, 시료 구분, 시험규격, 검액 제조 조건, 시험기준, 시험 결과에 대하여 시험별로 [부록 6]에 따라 간략히 기재한다.

고분자 재료, 흡수성 재료, 치과재료 등을 응용한 의료기기에 있어서는 해당 재료의 특성에 따라 화학 구조, 적외선 흡수, 자외선 흡수, 원자흡광, 융점, 비점, 내구성, 경도, 색조, 용출물, 표면 특성 등의 항목에 대해 평가하고 기재한다.

해설

- 물리 및 화학적 특성 시험을 필요로 하지 않는 제품의 경우에는 "해당 없음"으로 기재한다.
  ※ 물리·화학적 특성에 관한 시험성적서 이외에 '원재료 근거자료'는 「의료기기 허가·신고·심사 등에 관한 규정」[별표 10] 의료기기 국제표준화기술문서 작성 방법 중 '2.2.1 기기 일반적 설명'에 기재된 원재료의 분량, 규격 등을 확인할 수 있도록 「의료기기 허가·신고·심사 등에 관한 규정」[별표 10] 의료기기 국제표준화기술문서 작성 방법 중 제3부 첨부자료 '3.4.1.7 물리·화학적 특성 자료'에 추가하여 제출한다.

- 물리 및 화학적 특성에 관한 시험의 경우 「의료기기 허가·신고·심사 등에 관한규정」 제29조 첨부자료의 요건 제9호에 따라 수행된 자료를 요약하여 기재한다.
  - 시험성적서의 모델명은 반드시 허가 신청된 모델명과 일치하여야 한다. 이는 해당 제품과 모델명이 기재되어야 제출된 첨부자료가 허가 신청한 의료기기에 관한 자료임을 확인할 수 있기 때문이다.
  - 다만, 개발 시 명칭 등으로 시험성적서의 모델명과 동일하지 않은 경우에는 제조원에서 해당 제품이 동일함을 입증하는 제조원에서 발행한 공문을 추가로 제출하여야 한다.

- 물리 및 화학적 특성에 관한 시험의 시험성적서는 식약처장이 지정한 시험검사 기관, 대학 또는 연구기관 등 국내외의 전문기관의 시험성적서, 제조사의 품질관리시스템하에서 실시한 시험성적서가 인정된다.
  - 전문기관에서 발급한 시험성적서의 경우 해당 기관의 장이 발급하고 기관의 시험시설 개요, 주요 설비, 시험자의 연구 경력 등의 내용이 시험성적서에 포함되어야 하며 검토 후 타당함이 인정되어야 한다.
  - 제조사의 성적서의 경우 「의료기기 제조 및 품질관리기준」(식약처 고시) 또는 이와 동등 이상의 규격에 따른 제조사의 품질관리시스템하에서 발급한 성적서여야 한다.

- 시험 요약은 제출한 시험성적서를 근거로 하여 내용을 작성해야 한다.
  - 명칭, 제조원, 시험의뢰자는 기술문서심사의뢰서 등의 민원을 신청한 정보가 아닌, 제출한 시험성적서에 기재되어 있는 내용을 동일하게 기재한다.
  - 자료 구분은 제출한 시험성적서가 해당하는 요건을 표시하며, 제출한 시험성적서가 여러 개일 경우, 해당하는 자료 구분을 모두 표시하고 시험기관(자료 구분 번호)에 세부 번호를 기재한다.
  - 시험 결과는 시험항목별로 기재할 수 있으며, 해당 시험성적서의 시험기관(자료 구분 번호), 시험성적서 번호(성적서 발급일), 시험요약 등을 기재한다.
  - 비고에는 요약 시 추가적으로 필요한 기타 내용을 기재할 수 있다.

9) 동물유래 물질에 대한 안전성 자료 요약

기기에 사용된 동물의 모든 물질에 대한 목록을 기재한다. 이 물질들의 출처/공급원에 관한 상세한 정보와 조직, 세포 및 물질의 수확, 가공, 보존, 검사, 취급에 대한 상세한 내용을 기재한다. 제조 방법이, 특히 바이러스 및 다른 전염성 물질에 대한 생물학적 위험을 최소화하고 있다는 것을 입증하는 연구 결과를 기재한다. 출처/공급원의 스크리닝과 수확 방법에 대해 충분히 설명하고 제조공정이 생물학적 위험을 최소화하고 있음을 입증하기 위한 공정검증 결과를 [부록 7] 예시와 같이 기재한다. 즉, 출처/공급원에서부터 완성된 기기까지 추적할 수 있는 기록관리 시스템을 완전히 기술하여야 한다.

해설
- 동물유래 물질에 대한 안전성을 필요로 하는 경우에는 다음의 내용에 대하여 기재할 수 있으며, 필요로 하지 않는 제품의 경우에는 "해당 없음"으로 기재한다.
- 동물유래 물질을 사용하는 경우에는 '동물유래 성분 원재료 사용 의료기기의 바이러스불활화 처리공정 가이드라인'에 따라 다음의 항목을 포함하여 기재한다.
  - 유래 동물의 명칭, 원산국, 연령, 사용 부위, 처리공정, 성분명 등을 기재하고 처리공정에는 동물유래 원재료 입고부터 바이러스 불활화 공정을 위한 일련의 처리 조건(사용 시약, 온도, 반응 시간, 세척 등)을 간략히 요약한다.

〈표 5-39〉 동물유래 물질에 대한 정보 예시

번호	항목	내용
1	유래 동물의 명칭	원재료의 기원을 기재[예 소(Bovine), 돼지(Porcine) 등]
2	원산국	유래 동물의 태생부터 도축까지 사육된 국가를 기재(예 대한민국, 오스트레일리아, 뉴질랜드 등)
3	연령	도축 당시의 연령을 기재(예 생후 12개월 이내)
4	사용 부위	유래 동물 도축 후 사용되는 부위를 기재[예 돼지피부(Porcine skin), 뼈(Bone) 등]
5	처리 공정	유래 동물 도축 후 처리 공정에 사용되는 부위에서 최종 원료를 얻기까지의 처리 공정을 단계별로 기재하고 처리 공정의 기준이 되는 규격이나 가이드라인 기재
6	성분명	동물에서 추출하는 성분명을 기재(예 콜라겐, 엘라스틴 등)

번호	항목	내용
1	유래동물의 명칭	돼지(Porcine)
2	원산국	대한민국
3	연령	생후 12개월 이내
4	사용 부위	돼지 피부(Porcine skin)
5	처리 공정	원료 입고 ↓ 절단작업 ↓ 1차 바이러스 불활화 공정 (70% EtOH 처리) ↓ 정제수 세척 ↓ 2차 바이러스 불활화 공정 (콜라겐 처리(Pepsin 처리)) ↓ 정제(NaCl 처리) 및 용해 ↓ 3차 바이러스 불활화 공정 (70% EtOH 처리) ↓ 정제수 세척 ↓ 투석/농축 (pH 3.0) ↓ 제균여과 ※ ISO 22442-3에 따른다.
6	성분명	콜라겐

10) 안정성 시험 요약

실시한 안정성에 대한 시험항목, 시험기관, 시험성적서 번호, 성적서 발급일, 시료 구분, 시험규격, 검액 제조 조건, 시험기준, 시험결과 등을 시험별로 [부록 8]에 따라 간략히 기재한다.

해설

- 안정성 시험을 필요로 하지 않는 제품의 경우에는 "해당 없음"으로 기재한다.
- 안정성 시험을 필요로 하는 대상은 '멸균 의료기기' 또는 '시간이 경과됨에 따라 원재료 등의 물리·화학적 변화로 인한 안전성 또는 성능의 변화가 예측되는 의료기기'로, 이는 제조자가 설정한 특정 조건(운송, 보관 조건 등)에서 사용기간(유효기간, Shelf life) 동안 제품의 특성, 성능, 안전성 등이 유지됨을 입증하는 자료에 대하여 요약 기재한다.
- 안정성 시험의 경우「의료기기 허가·신고·심사 등에 관한 규정」제29조 (첨부자료의 요건) 제10호에 따라 수행되어야 한다.
  - 시험성적서의 모델명은 반드시 허가 신청된 모델명과 일치하여야 한다. 이는 해당 제품과 모델명이 기재되어야 제출된 첨부자료가 허가 신청한 의료기기에 관한 자료임을 확인할 수 있기 때문이다.
  - 다만, 개발 시 명칭 등으로 시험성적서의 모델명과 동일하지 않은 경우에는 제조원에서 해당 제품이 동일함을 입증하는 제조원에서 발행한 공문을 추가로 제출하여야 한다.
- 안정성에 관한 시험의 시험성적서는 식약처장이 지정한 시험검사기관, 대학 또는 연구기관 등 국내·외의 전문기관의 시험성적서, 제조사의 품질관리시스템하에서 실시한 시험성적서가 인정된다.
  - 전문기관에서 발급한 시험성적서의 경우 해당 기관의 장이 발급하고 기관의 시험시설 개요, 주요 설비, 시험자의 연구 경력 등의 내용이 시험성적서에 포함되어야 하며 검토 후 타당함이 인정되어야 한다.
  - 제조사의 성적서의 경우「의료기기 제조 및 품질관리 기준」(식약처 고시) 또는 이와 동등 이상의 규격에 따른 제조시의 품질관리시스템하에서 발급한 성적서이어야 한다.
- 시험 항목은 제품의 특성에 따라 사용기간(유효기간) 동안 제품의 성능이 유지되어 제조자가 의도한 사용목적이 적합하게 발휘될 수 있을 것인지를 평가하기 위해 물리·화학적 특성에 관한 시험, 포장에 관한 시험, 무균시험(멸균제품), 성능에 관한 시험(시간 경과에 따른 성능 변화가 예측되는 의료기기), 생물학적 안전에 관한 시험(물리·화학적 특성에 관한 시험 결과, 제품의 변이 등이 예상되는 경우) 등을 설정할 수 있다.
- 시험 요약은 제출한 시험성적서를 근거로 하여 내용을 작성해야 한다.
  - 명칭, 제조원, 시험의뢰자는 기술문서 심사의뢰서 등의 민원을 신청한 정보가 아닌, 제출한 시험성적서에 기재되어 있는 내용을 동일하게 기재한다.
  - 자료 구분은 제출한 시험성적서가 해당하는 요건을 표시하며, 제출한 시험성적서가 여러 개일 경우, 해당하는 자료 구분을 모두 표시하고 시험기관(자료 구분 번호)에 세부 번호를 기재한다.
  - 시험 결과는 시험항목별로 기재할 수 있으며, 해당 시험성적서의 시험기관(자료 구분 번호), 시험성적서 번호(성적서 발급일), 시험 요약 등을 기재한다.
  - 비고에는 요약 시 추가적으로 필요한 기타 내용을 기재할 수 있다.

11) 복합·조합된 의약품에 대한 정보 요약

의료기기가 의약품을 포함하고 있는 경우, 의약품의 식별과 출처, 의도적으로 포함된 이유, 의도된 적용에서 안정성 및 성능 등에 대한 상세한 정보를 기재한다.

해설

- 복합·조합된 의약품에 대한 안전성을 필요로 하는 경우에는 아래의 내용에 따라 기재할 수 있으며, 필요로 하지 않는 제품의 경우에는 "해당 없음"으로 기재한다.
- 「의료기기 허가·신고·심사 등에 관한 규정」 제10조(원재료)항에 기재한 의약품의 명칭·성분·규격·분량과 해당 의약품의 사용목적 및 의약품 제조사·소재지·유래 물질(해당되는 경우)에 대하여 해당 제품의 기술적 특성을 고려하여 아래와 같이 작성한다.
  - 의약품의 식별과 출처는 해당 의약품의 기본 정보(의약품의 일반명, 분자식, 분자량 등)를 예시를 참고하여 기재할 수 있다.
  - 의도적으로 포함된 이유는 해당 의약품이 의료기기와 함께 사용되는 목적을 서술식으로 기재할 수 있다.
  - 의도된 적용에서 안전성 및 성능은 해당 의약품의 안전성 및 성능을 확인할 수 있도록 서술식으로 기재하거나, 시험 결과가 있는 경우 시험 결과를 요약하여 기재할 수 있다.
- 해당 제품에 의약품이 기재되는 경우 의약품의 사용목적, 의료기기와 함께 사용되는 목적을 각각 기재한다.

12) 동물시험 자료 요약

동물을 대상으로 한 성능시험 자료에 대하여 시험기관, 책임자, 시험제목, 시험 목적, 시험성적서 번호, 성적서 발급일, 사용 동물 정보, 시험방법, 측정항목, 시험결과 및 결론을 [부록 9]와 같이 간략히 기재한다.

해설

- 동물시험을 필요로 하지 않는 제품의 경우에는 "해당 없음"으로 기재한다.
- 동물시험의 경우 「의료기기 허가·신고·심사 등에 관한 규정」 제29조 첨부자료의 요건 제8호에 따라 수행된 자료를 요약하여 기재한다.
  - 시험성적서의 모델명은 반드시 허가 신청된 모델명과 일치하여야 한다. 이는 해당 제품과 모델명이 기재되어야 제출된 첨부자료가 허가 신청한 의료기기에 관한 자료임을 확인할 수 있기 때문이다.
  - 다만, 개발 시 명칭 등으로 시험성적서의 모델명과 동일하지 않은 경우에는 제조원에서 해당 제품이 동일함을 입증하는 제조원에서 발행한 공문을 추가로 제출하여야 한다.
- 동물시험의 시험성적서는 식약처장이 지정한 시험검사기관, 대학 또는 연구 기관 등 국내·외의 전문기관의 시험성적서, 제조사의 품질관리시스템하에서 실시한 시험성적서가 인정된다.
  - 전문기관에서 발급한 시험성적서의 경우 해당 기관의 장이 발급하고 기관의 시험시설 개요, 주요 설비, 연구인력 구성, 시험자의 연구 경력 등의 내용이 시험성적서에 포함되어야 하며 검토 후 타당함이 인정되어야 한다.
  - 제조사의 성적서의 경우 「의료기기 제조 및 품질관리기준」(식약처 고시)또는 이와 동등 이상의 규격에 따른 제조사의 품질관리시스템하에서 발급한 성적서이어야 한다.

13) 임상시험 자료 요약

신청 기기에 대하여 수행된 임상시험은 「의료기기 임상시험 관리기준(Good Clinical Practice)」을 준수하여야 한다. 실시된 시험 방법과 시험 성적을 기재한다. 시험방법에는 시험목적, 시험의 종류(비교임상, 일반임상 등), 피험자 선정 기준 및 제외 기준, 피험자 수, 시험방법, 시험기간, 관찰기간, 병용요법, 검사 및 관찰 항목, 검사 및 관찰 시기, 1·2차 유효성 평가 기준·평가 방법·해석 방법, 임상시험 책임자, 실시 기관 명칭과 기관 수 등이 해당된다.

대상 선택 기준, 제외 기준, 사용 방법 등의 설정 근거, 증례 구성 내역(안전성 평가 대상 증례 수, 유효성 평가 대상 증례 수 등), 중지 탈락 프로토콜 이탈 등의 증례에 대한 이유와 내역, 환자 배경(성별, 연령, 입원·외래, 기저질환, 사용 전 중증도, 유병기간, 합병증, 사용기간, 사용량 등), 시험성적, 결론을 기재한다. 고장의 경우 시험 중 고장 종류별 발현 빈도, 고장 원인별 발현 빈도, 고장 증례를 기재하고 고장의 발현 상황과 조치, 경과 등에 대해 [부록 10]에 따라 간략히 기재할 수 있다.

해설

- 임상시험을 필요로 하지 않는 제품의 경우에는 "해당 없음"으로 기재한다.
- 임상시험에 관한 자료는 의료기기의 안전성 및 유효성을 증명하기 위하여 사람을 대상으로 시험한 자료로서 「의료기기 허가·신고·심사 등에 관한 규정」 제29조 첨부자료의 요건 제12호에 따라 수행된 자료를 요약하여 기재한다.
  - 1·2 등급의 비교적 인체에 미치는 잠재적 위해성이 낮은 의료기기의 경우에는 허가를 신청하는 제품과 동등한 제품의(허가를 진행하는 해당 의료기기가 아닌 의료기기를 의미하며 허가를 진행하는 의료기기와 동등함을 입증해야 함) 임상시험에 관한 자료를 제출하는 것이 가능하다.
  - 단, 3·4등급 의료기기는 인체에 미치는 잠재적 위해성이 높은 의료기기에 해당하는 바, 임상시험에 관한 자료는 해당 제품에 대한 자료로 제출하여야 한다.
- 임상시험에 관한 자료는 식약처장이 지정한 임상시험기관, 외국 자료로 실시기관의 신뢰성이 인정되고 「의료기기 임상시험 관리기준」(「의료기기법 시행규칙」 [별표 3])에 의하여 실시한 것으로 판단되는 자료, 경제협력개발기구(OECD) 회원국에 허가 당시 제출되어 평가된 임상시험에 관한 자료 또는 과학논문 인용 색인 또는 과학논문추가인용색인에 등재된 전문학회지에 게재된 자료가 인정된다.
  - 경제협력개발기구(OECD) 회원국에 허가 당시 제출되어 평가된 임상시험에 관한 자료로서 해당 정부 또는 정부가 허가 업무를 위임한 등록기관이 제출받아 승인하였음을 확인한 자료 또는 이를 공증한 자료를 제출한 경우
    ※ 심사 대상 의료기기에 대한 임상시험에 관한 자료여야 하며 임상적 유의성이 있음이 입증되고 그 타당성이 있다고 판단되는 경우 이를 인정할 수 있다.
  - SCI 또는 SCI Expanded논문 자료를 제출한 경우 해당 의료기기의 사용목적에 대한 임상적 유의성이 있음을 입증하는 자료로서 그 타당성이 있다고 판단되는 경우 이를 인정할 수 있다.

3.3 첨부자료

가. 일반사항

① 첨부자료는 「의료기기 허가·신고·심사 등에 관한 규정」 [별표 10] 의료기기 국제표준화기술문서 작성 방법 중 '제2부 국제표준화기술문서 개요'에서 기재한 '2.4 설계와 제조정보', '2.6 위험 관리요약' 및 '2.7 제품검증 및 유효성확인 요약'의 근거 자료를 제출한다.

㉮ 첨부자료의 면제 범위는 「의료기기 허가·신고·심사 등에 관한 규정」 제28조 심사자료의 면제와 동일하게 적용되므로, 「의료기기 허가·신고·심사 등에 관한 규정」 [별표 11]의 제출자료 목록 비교표에 따라 해당 자료의 면제 여부를 확인하여 제출한다.

㉯ 「의료기기 허가·신고·심사 등에 관한 규정」 [별표 7] '기술문서 등 제출 자료의 범위' 중 각 품목류가 속한 중분류별 기술 문서 자료 제출 범위에 따라 '임상시험에 관한 자료', '기원 또는 발견 및 개발 경위에 관한 자료', '외국의 사용 현황 등에 관한 자료'를 생략할 수 있다.

㉰ '기원 또는 발견 및 개발 경위에 관한 자료'가 면제되는 경우 '제조공정에 관한 자료'를 생략할 수 있다.

㉱ '임상시험에 관한 자료'가 면제되는 경우 '임상시험자료'를 생략할 수 있다.

② 제조공정에 관한 자료는 「의료기기 허가·신고·심사 등에 관한 규정」 [별표 10] 의료기기 국제표준화기술문서 작성 방법 중 '2.4 설계와 제조정보'에 요약된 '제조공정 흐름도', '제조공정 설명'을 확인할 수 있는 자료(예 제품표준서(DMR), 작업표준서(SOP), 제조지시서, 주요 공정에 대한 밸리데이션 자료)를 제출한다. 해당 제품의 안전성 및 품질 확보에 영향을 미치는 시험 방법 및 조건에 대해 명시한 제조공정 문서와 이를 검증한 밸리데이션 자료를 제출한다.

③ 위험관리 보고서는 「의료기기 허가·신고·심사 등에 관한 규정」 [별표 10] 의료기기 국제표준화기술문서 작성 방법 중 2.6 위험관리 요약에 기재된 '위험관리시스템', '주요한 위해요인'을 확인할 수 있는 자료를 제출한다.

㉮ 위험관리계획서가 당해 제품에 대해 별도로 문서화되지 않은 경우에는 위험관리계획서를 대신하여 위험관리 프로세스가 기술된 품질문서(예 내부절차서)에서 발췌하여 요약된 내용을 첨부자료로 제출할 수 있다.

㉯ 위험관리보고서 또는 위험평가표(FMEA 등)를 제출할 수 있다.

④ 제품 검증 및 유효성확인 자료는 「의료기기 허가·신고·심사 등에 관한 규정」 제26조(심사 자료의 종류 및 범위 등)에서 정하고 있는 기술문서 심사에 관한 자료를 제출한다. 제품 검증 및 유효성확인 자료의 구체적인 요건은 「의료기기 허가·신고·심사 등에 관한 규정」 제29조 첨부자료의 요건에서 정의하고 있으며, 자세한 사항은 규정 해설서를 참고한다.

⑤ 참고문헌은 기술문서 개요를 작성하고「의료기기 허가・신고・심사 등에 관한 규정」제26조(심사 자료의 종류 및 범위 등)의 자료와 제3부의 첨부자료를 제출하는 데 사용된 참고문헌들을 제출한다.
  ㉮ 표시 기재(안)의 첨부자료(안) 또는 사용설명서(안)를 작성하는 데 사용한 참고자료(예 제조사의 사용설명서 등 사용목적에 관한 자료)의 목록을 기재하고 제출한다.
  ㉯ 제조자가 해당 제품을 개발하기 위해 사용한 작용 원리, 기원 또는 발견 및 개발 경위에 대한 참고문헌(예 논문, 문헌 등)을 기재한다.

나. 목차

첨부자료에 대한 각 세목을 포함한 전체 목차를 작성한다.

다. 제조공정에 관한 자료

① 자료 목차 : 제조공정에 관한 자료의 목차를 기재한다.
② 설계와 제조정보 :「의료기기 제조 및 품질관리 기준」적합성 평가기준에 따른 품질문서를 제출한다. 각 자료는 다음을 포함하여「의료기기 허가・신고・심사 등에 관한 규정」[별표 10] 의료기기 국제표준화기술문서 작성 방법 중 2.4.항에서 요약한 정보와의 연관성을 명확히 하여 제출한다.
  ㉮ 제조 조건에 따라 신청 품목의 품질, 물성 등 안전성 및 품질 확보에 영향을 미치는 공정(첨가물질, 용매처리 등의 처리 조건, 반응 조건, 정제법, 코팅 방법, 멸균 방법, 멸균 조건 등)에 대한 세부조건이 명시된 자료를 제출한다.
  ㉯ 개별 제품의 멸균 후 조합 또는 한 벌 구성한 의료기기 완제품 멸균을 반복한 제품의 경우에는 반복멸균이 각 의료기기의 원재료 특성 저하에 영향을 주지 않음을 알 수 있는 자료를 제출하고, 의약품을 조합하여 사용하는 경우 조합된 의료기기 전체를 멸균하는 것이 해당 의약품의 안전성 및 품질에 영향을 주지 않음을 알 수 있는 자료를 제출한다.
  ㉰ 최종 제품이 동물유래 성분을 함유하거나 제조과정 중 동물유래 성분을 사용하는 경우 동물의 명칭, 원산국, 연령, 사용 부위, 처리공정, 성분명에 대한 자료를 제출한다. 처리공정에 대한 자료에는 공여자 선별검사의 내용, 제조공정 중의 세균, 진균, 바이러스 등의 불활화/제거 처리의 방법 및 그 밖의 안전성과 품질 확보의 관점에서 필요한 사항에 대한 자료를 제출한다.

라. 위험관리보고서

① 자료 목차 : 위험관리보고서의 목차를 기재한다.
② 위험관리 계획서 :「의료기기 제조 및 품질관리 기준」에 따른 해당 제품의 기획, 개발, 설계 및 생산, 출하의 전 라이프사이클 공정 과정에서 위해요인을 파악하고 발생 가능한 위해의 발생을 최소화 및 차단함으로써 위험을 최소화하기 위한 위험관리계획서는 다음 항목을 포함하도록 작성하여 제출한다.

㉮ 개요 및 적용 범위

　　㉯ 용어의 정의

　　㉰ 제품에 대한 개요

　　㉱ 위험관리의 제품 수명성 적용

　　㉲ 책임과 권한

　　㉳ 위험관리활동을 위한 단계별 요구사항

　　㉴ 위험허용기준

　　㉵ 위험검증활동

　　㉶ 생산 및 생산 후 정보수집 및 관리 절차

　　㉷ 법적 요구사항 및 참조규격, 지침

　③ 위험관리 보고서 또는 위험평가표(㉺ FMEA 등) : 각 위해요인에 대해 위험분석, 위험평가, 위험통제조치의 수행 및 검증, 잔여 위험의 수용에 대한 추적성이 확보되는 위험관리보고서를 제출한다.

마. 제품 검증 및 유효성확인 자료

　① 자료 목차 : 제품 검증 및 유효성확인을 위한 자료의 목차를 기재한다.

　② 제품 검증 및 유효성확인을 위한 시험성적서 또는 자료 : 당해 제품의 검증 및 유효성확인을 위한 시험성적서 또는 자료로「의료기기 허가・신고・심사 등에 관한 규정」[별표 10] 의료기기 국제표준화기술문서 작성 방법 중 2.7.2항부터 2.7.13항에 해당하는 자료를 제출한다. 해당 자료의 요건은 「의료기기 허가・신고・심사 등에 관한 규정」제29조(첨부자료의 요건)를 적용한다.

바. 참고문헌

　기술문서 개요 및 첨부자료를 작성・제출하는 데 사용된 참고문헌(발표 논문, 지침 등)을 제출한다. 각 참고문헌들은 해당 자료와의 상관관계를 명확히 표시하여 제출한다.

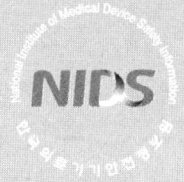

제 6 장

의료기기 기준규격 및 시험검사의 이해

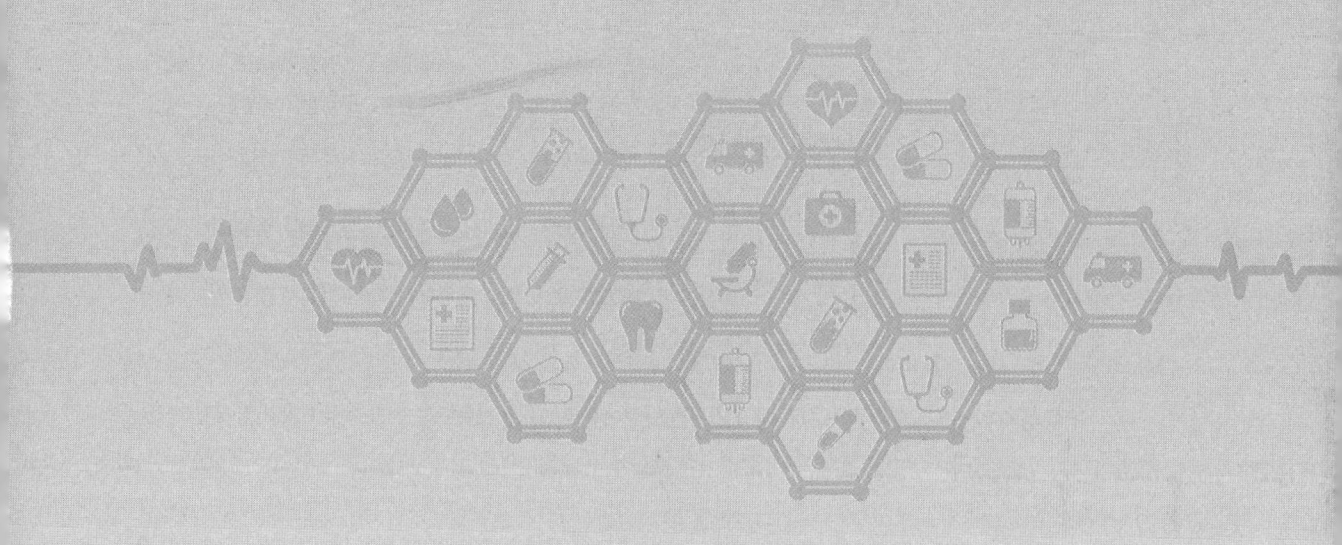

1. 의료기기 관련 공통 기준규격
2. 전기·기계적 안전에 관한 공통 기준규격
3. 전자파 안전에 관한 공통 기준규격
4. 생물학적 안전에 관한 공통 기준규격
5. 체외진단의료기기의 성능평가

06 의료기기 기준규격 및 시험검사의 이해

학습목표 → 의료기기 안전성 관련 기준규격 및 시험검사의 이해를 위해 의료기기 관련 공통 기준규격, 전기·기계적 안전에 관한 공통 기준규격, 전자파 안전에 관한 공통 기준규격, 생물학적 안전에 관한 공통 기준규격, 품목별 기준규격, 체외진단의료기기의 성능평가 등에 대해 학습한다.

NCS 연계 →

목차	분류 번호	능력단위	능력단위 요소	수준
1. 의료기기 관련 공통 기준규격	1903090204_15v1	규격 선정	규격 내용 파악하기	4
2. 전기·기계적 안전에 관한 공통 기준규격	1903090204_15v1	규격 선정	규격 내용 파악하기	4
3. 전자파 안전에 관한 공통 기준규격	1903090204_15v1	규격 선정	규격 내용 파악하기	4
4. 생물학적 안전에 관한 공통 기준규격	1903090204_15v1	규격 선정	규격 내용 파악하기	4
5. 체외진단의료기기의 성능평가	1903090204_15v1	규격 선정	규격 내용 파악하기	4

핵심 용어 → 공통 기준규격, 전기·기계적 안전, 전자파 안전, 생물학적 안전, 의료기기 기준규격, 시험검사, 체외진단의료기기의 성능검사

1 의료기기 관련 공통 기준규격

1.1 개요 및 배경

의료기기 산업은 기술·지식 집약적 산업으로 의료기기뿐만 아니라 의료기기와 관련된 기술들도 함께 지속적으로 발전해가고 있다. 이러한 의료기기와 관련된 기술 수준이 향상됨에 따라 의료기기에 대한 수요가 급증하고 많은 관심이 뒤따르고 있어 의료기기 산업은 고부가가치 산업으로 급속도로 발전하고 있다.

그러나 의료기기는 인간의 건강과 생명에 큰 영향을 미치는 제품이므로 해당 제품의 안전성과 유효성에 대한 적절한 평가가 필요하다. 이러한 평가를 위해 국제적으로 의료기기 기준규격 체계의 운영이 중요하게 인식되면서 국제규격과 적합하도록 공통 기준규격이라는 체계가 확립되었다.

공통 기준규격의 체계를 확립하기 위해 국제 기준규격들에 대한 연구가 필수적으로 이루어지고 있다. 국제 기준규격 중 하나인 국제표준화기구(ISO, International Organization for Standardization)의

설립 목적은 국제적 교환을 촉진하고, 지적·과학적·기술적·경제적 활동 분야에서의 협력 증진을 위하여 세계의 표준화 및 관련 활동의 발전을 촉진하는 데 있다. 이러한 목적 달성을 위하여 국제표준을 개발, 발간하며, 이 규격들이 세계적으로 사용되도록 회원 기관 및 관련 문제에 관심을 갖는 여러 국제기구와 협력하여 표준화 사업에 관한 연구 및 활동을 하고 있다.

의료기기와 관련된 국제 기준규격 중 하나인 국제전기기술위원회(IEC, International Electrotechnical Commission)의 설립 목적은 전기 및 전자 분야에서 표준화에 관한 제반 현안 및 관련 사항에 대한 국가 간 협력을 촉진하여 국가 간의 이해를 증진하고 각국의 의사를 집결한 IEC 표준의 형식에 따른 간행물을 발행하고 이것을 각국의 국가 표준에 반영시키는 데 있다.

의료기기와 관련된 국제 기준규격인 ISO 및 IEC와 한국산업규격(KS, Korean Standard)과 같은 국내 규격들을 고려하여 정확한 정보를 효율적으로 제공할 수 있는 표준들을 개발하고 식약처의 의료기기 심사 등을 고려하기 위해 공통 기준 규격이 제정되었다.

그러나 의료기기 기술 수준이 발전하고 새로운 의료기기들이 개발됨에 따라 해당 원리 및 기술들이 다양해지고 있으며, 새로운 원자재 사용으로 인해 관련 의료 기기에 대한 국제규격이 지속적으로 발전하여 제·개정되는 추세이므로, 이를 적극적으로 반영하기 위해 국내의 공통 기준규격 또한 지속적으로 제·개정되고 있는 상황이다.

1.2 구성

의료기기 공통 기준규격은 크게 두 가지로, 포괄적으로 적용되는 기준규격과 의료기기 품목별로 구분되어 적용되는 기준규격으로 구성된다. 전체적으로 전기를 사용하는 의료기기와 전기를 사용하지 않는 의료기기로 구성되어 있다.

가. 포괄적으로 적용되는 기준규격

① 「의료기기의 전기·기계적 안전에 관한 공통 기준규격」
② 「의료기기의 전자파 안전에 관한 공통 기준규격」
③ 「의료기기의 생물학적 안전에 관한 공통 기준규격」

포괄적으로 적용되는 기준규격의 경우, 전기를 사용하는 의료기기에 대하여는 「의료기기의 전기·기계적 안전에 관한 공통 기준규격」과 「의료기기의 전자파 안전에 관한 공통 기준규격」이 해당되며, 인체에 접촉 또는 이식되는 의료기기에 대하여는 「의료기기 생물학적 안전에 관한 공통 기준규격」이 해당된다.

나. 의료기기 품목별로 적용되는 기준규격(「의료기기 기준규격」)

의료기기 품목별로 적용되는 기준규격은 의료기기 품목별로 필요한 규격들을 규정한 규격으로, 크게 전기를 사용하는 품목들과 전기를 사용하지 않는 품목들로 분류된다. 해당 규격은 포괄적으로 적용되는 기준규격을 적용하고 추가적으로 해당되는 품목에 규정된 규격들을 적용하는 개별 규격이다.

해당 기준규격들은 식약처를 통해 지속 적인 제·개정이 이루어지고 있으며, 관련 내용은 홈페이지(www.mfds.go.kr/index.do)를 통해 확인할 수 있다.

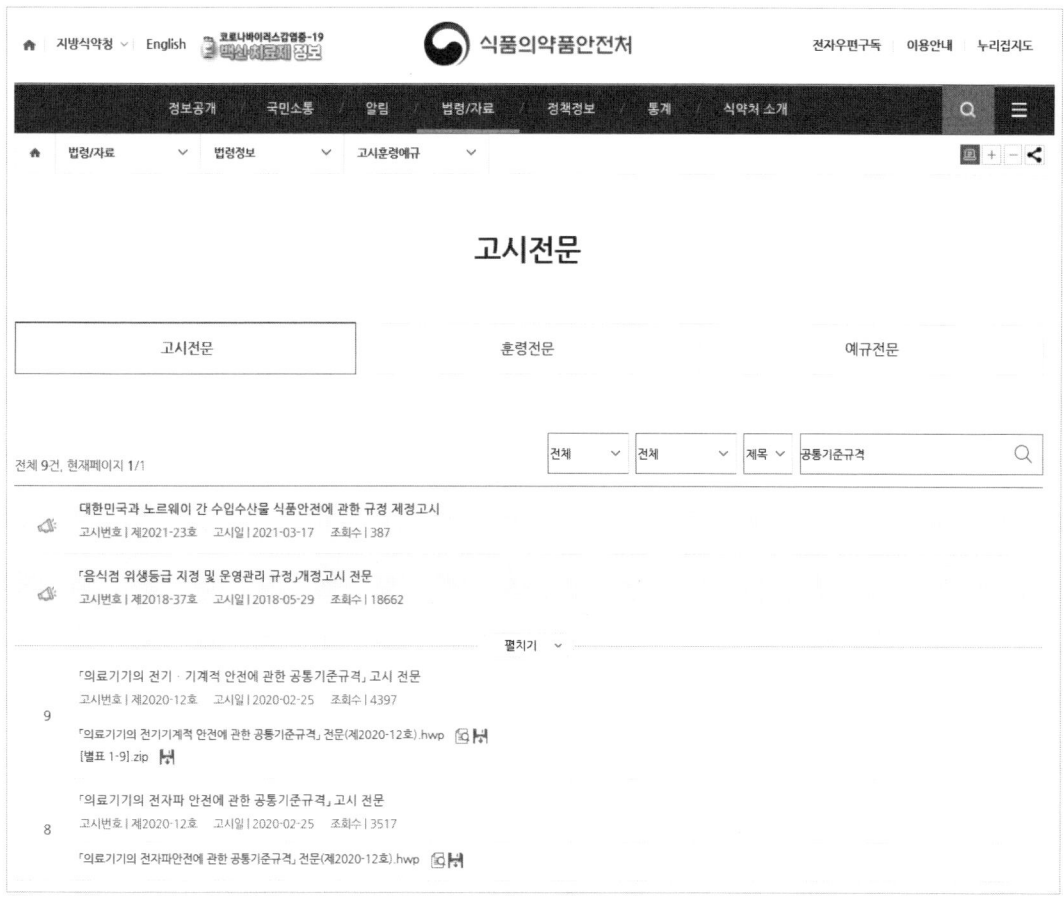

* 출처 : 식품의약품안전처 홈페이지, www.mfds.go.kr, 2021. 3.

┃그림 6-1┃ 식품의약품안전처 홈페이지 – '공통기준규격' 검색화면 예시

2 전기 · 기계적 안전에 관한 공통 기준규격

2.1 개요

IT시대를 맞이하여 의료기기 및 전기·전자기기의 제조 기술이 소형화, 고속 처리화, 디지털화 등 최첨단 디지털 전자기술로 발전하고 있다. 그러나 다른 분야의 기기들과는 다르게 의료기기는 인간의 생명에 영향을 미치는 제품이므로 제품의 오작동에 의한 사고의 심각성이 크다. 따라서 국내 및 해외 각국에서는 해당 제품들의 안전성과 성능의 적합성에 대하여 엄격한 관리체계를 적용하고 있다. 국내에서는 이러한 관리체계의 일환으로 전기를 사용하는 의료기기에 대하여 「의료기기의 전기·기계적 안전에 관한 공통 기준규격」을 적용하도록 요구하고 있다.

「의료기기의 전기·기계적 안전에 관한 공통 기준규격」은 식약처 고시 제2006-7호(2006. 3. 7. 제정)로 처음 제정되었으며, 2020년 5월 기준 식약처 고시 제2020-29호(2020. 5. 1. 개정)로 개정되어 적용되고 있다.

해당 규격은 「의료기기법」 제19조 및 「체외진단의료기기법」 제4조에 따라 품질에 대한 기준이 필요하다고 인정하는 의료기기에 대하여 그 적용 범위, 시험규격 등을 기준규격으로 정하여 의료기기의 품질관리에 적정을 기하는 데 목적을 두고 있다. 특히, 인체에 미치는 전기적 충격 및 전류에 의한 안전성을 확보하기 위한 기준규격으로서 의료기기의 등급 분류에 따른 차등적인 요구사항, 전압 및 에너지의 기준, 전기적 분리, 누설전류, 내전압 등에 대한 안전성 기준을 규정하고 있다.

또한, 해당 규격은 국제적으로 통용될 수 있도록 IEC(국제전기기술위원회)의 규격과 적합하도록 구성되어 있다. IEC는 전기 및 전자 분야에서 표준화에 관한 제반 현안 및 관련 사항에 대한 국제 간 협력을 촉진하여 국제 간 이해를 증진시키려는 목적을 가진 협의기구로, 전기 및 전자 의료기기에 대한 IEC 60601이라는 규격을 확립하였다.

해당 규격은 공통규격, 보조규격, 그리고 품목별로 확인해야 하는 개별 기준 규격으로 구성되어 있다.

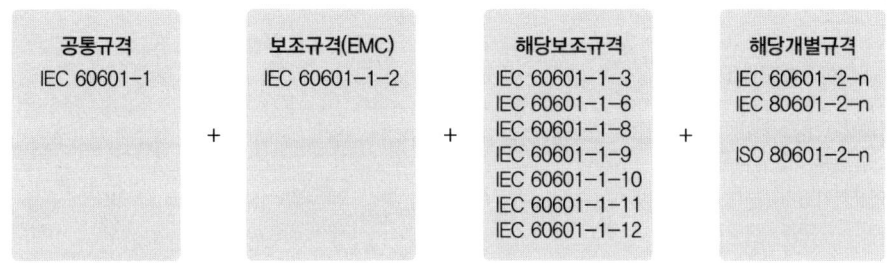

▮ 그림 6-2 ▮ IEC 규격의 구성

> **의료기기에 적용되는 규격의 구성**
> - 공통규격 : 의료용 전기기기 안전성, 필수 성능 공통 적용 규격
> - 보조규격 : 공통규격의 특정 시험항목에 적용하는 규격
> - 개별규격 : 공통규격 외 품목별 요구사항

공통규격은 전기를 사용하는 의료기기에 모두 적용되는 전기기기 안전성과 필수 성능을 확인하기 위한 공통 적용규격이다. 보조규격은 전기를 사용하는 의료기기 중 특정 성능(전자파, 방사선 등)에 해당하는 시험항목을 적용하는 규격이다. 개별규격은 공통규격 외 의료기기 품목별로 해당되는 요구사항들에 대한 성능 등을 확인하기 위해 적용하는 규격이다. 이 중 식약처에서 제정한 「의료기기의 전기·기계적 안전에 관한 공통 기준규격」은 IEC의 구성 항목 중 IEC 60601-1인 공통규격 사항에 해당한다.

IEC는 2005년 12월에 의료용 전기기기(Medical Electrical Equipment)에 대한 국제규격 IEC 60601-1(제3판)을 발행하였으며, 해외에서는 새롭게 변경된 규격에 따른 요구사항들을 적용하도록 권고하고 있다. IEC 60601-1은 2005년에 제3판, 2012년에 일부 변경사항을 반영하여 제3.1판, 2020년에 다시 일부 변경사항 반영하여 제3.2판이 발간되어 전 세계적으로 의료기기 전기 안전에 관한 규격으로 활용되고 있다.

국내의 경우, 시험평가와 관련하여 포괄적으로 설명하는 자료 등의 부족 및 국내 시험환경 등의 사유로 해당 규격에 대한 개정이 지연되었다. 그러나 향후 허가 심사뿐만 아니라 제품의 품질관리에 대한 일관성을 확보하고 국제표준에 따르는 의료기기 제품을 개발하여 수출 등의 의료기기 산업을 활성화하기 위하여 다양한 방법으로 시험평가 가이드라인을 개발하고 시험평가를 수행할 수 있도록 준비해 왔다. 이에 따라 2015년부터 IEC 60601-1(제3.1판)을 적용하기 위해 공통 기준규격을 개정하여 활용하고 있다.

2.2 구성

현재 개정된 전기·기계적 안전에 관한 공통 기준규격(식약처 고시 제2020-12호, 2020. 2. 25.)은 별표 1~별표 9로 구성되어 있으며, 각 기준규격별 토대가 되는 규격 및 적용되는 대상은 다음과 같다.

별표 번호	기준규격 명(별표 명칭)	기반규격	적용대상
1	의료기기 전기기계적 안전에 관한 공통기준 및 시험방법	IEC 60601-1:2012	의료용전기기기 및 의료용전기시스템
2	의료기기의 방사선 안전에 관한 보조기준규격	IEC 60601-1-3:2008	진단 및 치료 목적으로 X선 방사를 발생시키도록 설계된 의료용 전기기기와 의료용 전기시스템
3	의료기기의 사용적합성에 관한 보조기준규격	IEC 60601-1-6:2010	의료기기 사용적합성에 대한 분석, 규정, 설계, 검증 및 밸리데이션을 하여야 하는 의료용 전기기기와 의료용 전기시스템
4	의료기기 경보시스템에 관한 보조기준규격	IEC 60601-1-8:2012	경보시스템과 경보신호를 사용하는 의료용 전기기기와 의료용전기시스템

별표 번호	기준규격 명(별표 명칭)	기반규격	적용대상
5	의료기기 생리학적 폐회로 제어장치에 관한 보조기준규격	IEC 60601-1-10:2012	생리학적변수를 통제하기 위해 생리학적 폐회로 제어시스템을 사용하는 의료용 전기기기와 의료용 전기시스템
6	체외진단용 분석기기의 품목 명칭 및 정의	-	A22010.01 의료용플로방식임상화학자동분석장치 등 총 88개 품목 정의
7	체외진단용 분석기기에 대한 전기기계적 안전에 관한 공통기준규격	IEC 61010-1:2001	[별표 6]에서 규정하고 있는 체외진단용 분석기기
8	인체이식형 전자의료기기의 품목 명칭 및 정의	-	A09150.02 보조심장장치 등 총 19개 품목 정의
9	인체이식형 전자의료기기의 전기기계적 안전에 관한 공통기준규격	ISO 14708-1:2000	[별표 8]에서 규정하고 있는 인체이식형 전자의료기기

본 책자에서는 대부분의 전기를 사용하는 의료기기에 적용되는 [별표 1. 의료기기의 전기·기계적 안전에 관한 공통기준 및 시험방법을 소개할 것이며, 해당 기준규격은 적용 범위 및 목적, 용어의 정의, 시험 항목 및 시험방법들에 대한 자세한 내용들로 구성되어 있다.

전기·기계적 안전에 관한 공통 기준규격 목차는 다음과 같이 구성되어 있다.

제1절. 적용 범위, 목적 및 관련 규격
　1.1 적용 범위
　1.2 목적
　1.3 보조 기준규격
　1.4 개별 기준규격
제2절. 인용 규격
제3절. 용어 및 정의
제4절. 일반 요구사항
　4.1 ME 기기 또는 ME 시스템에 대한 적용을 위한 조건
　4.2 ME 기기 또는 ME 시스템을 위한 위험관리 프로세스
　4.3 필수 성능
　4.4 기대서비스 기간
　4.5 ME 기기 또는 ME 시스템을 위한 대체 위험통제수단 또는 시험 방법
　4.6 환자와 접촉하는 ME 기기 또는 ME 시스템의 부분
　4.7 ME 기기의 단일 고장 상태
　4.8 ME 기기의 부품
　4.9 ME 기기에서 무결성 부품의 사용
　4.10 전원
　4.11 전원 입력
제5절. ME 기기 시험을 위한 일반 요구 사항
　5.1 형식 시험
　5.2 샘플의 수
　5.3 주위 온도, 습도, 대기압

5.4 기타 조건
5.5 전원 전압, 전류의 종류, 전원의 특성, 주파수
5.6 수리 및 변경
5.7 습도 전처리
5.8 시험 순서
5.9 장착부 및 접촉 가능한 부분의 결정

제6절. ME 기기 및 ME 시스템의 분류
6.1 일반
6.2 전기적 충격에 대한 보호
6.3 물 또는 미립자 물질의 유해한 침입에 대한 보호
6.4 멸균 방법
6.5 산소 과밀 환경에서 사용하기 위한 적절성
6.6 가동 모드

제7절. ME 기기의 표식, 표시 및 문서
7.1 일반
7.2 ME 기기 또는 ME 기기 부분의 외측 표시
7.3 ME 기기 또는 ME 기기 부분의 내측 표시
7.4 제어기 및 계기의 표시
7.5 안전표지
7.6 심벌
7.7 도선의 절연피복 색깔
7.8 표시등 및 제어기
7.9 부속문서

제8절. ME 기기에서의 전기적 위해요인에 대한 보호
8.1 전기적 충격에 대한 보호의 기본규칙
8.2 전원에 관한 요구 사항
8.3 장착부의 분류
8.4 전압, 전류 또는 에너지의 제한
8.5 부분의 분리
8.6 ME 기기의 보호접지, 기능접지 및 등전위화
8.7 누설전류 및 환자측정전류
8.8 절연
8.9 연면거리 및 공간거리
8.10 부품 및 배선
8.11 전원부, 부품 및 배치

제9절. ME 기기 및 ME 시스템의 기계적 위해요인에 대한 보호
9.1 ME 기기의 기계적 위해요인
9.2 가동부에 관련된 위해요인
9.3 표면, 모서리 및 가장자리와 관련한 기계적 위해요인
9.4 불안정 위해요인
9.5 비산물의 위해요인
9.6 음향 에너지(초저주파음 및 초음파를 포함) 및 진동

9.7 공기압 및 수압을 받는 압력용기 및 부분
9.8 지지 시스템과 관련한 기계적 위해요인
제10절. 원치 않는 과도한 방사선 위해요인에 대한 보호
10.1 X선 방사
10.2 알파, 베타, 감마, 중성자선 및 기타의 입자선
10.3 마이크로파 방사선
10.4 레이저
10.5 기타 가시 전자파 방사선
10.6 적외선
10.7 자외선
제11절. 과온 및 기타 위해요인에 대한 보호
11.1 ME 기기의 과온
11.2 화재 방지
11.3 ME 기기의 방화 외장에 대한 구조적 요구사항
11.4 가연성 마취제와 함께 사용을 의도한 ME 기기 및 ME 시스템
11.5 가연성 물질과 함께 사용을 의도한 ME 기기 및 ME 시스템
11.6 넘침, 유출, 누설, 물 또는 미립자 물질의 침입, 청소, 소독, 멸균 및 ME 기기와 함께 사용하는 물질과의 적합성
11.7 ME 기기 및 ME 시스템의 생체 적합성
11.8 ME 기기에의 전원 공급/공급 전원의 차단
제12절. 제어기와 계측기의 정확도 및 위해한 출력에 대한 보호
12.1 제어기와 계측기의 정확도
12.2 ME 기기의 사용 적합성
12.3 경보시스템
12.4 위해한 출력에 대한 보호
제13절. ME 기기를 위한 위해상황 및 고장 상태
13.1 특정 위해상황
13.2 단일 고장 상태
제14절. 프로그램 가능 의료용 전기시스템(PEMS)
14.1 일반
14.2 문서화
14.3 위험관리 계획
14.4 PEMS 개발주기
14.5 문제 해결
14.6 위험관리 프로세스
14.7 요구사항 사양서
14.8 아키텍처
14.9 설계 및 구현
14.10 검증
14.11 PEMS 벨리데이션
14.12 변경
14.13 IT-네트워크로의 결합을 의도하는 PEMS

제15절. ME 기기의 구조
　15.1 ME 기기의 제어기 및 표시기의 배치
　15.2 서비스 가능성(serviceability)
　15.3 기계적 강도
　15.4 ME 기기의 부품 및 조립 일반
　15.5 ME 기기의 전원변압기 및 8.5항에 따른 분리를 제공하는 변압기
제16절. ME 시스템
　16.1 ME 시스템에 대한 일반 요구사항
　16.2 ME 시스템의 부속문서
　16.3 전원
　16.4 외장
　16.5 분리장치
　16.6 누설전류
　16.7 기계적 위해요인에 대한 보호
　16.8 ME 시스템의 부분에 전원 차단
　16.9 ME 시스템 접속 및 배선
제17절. ME 기기 및 ME 시스템의 전자파 적합성

2.3 적용 범위 및 목적

　해당 기준규격은 의료용 전기기기 및 의료용 전기시스템(ME 기기 및 ME 시스템)의 기본안전 및 필수성능을 확인하기 위해 적용되는 규격으로 명확한 기준을 설정하여 기술문서 심사의 공정성 및 투명성을 제공함으로써 의료기기의 품질관리에 적정을 기하는 것이 목적이다.

　체외진단장비(In Vitro Diagnostic Equipment)와 인체이식형 전자의료기기(Active Implantable Medical Devices)의 이식 부분품은 별도의 규격에서 다루어지므로 이 규격을 적용하지 않는다.

2.4 용어의 정의

　해당 기준규격에서는 각 시험항목들의 적용 범위 및 시험 방법들을 명확하게 전달하기 위해 기본적인 용어를 설명하고 있다.

> 참고 「부록 1. 전기·기계적 안전에 관한 공통 기준규격 용어 정의」

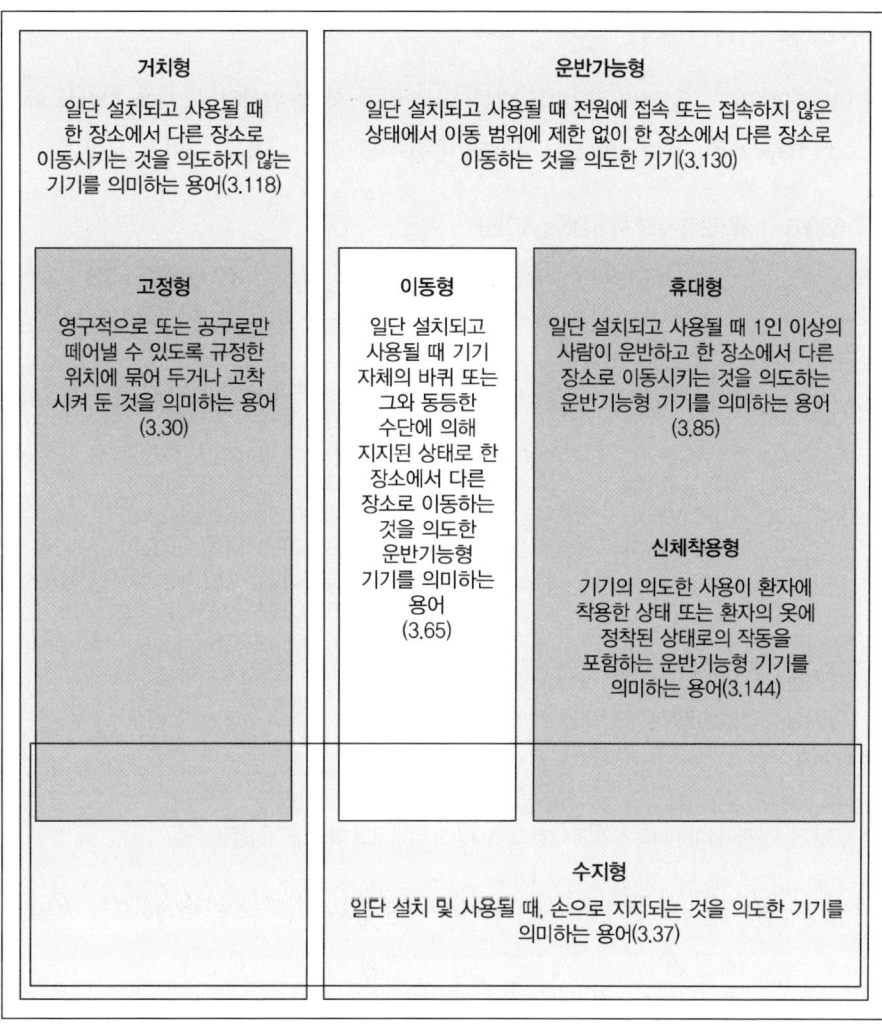

그림 6-3 기기, 부속품 또는 기기 부분을 기술하는 데 사용된 용어의 관계

2.5 요구사항 및 시험의 종류

국제규격 IEC 60601-1, 제3판이 제2판과 다른 점은 필수 성능, 위험관리, 사용 적합성 등 제품 설계에 대한 새로운 요구사항이 추가되었다는 점이다. 주요 차이점은 다음과 같이 비교할 수 있다.

〈표 6-1〉 IEC 60601-1 제3판의 주요 차이점(vs 제2판)

구분	IEC 60601-1 2판	IEC 60601-1 3판
구성	10장(Section) 및 59개 절(Clause)	17개 절(Clause)
요구사항	안전성	안전성 및 필수 성능
적용 보조규격	• 2개 규격 적용 - IEC 60601-1-2(전자파) - IEC 60601-1-3(방사선방어)	• 8개 규격 적용 - IEC 60601-1-2(전자파) - IEC 60601-1-3(방사선방어) - IEC 60601-1-6(사용적합성) - IEC 60601-1-8(경보시스템) - IEC 60601-1-9(환경고려설계) - IEC 60601-1-10(인체생리학적 폐회로 제어장치) - IEC 60601-1-11(개인용 의료기기) - IEC 60601-1-12(응급 의료 서비스 환경)
시스템장비 요구사항	없음(필요시 IEC 60601-1-1 적용)	있음
소프트웨어 요구사항	없음(필요시 IEC 60601-1-4 적용)	있음
위험관리 요구사항	없음	있음

※ 상기와 누설전류, 내전압, 온도시험, 부품 추가사항 등 변경사항 및 추가사항 다수
※ 전체적으로 제3판은 제2판에 비해 제품 설계에 대한 요구사항이 많아지고 어렵게 개정됨

현재 품목의 등급별로 개정된 전기·기계적 안전에 관한 공통 기준규격을 단계적으로 적용할 예정이므로, 여기서는 앞으로 적용될 제3판, 즉 개정된 전기·기계적 안전에 관한 공통 기준규격에 해당하는 각 절을 간략히 소개하고자 한다.

2.6 일반 요구사항

해당 규격 제4절 일반 요구사항에서는 제조자가 기기에 대한 필수성능 및 안정성과 관련하여 위험관리 프로세스를 통하여 그 적합성을 확인하도록 다음과 같은 요구사항들을 규정하고 있다.

가. ME 기기 또는 ME 시스템에 대한 적용을 위한 조건

별도로 규정하지 않는 경우, 정상 사용 및 합리적으로 예측 가능한 오용에 적용해야 한다.

나. ME 기기 또는 ME 시스템을 위한 위험관리 프로세스

1) 위험관리 도입

이 규격의 적합성을 위해 요구되는 위험관리 프로세스를 규정한다. 위험관리 프로세스는 다음의 목적을 제공하기 위함이다.

① 적용 가능한 보조규격 및 개별규격의 요구사항과 함께 이 규격에 규정된 규범적인 요구사항으로 고려 중인 개별 ME 기기 및 ME 시스템과 관련된 모든 위해요인을 기술하기 위함이다.
② 이 규격에 규정된 특정 시험들에 사용되는 방법을 특정 ME 기기 및 ME 시스템에 적용할 것을 권고하기 위함이다.
③ 이 규격에서 규정된 적합기준을 제공하지 않는 특정 위해요인이나 위해상황이 특정 ME 기기 및 ME 시스템에 위험을 초래하는지를 식별하고, 만약 그렇다면 허용 가능한 위험수준을 확립하고 잔여위험을 평가하기 위함이다.
④ 이 규격의 모든 요구사항을 적용하여 얻어진 잔여위험과 대체적인 위험통제 전략을 통해 얻어진 잔여위험을 비교함으로써 대체적인 위험통제 전략의 허용 가능성을 평가하기 위함이다.

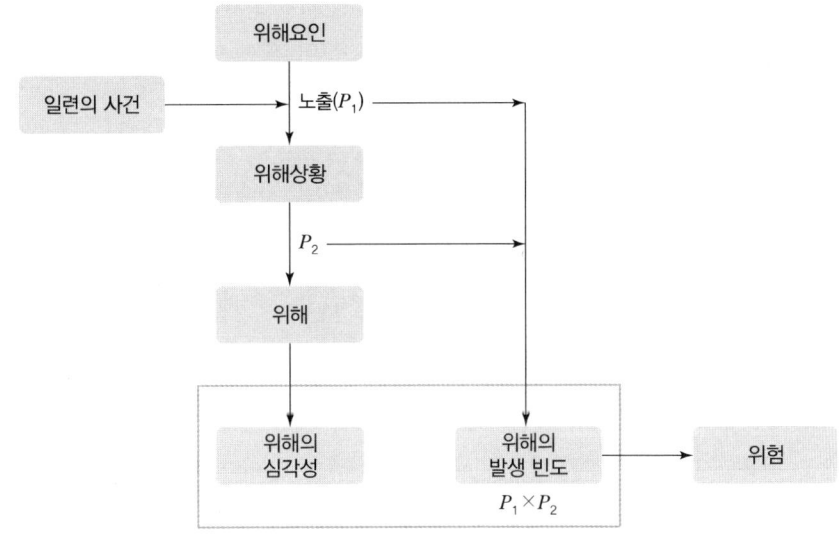

┃그림 6-4┃ 위해요인, 위해상황 및 위해의 관계

2) 위험관리에 대한 일반요구사항

ISO 14971에 적합한 위험관리 프로세스를 수행하여야 하며, 이 규격의 적합성을 위하여 다음을 제외하고 ISO 14971:2019의 모든 요소를 적용한다.
① 생산 및 시판 후 모니터링의 계획 및 시행
② 위험관리 프로세스의 적정성을 위한 정기검토
③ 적합성은 다음 사항을 확인한다.
 ㉮ 위험 허용 가능성 기준을 결정하기 위한 제조자의 정책을 검사
 ㉯ 고려 중인 특정 ME 기기 및 ME 시스템에 대한 위험관리 계획을 검사
 ㉰ 고려 중인 ME 기기 및 ME 시스템에 대해 이 규격에서 요구하는 위험관리 기록 및 기타문서를 포함하는 위험관리 파일을 제조자가 준비하였는지 확인

다. 필수 성능

위험분석 동안 제조자는 의도한 사용을 성취하기 위하여 필요하거나, ME 기기 및 ME 시스템의 안전에 영향을 주는 기본안전 외에도 ME 기기 및 ME 시스템의 임상적인 기능의 성능을 식별하여야 한다. 제조자는 정상상태 및 단일고장상태 모두에서 온전히 기능을 발휘할 때와 식별된 성능이 전체 상실될 때 사이의 성능 제한치를 규정하여야 한다.

또한, 제조자는 자신이 규정한 제한치를 벗어나 식별된 성능이 저하되거나 상실됨으로써 발생하는 위험을 평가하여야 한다. 초래되는 위험이 허용 가능하지 않다면, 식별된 성능은 ME 기기 및 ME 시스템의 필수성능이 된다.

제조자는 식별된 성능의 저하나 상실로 인한 위험을 허용 가능한 수준으로 줄이기 위하여 위험통제수단을 구현하여야 한다. 위험통제 수단의 유효성을 검증하는 데 사용된 방법을 규정하여야 한다. 여기에는 검증이 필요한지 여부를 확인하기 위해 이루어지는 평가를 포함하여야 한다. 적합성은 위험관리 파일의 검사에 의해 확인한다.

라. 기대서비스 기간

제조자는 ME 기기 또는 ME 시스템의 기대서비스 기간을 위험관리 파일에 기재해야 한다. 적합성은 위험관리 파일의 검사에 의해 확인한다.

마. 환자와 접촉하는 ME 기기 또는 ME 시스템의 부분

위험관리 프로세스에서 환자와 접촉하지만 장착부의 정의에서 벗어나는 부분(장착부 취급부)에 장착부의 요구사항을 적용할지 여부에 대한 평가를 포함하여야 한다. 그러한 부분에 대하여 위험사정에서의 BF형 장착부 또는 CF형 장착부 요구사항이 필요하다고 식별되지 않는 한 B형 장착부에 대한 요구사항을 적용하여야 한다. 적합성은 위험관리 파일의 검사에 의해 확인한다.

바. ME 기기의 단일고장상태

ME 기기는 단일고장 안전을 확보하거나 또는 위험관리 프로세스의 적용을 통해 위험이 허용될 수 있도록 설계 및 제조해야 한다. 이 규격의 요구사항에 대한 적합성 평가 시 정상 상태와 관련 있는 경우, 정상 상태를 반드시 고려해야 한다. ME 기기는 다음의 경우 단일고장 안전으로 간주한다.

〈표 6-2〉 ME 기기 단일고장 안전의 경우

a)	고장의 확률을 무시할 수 있을 만큼 위험을 줄일 수 있는 단일 수단을 사용한다(예 강화절연, 기계적 보호장치 없이 8배의 인장 안전율을 사용한 현수질량, 무결성 부품 등).
b)	단일고장상태는 일어나지만, 위험을 줄이는 제2의 수단이 고장 나기 전에 최초의 고장을 ME 기기의 기대서비스 기간에 감지할 수 있는 경우(예 기계적 보호장치를 갖춘 현수질량), 위험을 줄이는 제2의 수단이 ME 기기의 기대서비스 기간에 고장 날 확률은 무시할 수 있을 정도로 낮다.

단일고장상태가 다른 단일고장상태를 발생시킬 경우 2개의 고장은 1개의 단일고장상태로 간주한다. 단일고장상태의 시험에서 한 번에 단 하나만의 고장이 적용되어야 한다.

일반적으로 고장은 다음의 3가지 확률 범주로 분류한다.

〈표 6-3〉 일반적인 고장의 확률 범주

a)	확률이 매우 낮아서 무시할 수 있다. 이러한 고장에서 발생하는 위험은 허용될 수 있다고 간주한다.
b)	확률이 고려될 필요가 있을 만큼 높지만, 한 번에 1개만 고려할 정도로(단일고장) 충분히 높지 않다. 이 범주의 고장은 이 규격에서 정한 모든 단일고장상태, 그리고 ISO14971의 적용 시 단일고장상태의 기준을 충족하는 다른 고장을 포함한다.
c)	확률의 발생 가능성이 매우 높으며, 예측 불가능하고, 탐지할 수 없으므로 그 상태를 정상 상태로 간주하고 각각 또는 집단적으로 고려할 필요가 있는 경우이다.

위험 분석의 결과는 시험해야 할 고장을 결정하기 위하여 사용해야 하며, 위해 상황을 발생시킬 수 있는 어느 한 부품의 고장을 한 번씩 물리적 혹은 이론적으로 모의하여 시험해야 한다. 부품에 대한 고장 모의의 적용 여부를 평가할 때 ME 기기의 기대 서비스 기간 동안 발생하는 부품 고장과 관련된 위험을 고려해야 한다. 상기 평가는 위험관리의 원칙을 적용해야 하며, 이 평가에서는 부품의 신뢰성, 인장 안전율 및 정격과 같은 문제를 고려해야 한다. 더욱이 단일고장상태를 모의할 때 매우 확률이 높거나 검출할 수 없는 부품의 고장을 모의하여 시험해야 한다.

단일고장상태와 관련한 특정 요구사항 및 시험을 적용하고, 위험 분석 결과의 평가로 확정한 고장에 대한 시험을 적용하여 적합성을 결정한다.

사. ME 기기의 부품

이 규격이나 위험관리 프로세스를 통해 규정된 예외 사항이 없는 경우, 고장으로 인해 위해 상황이 발생되는 배선을 포함하여 모든 부품은 규정된 정격에 따라 사용해야 한다. 보호수단으로 사용되는 부품의 신뢰성은 ME 기기의 사용 조건에서 평가되어야 한다. 그 부품은 다음 중 하나에 적합해야 한다.

① 관련된 IEC 또는 ISO 규격에서 적용 가능한 안전 요구사항을 적용하여야 한다.

비고 1 : 부품의 경우, 부품 규격의 적합성을 확인하기 위해 이미 수행한 식별한 시험 또는 동등한 시험을 할 필요는 없다.

② 관련된 IEC 또는 ISO 규격이 없는 경우, 이 규격의 요구사항을 적용하여야 한다.

비고 2 : 이 규격과 IEC 또는 ISO의 규격에도 요구사항이 없는 경우 다른 적용 가능한 출처(예 다른 형태의 장치에 대한 규격, 국가 규격)를 사용하여 위험관리 프로세스에 대한 적합성을 증명할 수 있다.

적합성은 검사에 의해, 그리고 필요한 경우 시험을 통해 확인한다.

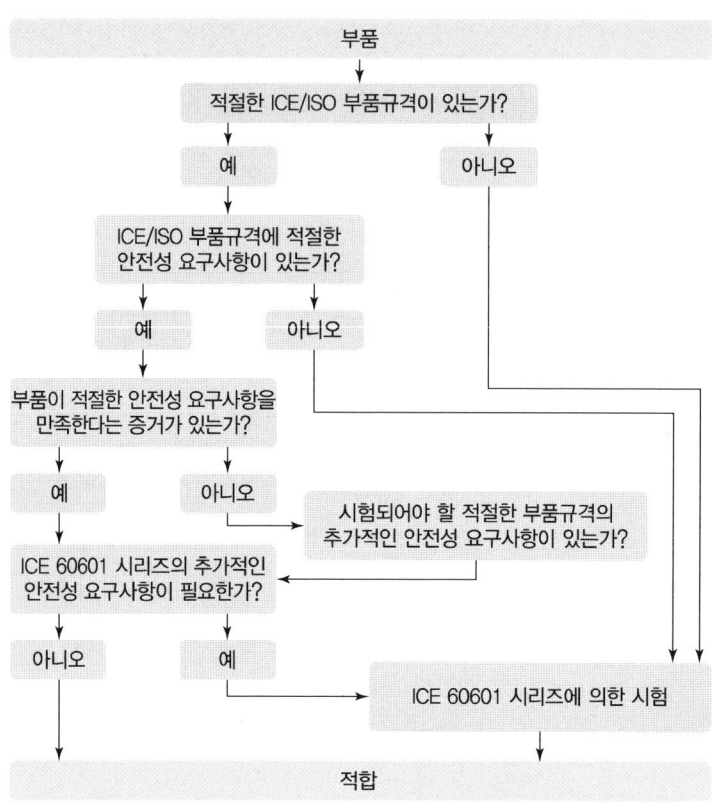

｜그림 6-5｜ 부품 인정의 개요 흐름도

아. ME 기기에서 무결성 부품의 사용

특정 부품의 고장에 의해 허용할 수 없는 위험이 발생될 경우, 무결성 부품을 사용해야 한다. 무결성 부품은 그 ME 기기의 기대서비스 기간 내 사용 및 합리적으로 예측 가능한 오용의 조건과 일치하도록 선택하여 평가해야 한다. 적합성은 위험관리 파일 및 무결성 부품의 선택 기준에 대한 검사에 의해 확인한다.

자. 전원

1) ME 기기의 전원

ME 기기는 공급 전원 접속에 적합하거나 별도의 전원 접속을 규정하고 있거나, 내부 전원에 의해 전력을 공급받아야 한다. 또는 대체수단으로 이들 전원을 조합하여 사용해도 된다.

차. 전원입력

제조업자가 설정한 운전 조건에서 정상 상태에서의 입력전류 또는 전력에 대한 평가하는 시험으로, 전원 입력이 안정된 값에 이를 때까지 ME 기기 또는 ME 시스템을 사용설명서에서 규정한 대로 가동한다. 입력을 측정하고 표시 및 기술설명서 내용과 비교한다.

사용설명서에 기재된 가동 조건과 정격전압으로 ME 기기 또는 ME 시스템을 측정했을 때 안정상태(Steady-state)에서 측정한 전원 입력은 표시한 정격의 10%를 넘지 않아야 한다. 적합성은 검사 및 시험에 의해 확인한다.

2.7 ME 기기 시험을 위한 일반 요구사항

「의료기기 전기·기계적 안전에 관한 공통 기준규격」의 제5절 ME 기기 시험을 위한 일반 요구사항에서는 기기가 이 규격의 요구사항을 만족시킬 수 있는지 대표적인 샘플에 대한 시험에 관한 요구사항을 규정하고 있다.

이 규격에서 기술한 시험은 형식시험이다. 수행하고자 하는 시험은 4절(일반요구사항), 특히 4.2항(위험관리 프로세스)의 요구사항을 고려하여 결정한다.

가. 형식시험

설계 및 제조된 기기가 이 규격의 요구사항을 만족시킬 수 있는지 여부를 결정하기 위하여 기기의 대표적인 샘플에 대한 시험으로 위험관리 프로세스의 요구사항을 고려하여 시험 여부를 결정한다.

위해상황을 초래하는 독립적인 고장들이 동시에 일어나는 조합을 위험관리파일에 문서화하여야 한다. 그러한 독립적인 고장이 동시에 발생하는 상황에서 기본안전 및 필수성능이 유지됨을 증명하기 위해 필요한 시험을 할 때는 관련 시험을 최악의 경우로 제한하여 시행할 수 있다.

나. 샘플의 수

형식시험은 시험하고자 하는 제품의 대표 샘플에 대해 수행한다.

다. 주위 온도, 습도, 대기압

시험하고자 하는 ME 기기를 정상사용 상태로 설정하고, 기술설명서에 기재된 환경조건 범위 내에서 시험한다. ME 기기를 시험의 유효성에 영향을 미칠 우려가 있는 기타 영향(예 외풍)으로부터 차단한다. 주위 온도를 일정하게 유지할 수 없는 경우, 그에 따라 시험 조건을 수정하고 시험 결과를 조정한다.

라. 기타 조건

이 규격에서 별도로 규정하지 않는 경우, 사용설명서에서 규정한 가장 불리한 동작 조건에서 ME 기기를 시험한다.

서비스 제공자 이외의 사람에 의해 조절과 제어가 가능한 조작값에 대해, ME 기기는 시험의 일부로서 해당 ME 기기의 사용설명서에 따라 관련 시험 동안 가장 불리한 값으로 조정해야 한다.

시험 결과가 냉각액의 유입 압력 및 유량 또는 화학성분에 영향을 받을 경우, 기술설명서에 기재된 특성의 한도 내에서 시험을 수행한다. 냉각수가 필요한 경우에는 음용수를 사용한다.

마. 수리 및 변경

시험 과정에서 고장이 발생하거나 고장 발생이 예측되어 수리 또는 변경이 필요한 경우, 새로운 샘플로 결과에 영향을 미치는 모든 시험을 다시 하거나 필요한 수리나 변경을 한 후 관련 시험만을 한다. 어느 쪽으로 할 것인가에 대해서는 후자가 바람직하지만 시험기관과 시험을 의뢰한 ME 기기 공급자 간에 협의할 수 있다.

바. 습도 전처리

모든 ME 기기 또는 그 부품은 습도 전처리를 해야 한다. 습도 전처리는 상대습도 93%±3%의 공기를 포함한 온습도 챔버 내에서 한다. 온습도 챔버 내 공기의 온도는 ME 기기가 위치한 모든 장소에서 +20℃에서 +32℃ 범위 내의 적당한 온도 T±2℃ 이내로 유지되어야 한다. 온습도 챔버에 넣기 전까지 ME 기기의 온도를 T와 T±4℃ 사이가 되도록 하고, 습도 처리에 앞서 적어도 4시간 동안 이 온도로 유지한다.

ME 기기 및 그 부품은 IPX0로 분류될 경우 온습도 챔버 내에 48시간, IPX0보다 높게 분류될 경우 168시간 방치한다. 위험관리 프로세스의 결과 ME 기기가 높은 습도에 장기간 노출될 수 있는 경우(예 야외 사용을 의도한 ME 기기) 기간을 적절히 연장한다. 이후 필요할 경우 ME 기기를 재조립한다.

사. 장착부 및 접촉 가능 부분의 결정

1) 장착부

장착부는 검사 또한 부속문서를 참조함으로써 확정한다.

2) 접촉 가능 부분

가) 테스트 핑거

접촉 가능 부분으로 간주하는 ME 기기의 부분은 검사 및 필요한 경우 시험을 통해 확정한다.
① ME 기기를 정상 사용으로 가동할 때의 모든 자세에 대해 시험한다.
② 공구를 사용하지 않고, 또는 사용설명서에 따라 개폐 커버를 열고 부분(램프, 퓨즈, 퓨즈홀더 등)을 떼어낸 후에 시험한다.

표준 테스트 핑거는 기기에 예상되는 모든 자세에서 무리한 힘을 가하지 않고 적용한다. 단, 바닥에서 사용을 의도하고 모든 가동 조건에서 질량이 45kg을 초과하는 ME 기기는 기울이지 말아야 한다. 또한 기술설명서에 따라 캐비닛 내에 끼워 넣는 것을 의도하는 ME 기기는 최종 조립한 상태에서 시험한다.

나) 테스트 훅

테스트 훅을 삽입할 수 있는 경우, ME 기기의 개구를 테스트 훅을 사용하여 기계적으로 시험한다.
문제의 모든 개구에 테스트 훅을 삽입하고 그 개구가 있는 표면에 대해 거의 직각 방향으로 20N의 힘으로 10초간 끌어당긴다. 또한, 접촉 가능한 추가적인 부분들이 있으면 표준 테스트 핑거 사용 또는 검사에 의해 그 부분을 확정한다.

다) 조작기구

핸들, 노브, 레버 등을 떼어낸 후 접촉 가능한 전기제어기 조작기구의 도전성 부분은 접촉 가능 부분으로 간주한다. 핸들, 노브 등의 제거에 공구 사용이 필요할 경우, 조작기구의 도전성 부분은 접촉 가능 부분으로 간주하지 않는다.

2.8 ME 기기 및 ME 시스템의 분류

ME 기기 및 ME 시스템의 분류에서는 기기의 분류 방법에 대한 구체적인 내용을 규정하고 있다.

가. 일반

이 규격의 목적을 위해 장착부를 포함하여 ME 기기 또는 그 부분은 다음과 같이 분류해야 한다.

나. 전기적 충격에 대한 보호

외부전원에서 에너지를 공급받는 ME 기기는 1급 ME 기기 또는 2급 ME 기기로 분류해야 한다. 기타 ME 기기는 내부전원 ME 기기로 분류해야 한다.

〈표 6-4〉 ME 기기의 분류

기기 분류
1급 ME 기기
2급 ME 기기
내부전원형 기기

공급전원에 접속할 수단이 있는 내부전원 ME 기기는 공급전원에 접속한 경우 1급 ME 기기 또는 2급 ME 기기의 요구사항에 적합해야 하며, 접속하지 않은 경우 내부전원 ME 기기의 요구사항에 적합해야 한다. 장착부는 B형 장착부, BF형 장착부 또는 CF형 장착부로 분류해야 한다. 장착부는 내제세동형 장착부로 분류할 수 있다.

다. 물 또는 미립자 물질의 유해한 침입에 대한 보호

물 및 미립자 물질의 유해한 침입에 대한 보호 정도에 따라 외장을 분류해야 한다.

> 참고 규격 KS C IEC 60529

비고 이 분류는 IPN$_1$N$_2$이다.
- N$_1$: 미립자 물질에 대한 보호 정도를 나타내는 정수 또는 문자 "X"
- N$_2$: 물의 침입에 대한 보호 정도를 나타내는 정수 또는 문자 "X"

라. 산소 과밀 환경에서 사용하기 위한 적절성

산소 과밀 환경에서 사용을 의도하는 ME 기기 및 ME 시스템은 그러한 사용에 대해 분류되어야 한다.

마. 가동 모드

ME 기기는 연속 가동이나 비연속 가동 중 하나로 분류해야 한다.

2.9 ME 기기의 표식, 표시 및 문서

가. 일반

1) 표식, 표시 및 문서의 사용적합성

ME 기기의 사용적합성 내용을 참고한다.

2) 표시의 명확한 식별(Legibility)

다음 조건에서도 명확한 식별이 이루어져야 한다.
① ME 기기 외측의 경고문, 지시문, 안전표지 및 기호는 관련 기능을 수행하는 사람의 의도된 위치에서,
② 고정형 ME 기기는 그 ME 기기를 정상 사용의 위치에 설치할 때,
③ 고정형 ME 기기가 아닌 운반 가능한 ME 기기 및 거치형 ME 기기는 정상 사용 시, 벽면에 위치한 ME 기기를 떼어낸 경우, ME 기기를 정상 사용의 위치에서 방향을 바꾼 경우, 제거 가능 선반(Rack)이 있을 때 이를 제거한 경우
④ ME 기기 또는 ME 기기 부분의 내부 표시는 관련 기능을 수행하는 사람의 의도된 위치에서 봤을 때, 명확한 식별에 대한 적합성은 다음 시험에 의해 확인한다.

ME 기기 또는 그 부분을 관찰지점이 조작자의 의도한 위치에 놓이도록 위치시킨다. 조작자의 의도한 위치가 규정되지 않고 그 위치도 불명확하다면, 1m 거리에서 그리고 표시 면의 중심의 수직축에서 30° 각도인 원추체(Cone) 밑면(Base) 내의 한 지점에 놓는다. 주위의 조도는 100lx~1500lx의 범위에서 가장 불리한 레벨로 한다. 관찰자는 관찰 지점에서 표시를 정확히 읽는다.

3) 표시의 내구성

표시는 공구나 강한 힘에 의해서만 떼어낼 수 있어야 하고, ME 기기의 기대서비스 기간 동안 명확한 식별이 되도록 내구성을 갖추어야 한다. 표시의 내구성을 고려할 때 정상 사용에 의한 영향을 고려해야 한다.

다) 조작기구

핸들, 노브, 레버 등을 떼어낸 후 접촉 가능한 전기제어기 조작기구의 도전성 부분은 접촉 가능 부분으로 간주한다. 핸들, 노브 등의 제거에 공구 사용이 필요할 경우, 조작기구의 도전성 부분은 접촉 가능 부분으로 간주하지 않는다.

2.8 ME 기기 및 ME 시스템의 분류

ME 기기 및 ME 시스템의 분류에서는 기기의 분류 방법에 대한 구체적인 내용을 규정하고 있다.

가. 일반

이 규격의 목적을 위해 장착부를 포함하여 ME 기기 또는 그 부분은 다음과 같이 분류해야 한다.

나. 전기적 충격에 대한 보호

외부전원에서 에너지를 공급받는 ME 기기는 1급 ME 기기 또는 2급 ME 기기로 분류해야 한다. 기타 ME 기기는 내부전원 ME 기기로 분류해야 한다.

〈표 6-4〉 ME 기기의 분류

기기 분류
1급 ME 기기
2급 ME 기기
내부전원형 기기

공급전원에 접속할 수단이 있는 내부전원 ME 기기는 공급전원에 접속한 경우 1급 ME 기기 또는 2급 ME 기기의 요구사항에 적합해야 하며, 접속하지 않은 경우 내부전원 ME 기기의 요구사항에 적합해야 한다. 장착부는 B형 장착부, BF형 장착부 또는 CF형 장착부로 분류해야 한다. 장착부는 내제세동형 장착부로 분류할 수 있다.

다. 물 또는 미립자 물질의 유해한 침입에 대한 보호

물 및 미립자 물질의 유해한 침입에 대한 보호 정도에 따라 외장을 분류해야 한다.

> 참고 규격 KS C IEC 60529

비고 이 분류는 IPN$_1$N$_2$이다.
- N$_1$: 미립자 물질에 대한 보호 정도를 나타내는 정수 또는 문자 "X"
- N$_2$: 물의 침입에 대한 보호 정도를 나타내는 정수 또는 문자 "X"

라. 산소 과밀 환경에서 사용하기 위한 적절성

산소 과밀 환경에서 사용을 의도하는 ME 기기 및 ME 시스템은 그러한 사용에 대해 분류되어야 한다.

마. 가동 모드

ME 기기는 연속 가동이나 비연속 가동 중 하나로 분류해야 한다.

2.9 ME 기기의 표식, 표시 및 문서

가. 일반

1) 표식, 표시 및 문서의 사용적합성

ME 기기의 사용적합성 내용을 참고한다.

2) 표시의 명확한 식별(Legibility)

다음 조건에서도 명확한 식별이 이루어져야 한다.
① ME 기기 외측의 경고문, 지시문, 안전표지 및 기호는 관련 기능을 수행하는 사람의 의도된 위치에서,
② 고정형 ME 기기는 그 ME 기기를 정상 사용의 위치에 설치할 때,
③ 고정형 ME 기기가 아닌 운반 가능한 ME 기기 및 거치형 ME 기기는 정상 사용 시, 벽면에 위치한 ME 기기를 떼어낸 경우, ME 기기를 정상 사용의 위치에서 방향을 바꾼 경우, 제거 가능 선반(Rack)이 있을 때 이를 제거한 경우
④ ME 기기 또는 ME 기기 부분의 내부 표시는 관련 기능을 수행하는 사람의 의도된 위치에서 봤을 때, 명확한 식별에 대한 적합성은 다음 시험에 의해 확인한다.

ME 기기 또는 그 부분을 관찰지점이 조작자의 의도한 위치에 놓이도록 위치시킨다. 조작자의 의도한 위치가 규정되지 않고 그 위치도 불명확하다면, 1m 거리에서 그리고 표시 면의 중심의 수직축에서 30° 각도인 원추체(Cone) 밑면(Base) 내의 한 지점에 놓는다. 주위의 조도는 100lx~1500lx의 범위에서 가장 불리한 레벨로 한다. 관찰자는 관찰 지점에서 표시를 정확히 읽는다.

3) 표시의 내구성

표시는 공구나 강한 힘에 의해서만 떼어낼 수 있어야 하고, ME 기기의 기대서비스 기간 동안 명확한 식별이 되도록 내구성을 갖추어야 한다. 표시의 내구성을 고려할 때 정상 사용에 의한 영향을 고려해야 한다.

나. ME 기기 또는 ME 기기 부분의 외측 표시

1) ME 기기 및 교체 가능 부분의 표시에 대한 최소 요구사항

ME 기기, ME 기기의 부분 또는 부속품의 치수, 또는 그 외장의 특성으로 인해 규정한 모든 표시의 부착을 허용할 수 없을 경우 적어도 표식(특성), 전원 공급하는 기기에 대한 정보(형명, 전원정격 등), 전원정격(영구설치형 ME 기기는 제외), 장착부 및 생리학적 영향(안전표식 및 경고문)(해당되면)에서 기재한 것과 같은 표시를 부착해야 하며, 나머지 표시는 모두 부속문서에 기록해야 한다. ME 기기의 표시를 하지 않는 것이 타당한 경우, 이 표시들은 개별 포장에 부착해도 좋다. 또한 일회용 재료, 부품, 부속품 혹은 ME 기기 또는 그 포장은 "재사용하지 말 것(Do Not Reuse)", "한 번만 사용할 것(Single Use Only)" 또는 ISO 7000-1051(2004-01)에 해당되는 심벌을 표시해야 한다.

《표 6-5》 '재사용 불가' 심벌

심벌	참조 규격	설명
②	ISO 7000-1051	재사용 불가

2) 표식

ME 기기에는 다음을 표시하여야 한다.
① 제조자의 명칭 또는 상표 그리고 제조자의 연락처
② 모델 또는 형식명칭
③ 시리얼번호, 로트번호 또는 배치식별표시
④ 적용 가능하다면, 제조일자 또는 유효기간

시리얼번호, 로트 또는 배치번호, 및 생산일자는 인간이 읽을 수 있도록 제공되거나 바코드 및 RFID와 같은 자동식별기술을 통해 제공될 수도 있다.

오인으로 인해 허용할 수 없는 위험을 초래할 수 있다면, ME 기기의 탈착 가능 부품에는 다음을 표시한다.
① 제조자의 명칭 또는 상표
② 모델 또는 형식명칭

PEMS의 부분을 구성하는 소프트웨어는 개정 레벨 또는 공개/발행 일자와 같은 고유 식별명으로 확정해야 한다. 표식은 지정된 사람(예 서비스 제공자)이 이용할 수 있어야 한다. 표식은 ME 기기의 외측에 있을 필요는 없다.

3) 부속문서 참조

심벌 ISO 7000-1641(2004-01)에 해당하는 경우, 조작자는 부속문서를 참조하는 데 도움을 받기 위해 사용할 수 있다. 부속문서를 참조하는 것이 의무적인 행위일 경우, 심벌 ISO 7000-1641 대신 안전표지 ISO 7010-M002를 사용해야 한다.

〈표 6-6〉 '조작지시서에 따를 것' 심벌

심벌	참조 규격	설명
📖	ISO 7000-1641	조작지시서
📖	ISO 7010-M002	조작지시서에 따를 것 ※ 비고 : ME 기기의 경우 "사용설명서에 따를 것"

4) 부속품

부속품에는 다음을 표시하여야 한다.

① 제조자의 명칭 또는 상표 그리고 제조자의 연락처
② 모델 또는 형식명칭
③ 시리얼번호, 로트번호 또는 배치 식별표시
④ 적용 가능하다면, 제조일자 또는 유효기간

부속품의 표시가 실행 불가능한 경우 개별 포장에 이 표시를 부착해도 좋다.

5) 다른 기기에서 전력을 공급받는 것을 의도하는 ME 기기

ME 기기가 ME 시스템 내의 타 기기에서 전력을 공급받는 것을 의도하고 이 규격의 요구사항에 대한 적합성이 해당 타 기기에 의존될 때는 다음 중 하나를 제공하여야 한다.

① 관련 연결부 근처에 규정된 타 기기의 모델 또는 형식명칭과 함께 타 기기의 제조자 명칭 또는 상표
② ISO 7010-M002 안전표시를 관련 연결부 근처에 표시하고 관련 상세사항을 사용자 설명서에 기술
③ 시중에서 쉽게 구매 가능하지 않은 특정 커넥터 스타일을 사용하고 관련 상세사항을 사용자설명서에 기술

6) 공급 전원에의 접속

기기가 접속되는 정격 전원전압 또는 정격 전압 범위. 정격 전원전압 범위는 최소와 최대 전압 사이에 하이픈(-)을 넣어야 한다. 복수의 정격 전원전압 또는 복수의 정격 전원전압 범위가 제시된 경우 사선(/)으로 그들을 분리해야 한다.

예제 1. 정격 전원전압 범위 : 100-240V. 100V와 240V 사이인 공급 전원에 접속
예제 2. 복수의 정격 전원전압 : 120/220/240V. 120V 또는 220V 또는 240V인 공급 전원에 접속
예제 3. 정격 전원주파수 범위 : 50-60Hz. 이 ME 기기는 공칭 주파수가 50Hz와 60Hz 사이인 공급 전원에 접속할 수 있도록 설계되었음을 의미한다.

7) 공급 전원에서의 전원 입력

공급 전원으로부터의 정격 입력을 ME 기기에 표시하여야 한다. 정격 입력은 다음과 같이 표기하여야 한다.

① 전류 또는 전압·전류
② 역률(Phase)이 0.9를 초과한다면, 전류, 전압·전류 또는 와트

8) 출력 커넥터

기타 전원은 규정한 기기, 기기 부품 또는 부속품에 접속하는 것을 의도한 다중소켓 아웃렛 또는 커넥터를 제외하고, 전력 공급을 의도한 ME 기기의 출력 커넥터에는 정격 출력전압, 정격 전류 또는 전력(적용될 경우), 출력주파수(적용될 경우)를 표시해야 한다.

9) IP 분류

ME 기기 또는 그 부분에는 IEC 60529에서 기술한 명칭을 이용해, IP문자를 사용해서 심벌을 표시해야 한다.

10) 장착부

모든 장착부에는 위에서 분류한 전기적 충격에 대한 보호의 정도를 해당 심벌로 표시해야 한다. 즉, B형 장착부는 심벌 IEC 60417-5840, BF형 장착부는 심벌 IEC 60417-5333, CF형 장착부는 심벌 IEC 60417-5335(2002-10)를 이용한다. 내제세동형 장착부에 적용될 경우, 심벌 IEC 60417-5841, IEC 60417-5334 또는 IEC 60417-5336 (2002-10)을 사용해야 한다.

〈표 6-7〉 장착부 유형별 심벌

심벌	참조 규격	설명
(사람)	IEC 60417-5840	B(Body)형 장착부
(사람 박스)	IEC 60417-5333	B(Body Floating)형 장착부
(하트 박스)	IEC 60417-5335	C(Cardiac Floating)형 장착부
(사람, 양쪽 선)	IEC 60417-5841	내제세동 B형 장착부
(사람 박스, 양쪽 선)	IEC 60417-5334	내제세동 BF형 장착부
(하트 박스, 양쪽 선)	IEC 60417-5336	내제세동 CF형 장착부

11) 가동 모드

표시되어 있지 않은 경우 ME 기기는 연속 가동에 적합하다고 추정한다. 비연속 가동을 의도한 ME 기기의 경우 최대 작동(on) 시간 및 최소 휴지(off) 시간을 나타내는 적절한 표시를 사용하여 듀티 사이클을 나타내야 한다.

12) 퓨즈

퓨즈홀더가 접촉 가능 부분인 경우, 퓨즈의 형식 및 모든 정격(전압, 전류, 가동 속도 및 차단 용량)을 퓨즈홀더 부근에 표시해야 한다.

13) 생리학적 영향(안전표지 및 경고문)

조작자에게 명확하지 않거나, 환자나 조작자에게 위해를 야기할 수 있는 생리학적 영향을 발생시키는 ME 기기에는 적절한 안전표지를 부착해야 한다.

14) 고전압 단자반

공구를 사용하지 않고 접촉할 수 있는 ME 기기의 외측 고전압 단자반에는 심벌 IEC 60417-5036 (2002-10)을 표시해야 한다.

《표 6-8》 '위험 전압' 심벌

심벌	참조 규격	설명
	IEC 60417-5036	위험 전압
	ISO 7010-W012	경고 : 전기

15) 냉각 조건

ME 기기의 냉각설비에 대한 요구사항(예 물이나 공기의 공급)을 표시해야 한다.

16) 기계적 안정성

안정성이 제한적인 ME 요구사항에 대해 불안정 위해요인에서 규정하고 있는 사항을 참조하여 표시해야 한다.

17) 보호포장

운반 또는 보관 동안 특별한 취급 방법이 필요한 경우, 포장에 적절한 표시를 해야 한다.
① 운반 및 보관 동안 허용 환경 조건은 포장의 외측에 표시해야 한다.
② ME 기기 또는 그 부분의 포장을 서둘러 풀어, 허용할 수 없는 위험을 초래할 수 있는 경우에는 그 포장에 적절한 안전표지를 해야 한다.

③ 멸균하여 공급하는 ME 기기 또는 부속품의 포장에는 멸균의료기기(Sterile)를 표시하고 멸균방법을 표시하여야 한다.

18) 외부 압력원
각 입력 커넥터 근처에 ME 기기는 다음을 표시하여야 한다.
① 외부 소스원으로부터 공급받는 정격 최대공급압력
② 기본안전 및 필수성능을 유지하는 데 요구된다면, 정격 유량

19) 기능 접지단자
심벌 IEC 60417-5017(2002-10)을 표시해야 한다.

〈표 6-9〉'접지'심벌

심벌	참조 규격	설명
⏚	IEC 60417-5017	접지(대지)

20) 제거 가능한 보호수단
ME 기기의 대체용도로 특정 기능의 사용을 위해 보호수단을 제거하는 것이 필요할 경우, 그 해당 기능을 사용하지 않게 되었을 때 그 보호수단에는 복구의 필요성을 나타내는 표시를 해야 한다.

21) 이동형 ME 기기의 질량
이동형 ME 기기에는 안전동작하중을 포함한 질량을 kg으로 표시하여야 한다. 표시는 안전동작하중을 인가하였을 때의 이동형 ME 기기 전체 질량이어야 하고, 쓰레기통에 담을 수 있는 최댓값, 선반에 올릴 수 있는 최댓값 또는 서랍에 적재할 수 있는 최대 요구사항과 관련하는 표시와는 거리를 두어 분리되게 표시하여야 한다.

다. ME 기기 또는 ME 기기 부분의 내측 표시

1) 가열소자 또는 전구의 홀더
가열소자 또는 가열용 전구를 장착하여 사용하도록 설계된 전구 홀더의 최대 부하 전력은 히터의 부근 또는 히터 자체에 표시해야 한다.

2) 고전압 부분
심벌 IEC 60417-5036(2002-10)을 표시해야 한다.

〈표 6-10〉 고전압 부분 심벌

심벌	참조 규격	설명
⚡	IEC 60417-5036	위험 전압
⚠	ISO 7010-W012	경고 : 전기

3) 전지

전지의 형식 및 장착 방법(적용될 경우)을 표시해야 한다.

4) 퓨즈, 열감지 차단기 및 과전류 차단기

공구를 사용해야만 접촉 가능한 퓨즈와 교체 가능 열감지 차단기 및 과전류 차단기는 그 부품 부근에 형식 및 정격(전압, 전류, 작동 속도 및 차단 용량) 또는 부속문서 내 정보 참조로 식별되어야 한다.

5) 보호 접지 단자

IEC 60320-1에 따라서 보호 접지 단자가 기기 인렛 안에 있지 않은 경우, 심벌 IEC 60417-5019 (2006-08)로 표시해야 한다.

〈표 6-11〉 '보호 접지' 심벌

심벌	참조 규격	설명
⏚	IEC 60417-5019	보호 접지(대지)

6) 기능 접지 단자

심벌 IEC 60417-5017(2002-10)로 표시해야 한다.

〈표 6-12〉 '접지' 심벌

심벌	참조 규격	설명
⏊	IEC 60417-5017	접지(대지)

7) 전원 단자

전원도선에 연결되는 단자는 접속을 상호 교환하여도 허용할 수 없는 위험이 발생되지 않음을 증명할 수 없는 경우 그 단자 부근에 표시해야 한다. ME 기기가 단자 표시를 부착할 수 없을 정도로 작은 경우에는 그 단자표시들을 부속문서에 기재해야 한다. 영구설치형 ME 기기에서의 중성전원도선 접속 전용 단자는 IEC 60445에서의 적절한 코드로 표시해야 한다. 3상 전원 접속을 위한 표시가 필요한 경우에는 IEC 60445에 따른다.

8) 전원 단자의 온도

영구설치형 ME 기기를 전원도선에 접속하는 것을 의도하는 단자박스 또는 배전반 내의 어느 지점(도선 자체도 포함)은 기술설명서에서 나타내는 것처럼 최대 주위 가동온도에서 정상 사용 및 정상 상태 동안 75℃를 초과하는 온도에 도달하는 경우, ME 기기에 다음과 같은 또는 유사 문장을 표시해야 한다.

> "전원 접속에는 적어도 X℃에 적합한 배선 재료를 사용하기 바람"

라. 제어기 및 계기의 표시

1) 전원 스위치

심벌 IEC 60417-5007(2002-10) 및 IEC 60417-5008(2002-10)로 표시해야 한다.

〈표 6-13〉 전원 스위치 심벌

심벌	참조 규격	설명
○	IEC 60417-5008	"OFF"(전원에서의 분리)
		IEC 60417-5007	"ON"(전원에의 접속)

2) 제어기

ME 기기에 부착한 제어기 및 스위치의 각 위치는 숫자, 문자 또는 기타 시각적 수단, 예를 들면 심벌 IEC 60417-5264(2002-10) 및 IEC 60417-5265(2002-10)로 표시해야 한다.

〈표 6-14〉 제어기 심벌

심벌	참조 규격	설명
⊙	IEC 60417-5264	기기 일부분만의 "ON"
⊙	IEC 60417-5265	기기 일부분만의 "OFF"

3) 측정 단위

ME 기기에 있는 파라미터의 숫자 표시는 ISO 80000-1에 따라 SI 단위로 나타내야 한다. 단, 〈표 6-15〉에서 나타낸 기본량은 SI 단위체계 이외의 그 지정된 단위로 표시할 수 있다. SI 단위, 그들의 배수 및 기타 단위를 적용할 경우 ISO 80000-1을 적용한다.

〈표 6-15〉 ME 기기에서 사용 가능한 SI 단위체계 이외의 단위

기본량	단위	
	이름	기호
평면각	회전	r
	각형	gon 또는 grade
	각도	°
	각도의 분	′
	각도의 초	″
시간	분	min
	시간	h
	일	d
에너지	전자볼트	eV
체적	리터	l*
호흡가스, 혈액 및 기타 체액의 압력	수은 밀리미터	mmHg
	물 센티미터	cmH_2O
가스의 압력	바	bar
	밀리바	mbar

※ 일관성을 유지하기 위해 국제규격에서 심벌 'l'만을 리터로 사용한다. 원래 심벌 'L' 또한 ISO 80000-1에 기재되어 있다.

마. 안전표지

이 절의 목적을 위해 조작자에게 분명치 않은 위험을 완화하는 경고, 금지 또는 강제 조치를 전달하는 데 사용하는 표시는 ISO 7010에 따른 안전표지로 나타내야 한다. 확립된 의미를 갖는 안전표지가 적절히 사용되었다면, ISO 7010:2003-W001의 일반 경고표지가 요구되지 않는다.

바. 심벌

표시에 사용된 심벌의 의미를 사용설명서에서 설명해야 한다. 이 규격에서 요구하는 심벌은 인용한 IEC 또는 ISO 발행물의 요구사항에 적합해야 한다.

사. 도선의 절연피복 색깔

보호접지선은 전체 길이에 걸쳐 녹색과 황색의 절연피복으로 식별되어야 한다. 보호접지 접속을 형성하는 ME 기기 내부의 도선의 절연피복은 적어도 도선의 단말부가 녹색과 황색으로 식별되어야 한다.

전원 시스템의 중성도선에 접속하는 것을 의도하는 전원코드의 도선은 IEC 60227-1 또는 IEC 60245-1에서 규정한 '엷은 청색'으로 해야 한다. 전원코드 도선의 색은 IEC 60227-1 또는 IEC 60245-1에 따라야 한다.

아. 표시등 및 제어기

ME 기기에 대한 표시등의 색 및 그 의미를 설명해야 한다.

⟨표 6-16⟩ 표시등 색의 의미표

색	의미
적	경고-조작자의 즉각적인 대처 필요
황	주의-조작자의 신속한 대처 필요
녹	사용 준비
기타 색	적, 황 또는 녹색 이외의 의미

도트 매트릭스 및 기타 문자·숫자 병행 표시는 표시등으로 간주되어서는 안 된다. 적색은 긴급 시 기능을 정지시키기 위한 제어기에만 사용해야 한다.

자. 부속문서

ME 기기는 적어도 사용설명서와 기술설명서를 포함하는 문서와 동반해야 한다. 부속문서는 ME 기기의 일부분으로 간주해야 한다. 부속문서는 제조자의 명칭 또는 상표와 책임 있는 조직이 참조할 수 있는 제조자의 주소, 모델 또는 형식명칭 정보를 적절히 포함시킴으로써 ME 기기를 식별해야 한다. 부속문서를 전자적으로(예 CD-ROM) 전자 파일 양식으로 제공하는 경우, 사용적합성 프로세스에서 하드 카피로 또는 ME 기기상의 표시로 제공할 필요가 있는 정보를 고려해야 한다.

사용설명서는 제조자가 의도하는 ME 기기 용도, 빈번하게 사용하는 기능, ME 기기 사용 시 이미 잘 알려진 금기사항, 환자에게 사용되는 도중에 유지되거나 서비스되어서는 안 되는 ME 기기의 부분을 문서화해야 한다.

환자가 의도하는 조작자인 경우, 사용설명서에는 다음을 기술하여야 한다.
① 환자가 의도하는 조작자임
② ME 기기가 사용되는 도중에 서비스되고 유지되는 데 반하는 경고사항
③ 어떤 기능이 환자가 안전하게 사용할 수 있는지, 그리고 해당되는 경우 어떤 기능을 안전하게 사용할 수 없는지
④ 어떤 유지활동을 환자가 수행할 수 있는지(예 배터리 충전).

사용자설명서에는 다음이 기술되어야 한다.
① 제조자의 명칭 또는 상표와 제조자의 주소
② 모델 또는 형식명칭

사용설명서는 「의료기기의 전기·기계적 안전에 관한 공통 기준규격」의 6절에서 규정하는 모든 적용 가능한 분류, 동 규격 7.2항에서 규정한 모든 표시, 그리고 안전표지 및 심벌(ME 기기 표면에 표시)을 포함해야 한다. 또한 다음 사항을 포함하여야 한다.
① 경고 및 안전통지
② 분리된 전원 접속을 규정한 ME 기기

③ 전원

④ ME 기기의 설명

⑤ 설치

⑥ 공급전원의 분리

⑦ 시동 절차

⑧ 가동 설명

⑨ 메시지

⑩ 가동 정지 순서

⑪ 청소, 소독 및 멸균

⑫ 보수

⑬ 부속품, 보조기기, 사용된 재료

⑭ 환경보호

⑮ 기술설명서의 참조

⑯ 방사선을 방사하는 ME 기기

⑰ 멸균되어 제공되는 ME 기기 및 부속품

⑱ 고유의 버전 식별표시

기술설명서는 ME 기기의 설치와 사용을 위해 필요한 안전한 가동, 운반 및 보관, 그리고 조치 또는 조건에 필수적인 모든 정보를 포함해야 한다.

2.10 ME 기기에서의 전기적 위해요인에 대한 보호

여기서는 기기 전원과 누설전류 등 전기적 위해요인에 대한 보호를 위한 요구사항과 시험 방법, 기준들을 제시하고 있다.

가. 전기적 충격에 대한 보호의 기본 규칙

정상상태 또는 단일고장상태에서 장착부 및 접촉 가능 부분은 전압, 전류 또는 에너지의 제한에 대해서 규정한 제한값을 초과하지 않아야 한다.

나. 전원에 관한 요구사항

1) 분리 전원에의 접속

ME 기기를 전원 이외의 분리전원에 접속하는 것으로 규정할 경우 분리전원은 ME 기기의 부분으로 간주하며, 이 규격의 모든 관련 요구사항을 적용해야 한다. 또는 그 조합한 것을 ME 시스템으로서 간주해야 한다.

2) 외부 직류전원에의 접속

ME 기기가 외부 직류전원에서 전원을 공급받는 것으로 규정된 경우, 잘못된 극성에 접속했을 때 위해 사항을 초래하지 않아야 한다. 그 ME 기기를 다시 정확한 극성에 접속했을 때, ME 기기는 기본안전 및 필수성능을 유지하여야 한다.

다. 장착부의 분류

부속문서에서 심장에 직접 사용해도 적합한 것으로 규정한 장착부는 CF형 장착부로 해야 한다. 환자와 전기에너지 또는 전기생리학적 신호를 받거나 주는 것을 의도하는 환자 접속부를 포함한 장착부는 BF형 장착부 또는 CF형 장착부로 해야 한다. 위에 포함되지 않는 장착부는 B형 장착부, BF형 장착부 또는 CF형 장착부로 해야 한다.

라. 전압, 전류 또는 에너지의 제한

1) 전류의 전달을 의도하는 환자 접속부

접촉 가능한 부분 및 장착부에서 규정한 제한 사항은 정상 사용 중 생리적 효과를 발생시키기 위해 환자의 몸에 인가되도록 의도한 전류에 적용하지 않는다.

2) 접촉 가능한 부분 및 장착부

규정에 따라 측정할 경우, 환자 접속부로, 환자 접속부에서 또는 환자 접속부 사이에 흐르는 전류는 환자 누설전류와 환자 측정전류의 제한값을 초과하지 않아야 한다. 또한, 접촉 가능 부분으로, 접촉 가능 부분에서 또는 접촉 가능 부분 사이의 누설전류는 접촉전류의 제한값을 초과하지 않아야 한다.

정상 사용 시 조작자의 신체를 경유해서 또는 직접 환자와 접속하여 접촉전류를 초과하는 전류가 흐를 수 있는 확률을 무시해도 되는 경우, 그리고 사용설명서에서 조작자가 그 부분과 환자에게 동시에 접촉하지 않도록 기술하는 경우, 접촉전류의 제한값은 다음 사항에 적용하지 않는다.

① 커넥터의 접촉 가능한 접점
② 퓨즈 교환 중 접촉 가능한 퓨즈 홀더의 접점
③ 램프를 제거한 후, 접촉 가능한 램프홀더의 접점
④ 공구를 사용하지 않고 관련 개폐커버를 열 수 있거나, 또는 공구가 필요하지만 사용설명서에서 서비스요원 이외의 조작자가 관련 개폐커버를 열 수 있도록 기술된 개폐커버의 내부 부분

⑩ 발광 누름 버튼, 표시 램프, 레코더 펜, 플러그-인의 모듈 부분, 전지

상기의 부분에 대해, 대지 또는 기타 접촉 가능한 부분과의 전압은 정상상태 또는 단일고장상태에서 AC 42.4Vpeak 또는 DC 60V를 초과하지 않아야 한다.

3) 플러그로 전원접속을 의도한 ME 기기

플러그로 전원접속을 의도하는 ME 기기 또는 그 부분은 플러그를 떼어낸 1초 후 플러그의 핀 사이 및 전원 핀과 외장 사이의 전압이 60V를 초과하지 않거나 또는 이 값을 초과할 경우, 축적 전하는 $45\mu C$를 초과하지 않도록 설계해야 한다.

4) 내부 용량성(Capacitive) 회로

ME 기기 전원을 차단하고, 정상 사용 시 부착한 개폐 커버를 제거한 직후 접촉 가능한 용량성 회로의 도전성 부분에 60V를 초과하는 잔류전압이 나타나지 않아야 한다. 또는 이 값을 초과하는 경우, $45\mu C$를 초과하는 축적전하가 나타나지 않아야 한다.

마. 부분의 분리

1) 보호수단(MOP, Means of Protection)

가) 일반

장착부 및 기타 접촉 가능 부분이 규정한 제한값을 초과하지 않도록 하기 위해 ME 기기는 2개의 보호수단을 갖춰야 한다. 보호수단은 환자 보호수단(MOPP) 또는 조작자 보호수단(MOOP)으로 분류한다.

나) 환자 보호수단

환자 보호수단을 구성하는 고체절연은 내전압 시험에 적합해야 한다. 환자 보호수단을 구성하는 연면거리 및 공간거리는 규정한 제한값에 적합해야 한다.

다) 조작자 보호수단

조작자 보호수단을 구성하는 고체절연은 규정에 따른 내전압 시험에 적합해야 한다. 또는 절연 연관성에 대해서는 IEC 60950-1의 요구사항에 적합해야 한다. 조작자 보호수단을 구성하는 연면거리 및 공간거리는 규정한 제한값에 적합해야 한다. 또는 절연 연관성에 대해서는 IEC 60950-1의 요구사항에 적합해야 한다.

조작자 보호수단을 구성하는 보호접지 접속은 규정에 따르는 요구사항에 적합해야 한다. 또는 보호접지에 대해서는 IEC 60950-1의 요구사항 및 시험에 적합해야 한다.

2) 환자 접속부의 분리

가) F형 장착부

F형 장착부의 환자 접속부는 동작전압을 최대전원전압으로 하는 하나의 환자 보호수단에 의해 기타 장착부의 환자 접속부를 포함한 모든 부분에서 분리되어야 하고, 환자 누설전류에 관해서는 최대전원전압의 110%에서 규정한 제한값에 적합해야 한다.

나) B형 장착부

보호접지하지 않은 B형 장착부의 환자 접속부는 하나의 환자 보호수단에 의해 보호접지되지 않은 금속의 접촉 가능 부분에서 분리되어야 한다. 단, 다음의 경우는 제외한다.
  ① 금속의 접촉 가능 부분이 장착부에 물리적으로 접촉하고 장착부의 일부로 간주될 수 있는 경우
  ② 금속의 접촉 가능 부분이 전원 또는 허용된 제한값을 초과하는 누설전류와 접촉하여 발생하는 위험이 허용할 수 있을 정도로 낮은 경우

다) 환자 리드선 또는 환자케이블

환자 리드선 또는 환자케이블의 전기 접속을 위한 커넥터는 환자와 멀리 떨어진 리드선의 끝부분에 있고, 동작전압을 최대전원전압으로 하는 하나의 환자 보호수단에 의해, 모든 환자 접속부에서 분리되지 않은 도전성 부분을 포함한다.

3) 내제세동 장착부

내제세동 장착부는 제세동 보호시험과 에너지 감소시험으로 분류된다.

가) 제세동 보호시험

내제세동 장착부의 분류는 하나의 장착부 전체에 적용해야 한다. 내제세동 장착부와 관련한 연면거리 및 공간거리에 대한 요구사항은 별도의 규정을 참조한다. 제세동 전압이 인가되고 부속문서에 기재되어 있는 복귀 시간 후에, ME 기기는 이 규격의 관련 요구사항에 적합해야 하고, 기본안전 및 필수 성능에 이상이 없어야 한다. 적합성은 각 내제세동 장착부에 대해 동상 모드시험 및 차동 모드시험을 통해 확인한다.

나) 에너지 감소시험

내제세동 장착부 또는 내제세동 장착부의 환자 접속부에는 100Ω의 부하에 전달되는 제세동 에너지가 ME 기기의 분리 상태에서 그 부하에 전달되는 에너지의 90% 이상이 되도록 하는 수단을 갖추어야 한다.

바. ME 기기의 보호접지, 기능접지 및 등전위화

1) 보호접지단자

ME 기기의 보호접지단자는 전원코드의 보호접지선, 적절한 플러그(적용될 경우), 또는 고정보호접지선에 의한 외부 보호접지 시스템 접속을 위해 적합해야 한다.

고정 전원도선 또는 전원코드를 위한 ME 기기의 보호접지단자의 조임 수단은 요구사항에 적합해야 하며, 공구를 사용하지 않고 조임 수단을 느슨하게 하는 것이 가능하지 않아야 한다. 내부 보호접지 접속을 위한 나사는 ME 기기의 외부에서 우연히 느슨해지지 않도록 보호되거나 완전히 가려져 있어야 한다.

2) 가동부의 보호접지

ME 기기의 기대서비스 기간 중 그 접속을 신뢰할 수 있음을 제조자가 입증한 경우를 제외하고 보호접지접속을 가동부에 사용하지 않아야 한다.

3) 임피던스 및 전류 전송 용량

보호접지접속은 과도한 전압강하 없이 고장전류를 확실하게 흘려보낼 수 있어야 한다.

① 영구설치형 ME 기기의 경우, 일부를 제외하고 보호접지단자와 보호접지한 모든 부분 사이의 임피던스는 100mΩ을 초과하지 않아야 한다.

② 기기인렛을 갖춘 ME 기기의 경우, 일부를 제외하고 기기인렛의 접지핀과 보호 접지한 모든 부분 사이의 임피던스는 100mΩ을 초과하지 않아야 한다.

③ 비착탈전원코드를 갖춘 ME 기기의 경우, 일부를 제외하고 전원플러그의 보호 접지핀과 보호접지한 모든 부분 사이의 임피던스는 200mΩ을 초과하지 않아야 한다.

4) 표면 코팅

접합부 구조 및 제조 프로세스에 대한 검사를 통해 임피던스와 전류 전송 용량의 요구사항이 표면 코팅의 제거 없이 확보됨을 입증하는 경우를 제외하고, 페인트처럼 저전도성 재료의 표면 코팅을 가지는 그 사이에서 전기적 접촉이 보호접지접속에 필수적인 ME 기기의 전도성 부분은 접촉점의 코팅을 제거해야 한다.

5) 플러그 및 소켓

전원과 ME 기기 사이 또는 서비스 제공자 이외의 사람에 의해 가동 가능한 ME 기기의 분리된 부분 사이의 접속이 플러그와 소켓을 통해 이루어지는 경우, 보호접지접속은 전원접속이 이뤄지기 전에 연결되고, 전원접속이 차단된 이후에 분리되어야 한다. 이것은 교체 가능한 부분이 보호접지된 경우에도 적용한다.

6) 등전위화도선

ME 기기가 등전위화도선의 접속 단자를 가지는 경우, 다음의 요구사항을 적용한다.

① 정상 사용 시 모든 위치의 ME 기기에서 조작자가 단자에 접근할 수 있어야 한다.
② 정상 사용 시 우연한 분리는 방지되어야 한다.
③ 공구를 사용하지 않고 단자에서 도선을 떼어낼 수 있어야 한다.
④ 단자를 보호접지접속에 사용하지 않아야 한다.
⑤ 단자에 심벌 IEC 60417-5021(2002-10)을 표시해야 한다.
⑥ 사용설명서에는 등전위화 도선의 기능 및 사용에 관한 정보를 기재해야 하고, ME 시스템을 위한 이 규격의 요구사항에 대한 참조사항도 기재해야 한다.

7) 기능접지단자

ME 기기의 기능접지단자는 보호접지접속을 제공하기 위해 사용하지 않아야 한다.

8) 2급 ME 기기

절연 스크린을 가진 2급 ME 기기가 3개 도선을 가진 전원코드를 사용하는 경우, 세 번째 도선(전원 플러그의 보호접지 접점에 접속된)은 스크린을 위한 기능접지 단자에의 기능접지접속으로만 사용되어야 하고, 그 도선의 색은 녹색과 황색이어야 한다. 그러한 경우, 부속문서에 전원코드 내 3번째 도선을 기능접지임을 기술하여야 한다. 내부스크린 및 이에 접속한 모든 내부배선과 접근가능 부분 사이의 절연은 2개의 보호수단을 갖추어야 한다.

사. 누설전류 및 환자측정전류

1) 일반 사항

전기충격에 대한 보호를 제공하는 전기적 분리는 그것을 통해 흐르는 전류를 허용값에서 규정한 값 이내로 제한하는 품질을 갖추어야 한다. 접지누설전류, 접촉전류, 환자누설전류 및 환자측정전류의 규정값은 다음 조건의 모든 조합에 적용한다.

① 별도로 규정한 가동온도 및 습도 전처리 이후에서
② 요구되는 멸균 절차 이후에서
③ 별도로 규정한 정상 상태 및 단일고장상태에서
④ ME 기기의 대기 상태, 완전한 가동 상태 및 전원부 내 모든 스위치의 모든 조합에서
⑤ 최대 정격전원 주파수에서
⑥ 최대 정격전원전압의 110% 전원에서

2) 단일고장상태

다음 3)에서 규정하는 허용값은 다음 사항을 제외하고, 「의료기기의 전기·기계적 안전에 관한 공통기준규격」의 8.1 b)항에서 규정한 단일고장상태에 적용한다.

① 절연을 보호접지접속에 함께 사용할 경우, 절연의 단락은 「의료기기의 전기·기계적 안전에 관한 공통 기준규격」의 8.6.4 b)항에서 규정한 환경에만 적용한다.
② 접지누설전류에 대한 유일한 단일고장상태는 한 번에 전원도선 한 개의 단선이다.
③ 이중절연의 구성부분 중 하나의 단락인 단일고장상태에서, 누설전류 및 환자측정전류는 측정하지 않는다.

단일고장상태는 외장의 비보호접지 부분(「의료기기의 전기·기계적 안전에 관한 공통 기준규격」의 8.7.4.7 d)항) 및 장착부(8.7.4.7 b)항)에 대한 최대전원전압의 특별시험 조건과 동시에 적용하지 않아야 한다.

3) 허용값

환자누설전류 및 환자측정전류의 허용값은 별도로 규정에 기재되어 있다. 교류값은 주파수가 0.1Hz 이상인 전류에 적용한다.

접촉전류의 허용값은 정상 상태에서 100μA이고, 단일고장상태에서 500μA이다. 접지누설전류의 허용값은 정상 상태에서 5mA이고, 단일고장상태에서 10mA이다. 영구설치형 ME 기기가 그 ME 기기에만 공급하는 전원회로에 접속하고 있을 경우 보다 높은 값의 접지누설전류를 허용한다.

추가로, 파형과 주파수에 관계없이 비주파수가중장치(Non-frequency-Weighted Device)로 측정했을 때, 누설전류는 정상상태 및 단일고장상태에서 10mA r.m.s를 초과하지 않아야 한다.

비영구설치형기기 내 기능접지도선으로 흐를 수 있는 누설전류의 허용치는 정상 상태에서 5mA, 단일고장상태에서 10mA이다.

4) 측정

가) 측정용 전원회로

전원에의 접속을 규정한 ME 기기를 적절한 전원에 접속한다. 단상 ME 기기의 경우, 전원의 극성을 교체하여 모든 극성에서 시험한다. 내부전원 ME 기기는 측정용 전원회로에 접속하지 않고 시험한다.

나) 측정장치(MD)

직류와 주파수 1MHz 이하인 교류 및 합성파형에 대해 약 1,000Ω의 저항성 임피던스를 갖는 측정장치(MD)를 누설전류 또는 환자측정전류의 측정 지점에 연결한다.

다) 측정

ME 기기가 요구사항에 따라 가동 온도에 도달한 이후에 접지누설전류, 접촉전류, 환자누설전류 및 환자측정전류를 측정한다.

전원에의 접속을 규정한 ME 기기를 적절한 전원에 접속한다. 단상 ME 기기의 경우, 전원의 극성을 교체하여 모든 극성에서 시험한다. 내부전원 ME 기기는 측정용 전원회로에 접속하지 않고 시험한다.

① 접지누설전류의 측정 : ME 기기가 하나 이상의 보호접지선을 가지는 경우(예 1개를 본체 외장에 접속하고 다른 1개를 분리된 전원 장치에 접속할 경우), 측정한 전류는 설치된 보호접지 시스템으로 흐르는 전류의 합계이다.

② 접촉전류의 측정 : ME 기기는 적절한 측정용 전원회로를 사용하여 시험한다. MD를 사용하여 대지와 보호접지하지 않은 외장의 각 부분 사이를 측정한다. MD를 사용하여 보호접지하지 않은 외장의 부분 사이를 측정한다. 보호접지선 중 어느 하나의 단선인 단일고장상태(적용될 경우)에서 MD를 사용하여 대지와 정상적으로 보호접지한 외장의 각 부분 사이를 측정한다.

③ 환자누설전류의 측정 : 절연재료로 만들어진 장착부 이외의 외장은 정상 사용 시의 자세로 평평한 금속 표면에 둔다. 이 금속 표면은 적어도 외장의 평면과 같은 치수로 접지해 둔다. 신호입력/출력부는 ME 기기의 내부에서 영구적으로 접지되지 않은 경우 대지와 접속한다. 이 측정을 위해 기타 장착부의 환자 접속부를 포함하는 보호접지하지 않은 금속 접촉 가능 부분을 접지에 접속한다.

④ 환자측정전류의 측정 : 환자측정전류는 정상 사용에서 부하되거나 또는 직접 서로 접속되는 하나의 환자 접속부와 다른 모든 환자 접속부 사이에서 측정한다.

아. 절연

1) 일반

강화절연을 포함해 보호수단으로 사용되는 절연에만 시험을 수행한다. 부품이 ME 기기의 부품요구사항에 적합한 경우, 부품의 일부분을 구성하는 절연은 시험에서 제외한다. 절연연관성에 대한 IEC 60950-1의 요구사항 및 시험에 적합한 경우, 조작자 보호수단을 구성하는 절연은 본 항의 시험에서 제외한다.

2) 고체절연물 또는 얇은 박막 재료의 두께

71V를 초과하는 피크 동작전압의 보강절연 또는 강화절연을 구성하는 고체 절연물은 다음 중 하나를 만족해야 한다.

① 질연물의 두께가 0.4mm 이상이어야 한다.
② 외장 부분을 구성하지 않고 정상 사용 시 마모 또는 사용이 되지 않으며, 다음 사항을 포함해야 한다.
　㉠ 적어도 2층의 재료, 각 층은 적절한 내전압 시험에 통과할 것
　㉡ 3층의 재료, 그중 2층의 모든 조합은 적절한 내전압 시험에 통과할 것

1층 또는 2층에 대한 적절한 내전압 시험에서 보강절연은 1개의 보호수단에 대한 시험이며, 강화절연은 2개의 보호수단에 대한 시험이다. 완성 부품은 적절한 시험전압을 사용하여 일반적인 내전압 시험에 통과해야 한다.

3) 내전압

초기에 시험전압의 절반 이하의 전압을 인가하고, 10초 동안 시험전압까지 서서히 올려 1분간 유지한다. 그 후 10초 동안 시험전압의 절반 미만까지 서서히 내린다.

시험 조건은 다음과 같다.

① 시험 동안 절연 파괴는 부적합으로 간주한다. 시험전압을 인가한 결과로 흐르는 전류가 통제 불가능한 방식으로 급속히 증가했을 때 절연파괴가 발생했다고 판단한다. 즉, 그 절연물은 전류의 흐름을 제한하지 않는다. 코로나 방전 또는 일순간의 플래시 오버는 절연파괴로 간주하지 않는다.
② 외장 또는 외장의 일부가 비도전성의 표면인 경우 금속박을 사용한다.
③ 시험 중인 절연물의 어느 한쪽 회로는 이들 회로 내의 부품이 시험동안 스트레스를 받지 않도록 접속하거나 또는 단락시키는 것이 바람직하다. 예를 들면, 전원부, 신호입력/출력부 및 환자 접속부(적용될 경우)의 단자는 시험 동안 각각 단락시킨다.
④ 시험 중인 절연물의 양단에 연결된 캐패시터(㉠ RF 필터 캐패시터)가 IEC 60384-14 인증을 획득한 경우, 시험 동안 떼어낼 수 있다.

4) 배선 절연물 이외의 절연물

① ME 기기의 기대서비스 기간 동안 절연 칸막이 벽을 포함한 모든 타입의 절연물은 내열성을 유지해야 한다.

② 환경 스트레스에 대한 내성 : 보호수단의 절연 특성 및 기계적 강도는 연면거리 및 공간거리가 「의료기기의 전기·기계적 안전에 관한 공통 기준규격」의 8.9항의 규정값 이하로 감소하지 않는 수준으로 ME 기기 내부에 있는 부분들의 마모로 발생한 먼지에 의해 또는 오염물의 축적에 기인한 환경 스트레스에 의해 손상되지 않도록 설계하거나 보호해야 한다.

자. 연면거리 및 공간거리

절연 연관성을 위한 IEC 60950-1의 요구사항에 적합한 허용값은 별도로 규정하고 있으며, 적합성을 시험하는 조건(예 과도전압 범주, 오염도)에서 사용되는 조작자 보호수단을 구성하는 연면거리 및 공간거리에는 적용하지 않는다.

1) 허용값

가) 최소 연면거리

최소 연면거리가 적용 가능한 최소 공간거리보다 작은 경우, 공간거리의 최솟값을 연면거리의 최솟값으로 적용해야 한다.

나) 높은 고도에 대한 정격의 ME 기기

제조자가 별도 선언하지 않는 경우, ME 기기는 고도 2,000m 이하에서 가동하는 정격을 가진다. ME 기기를 가압환경(예 항공기 안)에서 가동하도록 의도할 경우, 〈표 6-17〉의 배수 인자를 결정하기 위해 해당 기압에 대응하는 가동 고도를 사용해야 한다. 그리고 공간거리에 그 배수 인자를 곱한다. 연면거리에는 배수 인자를 적용하지 않지만 항상 공간거리의 결괏값 이상이어야 한다.

〈표 6-17〉 5,000m까지의 고도에 대한 공간거리의 배수 인자

정격 가동고도(a) m	정상적인 대기압 kPa	MOOP에 대한 배수 인자	MOPP에 대한 배수 인자
a ≤2000	80.0	1.00	1.00
2000<a≤3000	70.0	1.14	1.00
3000<a≤4000	62.0	1.29	1.14
4000<a≤5000	54.0	1.48	1.29

비고 1 : IEC 60950-1과 관련한 조작자보호수단에 대한 배수 인자는 고도 2,000m까지에 대한 공간거리를 규정한다.
비고 2 : IEC 60601-1의 제2판과 관련한 환자보호수단에 대한 배수 인자는 고도 3,000m까지의 공간거리를 규정한다.
비고 3 : MOOP에 대한 배수 인자(3열째)는 IEC 60664-1:2020을 인용한다.

다) 오염등급 분류

오염등급은 다음과 같이 분류된다.

① 오염등급 1은 먼지와 습기를 제거하기 위한 밀폐된 미시 환경을 나타내기 위해 사용한다.
② 오염등급 2는 응축에 의해 일시적 전도성이 가끔 발생할 수 있는 경우를 제외하고, 비전도성 오염만이 발생하는 미시환경을 나타내기 위해 사용한다.

③ 오염등급 3은 전도성 오염 또는 예상되는 응축으로 인해 전도성이 될 가능성이 있는 비전도성 건조 오염이 발생하는 미시환경을 나타내기 위해 사용한다.

④ 오염등급 4는 전도성 먼지, 빗물 또는 기타의 습한 조건 때문에 지속적인 전도성이 발생하는 미시환경을 나타내기 위해 사용한다.

라) 과도전압 범주 분류

전원부를 위한 공간거리, 공급전원의 과도전압, 2차회로, 1400 Vpeak/d.c.를 초과하는 피크동작전압, 2개의 조작자 보호수단의 최소 연면거리, 내제세동형 장착부에 대한 연면거리 및 공간거리에 대한 허용값과 요구사항이 제시되어 있다.

2) 적용

전원부의 양극 사이의 절연에 대해 연면거리 및 공간거리 중 하나씩을 차례대로 단락했을 경우에 위해 상황이 발생하지 않는다면 최소 연면거리 및 공간거리를 적용하지 않는다. 폭 1mm 미만의 홈 또는 간극을 연면거리로 산입하는 경우 그 폭에만 제한해야 한다. 공간거리가 보호수단을 제공할 경우, 해당 부분이 몰딩에 의해 위치가 단단하게 고정되거나, 부품의 변형 또는 움직임에 의해 거리가 규정된 값 이하로 감소되지 않도록 설계해야 한다.

3) 절연 혼합물로 채운 간격

절연이 절연 혼합물과 함께 안전하게 접착되어 있는 경우를 포함하여, 전도 부분 사이의 거리를 절연 혼합물로 채워 공간거리 및 연면거리가 존재하지 않을 경우 고체 절연에 대한 요구사항만을 적용한다. 샘플은 다음의 온도 순환(열 순환) 과정을 10회 수행한다.

- T1±2℃에서 68시간
- 25℃±2℃에서 1시간
- 0℃±2℃에서 2시간
- 25℃±2℃에서 1시간 이상

4) 연면거리와 공간거리의 측정

서로 상대적으로 움직이는 부분 간의 연면거리 및 공간거리는 그 부분의 가장 불리한 위치에서 측정한다. 계산된 연면거리는 측정한 공간거리 이상이어야 한다.

[예시] 연면거리 및 공간거리

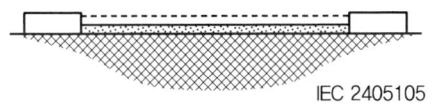

IEC 2405105

- 조건 : 고려 대상 경로는 평평한 표면이다.
- 규칙 : 연면거리 및 공간거리는 표면을 직선으로 가로질러 측정한다.

차. 부품 및 배선

1) 부품의 고정

불필요한 움직임이 허용할 수 없는 위험을 발생시킬 수 있는 ME 기기의 부품은 그러한 움직임을 방지하기 위해 확실히 고정한다.

2) 배선의 고정

ME 기기의 도선 및 커넥터는 우연하게 분리되어 위해상황을 발생시키지 않도록 확실히 고정하거나 절연해야 한다. 도선 및 커넥터가 연결부에서 떨어져 그 지지부 지점으로 움직였을 때 회로 부분에 접촉하여 위해상황이 발생한다면, 그들이 적절히 고정되어 있다고 간주할 수 없다.

3) 코드접속 수지형 부분 및 코드접속 발조작형 제어기

가) 가동전압의 제한

ME 기기의 코드 부착 수지형과 발조작형 제어기 및 그것과 관련한 접속 코드는 2개의 보호수단으로 전원부에서 절연한 회로에서 교류 42.4Vpeak 또는 직류 60Vd.c.를 초과하지 않는 전압으로 가동하는 도선 및 부품만을 포함해야 한다. 60Vd.c. 제한값은 peak-to-peak 리플이 10% 이하인 직류에 적용한다. 리플이 그 값을 초과할 경우, 42.4Vpeak 제한값을 적용한다.

※ 적합성 : 검사 및 필요하면 전압 측정에 의해 확인

나) 접속코드

도선 사이의 단락 또는 도선의 이탈로 인해 위해상황이 발생할 수 있는 경우, ME 기기의 수지형 또는 발조작형 제어기의 연성코드 접속 및 코드 고정은 제어기의 케이블 양끝에서 전원코드 요구사항(카. 전원부, 부품 및 배치 참조)에 적합해야 한다. 1개 이상의 접속이 고장 또는 단선으로 인해 위해상황이 발생할 수 있는 경우 이 요구사항을 다른 수지형 부품에도 적용한다.

4) 내부 배선의 절연

ME 기기의 내부 배선에 절연 슬리브가 필요한 경우 그것을 적절히 고정해야 한다. 이 요구사항을 충족시키기 위해 파괴 또는 절단에 의해서만 제거할 수 있는 슬리브 또는 양 끝에 고정되어 있는 슬리브를 사용하는 것이 바람직하다. ME 기기의 내부에서 연성코드의 피복은 그 정격 특성을 초과하는 기계적 또는 열적 스트레스를 받는 경우에는 보호수단으로서 사용하지 않아야 한다.

정상 사용 시 70℃를 초과하는 ME 기기의 절연도선은 열화에 의한 절연손상의 가능성이 높아 이 규격의 적합성을 충족시키지 못하는 경우 내열성 재료의 절연을 가져야 한다.

카. 전원부, 부품 및 배치

ME 기기는 회로를 전원의 모든 극에서 전기적으로 동시에 분리하는 수단을 갖추어야 한다. 공급전원 스위치는 전원코드 또는 다른 외부의 연성 리드선에 통합하지 않아야 한다.

ME 기기는 과전류 보호장치를 가동시키는 단락의 발생으로 인해 공급전원에서 ME 기기를 분리하는 장치를 포함하지 않아야 한다.

1) 전원코드

ME 기기의 전원플러그에는 1개 이상의 전원코드를 부착하지 않아야 한다. ME 기기의 전원코드는 보통의 경질고무로 피복된 연성코드(IEC 60245-1:2003, 부속서 A, 품번 53) 또는 보통의 염화비닐로 피복된 연성코드(IEC 60227-1:2024, 부속서 A, 품번 53)보다 튼튼해야 한다.

ME 기기가 75℃를 초과하는 외부 금속 부분을 갖고 정상 사용 시 그 부분에 폴리염화비닐로 절연된 전원코드가 접촉할 우려가 있는 경우, 해당 코드(온도에 대한 정격이 아닌 코드)를 ME 기기에 사용하지 않아야 한다.

ME 기기의 전원코드 도선의 공칭 단면적은 다음 표에 나타난 값 이상으로 해야 한다.

〈표 6-18〉 전원코드 도선의 공칭 단면적

ME 기기의 정격 전류(I) A	공칭 단면적 ㎟ Cu
I ≤ 6	0.75
6 < I ≤ 10	1
10 < I ≤ 16	1.5
16 < I ≤ 25	2.5
25 < I ≤ 32	4
32 < I ≤ 40	6
40 < I ≤ 63	10

가) 코드 고정

전원코드의 도선은 뒤틀림을 포함한 변형이 발생하지 않도록 해야 하고, 도선의 절연피복은 코드를 고정하여 ME 기기 또는 전원커넥터의 입구 지점에서 마모가 생기지 않도록 보호한다.

나) 코드 가드

거치형 ME 기기 이외의 전원코드는 절연 재료의 코드 가드 수단 또는 ME 기기 내 적절한 형상의 삽입 수단에 의해 기기 또는 전원커넥터의 인렛 개구에서 과도한 구부러짐에 대해 보호되어야 한다.

2) 전원단자반

가) 전원단자의 고정

도선의 조임 수단이 조여지거나 느슨해졌을 때, 내부 배선이 응력을 받지 않도록 하거나 연면거리 및 공간거리가 「의료기기의 전기·기계적 안전에 관한 공통 기준규격」의 8.9항에서 규정한 값 미만으로 감소하지 않도록 하기 위해 단자를 고정해야 한다.

3) 전원퓨즈 및 과전류차단기

퓨즈나 과전류차단기는 1급 ME 기기 및 기능접지접속을 가진 2급 ME 기기의 경우, 각 전원 리드선에 제공되어야 하고, 기타의 단상용 2급 ME 기기의 경우 적어도 하나의 전원 리드선에 제공되어야 한다.

2.11 ME 기기 및 ME 시스템의 기계적 위해요인에 대한 보호

가. ME 기기의 기계적 위해요인

〈표 6-19〉 기계적 위해요인

기계적 위해요인
파쇄 위해요인
전단 위해요인
절삭 위해요인
얽힘 위해요인
끼임 위해요인
베임 또는 천공 위해요인
마찰 또는 마모 위해요인
비산물 위해요인
고압유체의 방출 위해요인
낙하 위해요인
불안정 위해요인
충격 위해요인
환자의 이동 및 위치
진동 및 소음

나. 가동부에 관련된 기계적 위해요인

가동부를 가진 ME 기기는 올바로 설치하고 또 부속문서에 따라 사용하거나 합리적으로 예측 가능한 오용을 한 경우, 가동부와 관련된 위험을 허용 가능한 수준으로 감소시키기 위해 적절하게 설계, 제조 및 배치한다.

가동부 접촉에 의한 위험은 접근 용이성, ME 기기의 기능, 부분의 형상, 이동의 속도와 에너지 및 환자의 이익을 고려한 위험통제 수단을 통하여 허용 가능한 수준까지 감소시켜야 한다.

1) 트래핑존

가능한 경우, 트래핑존을 가지는 ME 기기는 다음의 1개 이상의 요구사항에 적합해야 한다.
① 이 규격에서 별도로 규정하는 간극
② 이 규격에서 별도로 규정하는 안전거리
③ 이 규격에서 별도로 규정하는 가드 및 기타 위험통제 수단
④ 이 규격에서 별도로 규정하는 연속적인 작동

가) 간극

트래핑존의 간극이 이 규격에서 규정한 값에 적합할 경우, 그 트래핑존은 기계적 위해요인이 없는 것으로 간주한다.

나) 안전거리

조작자, 환자 및 기타 사람이 트래핑존에서 떨어져 있는 거리가 ISO 13857 : 2008에서 규정한 값을 초과할 경우, 그 트래핑존은 기계적 위해요인이 없는 것으로 간주한다.

다) 가드 및 기타 위험통제수단

보호조치는 다음과 같이 설계되어야 하고 제어 시스템에 통합되어야 한다.

① 가동부가 사람의 접근 범위 내에 있는 동안에는 이동을 시작할 수 없다.

② 일단 ME 기기가 이동하기 시작한 경우, 트래핑존에 접근된다면, 시스템은 멈추어야 한다. 그리고 단일고장상태에서 위험통제 수단이 고장 났다면, 하나 또는 그 이상의 비상정지장치 같은 두 번째 위험통제 수단이 제공되거나 ME 기기가 단일고장에 안전해야 한다.

적합성은 ME 기기 및 위험관리 파일의 검사에 의해 확인한다.

의료기기의 전기 · 기계적 안전에 관한 공통기준 및 시험방법(식약처 고시 [별표1])

9.2.4항 - 비상 정지장치

비상 정지장치는 ME 기기 부분의 이동을 방지 또는 정지시킴으로써 뜻밖의 손상을 막기 위해 설계된다. ME 기기에는 1개 이상의 비상 정지장치가 있을지도 모른다. ME 기기는 설비에 모든 전원을 차단하는 것을 의도하는 긴급 차단장치를 갖출 수 있다. 긴급 차단장치는 긴급 정지기능의 제공을 의도하지 않는 경우, 이 항의 요구사항의 대상이 아니다. 비상 정지장치는 긴급 스위칭 기능의 일부분에 지나지 않는다.

라) 연속작동

트래핑존에의 접근을 피할 수 없는 경우, 연속작동이 위험통제 수단으로 이용될 수 있으며, 또한 다음과 같은 경우, 그 트래핑존은 기계적 위해요인이 없는 것으로 간주한다.

① 이동이 조작자의 시야 내에 있다.

※ 적합성 : 검사에 의해 확인

② 위해를 방지하기 위해 기기를 비활성화시키는 조작자의 반응에 의존하는 경우, ME 기기 및 그 부분의 이동은 조작자가 제어기를 연속적으로 조작하는 경우에만 가능해야 한다.

※ 적합성 : 검사에 의해 확인

③ 단일고장상태에서 연속 작동 시스템 수단이 고장 났다면, 하나 또는 그 이상의 비상 정지장치 같은 두 번째 위험통제 수단이 제공되거나 ME 기기가 단일고장에 안전해야 한다.

※ 적합성 : ME 기기의 검사, 구조 및 회로 검토, 적용 가능한 시험을 통해 필요하다면 단일고장상태에서 시험에 의해 확인

마) 움직임의 속도

ME 기기의 부분 또는 환자의 위치를 결정할 때, ME 기기에 접촉이 허용할 수 없는 위험을 발생할 수 있는 경우, 그 움직임 속도는 조작자가 움직임을 적절히 제어할 수 있도록 제한되어야 한다. 움직임을 멈추기 위해 제어기를 조작한 후에 발생하는 과도한 움직임(정지거리)은 허용할 수 없는 위험을 발생하지 않아야 한다.

2) 가동부와 관련된 기타 기계적 위해요인

의도한 환자에 대해 사용적합성 프로세스에서 달리 결론나지 않았다면(예 특별한 도움이 필요한 환자), 제어기는 우연히 작동되지 않도록 배치, 정지 및 기타 수단에 의해 보호되어야 한다. 또는 그러한 움직임이 허용할 수 없는 위험을 초래하지 않아야 한다.

ME 기기 부분의 범위 제한치를 벗어나는 과도한 움직임은 방지되어야 한다. 최종의 움직임 제한수단으로 작동하도록 멈춤 또는 기타 정지수단이 제공되어야 한다.

3) 비상 정지장치

1개 이상의 비상 정지장치를 장착할 필요가 있다고 생각되는 경우, 비상 정지장치는 다음 모든 요구사항에 적합해야 한다.

① 비상 정지장치는 위험을 허용 가능한 수준까지 낮추어야 한다.
② 위해를 방지하기 위해 비상 정지장치를 작동시키기 위한 조작자의 접근성 및 반응에 의존할 수 있다.
③ 비상 정지장치의 조작기는 조작자가 쉽게 접근할 수 있어야 한다.
④ 비상 정지장치는 ME 기기의 정상 가동의 일부분이 아니어야 한다.
⑤ 비상 스위치 및 정지장치는 기계적 위해요인을 초래하지 않아야 하며 또한 원래의 위해요인을 제거하는 데 필요한 완전한 가동을 방해하지 않아야 한다.
⑥ 비상 정지장치는 가능한 정지 모터전류 등을 고려하여 해당 회로의 모든 부하를 차단할 수 있어야 한다.
⑦ 이동정지를 위한 수단은 하나의 단일행위의 결과로서 동작해야 한다.
⑧ 비상 정지장치는 다른 제어기와 명확하고 쉽게 식별할 수 있도록 설계되어야 하고, 붉은색의 조작기를 가지고 있어야 한다.
⑨ 기계적 이동을 중단/개시하는 조작기에는 조작기의 표면 또는 부근에 심벌 IEC 60417-5638 (2002-10) 또는 단어 '정지(STOP)'를 표시하여야 한다.
⑩ 비상 정지장치는 일단 작동하면 그것을 작동시키기 위해 사용한 장치와 다른 의도적인 행위가 실행될 때까지 ME 기기를 정지 상태로 유지해야 한다.
⑪ 비상 정지장치는 적용을 위하여 적절하게 보여야 한다.

4) 환자 해방

ME 기기의 고장 또는 정전, 위험통제 수단 또는 비상 정지의 가동의 경우, 환자를 신속하고 안전하게 해방하기 위한 수단을 제공해야 한다. 특히 다음에 주의한다.

① 허용할 수 없는 위험을 야기할 수 있는 ME 기기의 제어불능 또는 의도하지 않은 이동을 방지해야 한다.

② 가동부로의 접근, 정상적인 출구통로의 제거 또는 기타 위해요인으로 인해 환자가 허용할 수 없는 위험에 노출되는 상황을 방지해야 한다.

③ 균형을 보정하는 부분의 제거 이후에 ME 기기의 기타 부분이 위해하게 움직일 수 있을 경우, 위험을 허용할 수 있는 수준까지 감소시키는 조치가 제공되어야 한다.

다. 표면, 모서리 및 가장자리와 관련한 기계적 위해요인

상처나 손상을 초래하는 ME 기기의 거친 표면, 예리한 모서리 및 가장자리는 제거하거나 덮어야 한다.

라. 불안정 위해요인

1) 일반

고정형 ME 기기 이외에 정상 사용시 바닥 또는 테이블 위에 두는 것을 의도한 ME 기기 및 그 부분은 균형을 잃거나(전도되거나) 또는 갑작스럽게 움직여지지 않아야 한다.

2) 불안정 – 균형상실

다음 요구사항에 적합하여야 한다.

ME 기기 또는 그 부분은, 정상 사용 시 운반 자세로 수평면에서 10°경사진 면에 두었을 때 균형을 잃지 않아야 한다.

ME 기기 또는 부분은 운반 자세 이외 어떠한 정상 사용 시의 자세로 수평면에서 10°경사진 면에 두었을 때 평형을 잃는 경우, 특정 조건으로 운반이 보장됨을 나타내는 경고표지를 부착하여야 한다. ME 기기 또는 부분이 균형을 잃었을 경우의 잔여 위험을 나타내는 경고문구를 사용설명서에 명기하거나 ME 기기상에 표시해야 한다.

고정형 ME 기기를 제외하고, 바닥 위에서의 사용을 의도하는 ME 기기 또는 그 부분은, 이 위험에 대해 명확한 경고문, 즉 안전표지 ISO 7010-P017을 사용, 또는 ME 기기는 밀고, 기대고, 누르는 등의 경우에 균형을 잃지 않아야 한다.

고정형 ME 기기를 제외하고, 바닥 위 또는 책상에서의 사용을 의도하는 ME 기기 또는 그 부분은, 이 위험에 대해 명확한 경고문, 즉 안전표지 ISO 7010-P018 또는 ISO 7010-P019를 ME 기기에 부착하거나, 앉거나 다리를 걸쳤을 때 균형을 잃지 않아야 한다.

이동형 ME 기기의 운반에 사용되는 수단, 즉 캐스터 또는 바퀴는 이동형 ME 기기가 정상 사용 시 이동 또는 일시정지 중에 허용할 수 없는 위험을 발생시키지 않아야 한다.

사용설명서에 "1인 이상 필요하다"고 기술된 경우를 제외하고, 이동형 ME 기기를 단단하고 평평한 수평면 위에서 움직이는 데 필요한 힘은 200N을 초과하지 않아야 한다.

질량이 45kg을 초과하는 이동형 ME 기기는 10mm의 문턱을 지나갈 수 있어야 한다. 10mm의 문턱을 지나갈 때 허용할 수 없는 위험이 발생하지 않아야 한다.

3) 원치 않는 측면이동(미끄러짐을 포함)에 따른 불안정

다음 요구사항에 적합해야 한다.

① 모터구동의 이동형 ME 기기의 브레이크는 정상 작동되고, 제어기의 연속 작동에 의해서만 해제되도록 설계해야 한다.

② 이동형 ME 기기는 운반 자세에서 ME 기기 또는 그 부분의 원치 않는 이동을 방지하는 것을 의도하기 위한 수단(잠금장치 같은 것)을 장착해야 한다.

③ 이동형 ME 기기에는 운반자세로 있을 때 10°경사면에서 원치않는 움직임을 방지하기 위한 바퀴잠금 또는 브레이크 시스템이 있어야 한다.

4) 그립 및 기타 조작기구

다음 요구사항에 적합해야 한다.

① 정상 사용 시 또는 운반 시 들어 올릴 필요가 있는 휴대형 ME 기기를 제외한 질량 20kg 이상의 ME 기기 또는 그 부분은 적절한 조작기구(예 핸들, 고리 등)를 갖추고 있거나 또는 취급방법이 명백하며, 또한 그렇게 취급했을 때 위험이 발생하지 않는 경우를 제외하고, 부속문서에 기기를 안전하게 들어 올릴 수 있는 지점을 기재해야 한다. 들어 올리는 수단이 핸들인 경우 2명 이상의 사람이 ME 기기 또는 부분을 운반할 수 있도록 핸들이 적절한 위치에 있어야 한다.

② 제조자가 질량이 20kg을 초과하는 휴대형 ME 기기로 규정한 ME 기기는 2명 이상의 사람이 ME 기기를 운반하는 데 적합한 위치에 있는 1개 이상의 운반용 핸들을 갖추고 있어야 한다.

③ 휴대형 ME 기기에 장착한 운반용 핸들 또는 그립은 다음 시험에서 기재한 것과 같은 부하(ME 기기 중량의 4배의 하중)에 견디어야 한다.

마. 비산물의 위해요인

1) 보호수단

비산물이 허용할 수 없는 위험을 발생시킬 수 있는 경우, ME 기기는 그 위험에 대한 보호수단을 갖추어야 한다.

2) 음극선관(CRT)

음극선관은 IEC 60065:2014, 18절 또는 IEC 61965의 해당 요구사항에 적합해야 한다.

바. 음향 에너지(초저주파음 및 초음파를 포함) 및 진동

ME 기기는 사람이 음향 에너지 및 진동에 노출된 경우, 허용할 수 없는 위험이 발생하지 않도록 설계해야 한다.

1) 음향 에너지

가) 가청음향 에너지

정상 사용 시 경보신호음을 제외하고, 환자, 조작자 및 기타의 사람들은 다음에서 규정하는 수준을 초과하는 ME 기기에서의 음향 에너지에 노출되지 않아야 한다.

- 24시간 기간 중의 24시간 누적노출은 80dBA이며, 24시간 중의 누적노출 시간이 절반이 되는 경우(12시간)에는 3dBA를 더한다(즉, 24시간 동안 12시간 노출된 경우는 83dBA가 된다).
- 임펄스 또는 충격 음향 에너지(잡음)에 대해서는 140 dBC(피크) 음압 레벨

나) 초저주파음 및 초음파 에너지

적용될 경우, 제조자는 위험관리 프로세스에서 초저주파음 또는 초음파에 관련한 위험을 설명해야 한다.

2) 손에 전달되는 진동

ME 기기의 의도한 사용을 수행하기 위해 직접 요구되는 진동을 제외하고, 정상 사용 시 ME 기기가 발생시키는 손에 전달되는 진동의 주파수-가중 실효 가속도가 다음의 값을 초과하는 경우 환자, 조작자 및 기타 사람들을 보호하기 위한 수단을 갖추어야 한다.

- 24시간 기간 중의 8시간 누적시간에 대해 2.5m/s^2
- 누적시간에 대한 허용 가속도는 그 시간의 제곱근에 반비례한다(예를 들면, 2시간인 경우 허용가속도는 5.0m/s^{2}가 된다).

사. 공기압 및 수압을 받는 압력용기 및 부분

이 항의 요구사항은 허용할 수 없는 위험이 발생할 수 있는 파열, 압력을 받는 ME 기기의 용기 및 부분에 적용한다.

1) 공기압 및 수압 부분

ME 기기 및 부속품의 공기압 및 수압을 받는 부분은 다음과 같이 설계해야 한다.

① 압력 손실 또는 진공도 저하로 인해 허용할 수 없는 위험을 발생하지 않는다.

② 누설 또는 부품 고장에서 기인한 유체 분출로 인해 허용할 수 없는 위험을 발생하지 않는다.

③ 허용할 수 없는 위험의 원인이 되는 ME 기기 또는 부속품, 특히 관 및 호스 등의 구성요소는 유해한 외부 영향으로부터 보호해야 한다.

④ ME 기기가 압력 공급원에서 분리되는 경우(예 설비의 벽에 부착된 커넥터에서 공기압 플러그를 빼는 등), 허용할 수 없는 위험을 발생시킬 수 있는 저장소 및 유사 용기(예 공기-수압식 축압기 등)는

사동석으로 감압된다. 불가능한 경우, 분리(예 주변 회로에서 분리 등), 또는 저장소 및 유사 용기의 일부분 감압, 및 압력 표시 수단을 갖추고 있어야 한다.
⑤ ME 기기 및 부속품을 압력 공급원에서 분리한 후에도 압력을 받는 상태로 남아 있고, 허용할 수 없는 위험을 발생하는 모든 요소에는 명확히 식별되는 배출장치와 ME 기기 및 부속품의 설정이나 보수 전에 이들 요소의 감압 필요성에 대해 주의를 주는 경고문 라벨을 갖추고 있어야 한다.

2) 최대 압력

정상 상태 및 단일고장상태에서 ME 기기의 일부분이 받는 최대 압력은 다음 중에서 가장 높은 압력으로 간주해야 한다.
① 외부 압력원의 정격 최대 공급 압력
② 조립품의 일부분으로 장착된 압력완화장치의 설정 압력
③ 압력완화장치에 의해 압력을 제한하지 않는 경우, 조립품의 일부분인 압력원에 의해 발생시킬 수 있는 최대 압력

3) ME 기기 부분의 정격 압력

정상 상태 및 단일고장상태에서 ME 기기의 부분이 받는 최대 압력은 그 부분에 대한 최대허용 동작압력을 초과하지 않아야 한다.

4) 압력용기

다음의 모든 조건을 충족시킬 경우, 압력용기는 시험 수압에 견뎌야 한다.
① 압력이 50kPa 이상
② 압력과 용적의 곱이 200kPa·l 이상

5) 압력제어장치

압력완화장치를 요구하는 ME 기기의 경우, 압력을 조정하는 압력제어장치는 정격 부하에서 100,000회를 가동할 수 있어야 하고, 모든 정상사용 상태에서 압력이 압력 완화장치 설정값의 90%를 초과하지 않아야 한다.

6) 압력완화장치

최대허용 동작압력을 초과할 우려가 있는 경우, ME 기기에 압력완화장치를 장착해야 한다. 압력완화장치는 다음의 모든 요구사항에 적합해야 한다.
① 압력완화장치는 보호하고자 하는 시스템의 압력용기 또는 부분에 가능한 한 가까이 접속해야 한다.
② 압력완화장치는 검사, 보수 및 수리를 위해 쉽게 접근할 수 있도록 설치해야 한다.
③ 압력완화장치는 공구를 사용하지 않고 조절 또는 가동불능 상태로 할 수 없도록 해야 한다.

④ 압력완화장치의 배출구는 배출물이 사람이 있는 방향으로 향하지 않도록 위치시키고 방향을 잡고 있어야 한다.

⑤ 압력완화장치의 배출구는 허용할 수 없는 위험을 발생할 우려가 있는 부분에 장치의 작동에 의한 배출물을 퇴적시키지 않도록 위치시키고 방향을 잡고 있어야 한다.

⑥ 압력완화장치는 공급 압력의 제어가 고장 났을 때, 압력이 접속한 시스템의 최대허용동작압력의 10%를 초과하지 않도록 보장하기 충분한 배출 용량을 가져야 한다.

⑦ 압력완화장치와 그것이 보호를 의도하는 부분들 사이에 차단 밸브를 설치하지 않아야 한다.

⑧ 파열 원판과 같은 일회용 장치의 경우를 제외하고, 최소 가동 주기는 100,000회여야 한다.

아. 지지 시스템과 관련한 위해요인

1) 일반

ME 기기의 부분이 하중을 지지하거나 또는 조작하기 위한 힘을 제공하도록 설계된 경우, 기계적인 고장이 허용할 수 없는 위험을 발생시킬 우려가 있을 때, 다음 요구사항을 적용해야 한다.

① 지지, 현수 또는 조작 시스템의 구조는 〈표 6-20〉 및 총 하중에 근거하여 설계해야 한다.

② 부속품의 부착 수단이 허용할 수 없는 위험을 발생시킬 수 있는 잘못된 부착 가능성을 피하도록 설계해야 한다.

③ 지지 시스템의 위험 분석에서는 정적, 동적, 진동, 충격 및 압력 부하, 기본 동작 및 기타 이동, 온도, 환경, 제조 및 서비스 상태에서 발생하는 기계적 위해요인을 고려해야 한다.

④ 모든 가능한 고장에 대한 영향을 위험 분석에서 고려해야 한다. 그것은 예를 들면 기계가공, 조립, 용접, 열처리 또는 표면처리 등 제조 프로세스에서 발생시키는 과도한 힘, 가소성 변형, 연성 또는 깨짐 파괴, 피로 파괴, 불안정(좌굴), 응력 부식 쪼개짐, 마모, 재료의 크리프, 재료의 성능 저하 및 잔류 스트레스 등을 포함한다.

⑤ 부속문서에는 부착에 사용하는 재료의 품질을 충분히 고려하여 벽, 바닥, 천상 등에의 구조 부착에 대한 지시 및 필요한 재료를 기재해야 한다. 또한 부착되는 부분에 대한 구조 표면의 적합성 검사에 관한 권고사항을 제시해야 한다.

2) 인장 안전율

지지 시스템은 ME 기기의 기대서비스 기간 동안 구조적인 무결성을 유지한다. 대체 방법에 의해 ME 기기의 기대서비스 기간 동안 구조적인 무결성을 입증하지 못하거나 그 지지물이 발판인 경우를 제외하고, 인장 안전율은 규정에서 나타내는 값 이상이어야 한다.

〈표 6-20〉 인장 안전율 결정

No.	상태 시스템 부분	연신율	최소 인장안전율[1] A[2]	B[3]
1	마모에 의해 손상되지 않는 지지 시스템의 부분	파단 시의 연신율이 5% 이상인 금속재료[4]	2.5	4
2	마모에 의해 손상되지 않는 지지 시스템의 부분	파단 시의 연신율이 5% 미만인 금속재료[4]	4	6
3	마모에 의해 손상되고[5] 기계적 보호장치가 없는 지지 시스템의 부분	파단 시의 연신율이 5% 이상인 금속재료[4]	5	8
4	마모에 의해 손상되고[5] 기계적 보호장치가 없는 지지 시스템의 부분	파단 시의 늘어난 길이가 5% 미만인 금속재료[d]	8	12
5	마모에 의해 손상되고[5] 기계적 보호장치(또는 다중 지지시스템의 주요 시스템)를 지닌 지지 시스템의 부분	파단 시의 연신율이 5% 이상인 금속재료[4]	2.5	4
6	마모에 의해 손상되고[5] 기계적 보호장치(또는 다중 지지시스템의 주요 시스템)를 지닌 지지 시스템의 부분	파단 시의 연신율이 5% 미만인 금속재료[4]	4	6
7	기계적인 보호장치(또는 다중 지지 시스템의 예비 시스템)		2.5	4

1) 15.3.7항에서 정의한 조건(즉, 환경의 영향, 마모, 부식, 재료피로 또는 노화의 손상되는 영향)을 고려하는 것을 의도하고 있다.
2) 재료의 **인장강도** 및 모든 예측되는 외부 힘은 이미 알려져 있고 정확히 정량화되어 있다.
3) A의 경우를 제외하고, 재료의 **인장강도** 및 모든 예측되는 외부 힘은 대략 알려져 있지만, A의 경우 **인장안전율**을 정당화시키는 데 충분히 정확하지 않다.
4) 비금속 재료의 경우, 개별규격은 적당한 **인장안전율**을 규정할 수 있다(부속서 A, 9.8항의 근거를 참조).
5) 마모에 의해 손상될 것으로 생각되는 부품에는 체인, 케이블(와이어 로프), 벨트, 잭스크류너트, 스프링, 공기압 또는 유압 호스, 공기압이나 유압 피스톤의 개스킷 또는 링 등이 포함되어 있다.

3) 환자 또는 조작자의 지지 또는 현수 시스템의 강도

환자를 지지 또는 고정하기 위한 ME 기기의 부분은 물리적인 상해 및 고정이 우연히 느슨해지는 것에 대한 위험이 없도록 설계 및 제조해야 한다.

환자 또는 조작자를 지지 또는 현수하기 위한 ME 기기 또는 그 부분의 안전동작 하중은 환자의 체중 또는 조작자의 체중의 총합에 ME 기기 또는 그 부분이 지지 또는 현수하도록 제조자가 의도한 부속품의 중량을 더한 값으로 해야 한다.

제조자가 별도로 기술하지 않는 경우, 성인 환자 또는 조작자를 지지 및 현수하는 부분은 최소질량 135kg의 환자 또는 조작자 및 최소 질량 15kg의 부속품을 고려하여 설계해야 한다.

제조자가 특정 용도(즉 소아과용)를 규정하는 경우, 환자를 지지 또는 현수하는 ME 기기 또는 그 부분의 안전동작 하중에 포함되는 환자의 최대질량을 변경해도 좋다. 환자 질량의 최대 허용값이 135kg 미만인 경우 그 값을 ME 기기에 표시하고 부속문서에 기재해야 한다. 환자 질량의 최대 허용값이 135kg을 초과할 경우 그 값을 부속문서에 기재해야 한다.

4) 기계적 보호장치가 있는 시스템

기계적 보호장치는 다음의 조건을 갖추어야 한다.
① 적용 가능한 경우, 안전동작 하중의 영향을 포함한 총하중을 근거하여 설계한다.

② 모든 부분에 대해 규정값을 초과하는 인장 안전율을 갖는다.
③ 이동(움직임)에 의해 허용할 수 없는 위험이 발생하기 전에 작동한다.

기계적 보호장치의 작동 이후의 사용은 현수 또는 조작 수단의 고장과 제2케이블(와이어로프)과 같은 기계적 보호장치가 작동한 이후 여전히 ME 기기를 사용할 수 있는 경우, 기계적 보호장치가 작동했음을 조작자가 명백하게 알 수 있어야 한다.

기계적 보호장치를 재설정 또는 교환할 때, 공구를 사용해야 한다.

일회 작동을 의도한 기계적 보호장치는 기계적 보호장치가 한 번만 기능하도록 의도한 경우, 다음의 요구사항을 준수해야 한다.

① 기계적 보호장치를 교환할 때까지 ME 기기를 계속해서 사용할 수 없어야 한다.
② 일단 기계적 보호장치가 작동하면 서비스 제공자에게 연락하고, ME 기기를 재사용하기 전에 기계적 보호장치를 교환해야만 하도록 부속문서에 기재해야 한다.
③ ME 기기에는 안전표지 ISO 7010-W001을 영구적으로 표시해야 한다.
④ 표시는 기계적 보호장치의 부근에 부착하거나 기계적 보호장치와의 관계를 서비스 또는 수리를 수행하는 사람이 명백히 알 수 있는 위치에 부착해야 한다.

기계적 보호장치가 없는 시스템은 다음의 경우에는 기계적 보호장치를 요구하지 않는다.

① 지지 시스템의 부분이 마모에 의해 손상되지 않고, 또 〈표 6-20〉의 제1행 및 제2행의 규정값 이상의 인장 안전율을 가지는 경우
② 지지 시스템의 부분이 마모에 의해 손상되지만, 〈표 6-20〉의 제3행 및 제4행의 규정값 이상의 인장 안전율을 가지는 경우

적합성은 ME 기기, 설계문서 및 위험관리파일의 검사에 의해 확인한다.

〈표 6-21〉 안전 표시

No.	안전 표지	참조규격	설명
1	△	ISO 3864-1, 그림 3	경고 표시를 만들기 위한 견본 ※ 배경색 : 황색, 삼각형 밴드 : 검정색, 　심벌 또는 문자 : 검정색
2	⚠	ISO 7010-W001	일반적인 위험 표시
3	⚡	ISO 7010-W012	경고 : 전기
4	⊘	ISO 7010-P001 및 ISO 3864-1, 그림 1	일반적 금지표지 및 금지표지를 만들기 위한 견본 ※ 배경색 : 흰색, 원의 밴드 및 사선 : 붉은색 　심벌 또는 문자 : 검정색

No.	안전 표지	참조규격	설명
5		ISO 7010-P017	미는 것을 금지
6		ISO 7010-P018	앉는 것을 금지
7		ISO 7010-P019	발을 얹는 것을 금지
8		ISO 3864-1 그림 2	의무적 행위 표시를 만들기 위한 견본 비고) 배경색 : 청색, 심벌 또는 문자 : 흰색
9		ISO 7010-M001	일반적인 의무적 행위 표시
10		ISO 7010-M002	조작지시서에 따를 것 ※ ME 기기의 경우 "사용설명서에 따를 것"

2.12 원치 않는 과도한 방사선 위해요인에 대한 보호

가. X선 방사

방사선의 종류별로 해당되는 위해요인에 대한 요구사항을 설명하고 있다.

1) 진단 또는 치료의 X선 방사를 발생시키도록 의도하지 않은 ME 기기

진단 또는 치료 목적을 위한 X선 방사를 발생시키도록 의도하지 않지만 전리 방사선을 발생시킬 수 있는 ME 기기의 경우 그 공기커마율은 ME 기기의 표면에서 5cm 떨어진 지점에서 백그라운드 방사선을 고려하여 $5\mu Gy/h$를 초과하지 않아야 한다.

ME 기기의 의도된 사용이 환자에게 영구적 근접사용을 요구한다면, 초래되는 연간 노출량은 방사능이 조사된 부위와 국가규정과 국제요구사항을 고려하여 허용 가능하도록 만들어져야 한다.

2) 진단 또는 치료의 X선 방사를 발생시키도록 의도한 ME 기기

진단 및 치료 목적의 X선 방사를 발생시키도록 설계된 ME 기기에서의 의도하지 않은 X선의 방사는 적용 가능한 보조규격 및 개별규격을 적용하거나, 이들 규격이 없다면 위험관리프로세스를 통해 가능한 최대로 줄여야 한다.

나. 알파, 베타, 감마, 중성자선 및 기타의 입자선

이 항이 적용되는 경우, 제조자는 위험관리 프로세스에서 알파, 베타, 감마, 중성자선 및 기타의 입자선와 관련한 위험을 다루어야 한다.

※ **적합성** : 위험관리 파일의 검사에 의해 확인

다. 마이크로 방사

1GHz~100GHz 사이의 주파수에서 의도하지 않는 마이크로파 방사선의 전력밀도는 기준시험조건 아래에서 ME 기기 표면으로부터 50mm 지점에서 측정하였을 때, $10W/m^2$를 초과하지 않아야 한다. 이 요구사항은 마이크로파 방사선이 의도적으로 전파되는 기기의 해당 부위, 예를 들어 전파 가이드 출력 단자에는 적용하지 않는다.

※ **적합성** : 제조자의 계산 값을 검토하여 확인하고, 필요하다면 시험에 의해 확인

라. 레이저

180nm~1mm의 파장대역에서 전자기적 방사를 증폭하거나 생산하는 레이저는 IEC 60825-1:2007의 관련 요구사항을 적용하여야 한다. 레이저 광선 차단벽 또는 유사 제품을 기기내 사용할 경우, 그것은 IEC 60825-1:2007의 요구사항을 만족하여야 한다.

※ **적합성** : IEC 60825-1 : 2007의 해당 절차에 따라 확인

마. 기타 가시 전자파 방사

이 항이 적용되는 경우, 제조자는 위험관리 프로세스에서 레이저 및 발광다이오드를 제외한 가시 전자기 방사선과 관련된 위험을 다루어야 한다.

※ **적합성** : 위험관리 파일의 검사에 의해 확인

바. 적외선 방사

이 항이 적용되는 경우, 제조자는 위험관리 프로세스에서 레이저 및 발광다이오드를 제외한 적외선과 관련된 위험을 다루어야 한다.

※ **적합성** : 위험관리 파일의 검사에 의해 확인

사. 자외선 방사

이 항이 적용되는 경우, 제조자는 위험관리 프로세스에서 레이저 및 발광다이오드를 제외한 자외선과 관련된 위험을 다루어야 한다.

※ **적합성** : 위험관리 파일의 검사에 의해 확인

2.13 과온 및 기타 위해요인에 대한 보호

과온 및 기타 위해요인에 대한 요구사항들을 설명하고 있다.

가. ME 기기의 과온

1) 정상 사용 동안 최대온도

최악의 상태에서 정상 사용 시 ME 기기가 가동하는 경우 ME 기기의 부분은 〈표 6-22〉, 〈표 6-23〉에서 제시한 값을 초과하는 온도에 도달하지 않아야 한다.

〈표 6-22〉 부분의 최대 허용온도

부분	최대온도(℃)
• 권선절연물을 포함한 절연물[1]	
- A종 절연재료	105
- E종 절연재료	120
- B종 절연재료	130
- F종 절연재료	155
- H종 절연재료	180
• T 표시를 가지는 부품	T[2]
• 기타 부품 및 재료	C
• T℃의 발화점을 가지는 가연성 용액에 접촉하는 부품	T-25
• 목재	90

1) 절연재료의 분류는 IEC 60085에 따른다. 절연 시스템의 최대온도 제한값이 각 재료의 제한값보다 낮아질 수 있는 절연 시스템 재료의 모든 비호환성을 고려해야 한다.
2) T 표시는 표시한 최대 가동 온도를 나타낸다.
※ 각각의 재료 및 부품에 대해 타당한 최대온도를 결정하기 위해 각 부품 및 재료에 대한 온도 정격을 고려해야 한다. 각 부품은 온도 정격에 따라 사용한다. 의문스러운 경우 볼 프레셔 시험을 수행하는 것이 바람직하다.

〈표 6-23〉 접촉 가능성이 있는 ME 기기 부분의 최대 허용온도

ME 기기 및 그 부분		최대온도[1](℃)		
		금속 및 액체	유리, 자기, 유리상의 재료	몰딩된 재료, 플라스틱, 고무, 나무
't' 시간 동안 접촉 가능성이 있는 ME 기기의 외부 표면	t < 1s	74	80	86
	1s ≤ t < 10s	56	66	71
	10s ≤ t < 1min	51	56	60
	1min ≤ t	48	48	48

1) 이 온도 제한값은 어른의 건강한 피부 접촉에 대해 적용할 수 있다. 제한값은 피부의 커다란 부분(신체 표면의 10% 이상)이 고온 표면에 접촉 가능한 경우에 적용할 수 없다. 이것은 10% 이상의 머리 표면 피부에 접촉하는 경우에도 적용한다. 이 경우에 있어 적용 제한값을 결정해야 하고, 위험관리파일에 문서화해야 한다.

2) 장착부의 온도

환자에게 열을 가하는 것을 의도한 장착부는 온도(고온 또는 저온 표면) 또는 (적용될 경우) 임상효과를 결정해야 하고, 위험관리 파일에 문서화해야 한다. 온도 및 임상효과는 사용설명서에 기술해야 한다.

환자에게 열을 가하는 것을 의도하지 않은 장착부는 제한값을 적용한다. 장착부의 표면 온도가 41℃를 초과하는 경우, 최대온도를 사용설명서에 기재해야 하고, 안전한 접촉을 위한 조건(예 환자의 상태 또는 기간)을 기재하며, 신체 표면, 환자의 성장 상태, 실시 중인 치료요법 또는 표면 압력과 같은 특성에 관한 임상효과를 결정해야 하며, 위험관리 파일에 문서화해야 한다. 41℃를 초과하지 않는 경우 정당화할 필요는 없다.

위험관리파일에 문서화된 분석에서 장착부의 온도가 단일고장상태를 포함해 ME 기기의 작동에 의해 영향을 받지 않는다고 증명되어 있다면, 장착부 온도의 측정은 요구되지 않는다.

또한, 허용할 수 없는 위험을 초래할 수 있는 주위 온도보다 낮게 냉각된 장착부의 표면은 위험관리 프로세스의 일부분으로서 평가해야 한다.

3) 가드

ME 기기의 접촉 가능한 고온 또는 저온 표면과의 접촉방지를 의도한 가드는 공구의 사용에 의해서만 떼어낼 수 있어야 한다.

나. 화재 방지

1) ME 기기의 화재 방지에 요구되는 강도 및 강성

외장은 합리적으로 예측 가능한 오용에 의해 야기되는 전체 또는 일부 파손의 결과로 발생할 수 있는 화재를 방지하기 위해 필요한 강도 및 강성을 가져야 한다.

※ 적합성 : 외장에 대한 기계적 강도시험에 의해 확인

2) 산소 과밀 환경에서 사용하는 ME 기기 및 ME 시스템

가) 산소과밀환경에서의 화재 위험

ME 기기 및 ME 시스템에서, 산소 과밀 환경에서의 화재의 위험은 정상 상태 또는 단일고장상태에서 가능한 낮추어야 한다. 발화원이 발화성 재료에 접촉하고 또 화재 확산을 제한할 수단이 없는 경우, 산소 과밀 환경에서는 화재에 대한 허용할 수 없는 위험이 존재한다고 간주하며, 정상상태 및 단일고장상태에서 다음 조건 중 어느 하나가 존재할 경우 발화원이 존재한다고 간주한다.

① 재료의 온도가 그것의 발화온도까지 상승한다.
② 온도가 납땜 또는 납땜 접합 지점에 영향을 미치고, 그에 따라 느슨해지거나, 단락 또는 기타 고장이 일어나 그 결과 불꽃이 발생하거나 재료온도가 그것의 발화온도까지 상승한다.
③ 안전에 영향을 미치는 부분이 과열에 의해 불꽃이 튀거나 300℃를 넘는 온도에 노출되어 그것의 외장 형태가 파열되거나 변형된다.
④ 부분 또는 부품의 온도가 300℃를 초과할 수 있다(대기가 산소100%).
⑤ 발화에 의해 정해진 허용치의 제한을 초과하여 발화를 위한 충분한 에너지를 제공한다(대기가 산소 100%).

※ 발화원의 존재 여부 결정은 「의료기기의 전기·기계적 안전에 관한 공통 기준규격」 11.2.2.1항에 나와 있는 시험으로 대체 가능
※ 최악 상태의 제한에 따른 차이가 있다면 그 차이가 정당화되어야 하고, 위험관리 파일에 문서화되어 있어야 한다.

적절히 결합되거나 또는 단독인(위험관리프로세스를 적용하여 결정함) 다음의 구성은 산소과밀환경 내에서 화재에 대한 잔류위험을 허용할 수 있는 것으로 간주한다.

① 산소과밀환경을 가진 칸막이 안의 전기부품은 제한된 에너지 수준을 지닌 전원을 가져야 한다. 이 에너지 수준은 발화를 위해 충분하다고 간주되는 것보다 작아야 한다.
  ※ 적합성 : 전력, 에너지 및 온도 값의 측정 또는 계산과 설계검사에 의해 확인

② 단일고장상태에서만 발화원이 될 수 있고, 산소가 침입할 수 있는 부분 또는 부품을 포함한 칸막이는 산소 농도가 25%를 초과하지 않도록 환기해야 한다.
  ※ 적합성 : 시험에 의해 확인

③ 단일고장상태에서만 발화원이 될 수 있는 부분 또는 부품을 포함한 칸막이는 모든 조인트 및 케이블, 샤프트 또는 다른 목적을 위한 구멍을 밀봉함으로써 산소과밀환경을 포함하는 다른 칸막이에서 분리한다. 발화를 야기할 수 있는 단일고장상태에서 발생할 수 있는 누설 및 파손의 영향은, 적절한 유지보수 간격을 결정하기 위한 위험사정을 사용하여 평가해야 한다.
  ※ 적합성 : 위험관리파일을 포함한 제조자가 제공한 문서의 검사 및 육안검사

④ 단일고장상태에서만 발화원이 될 수 있는 산소과밀환경을 포함한 칸막이 내의 전기부품은 발화가 외장 안에서 발생했을 경우, 화재를 신속히 자체 소화하고, 위험한 양의 유독가스가 환자에게 도달하지 않도록 하는 방식으로 밀폐시켜야 한다.
  ※ 적합성 : 외장 안에 화재를 발생시킴으로서 확인

나) 산소 과밀 환경의 외부 배기 아웃렛

ME 기기 또는 ME 시스템의 외부에 부착한 전기부품으로 인해 발화의 위험이 발생하지 않도록 설치해야 한다. 전기부품에 근접한 환경의 산소 농도가 가장 불리한 가동조건하에서 25%를 초과하지 않을 경우, 발화의 위험은 충분히 낮다고 간주한다.
  ※ 적합성 : 검사에 의해 확인

다) 산소 과밀 환경에서 전기 접속

「의료기기의 전기·기계적 안전에 관한 공통 기준규격」 11.2.2.1항에 나와 있는 시험의 지정값으로 전력 및 에너지가 제한되지 않는 경우, 정상사용 시 산소 과밀 환경을 포함한 칸막이 내의 전기접속은 파손이나 느슨함으로 인하여 불꽃이 발생하지 않아야 한다.

파손 또는 느슨함을 방지하기 위해서는 나사 연결 장치에 니스칠, 스프링 워셔의 사용 또는 충분한 토크를 사용하고 외장 밖 케이블을 납땜, 압착 및 '핀 소켓식'의 접속 등으로 되어 있으면 추가적인 기계식 고정을 한다.
  ※ 적합성 : 육안검사에 의해 확인

3) ME 기기 및 ME 시스템에 따른 산소과밀환경과 관련한 단일고장상태
   ① 환기 시스템의 고장
   ② 격벽의 고장
   ③ 발화원을 발생시키는 부품의 고장
   ④ 발화원을 생성할 수 있는 적어도 하나의 환자보호수단 또는 두 개 미만의 환자보호수단과 동등한 것을 제공하는 절연물(고체 재료 또는 공간 중 어느 쪽)의 고장

다. ME 기기의 방화 외장에 대한 구조적 요구사항

본 항은 「의료기기의 전기·기계적 안전에 관한 공통 기준규격」의 13.1.2항의 '방출, 외장의 변형 또는 최대온도의 초과'항에 대한 적합한 대체 수단을 제시한다.
   ① 방화 외장 내의 절연전선 : IEC 60695 시리즈 해당 규격에 따른 FV-1과 동등 이상의 난연성 등급
   ② 부품이 장착되는 커넥터, PCB 및 절연재료 : IEC 60695-11-10에 따른 FV-2와 동등 이상의 난연성 등급
   ③ 바닥 : 개구가 없거나 또는 「의료기기의 전기·기계적 안전에 관한 공통 기준 규격」 11.3항에 규정한 허용범위의 개구이거나 또는 동항에서 허용하고 있는 규격의 배플로 구축되거나 또는 아래 표에 규정하고 있는 구멍 뚫린 금속으로 만들어지거나, 와이어 직경이 0.45mm 이상이고 중심과 중심이 2mm×2mm를 초과하지 않는 그물망의 금속차폐로 해야 한다.

〈표 0-24〉 난연성 등급표

규격 / 난연성 등급		기준	비고
IEC	UL 94		
FV-0	V-0	• 시편에 10초간 버너로 불을 붙임(2회) • 시편이 타는 시간이 10초를 초과해서는 안 됨 • 연소 시 녹아 떨어지는 불똥(Flaming drips)이 없어야 함	수직연소시험 (Vertical burning test)
FV-1	V-1	• 시편에 10초간 버너로 불을 붙임(2회) • 시편이 타는 시간이 60초를 초과해서는 안 됨 • 연소 시 녹아 떨어지는 불똥(Flaming drips)이 없어야 함	수직연소시험
FV-2	V-2	• 시편에 10초간 버너로 불을 붙임(2회) • 시편이 타는 시간이 60초를 초과해서는 안 됨 • 연소 시 녹아 떨어지는 불똥(Flaming drips)이 있을 수 있음	수직연소시험
FH	HB	H-B : "자체-소화(self-extinguishing)" 재질	수평연소시험 (Horizontal Burning test)

⟨표 6-25⟩ 외장 바닥의 허용 가능한 구멍 표

최소 두께 (mm)	구멍의 최대직경 (mm)	구멍 중심 사이의 최소 공간 (mm)
0.66	1.14	1.70(233구멍/645mm^2)
0.66	1.19	2.36
0.76	1.15	1.70
0.76	1.19	2.36
0.81	1.91	3.18(72구멍/645mm^2)
0.89	1.90	3.18
0.91	1.60	2.77
0.91	1.98	3.18
1.00	1.60	2.77
1.00	2.00	3.00

라. 가연성 물질과 함께 사용을 의도한 ME 기기 및 ME 시스템

제조자의 위험관리 프로세스에서 화재의 가능성 및 관련 완화 방법을 설명하여야 한다.

※ 적합성 : 위험관리 파일의 검사에 의해 결정

마. 넘침, 유출, 누설, 물 또는 미립자 물질의 침입, 청소, 소독, 멸균 및 ME 기기와 함께 사용하는 물질과의 적합성

ME 기기 및 ME 시스템의 구조는 넘침, 누설, 물 또는 미립자 물질의 침입, 청소, 소독 및 멸균뿐만 아니라 ME 기기와 함께 사용하는 물질과의 적합성에 대해 충분히 보호해야 한다.

1) ME 기기의 넘침

정상사용 시 과도하게 채워져 있거나 넘치기 쉬운 수조 또는 액체의 저장조가 ME 기기에 포함되어 있는 경우, 수조 또는 액체저장조로부터의 액체의 넘침은 그러한 액체에 의해 악영향을 받기 쉬운 어떠한 보호수단도 젖게 하지 않아야 하며, 또한 기본안전이나 필수성능의 상실을 초래하지 않아야 한다.

① 최대주입레벨이 ME 기기에 표시되어있고 경고 또는 안전통지가 주어졌다면, 수조 또는 액체 저장조를 최대용량까지 채운상태로 운반가능형 ME 기기는 10° 각도까지 기울이고, 45kg 이상의 이동형 ME 기기는 문턱값을 넘어 이동할 때, 유출로 인하여 위해상황 또는 허용할 수 없는 위험이 발생하지 않아야 한다.

② 최대 주입레벨에 대한 경고나 안전통지가 주어지지 않았다면, 수조 또는 액체 저장조를 최대용량을 넘어 15%를 더 채운 상태로 운반가능형 ME 기기는 10° 각도까지 기울이고, 45kg 이상의 이동형 ME 기기는 문턱값을 넘어 이동할 때, 유출로 인하여 위해상황 또는 허용할 수 없는 위험이 발생하지 않아야 한다.

※ 적합성 : 시험 후 ME 기기는 적절한 내전압시험 및 누설전류시험에 통과해야 하고, 전기적 절연물 또는 절연되지 않은 전기 부분에 젖은 흔적이 없거나, 정상상태 또는 단일고장상태와의 조합(육안검사에 기초해)에서 기본안전 및 필수성능의 상실을 초래하지 않아야 한다.

2) ME 기기 및 ME 시스템의 유출

정상사용 시, 액체의 사용을 필요로 하는 ME 기기 및 ME 시스템은 ME 기기에 유출이 자주 발생할 것으로 판단되는 프로세스 환경 내에서의 ME 기기 및 ME 시스템을 포함해 넘친 액체가 기본안전 및 필수성능의 상실을 초래할 수 있는 부분을 젖게 하지 않도록 구성하여야 한다.

※ 적합성 : 위험관리파일의 검사와 시험에 의해 확인

3) 누설

「의료기기의 전기·기계적 안전에 관한 공통 기준규격」의 13.2.6항을 참고한다.

4) ME 기기 및 ME 시스템에의 물 또는 미립자 물질의 침입

물 또는 미립자 물질의 위험한 침입에 대해 규정한 정도로 보호하도록 설계된 ME 기기 및 ME 시스템의 외장은 IEC 60529의 분류에 따라 이 보호를 갖추어야 한다.

※ 적합성 : 정상 사용 시 가장 불리한 위치에 둔 ME 기기를 가지고 IEC 60529의 시험 및 검사에 의해 확인한다. 절차 이후 ME 기기는 적절한 내전압 시험 및 누설전류시험을 수행한 이후 정상 상태에서 또는 단일고장상태(육안검사에 의거)와의 조합에서 기본안전 및 필수성능의 상실을 초래할 수 있는 절연물(또는 전기부품)의 브릿지의 흔적이 없어야 한다.

5) ME 기기 및 ME 시스템에 청소 및 소독

ME 기기, ME 시스템 및 그들 부분은 적용한 장착부 및 부속품을 포함해 안전수단을 손상 또는 저하시키지 않고, 사용설명서에서 규정한 청소 또는 소독 프로세스에 견뎌야 한다.

제조자는 ME 기기, ME 시스템, 그들의 부분 및 부속품의 기대서비스 기간 동안 청소/소독의 복합효과를 평가해야 하고, 이들 프로세스가 기본안전 및 필수성능의 상실을 초래하지 않음을 보증해야 한다. 평가 결과는 위험관리 파일에 문서화한다.

※ 적합성 : 냉각 또는 건조 기간을 포함한 규정된 방법에 따라 한 번 청소 또는 소독 후 적절한 내전압시험 및 누설전류시험 후 위험 발생 흔적이 없어야 하며, 제조자가 복합 청소의 영향을 평가했음을 확인하기 위하여 위험관리 파일을 확인

6) ME 기기와 함께 사용하는 물질의 적합성

적용 가능한 경우, 제조자는 ME 기기와 함께 사용하는 물질의 적합성에 관련된 위험을 위험관리 프로세스에서 다루어야 한다. 그러한 위험은 50kPa를 초과하는 압력에서 산소를 함유하는 부품에 대해 제조자 스스로의 시험 및 위험통제수단을 이용하거나 ISO 15001과 같은 적절한 ISO 또는 IEC 규격(「의료

기기의 전기·기계적 안전에 관한 공통 기준규격」의 4.2항에 따라 허용 가능한 위험을 갖는 것으로 가정)을 적용함으로써 기술될 것이다.

※ 적합성 : 위험관리 파일의 검사에 의해 확인

바. ME 기기에의 전원공급/공급전원의 차단

ME 기기는 전원공급의 차단 및 복귀가 기본안전이나 필수성능의 상실을 초래하지 않도록 설계해야 한다.

※ 적합성 : 해당 전원공급의 차단 및 복귀에 의해 확인

2.14 제어기와 계측기의 정확도 및 위해한 출력에 대한 보호

가. 제어기와 계측기의 정확도

이 항이 적용될 경우, 제조자는 제어기와 계측기의 정확도 및 관련 위험을 위험관리 프로세스에서 다루어야 한다.

※ 적합성 : 위험관리 파일 검사에 의해 확인

나. ME 기기의 사용적합성

제조자는 IEC 60601-1-6에 적합한 사용적합성 엔지니어링 프로세스를 통해 특정 표식, 표시 및 문서와 관련한 것을 포함해 불충분한 사용적합성의 위험을 다루어야 한다.

※ 적합성 : IEC 60601-1-6 규정에 따라 확인

다. 경보 시스템

제조자가 경보시스템을 사용할 경우, 경보시스템은 IEC 60601-1-8을 만족하여야 한다.

※ 적합성 : IEC 60601-1-8 규정에 따라 확인

라. 위해한 출력에 대한 보호

1) 안전제한에 대한 의도적인 초과

적용 시, 제조자는 안전제한에 대한 의도적인 초과에 기인하여 발생한 위해한 출력과 관련한 위험을 위험관리 프로세스에서 다루어야 한다.

※ 적합성 : 위험관리 파일 검사에 의해 확인

2) 안전과 관련한 표시

적용 시, 제조자는 임의의 위해한 출력을 표시해야 할 필요성을 위험관리 프로세스에서 다루어야 한다.

※ 적합성 : 위험관리 파일 검사에 의해 확인

3) 과대 출력값의 오선정

ME 기기가 서로 다른 치료를 위해 저강도 및 고강도 모두를 제공할 수 있도록 설계된 다목적 장치인 경우 적용되며, 제조자는 과대 출력값의 우연한 선정과 관련한 위험을 위험관리 프로세스에서 다루어야 한다.

※ 적합성 : 위험 관리파일 검사에 의해 확인

4) 잘못된 출력

적용 시, 제조자는 잘못된 출력과 관련한 위험을 위험관리 프로세스에서 다루어야 한다.

※ 적합성 : 위험관리 파일 검사에 의해 확인

5) 진단 또는 치료의 방사

가) 제한

진단 또는 치료 목적으로 방사선을 발생시키는 ME 기기는 원치 않는 과도한 방사선으로부터 보호하기 위한 충분한 설비를 갖추어야 하며, 적절하게 개별 규격은 방사의 안전을 보장하기 위해 요구사항, 제한 및 적합성 시험을 규정해야 한다.

나) 진단용 X선 기기

적용 시, 진단용 이미지를 얻기 위한 목적으로 X선을 발생시키도록 설계된 ME 기기 및 ME 시스템은 IEC 60601-1-3를 만족하여야 한다.

※ 적합성 : IEC 60601-1-3 규정에 따라 확인

다) 방사선 치료기기

적용 시, 제조자는 방사선 치료와 관련한 위험을 위험관리 프로세스에서 다루어야 한다.

※ 적응증 : 위험관리 파일 검사에 의해 확인

라) 진단 또는 치료용 방사를 발생하는 기타 ME 기기

적용 시, 제조자는 진단용 X선 및 방사선 치료를 제외하고, 진단용 또는 치료용 방사선을 발생시키는 ME 기기와 관련한 위험을 위험관리 프로세스에서 다루어야 한다.

※ 적합성 : 위험관리 파일 검사에 의해 확인

6) 진단 또는 치료용 음향 압력

적용 시, 제조자는 진단 또는 치료용 음향 압력과 관련한 위험을 위험관리 프로세스에서 다루어야 한다.

※ 적합성 : 위험관리 파일 검사에 의해 확인

2.15 ME 기기를 위한 위해상황 및 고장 상태

가. 특정 위해상황

「의료기기의 전기·기계적 안전에 관한 공통 기준규격」의 4.7항에서 기술되고, 13.2항에서 열거하고 있는 단일고장상태를 하나씩 적용할 경우, 다음 상황의 어떠한 위해상황도 ME 기기에서 발생하지 않아야 한다.

1) 방출, 외장의 변형 또는 최대온도의 초과

다음의 위해상황이 발생하지 않아야 한다.
① 위험한 양의 화염, 용융금속, 유독성 및 인화성 물질의 방출
② 「의료기기의 전기·기계적 안전에 관한 공통 기준규격」의 15.3.1항에 대한 적합성을 손상시킬 정도의 외장 변형
③ 「의료기기의 전기·기계적 안전에 관한 공통 기준규격」의 11.1.3항에 따라 측정하는 경우, 동 규격 표 24의 허용값을 초과하는 장착부의 온도
④ 「의료기기의 전기·기계적 안전에 관한 공통 기준규격」의 11.1.3항에 따라 측정 및 조정하는 경우, 표 23의 허용값을 초과하는 장착부는 아니지만, 접촉할 가능성이 있는 ME 기기(장착부 이외의) 부분들의 온도
⑤ 「의료기기의 전기·기계적 안전에 관한 공통 기준규격」의 표 22에서 제시한 다른 부품 및 재료에 대한 허용값의 1.5배에서 12.5℃를 뺀 값을 초과하는 경우, 권선에 대한 제한값은 표 26, 표 27, 및 표 31에서 확인할 수 있다. 기타의 모든 경우는 표 22의 허용값을 적용한다.

화염, 용융금속 또는 인화성 물질의 방출에 관한 「의료기기의 전기·기계적 안전에 관한 공통 기준규격」의 4.7항, 8.1 b)항, 8.7.2항 및 13.2.2항 내의 단일고장상태는 다음 경우의 부분 및 부품에 적용하지 않아야 한다.
① 전원회로의 구조가 단일고장상태에서 전력 소실을 15W 미만 또는 에너지 소실은 900J 미만으로 제한한다.
  ※ 적합성 : 시험 및 설계 문서 검토
② 다음 모든 사항을 만족하는 이차회로
  ㉮ IEC 60695-11-10에 따른 FV1 또는 그 이상의 난연성 등급 물질 위에 장착
  ㉯ 정상상태 및 단일고장상태에서 60Vdc 또는 42.4Vp 또는 그 이하의 전압에서 작동
  ㉰ 단일고장상태에서 100VA 또는 6,000J 이하로 제한
  ㉱ PVC, TFE, PTFE, FEP, 폴리클로로프랜 또는 폴리브로마이드 유형의 전선 절연을 사용
  ※ 적합성 : 설계문서로 평가

③ 부품이 「의료기기의 전기·기계적 안전에 관한 공통 기준규격」의 4.9항에 기술된 무결성부품
   ※ 적합성 : 설계문서로 평가
④ 그들을 완전히 방화 외장 내에 포함한다.
   ※ 적합성 : 설계 문서의 검사 및 평가
   ※ 이 절의 시험 이후, 열감지차단기 및 과전류차단기는 그들의 설정이 안전기능에 영향을 미칠 만큼 변경되지 않았음(가열, 진동 또는 기타 원인에 의해)을 판단하기 위해 검사한다.

〈표 6-26〉 ME 기기 장착부가 피부에 접촉할 경우의 최대 허용온도

ME 기기의 장착부		최대온도[1)2)](°C)		
		금속 및 액체	유리, 자기, 유리 같은 물질	몰딩된 재료, 플라스틱, 고무, 나무
't' 시간 동안 **환자**에 접속하고 있는 장착부	t < 1min	51	56	60
	1min ≤ t <10min	48	48	48
	10min ≤ t	43	43	43

1) 이 온도 제한값은 어른의 건강한 피부접촉에 대해 적용할 수 있다. 제한값은 피부의 커다란 부분(신체 표면의 10% 이상)이 고온 표면에 접촉 가능한 경우에 적용할 수 없다. 이것은 10% 이상의 머리 표면 피부에 접촉하는 경우에도 적용한다. 이 경우에 있어 적용 제한값을 결정해야 하고, **위험관리파일**에 문서화해야 한다.
2) **장착부**가 임상효과를 위해 표 24의 온도 제한값을 초과할 필요가 있을 경우, **위험관리파일**에는 결과적으로 발생하는 편익과 관련된 **위험**보다도 크다는 사실을 나타내는 문서를 포함해야 한다.

2) 누설전류 또는 전압제한 초과

「의료기기의 전기·기계적 안전에 관한 공통 기준규격」이 8.7.3항에서 나타나는 단일고장상태의 누설전류 제한값을 초과하지 않는다. 동 규격 8.4.2항에서 나타내는 장착부를 포함한 접촉 가능 부분에 대한 전압 제한값을 초과하지 않는다.

3) 특정 기계적 위해요인

특정 기계적 위해요인에 대해서는 동 규격 9.1항에서 9.8항까지 참조한다.

나. 단일고장상태

1)항에서 12)항까지에서 규정한 단일고장상태를 적용할 때, 「의료기기의 전기·기계적 안전에 관한 공통 기준규격」의 8.1 a)항에서 확정한 정상상태는 가장 불리한 조합으로 적용해야 한다.

1) 전기적 단일고장 상태

이 단일고장상태와 관련한 요구사항 및 시험은 「의료기기의 전기·기계적 안전에 관한 공통 기준규격」의 8.1항에서 나타내고 있다.

2) ME 기기에 있어서의 변압기의 과열

이 단일고장상태와 관련한 요구사항 및 시험은 「의료기기의 전기·기계적 안전에 관한 공통 기준규격」의 15.5항에서 나타내고 있다.

3) 자동온도조절기의 고장

이 단일고장상태와 관련한 요구사항 및 시험은 과부하상태에 대해 「의료기기의 전기·기계적 안전에 관한 공통 기준규격」의 13.2.13항 및 15.4.2항에서 나타내고 있다.

자동온도조절기는 단락 또는 개방 중 불리한 것으로 한다.

4) 온도제한장치의 고장

이 단일고장상태와 관련한 요구사항 및 시험은 과부하상태에 대해 「의료기기의 전기·기계적 안전에 관한 공통 기준규격」의 13.2.13항 및 15.4.2항에서 나타내고 있다.

자동온도조절기는 단락 또는 개방 중 불리한 것으로 한다.

5) 액체의 누설

ME 기기는 단일고장상태에서 흐른 액체가 허용할 수 없는 위험을 발생시키지 않도록 구성해야 하며, 누설이 있는 경우에 단지 적은 양의 액체가 넘친다면 밀봉된 재충전 가능 전지는 이 요구사항에서 제외하며, ME 기기의 적절한 시험조건을 결정하기 위해 위험관리 프로세스를 사용해야 한다.

※ 적합성 : 위험관리 파일 검사에 의해 확인

6) 위해상황을 발생할 가능성이 있는 냉각의 고장

ME 기기는 냉각 시스템의 의도된 가동이 고장나 있는 동안 단일고장안전이 유지되도록 설계해야 하며, 가능성이 있는 냉각의 고장을 모의해야 한다.

※ 적합성 : 적용할 수 있는 한 「의료기기의 전기·기계적 안전에 관한 공통 기준 규격」의 11.1항의 시험 방법을 이용하여 확인

7) 가동부의 구속

ME 기기는 가동부가 멈추게 되는 경우 단일고장안전이 유지되도록 설계해야 하며, ME 기기가 다음의 상황인 경우 가동부를 구속한다.

① 장착부를 포함하는 이동형 접촉 가능 부분이 걸리기 쉬운 경우
② 부재 시에도 가동될 수 있는 경우(여기에는 자동이나 원격 조작하는 ME 기기를 포함)
③ 회전자를 구속했을 때의 토크가 전 부하 시의 토크보다 작은 모터를 1개 이상 갖는 경우

※ ME 기기가 상기에서 설명한 것과 같은 1개 이상의 가동부를 갖고 있을 경우 한 번에 한 개만을 구속한다. 단일고장상태에서 복수의 모터를 구속할 수 있는 경우 모든 모터를 동시에 구속한다.

8) 모터용 캐패시터의 분리 및 단락

ME 기기는 모터용 캐패시터를 단락 및 개방하고 있는 동안 단일고장안전이 유지되도록 설계해야 한다.

※ 적합성 : 보조권선의 회로에 캐패시터를 가지는 모터는 캐패시터를 차례대로 단락 또는 개방하고, 구속된 회전자와 함께 「의료기기의 전기·기계적 안전에 관한 공통 기준규격」에 13.2.10항에 따라 가동한다. 캐패시터의 전압은 한쪽을 떼어놓고(개방하여) 측정한다. 정격전압을 초과한 측정전압은 부적합으로 간주한다.

* 추가 시험기준에 대해서는 동 규격 13.2.10항 참조

모터가 IEC 60252-1에 적합한 캐패시터를 갖고 있고, ME 기기의 부재 시 사용(자동적 또는 원격제어를 포함)을 의도하지 않을 경우 캐패시터의 단락시험을 수행하지 않는다.

9) 모터로 가동되는 ME 기기에 관한 추가시험 기준

「의료기기의 전기·기계적 안전에 관한 공통 기준규격」의 13.1.2항에서 규정한 예외를 고려하면서, 동 규격 13.2.8항 및 13.2.9항의 단일고장상태에서의 모든 시험의 경우, 모터로 가동되는 ME 기기는 다음의 시간 동안 정격 전압 또는 정격 전압 범위의 상한값으로 냉상태에서 시작해 가동한다.

다음의 경우 30초 동안 가동한다.

① 수지형 ME 기기
② 손으로 스위치를 "on"의 상태를 유지해야 하는 ME 기기
③ 손으로 물리적인 부하 상태를 유지해야 하는 ME 기기

* 부재 시 사용을 의도하지 않는 기타 ME 기기의 경우 5분(부재 시 사용을 의도하지 않는 자동 또는 원격조작의 ME 기기는 제외)

위의 항목 이외의 ME 기기의 경우, 타이머에 의해 그 가동을 종료할 경우에는 타이머의 최장 기간 상기 이외의 ME 기기의 경우, 열적 안정에 도달하는 데 필요한 동안 권선의 온도는 규정한 시험기간의 종료 시 또는 퓨즈, 열감지 차단기, 모터 보호장치 등이 가동되는 시점에서 측정한다.

다음 표의 제한값을 초과하면 부적합으로 간주한다.

〈표 6-27〉 추가시험 적합/부적합 기준표

ME 기기의 종류	절연 등급(단위 ℃)				
	등급 A	등급 B	등급 E	등급 F	등급 H
• 부재 시 사용을 의도하지 않는 경우, 타이머를 가진 ME 기기 및 30초 또는 5분간만 가동하는 ME 기기	200	225	215	240	260

• 기타 ME 기기
  - 임피던스 보호형 기기 최댓값
  - 최초 1시간 동안 동작하는 보호장치를 가진 기기 최댓값
  - 1시간 경과 후 동작 최댓값
  - 1시간 경과 후 동작 산술평균값
	150
	200
	175
	150
		175
		225
		200
		175
			165
			215
			190
			165
				190
				240
				215
				190
					210
					260
					235
					210

비고) 이 표의 온도 제한값은 IEC 61010-1:2001(22)에서 인용

10) 산소과밀환경에서 사용하는 ME 기기에 있어서의 부품의 고장

이 단일고장상태와 관련한 요구사항 및 시험은 「의료기기의 전기·기계적 안전에 관한 공통 기준규격」의 11.2.2항에서 나타내고 있다.

11) 기계적 위해요인을 발생할 우려가 있는 부분의 고장

이 단일고장상태와 관련한 요구사항 및 시험은 「의료기기의 전기·기계적 안전에 관한 공통 기준규격」의 9절 및 15.3항에서 나타내고 있다.

12) 과부화

「의료기기의 전기·기계적 안전에 관한 공통 기준규격」의 13.2.13.2항부터 13.2.13.4항까지의 시험을 시행한 후 시험실 내 온도의 3℃ 이내로 냉각한 경우, ME 기기는 안전을 유지해야 한다.

※ 적합성 : ME 기기의 검사 또는 해당 시험(동 규격 8.8.3항에 따른 모터의 내전압시험 등)에 의해 결정

보호수단으로 신뢰할 수 있는 열가소성 재료의 절연물인 경우(동 규격 8.8항 참조), 8.8.4.1 a)항에서 규정한 볼프레셔 시험을, 동 규격 13.2.13.2항에서 13.2.13.4항까지의 시험 동안 측정한 절연물의 온도보다 25℃ 높은 온도에서 수행한다.

2.16 프로그램 가능 의료용 전기 시스템(PEMS)

가. 일반

2.16.나~2.16.타항에 주어진 요구사항을 PEMS에 적용해야 한다. 단, 다음의 경우는 제외한다.
① PESS가 기본안전 또는 필수성능을 위해 필요한 기능을 제공하지 않는 경우
② 「의료기기의 전기·기계적 안전에 관한 공통 기준규격」의 4.2항에 주어진 위험관리를 적용하여 임의의 PESS의 고장이 허용할 수 없는 위험을 발생시키지 않음을 입증할 경우

2.16.파항 내 요구사항은 IT-네트워크에 포함되도록 의도된 PEMS에는 적용 가능하다.

※ 적합성 : 2.16.나항에서 2.16.파항까지의 요구사항에 대해 요구된 모든 문서의, 필요한 경우 평가에 대한 검사에 의해 판단한다.

나. 문서화

2.16절에 의해 요구된 문서는 정식 문서관리 절차에 따라 검토, 승인, 발행 및 변경되어야 한다.

다. 위험관리 계획

「의료기기의 전기·기계적 안전에 관한 공통 기준규격」의 4.2.2항에 의해 요구된 위험관리계획은 PEMS 밸리데이션 계획에 대한 참조를 포함해야 한다.

라. PEMS 개발주기

① PEMS 개발주기는 문서화되어야 하며, 정의한 일련의 이정표를 포함해야 한다.
② 각 이정표에서 완성해야 하는 활동 및 이들 활동에 적용해야 할 검증 수단을 정의해야 한다.
③ 각 활동은 그것의 입력 및 출력을 포함해 정의해야 한다.
④ 각 이정표는 그 이정표 이전에 완료해야만 하는 위험관리 활동을 확정해야 한다.
⑤ PEMS 개발주기는 활동, 이정표 및 일정을 상세히 설명하는 계획서를 작성함으로써 특정 개발과 맞추어야 한다.
⑥ PEMS 개발주기는 문서화 요구사항을 포함해야 한다.

마. 문제 해결

이 항이 적용될 경우, PEMS 개발주기에 있어서의 모든 단계와 활동 내 및 그 사이에서의 문제 해결에 대한 문서화된 시스템은 개발 및 유지되어야 한다.

제품의 타입에 따라 문제해결 시스템은 다음과 같을 수 있다.

① PEMS 개발주기의 일부로서 문서화될 수 있다.
② 기본안전 또는 필수 성능에 영향을 미치는 잠재적 또는 기존 문제의 보고를 허용할 수 있다.
③ 관련된 위험에 대한 각 문제의 평가를 포함할 수 있다.
④ 문제를 해결 완료된 것으로 처리할 때 충족시켜야 하는 기준을 확정할 수 있다.
⑤ 각 문제를 해결하기 위해 취해야 할 활동을 확정할 수 있다.

바. 위험관리 프로세스

이미 알려지거나 예측 가능한 위해요인의 목록을 편집할 경우, 제조자는 PEMS의 IT-네트워크와의 결합, 제3자 원산지 부품 및 기본의 서브 시스템과 관련한 것을 포함한 PEMS의 소프트웨어 및 하드웨어의 측면과 관련한 위해요인을 고려해야 한다.

적절히 검증된 수단 및 절차는 각 위험통제의 수단을 선택하고 실행하도록 확인해야 한다. 이들 수단 및 절차는 각 위험통제의 수단이 식별된 위험을 만족스럽게 감소시키는 것을 보증하는 데 적절해야 한다.

사. 요구사항 사양서

PEMS 및 서브 시스템(즉, PESS에 대한)의 경우, 문서화된 요구사항 사양서가 있어야 한다.

시스템 또는 서브 시스템에 대한 요구사항 사양서는 그 시스템 또는 서브 시스템에 의해 실행되는 필수성능 및 위험통제 수단을 포함해야 한다.

아. 아키텍처

PEMS 및 그 서브 시스템 각각의 경우, 아키텍처는 요구사항 사양서를 만족시키도록 규정해야 한다. 위험을 허용 가능한 수준으로 낮추기 위해 아키텍처의 사양서는 다음 사항을 적절하게 사용해야 한다.

① 무결성 부품
② 고장 - 안전 기능
③ 중복성
④ 다양성
⑤ 기능성의 분할
⑥ 방어설계, 즉 사용 가능한 출력파워를 제한함으로써 또는 조작기의 이동을 한정하는 수단을 도입함으로써 잠재적으로 위해한 영향에 대한 제한

아키텍처의 사양서는 다음 사항을 고려해야 한다.

① PEMS의 서브 시스템 및 부품에 위험통제 수단의 배분
② 부품의 고장 모드 및 그 영향
③ 공통 원인에 의한 고장
④ 체계적인 고장
⑤ 시험 간격 및 진단 범위
⑥ 유지보수성
⑦ 합리적으로 예측 가능한 오용에 대한 보호
⑧ IT네트워크의 적절한 사양서

자. 설계 및 구현

적절하게 설계를 서브 시스템에 분산시켜야 하고, 각각이 설계 및 시험의 사양서를 갖는 것으로 한다. 설계 환경에 관한 설명 데이터는 위험관리 파일에 포함되어야 한다.

차. 검증

검증은 기본안전, 필수성능 또는 위험통제 수단을 구현하는 모든 기능에 대해 요구된다. 검증 계획은 이들 기능을 검증하는 방법을 나타내기 위해 작성해야 한다. 계획에는 다음 사항을 포함해야 한다.

① 어느 이정표에서 각 기능에 대해 검증을 수행해야 하는가
② 검증 전략, 활동, 기법 및 검증을 수행하는 직원의 독립성에 관한 적절한 수준 선택 및 문서화
③ 검증 수단의 선택 및 활용
④ 검증에 대한 적용범위 기준

카. PEMS 밸리데이션

PEMS 밸리데이션 계획에서는 기본안전 및 필수성능의 밸리데이션을 포함해야 한다. PEMS 밸리데이션은 PEMS 밸리데이션 계획에 따라 실시하여야 한다. PEMS 밸리데이션 활동의 결과는 문서화해야 한다. PEMS 밸리데이션에 대해 모든 책임이 있는 직원은 설계팀에서 독립되어야 한다. 제조자는 독립성 수준에 관한 근거를 문서화해야 한다. 설계팀의 어떠한 직원도 그들 자신의 설계에 대한 PEMS 밸리데이션을 담당하지 않아야 한다.

PEMS 밸리데이션팀의 직원과 설계팀 직원과의 모든 전문적인 관계는 위험관리 파일에 문서화해야 한다.

타. 변경

설계 결과의 일부 또는 전부가 이전 설계의 변경에서 발생한 것인 경우, 마치 그것이 새로운 설계였던 것처럼 이 항의 전부를 적용하거나 또는 어떠한 이전 설계 문서의 계속된 유효성을 문서화되어 있는 수정/변경 절차에 따라 평가해야 한다.

소프트웨어가 변경될 때, IEC 62304:2006의 4.3항, 5절, 7절, 8절 및 9절의 요구사항 또한 변경에 적용하여야 한다.

파. IT-네트워크로의 결합을 의도하는 PEMS

PEMS가 PEMS 제조자에 의해 밸리데이션 되지 않는 IT-네트워크로 결합되는 것을 의도하였다면, 제조자는 다음을 포함해 그러한 연결이 시행을 위한 활용 가능한 설명을 주어야 한다.

① IT-네트워크 접속에 대한 PEMS의 연결 목적
② PEMS를 결합하는 IT-네트워크의 요구되는 특성
③ PEMS를 결합하는 IT-네트워크의 요구되는 구성
④ 보안 특성을 포함해, PEMS의 네트워크 연결에 대한 기술적 사양
⑤ EMS, IT-네트워크 및 IT-네트워크와 결합되는 기타 기기 사이의 의도하는 정보 흐름 및 IT-네트워크를 통한 의도하는 경로
⑥ IT-네트워크에 PEMS를 연결하는 목적을 만족시키기 위해 필요한 특성을 제공하는 IT-네트워크의 고장으로 초래되는 위해상황 목록

※ 적합성 : 지침서의 검사에 의해 확인

부속문서에서 제조자는 책임 있는 조직에 다음 사항을 설명해야 한다.

① 환자, 조작자 또는 제3자에게 미리 식별되지 않는 위험을 초래할 수 있는 기타 기기를 포함하는 IT-네트워크에 PEMS의 연결
② 책임있는 조직은 이들 위험을 식별, 분석, 평가 및 통제하는 것이 좋다.
③ IT-네트워크에 대한 이후의 변화는 새로운 위험을 야기할 수 있고 추가적인 분석을 요구할 수 있다.

④ IT-네트워그에의 변화는 다음을 포함한다.
  ㉮ IT-네트워크 형상 내 변화
  ㉯ IT-네트워크에 추가적인 아이템의 연결
  ㉰ IT-네트워크로 부터의 아이템 분리
  ㉱ IT-네트워크에 연결된 기기의 업데이트
  ㉲ IT-네트워크에 연결된 기기의 업그레이드
  ※ 적합성 : 부속문서 검사에 의해 확인

2.17 ME 기기의 구조

가. ME 기기의 제어기 및 표시기의 배치

제어기 및 표시기 배치 관련 위험을 사용적합성엔지니어링 프로세스에 기술해야 한다.
※ 적합성 : IEC60601-1-6에 의해 확인

나. 서비스 가능성

위험을 발생하는 기계적 마모, 전기적 및 환경적 성능저하 또는 노화가 발생하는 ME 기기의 부분에 대하여 검사, 교환 및 보수를 위해 접촉할 수 있어야 한다. 교환 또는 조정하는 ME 기기의 부분을 근접한 부분 또는 배선에 손상이나 간섭 없이 검사, 서비스, 교환 및 조정이 가능하도록 배치하거나 고정해야 한다. 또한 그를 위한 지시서는 쉽게 이해하고 실행할 수 있는 것이어야 한다.
※ 적합성 : 상기의 해당 부분 및 그것의 위치의 검사에 의해 확인

다. 기계적 강도

1) 일반

ME 기기 또는 그 부분은 몰딩 응력(Moulding Stress) 또는 기계적 응력(Mechanical Stress)으로 기본 안전 및 필수성능의 상실을 초래하지 않아야 한다.

2) 밀기 시험

내부의 충전 부분으로부터 보호하는 수준을 유지하기 위해 외장(Enclosures)은 충분한 강성(Sufficient Rigidity)을 가져야 한다.
※ 적합성 : 외장에 적절한 시험공구로, 250N±10N의 일정한 힘으로 5초간 가한다.
① 적절한 시험공구 : 직경 30mm의 원형면으로 표면에 접촉하는 공구 IEC 60950-1과 일치한다.
② 적용 제외 : 18kg 이상의 ME 기기 외장의 바닥
③ 2판 : 45N, 625㎟(직경 28.2mm), 힘을 가하는 시간 없음
※ 위험분석에 따라 2판의 테스트도 가능(㉲ 수지형 장착부, 초음파 트랜스듀서)

④ 허용할 수 없는 위험을 발생시킬 수 있는 지속된 손상을 부적합으로 간주한다.

3) 충격 시험

외장은 합리적으로 예측 가능한 오사용 동안 허용할 수 없는 위험을 방지하기 위해 충분한 충격내성(Sufficient Resistance to Impact)을 가져야 한다.

※ 적합성 : 약 50mm의 직경, 500g±25g의 고체 강구(Steel Ball)

① 각 부분에 대해 1.3m 높이에서 1회 자유낙하를 실시한다.
② 수직 표면에 대해서는 강구를 코드에 매달아 진자처럼 흔들리게 하여 각 부분의 수직상방(vertical distance) 1.3m의 높이에서 1회 낙하시킨다.

> IEC 60950-1과 동일
> 적용 제외 : 평판 화면, 평평한 유리면(가령 필름스캐너) 및 음극선관
> 2판 : Spring-operated impact test apparatus(0.5J ± 0.05J)
> 허용할 수 없는 위험을 발생시킬 수 있는 지속된 손상은 부적합으로 간주한다.

4) 낙하 시험

가) 수지형 ME 기기

부속품 및 ME 기기의 부분은 자유낙하 시 위험을 발생시키지 않아야 한다.

※ 적합성 : 정상 사용 시 취할 수 있는 3개의 다른 자세에서 ME 기기를 사용하는 높이 혹은 1m의 높이 중 높은 위치에서 콘크리트 또는 견목(hardwood) 위로 각각 한 번씩 자유낙하시킨다.

나) 휴대용 ME 기기

부속품 및 ME 기기의 부분은 아래 표의 높이에서 딱딱한 표면 위로 자유낙하 시 견뎌야 한다.

※ 적합성 : 다음 표 높이까지 들어 올리고, 콘크리트 또는 견목 위로 각각 한 번씩 자유낙하시킨다. 정상 사용 시 놓일 수 있는 각 자세에서 3회 낙하시킨다.

〈표 6-28〉 낙하 시험 질량에 따른 높이 분류표

휴대형 ME 기기, 그 부분의 질량(m)kg	낙하 높이(cm)
m≤10	5
10<m≤50	3
m>50	2

5) 거친 취급 시험

이동형 ME 기기 및 ME 기기의 이동형 부분은 거친 취급 및 이동에 의해 발생한 응력을 견뎌야 하고 허용할 수 없는 위험을 발생시키지 않아야 한다.

※ 적합성 : 안전동작 하중이 인가된 이동 자세 및 정상 사용 시 허용되는 최악 조건에서 시험한다. 시험 도중, 거친 취급의 스트레스/충격에 의해 발생할 수 있는 불균형을 방지하는 데 적절한 주의 사항을 고려하여야 한다.

6) 몰딩응력 완화 시험

몰딩 또는 성형한 열가소성 재료의 외장은 몰딩 또는 성형 가동에 기인하는 내부 응력의 방출로 인한 재료의 수축 또는 뒤틀림이 허용할 수 없는 위험을 발생시키지 않도록 구성해야 한다.

① 샘플을 「의료기기의 전기·기계적 안전에 관한 공통 기준규격」의 11.1.3항의 시험 동안 외장에서 관측된 최대온도보다 10℃ 높으면서 적어도 70℃ 이상인 온도에서, 7시간 동안 순환식 공기 가열기 안에 둔다.

② 그 후 실내 온도로 냉각시킨다.

7) 환경적 영향

ME 기기의 구조에 사용되는 재료의 선택 및 처리는 의도한 사용, 기대서비스 기간 및 운반 및 저장 조건을 고려해야 한다.

ME 기기는 기대서비스 기간 동안 부식, 노화, 기계적 마모 또는 세균, 식물, 동물 및 유사물의 영향으로 인한 생물재료의 성능 저하가 기계적 특성을 감소시켜 허용할 수 없는 위험을 발생시키지 않도록 설계되고 구성되어야 한다.

※ 적합성 : ME 기기, 부속문서, 사용한 재료의 제조자 사양서 및 이들 재료의 공정에 관한 사양서, 제조자의 해당 시험 또는 계산

라. ME 기기의 부품 및 조립 일반

1) 커넥터의 구조

ME 기기의 전기, 수압, 공기압 및 가스의 접속단자 및 커넥터의 설계 및 구성은 공구를 사용하지 않고 제거할 수 있는 접촉 가능 커넥터의 오접속으로 허용할 수 없는 위험이 존재할 경우 이를 방지해야 한다. 특히, 다음의 경우에 유의한다.

① 환자 리드선 또는 환자 케이블의 접속을 위한 플러그는 허용할 수 없는 위험을 발생시키지 않는다는 것을 입증하지 못하는 경우, 동일 ME 기기의 다른 기능에 사용되는 아웃렛에 접속할 수 없도록 설계해야 한다.

※ 적합성 : 환자 리드선, 환자 케이블, 커넥터 및 아울렛을 검사하여 확인한다. 그리고 리드선, 케이블, 커넥터 또는 아울렛이 서로 교환이 가능하다면 위험관리파일을 검사하여 확인한다.

② ME 기기의 의료용 가스 접속부는 정상 사용에서 가동되는 다른 가스에 대해 서로 교환해서 접속되지 않아야 한다.

※ 적합성 : 모든 의료용 가스 커넥터를 검사하여 확인

2) 온도 및 과부하 제어장치

가) 적용

① 자동 복귀형 열감지 차단기 및 과전류 차단기 사용 시 그 복귀에 의해 위해상황을 발생시킬 경우 ME 기기에 사용하지 않아야 한다.
② 안전 기능의 재설정이 그 가동값에 영향을 미칠 수 있는 납땜 조작으로 이뤄지는 열감지 차단기는 ME 기기에 장착하지 않아야 한다.
③ ME 기기에서 자동온도조절기의 고장이 위해상황을 초래할 수 있는 경우, 독립된 비자동복귀형 열감지 차단기를 추가하여 장착해야 한다. 추가한 장치의 가동온도는 정상적인 제어장치(자동온도조절기)의 극단적인 설정으로 달성한다.
④ 열감지 차단기 및 과전류 차단기의 가동으로 인한 ME 기기의 기능 상실에 의해 위해상황 또는 필수 성능의 상실을 초래하지 않아야 한다.
⑤ ME 기기의 캐패시터 또는 기타 불꽃억제장치는 열감지 차단기의 접촉 지점 사이에 연결하지 않아야 한다.
⑥ 설계에서 열감지 차단기 및 과전류 차단기의 사용은 ME 기기의 안전성에 영향을 미치지 않아야 한다.
⑦ 가열장치가 있는 액체용기를 장착한 ME 기기는 용기가 빈 상태로 가열기가 작동할 경우 과열에 대한 보호장치를 제공해야 하며 허용할 수 없는 위험이 과열에 의해 발생하지 않아야 한다.
⑧ 관 모양의 가열소자를 장착한 ME 기기는 접지에의 도전성 접속이 과열을 발생시킬 수 있는 경우 양쪽 리드선의 과열에 대해 보호되어야 한다.

나) 온도 설정

ME 기기 내부에 자동온도조절기의 온도 설정을 변경하기 위한 수단이 제공되는 경우 온도 설정을 명료하게 표시해야 한다.

3) 전지

가) 용기(Housing)

ME 기기 내부에 충전 또는 방전 시 가스가 누출될 수 있는 전지를 포함한 용기는 축적 및 발화로 인한 허용할 수 없는 위험을 방지하기 위해 환기되도록 해야 한다. 또한 ME 기기의 전지 장착부는 위해상황을 발생시킬 수 있는 전지의 우발적인 단락을 방지하도록 설계되어야 한다.

나) 접속

전지의 잘못된 접속이나 교환에 의해 위해상황이 발생할 수 있는 경우 잘못된 극성의 접속을 방지하는 수단을 ME 기기에 장착해야 한다.

다) 과충전에 대한 보호

ME 기기 전지의 과충전으로 허용할 수 없는 위험이 발생될 수 있는 경우 과충전을 방지하도록 설계되어야 한다.

라) 리튬전지

일차리튬전지는 IEC 60086-4의 요구사항을 만족하여야 한다. 이차리튬전지는 IEC 62133의 요구사항을 만족하여야 한다.

※ 적합성 : 전지 설계문서를 검토하거나 일차리튬전지는 IEC 60086-4, 이차리튬전지는 IEC62133에 규정된 시험을 수행하여 확인

마) 과도한 전류 및 전압에 대한 보호

ME 기기의 내부전원은 내부 배선의 단면적 및 배치 또는 접속된 부품의 정격으로 인해 단락 시 화재를 발생시킬 수 있는 경우 과도한 전류로 인한 화재를 방지하기 위해 적절한 정격의 보호장치를 갖추어야 한다. 최대 고장전류(단락전류를 포함)를 차단하기 위해 적당한 차단용량(Breaking Capacity)의 보호장치를 사용해야 하며, 퓨즈 또는 과전류 차단기의 미사용에 대한 정당성을 문서화해야 한다.

내부전원 출력단 접속점과 이후 보호장치 사이의 영역에서 내부전원의 양극과 음극 사이의 단락시험은 2개의 조작자보호수단이 주어졌다면 생략할 수 있다. 다만, 단락이 「의료기기의 전기·기계적 안전에 관한 공통 기준규격」의 13.1.2항에 주어진 임의의 위해상황을 초래하지 않아야 한다.

※ 적합성 : 보호수단의 검사, 그리고 필요한 경우 설계문서에 의해 확인한다. 단락시험을 시행하였을 때 「의료기기의 전기·기계적 안전에 관한 공통 기준규격」의 13.1.2항에 주어진 어떠한 위해상황도 발생하지 않아야 한다.

4) 표시기

ME 기기가 정상 사용을 위한 준비 상태인 것이 정상적인 가동 위치에서 조작자에게 명료하지 않은 경우, 이것을 나타내기 위해 표시등을 장착해야 한다. 대기 상태 또는 준비 상태가 15초를 초과할 경우, 이 상태가 정상적인 가동 위치에서 조작자에게 명료하지 않은 경우, ME 기기에 추가 표시등을 장착해야 한다.

비발광식 가열기를 장착한 ME 기기에 가열기가 가동되고 있다는 것이 정상적인 가동 위치에서 조작자에게 명료하지 않으면 위해상황이 존재할 경우, 이것을 표시하기 위한 표시등을 장착해야 한다. 출력회로의 우발적 또는 장기간의 가동으로 인해 위해상황이 발생되는 경우, 출력의 유무를 표시하기 위한 표시등을 ME 기기에 장착해야 한다. 내부전원을 충전하기 위한 수단을 장착한 ME 기기에서, 그 충전모드는 조작자에게 시각적으로 표시되어야 한다.

※ 적합성 : 정상 사용의 위치에서 시각적으로 확인할 수 있는 표시수단의 유무 및 기능의 검사에 의해 확인

5) 사전설정 제어기

이 항이 적용될 경우에는 제조자는 위험관리 프로세스에서 사전설정 제어기와 관련한 위험을 기술해야 한다.

※ 적합성 : 위험관리 파일 검사에 의해 확인

6) ME 기기의 제어기 조작 부분

가) 고정, 오조정의 방지

① 모든 조작 부분은 정상 사용 시 빠지거나 또는 느슨해질 수 없도록 확실하게 고정해야 한다.

② 제어기는 눈금의 표시가 항상 제어기의 위치와 일치하도록 고정되어야 한다.

③ 표시장치의 해당 부품과의 잘못된 접속이 공구를 사용하지 않고 분리할 수 있는 경우 적절한 구조에 의해 방지되어야 한다.

※ 적합성 : 회전제어기의 경우, 다음 표에 나타내는 토크는 제어 노브와 축 사이에 2초 이상 동안 각 방향으로 번갈아가며 적용된다. 시험을 10회 반복한다.

〈표 6-29〉 회전제어기의 시험 토크

제어노브의 그립 직경(d) (mm[1])	토크 (Nm)
10≤d<23	1.0
23≤d<31	2.0
31≤d<41	3.0
41≤d<56	4.0
56≤d≤70	5.0
d>70	6.0

1) 그립 직경(d)은 제어노브의 최대 폭이며, 제어노브의 형상과 무관하다(예 포인터 부착 제어 노브).

나) 이동 제한

제어되는 파라미터의 최대에서 최소 또는 그 반대의 예상치 못한 변화를 방지하는 것이 필요한 경우, 적절한 기계적 강도의 잠금쇠가 ME 기기의 제어기의 회전부 또는 이동부에 장착되어야 한다.

※ 적합성 : 검사 및 수동 시험에 확인한다. 회전제어기의 경우 토크를 2초 이상 동안 각 방향에 번갈아가며 적용한다. 시험을 10회 반복한다.

축 방향의 인장이 ME 기기의 정상사용 시 제어기의 회전부 또는 움직일 수 있는 부분에 적용되는 경우, 제어되는 패러미터의 예상치 못한 변화가 없어야 한다.

※ 적합성 : 전기부품의 경우 60N, 기타 부품의 경우 100N의 축 방향 힘을 1분간 인가함으로써 확인한다.

7) 코드 접속 수지형 및 발 조작형 제어장치

가) 기계적 강도

ME 기기의 수지형 제어장치는 이전 항에 소개된 요구사항에 적합해야 하고, ME 기기의 발조작형 제어장치는 성인의 체중을 지지할 수 있어야 한다.

※ 적합성 : 발조작형 제어장치에 정상 사용 위치에서 1350N의 조작 힘을 1분간 인가함으로써 확인한다. 이 힘은 30mm의 직경의 영역에 적용한다. 장치에 허용할 수 없는 위험을 발생시키는 손상이 없어야 한다.

나) ME 기기의 우연한 가동

수지형 및 발조작형 제어장치는 우연히 비정상적인 위치에 놓였을 경우 그 제어 설정을 변경시킴으로써 허용할 수 없는 위험을 발생시키지 않아야 한다.

※ 적합성 : 제어장치를 모든 가능한 비정상적인 위치로 돌려서 평평한 표면에 두는 것으로써 확인한다.

다) 액체의 침입

발 조작형 제어장치는 IEC 60529에 따라서 적어도 IPX1이어야 한다.

※ 적합성 : IEC 60529 시험에 의해 확인

전기회로를 포함한 발 조작형 제어장치의 외장은, 액체가 발견될 가능성이 있는 장소(응급실 및 수술실과 같은)에서 정상 사용을 의도하는 경우 IEC 60529에 따라서 IPX 6 이상으로 분류되어야 한다.

※ 적합성 : 부속문서, 설계문서 검사 및 IEC 60529의 적절한 시험을 수행함으로써 결정된다.

8) ME 기기의 내부 배선

단면적이 $16mm^2$ 미만인 알루미늄 배선은 ME 기기에서 사용하지 않아야 한다.

9) 기름용기

① 휴대형 ME 기기 안의 기름용기는 모든 위치에서 기름의 손실을 방지하기 위해 적절히 밀폐되어야 한다. 이 용기는 기름의 팽창을 허용하도록 설계되어야 한다.

② 이동형 ME 기기 안의 기름용기는 운반 동안 기름 손실을 방지하기 위해 밀폐되어야 하지만, 정상 사용 시 가동할 수 있는 압력완화장치를 장착해도 좋다.

③ 부분적으로 밀폐된 기름을 채운 ME 기기 또는 그 부분에는 기름의 누설을 검출할 수 있도록 기름의 수준을 검사하기 위한 수단이 장착되어야 한다.

※ 적합성 : ME 기기 기술설명서의 검사 및 수동 시험에 의해 확인

2.18 ME 시스템

가. ME 시스템에 대한 일반 요구사항

설치 또는 그 이후의 변경 후에, ME 시스템은 허용할 수 없는 위험을 발생시키지 않아야 한다.
ME 시스템은 다음 사항을 제공해야 한다.

① 환자 환경 내부에서 이 규격에 적합한 ME 기기와 동등한 안전 수준

② 환자 환경 외부에서 개별 IEC 또는 ISO 안전성 규격에 적합한 기기와 동등한 안전 수준

※ 적합성 : 적절한 문서 또는 인증서의 검사에 의해 확인

나. ME 시스템의 부속문서

ME 시스템에는 제조자가 의도한 대로 ME 시스템을 사용하기 위해 필요한 모든 데이터를 포함하는 문서 및 책임 있는 조직이 참조할 수 있는 주소를 첨부해야 한다. 이 부속문서는 ME 시스템의 일부로 간주해야 한다.

부속문서 포함 사항은 다음과 같다.
① 제조자가 제공하는 ME 기기의 각 아이템에 대한 부속문서
② 제조자가 제공하는 비ME 기기의 각 아이템에 대한 부속문서
③ 다음 정보
- ㉮ 제조자가 의도한 사용법 및 ME 시스템을 형성하는 모든 기기의 목록을 포함하는 ME 시스템의 사양서
- ㉯ 이 규격에 대한 지속적인 적합성을 보장하기 위한 ME 시스템의 설치, 조립 및 변경에 대한 지시 사항
- ㉰ ME 시스템을 형성하는 기기 또는 기기 부분의 각 아이템이 청소 및 적용될 경우 소독 및 멸균에 대한 지시 사항
- ㉱ ME 시스템의 설치 동안 적용해야 할 추가 안전수단
- ㉲ 환자 환경 내에서 사용이 적합한 ME 시스템의 부분
- ㉳ 예방 차원의 보수 동안 적용해야 할 추가 수단
- ㉴ 다중소켓 아웃렛이 사용되고 그것이 분리된 장치일 경우, 그것을 바닥 위에 두지 않아야 한다는 경고
- ㉵ 추가 다중소켓 아웃렛 또는 확장 코드를 ME 시스템에 접속하지 않아야 한다는 경고
- ㉶ ME 시스템의 일부로서 규정하거나 ME 시스템에 적합하다고 규정한 아이템에만 접속하라는 경고
- ㉷ ME 시스템과 함께 사용하는 다중소켓 아웃렛에 대한 최대 허용 부하
- ㉸ ME 시스템과 함께 제공한 다중소켓 아웃렛은 ME 시스템의 일부를 형성하는 것을 의도한 기기에 전력을 공급하기 위해서만 사용해야 함을 나타내는 지시 사항
- ㉹ ME 시스템의 일부로서 전원을 공급받는 비 ME 기기가 분리 변압기와 함께 사용되는 다중소켓 아웃렛을 통해 전원을 공급받는 것을 의도하는 경우, 비 ME 기기를 직접 벽 아웃렛에 접속함으로써 발생하는 위험에 대한 설명
- ㉺ ME 시스템의 일부로서 전원을 공급받지 않는 기기를 다중소켓 아웃렛에 접속함으로써 발생하는 위험의 설명
- ㉻ 운반 및 보관 조건을 포함한 ME 시스템 사용의 허용 환경 조건
- ㉮ '외장' 요구사항에서 참조하는 부분과 환자에게 동시에 접촉하지 않도록 하는 조작자에 대한 지시 사항

④ 책임 있는 조직에 대한 권고 사항
㉮ 문서에서 규정한 모든 조정 청소, 멸균 및 소독 절차를 수행한다.
㉯ 실제의 서비스 기간 동안 ME 시스템의 조립 및 변경은 이 규격의 요구 사항에 대해 평가를 요구한다.

다. 전원

ME 기기가 ME 시스템 내의 다른 기기에서 전력을 받도록 의도된 경우, 사용설명서는 그 다른 기기를 충분히 명시해야 한다.

ME 시스템이 다음과 같은 경우,
① 무정전전원공급장치(UPS) 또는 분리된 전원(IPS)으로부터 전원을 공급받음
② 작동 시 또는 스위치 On/Off 시 커다란 과도전류를 흘릴 수 있음

제조자는 무정전전원공급장치 또는 분리된 전원의 사양에 따라 ME 시스템이 공급받기를 의도하는 레벨로 상기 과도전류를 제한하여야 한다. 무정전전원공급장치 또는 분리된 전원이 규정되어 있지 않다면, 실제 과도전류 레벨이 기술사양서 및 임의 설치 지침서에 표기되어 있어야 한다.

※ 적합성 : 검사에 의해 확인

라. 외장

공구를 사용하지 않고 커버, 커넥터 등을 제거한 후 정기 보수, 교정 등을 수행할 동안, 환자 환경 내에서 조작자가 접촉할 수 있는 비ME 기기의 부분은 2개의 조작자 보호수단에 의해 공급전원에서 분리된 전원에서 공급되고 규정한 전압 이하의 전압으로 가동되어야 한다.

※ 적합성 : 검사에 의해 확인

마. 분리장치

ME 기기와 ME 시스템 또는 다른 시스템의 기기 내 아이템 사이의 기능 접속이 누설전류의 허용값을 초과하는 원인이 될 수 있는 경우, 분리장치를 장착한 안전 수단을 적용해야 한다.

분리장치는 고장조건 동안 분리장치의 양단 간 발생하는 최대 전압에 대해 적절한 1개의 조작자 보호수단에 요구되는 내전압, 연면거리 및 공간거리를 확보해야 한다. 동작전압은 고장조건 동안 분리장치의 양단 간 발생하는 최대 전압이어야 하며, 동시에 최대전원전압 이상이어야 한다.

바. 누설전류

1) 접촉전류

정상 상태에서 환자 환경 내 ME 시스템의 부분들에서 또는 부분들 사이에서의 접촉전류는 $100\mu A$ 이하이어야 한다. 비영구 설치형 보호접지선이 단선될 경우, 환자 환경 내 ME 시스템의 부분들에서 또는 부분들 사이에서의 접촉전류는 $500\mu A$ 이하이어야 한다.

2) 다중소켓 아웃렛의 접지누설전류

ME 시스템 또는 ME 시스템의 부분이 다중소켓 아웃렛에서 전원을 공급받는 경우, 다중소켓 아웃렛의 보호접지선 내의 전류는 5mA 이하이어야 한다.

3) 환자누설전류

정상 상태에서 ME 시스템의 환자누설전류 및 전체 환자누설전류는 ME 기기에 대해 규정된 값 이하이어야 한다.

4) 측정

접촉전류, 환자누설전류, 전체 환자누설전류 및 전체 접지누설전류는 ME 시스템이 다음과 같은 가동 온도까지 상승한 후에 측정한다.

① 비연속가동을 의도한 ME 시스템의 경우 대기/휴지 모드에서 열적안정에 도달할 때까지 가동한 후, ME 시스템은 다시 열적안정에 도달할 때까지 혹은 7시간 중 짧은 시간 동안 정상 사용에서 연속적인 사이클로 가동한다. 각 사이클에 대한 "On" 및 "Off" 기간은 정격의 "On" 및 "Off" 기간으로 한다.

② 연속가동을 의도한 ME 시스템의 경우 열적안정에 도달할 때까지 ME 시스템을 가동한다.

ME 시스템은 최대 정격전원전압과 동일한 전압의 전원에 접속한다. 책임 있는 조직의 장소에 설치한 후에만 ME 시스템의 특성을 올바로 측정할 수 있는 경우, 임상 사용 이전에 ME 시스템을 해당 지역의 공급전원에 접속한다.

> **ME 시스템과 측정용 전원회로의 접속**
> 가) ME 시스템은 부속문서에 따라 조립한 후에 시험한다.
> 나) 측정배치
> 　절연 변압기를 누설전류 측정에 사용하지 않을 경우(예 매우 높은 전원입력을 사용하는 ME 시스템의 누설전류를 측정할 경우), 측정회로의 기준접지는 공급전원의 보호접지에 접속한다.

사. 기계적 위해요인에 대한 보호

기계적 위해요인이 존재할 경우, ME 시스템은 「의료기기의 전기·기계적 안전에 관한 공통 기준규격」의 9항의 적용 가능한 요구사항에 적합해야 한다.

※ 적합성 : 검사 또는 적용 가능한 시험에 의해 확인

아. ME 시스템의 부분에 전원 차단

ME 시스템 전체 또는 ME 시스템의 부분에 대한 전원의 차단 및 복귀가 기본안전 및 필수성능의 상실을 초래하지 않도록 ME 시스템을 설계해야 한다.

※ 적합성 : 한 번에 하나씩 그리고 동시에 모두 접속된 상태로 관련 전원 연결부의 차단과 복구에 의해서 확인

자. ME 시스템 접속 및 배선

1) 접속 단자 및 커넥터

　전기, 수압, 공기압 및 가스의 접속단자 및 커넥터의 설계 및 구조는 공구를 사용하지 않고 제거할 수 있는 접촉 가능 커넥터의 오접속으로 인해 허용할 수 없는 위험이 발생하지 않는다고 증명되지 않는 한 오접속이 방지되어야 한다.

① 환자 리드선이나 환자 케이블의 접속을 위한 플러그는 허용할 수 없는 위험이 발생하지 않음을 증명할 수 없는 경우, 환자 환경 내에서 위치될 가능성이 있는 동일 ME 시스템의 기타 아웃렛에 접속할 수 없도록 설계되어야 한다.

　※ 적합성 : 환자 리드선, 환자 케이블, 커넥터 및 아웃렛을 검사하여 확인한다. 그리고 리드선, 케이블, 커넥터 또는 아울렛이 서로 교환이 가능 하다면 위험관리파일을 검사하여 확인

② ME 기기의 의료용 가스 접속부는 정상사용에서 가동되는 다른 가스에 대해 서로 교환해서 접속되지 않아야 한다.

　※ 적합성 : 모든 의료용 가스 커넥터를 검사하여 확인

2) 전원의 부분, 부품 및 배치

가) 다중소켓 아웃렛

다중소켓 아웃렛은 다음 사항에 적합해야 한다.

① 공구의 사용에 의해서만 접속이 가능해야 한다.
② IEC/TR 60083에서 규정한 모든 종류의 전원 플러그에 접속할 수 없는 타입이어야 한다. 또는
③ 분리 변압기를 통해 전원을 공급받아야 한다.

다중소켓 아웃렛은 다음 사항에 적합해야 한다.

① 정상 사용 시 시각적으로 확인할 수 있도록 안전표지 ISO 7010-W 001를 하여야 한다.
② 최대 허용 연속 출력은 암페어 또는 볼트 암페어로 개별적으로 또는 조합해서 표시해야 한다.
③ 안전하게 장착될 수 있는 기기 또는 기기의 부분임을 나타내도록 표시해야 한다.
④ ME 기기 혹은 비ME 기기의 분리된 아이템 혹은 통합된 부분일 수 있다.

다중소켓 아웃렛은 IEC 60884-1 및 다음의 요구사항에 적합해야 한다.

① 연면거리 및 공간거리는 「의료기기의 전기·기계적 안전에 관한 공통 기준규격」의 8.9항에 적합해야 한다.
② 그것은 1급 구조이어야 하고, 보호접지선은 소켓-아웃렛 안의 접지 접점에 접속해야 한다.
③ 보호접지단자 및 보호접지접속은 동 규격 8.6항에 적합해야 한다.
④ 외장은 동 규격 8.4.2 d)항에 적합해야 한다.

⑤ 적용될 경우, 전원단자반 및 배선은 동 규격 8.11.4항에 적합해야 한다.
⑥ 부품의 정격은 사용조건(동 규격 4.8항 참조)에 적합해야 한다.
⑦ 다중소켓 아웃렛의 전기 접속단자 및 커넥터의 설계 및 구조는 공구를 사용하지 않고 제거할 수 있는 접촉 가능 커넥터의 오접속을 방지해야 한다.
⑧ 전원코드에 대한 요구사항을 충족시켜야 한다.

다중소켓 아웃렛이 분리 변압기와 연결된 경우 다음의 추가 요구사항을 적용한다.

① 분리 변압기는 이 규격의 요구사항을 만족하여야 한다. 대체적으로 분리 변압기는 1kVA의 최대 정격출력 요구사항을 제외하고는 IEC 61558-2-1의 요구사항에 적합할 수도 있다. 그리고 보호 등급 IPX4는 적용되지 않는다.
② 분리 변압기의 조립품은 1급 구조이어야 한다.
③ IEC 60529에 따른 물의 침입에 대한 보호 정도가 규정되어야 한다.
④ 분리 변압기의 조립품은 「의료기기의 전기·기계적 안전에 관한 공통 기준규격」의 7.2항 및 7.3항 요구사항에 따라 표시해야 한다.
⑤ 다중소켓 아웃렛은 영구적으로 분리 변압기에 접속하거나, 분리 변압기 조합의 소켓-아웃렛이 IEC 60083에서 지정된 종류의 전원플러그를 허용할 수 없는 타입이어야 한다.
※ 적합성 : 검사 및 이 규격의 해당 항에 기술한 바와 같이 확인

나) ME 시스템의 보호접지접속

전원연결을 공유하는 ME 시스템의 각 부분에 대하여 ME 시스템의 전체 보호접지통로의 전류전달 능력 및 임피던스는 하나의 유닛으로 시험될 때 「의료기기의 전기·기계적 안전에 관한 공통 기준규격」의 8.6.4항을 만족하여야 한다. 전원플러그의 보호접지핀과 보호접지된 임의 지점사이의 임피던스는 $200 mohm$을 초과하지 않아야 한다.

보호접지접속은 ME 시스템 내 기기의 단일 아이템 제거로 인해 ME 시스템 내 다른 부분의 보호접지가 차단되지 않도록 하고, 동시에 그 부분의 전기공급을 차단하지 않도록 만들어져야 한다. 추가 보호접지선은 공구의 사용에 의해서만 착탈 가능해야 한다.
※ 적합성 : 검사에 의해 확인

다) 도선의 보호

ME 시스템 내에서 기기의 다른 아이템에 접속하는 도선은 기계적 손상에 대해 보호되어야 한다.
※ 적합성 : 검사에 의해 확인

2.19 ME 기기 및 ME 시스템의 전자파 적합성

제조자는 위험관리 프로세스에서 다음과 관련한 위험을 다뤄야 한다.
① ME 기기 또는 ME 시스템이 부속문서에서 설명한 것처럼 사용하도록 의도하는 위치에 존재하는 전자파 현상
② ME 기기 또는 ME 시스템의 전자파 현상으로 인해, 기타 장치, 전기 기기 및 시스템의 성능을 저하시킬 가능성이 있는 환경
※ 적합성 : 위험관리 파일 검사에 의해 확인

> 참고 IEC 60601-1-2 및 1.3항

3 전자파 안전에 관한 공통 기준규격

3.1 개요

전기를 사용하는 모든 기기는 작동 시 그 주위에 전기장과 자기장을 발생시키고 전자파를 방사한다. 동시에 기기에 접속되어 있는 전압, 전류에 변동을 주고 불필요한 전자파를 발생하는 경우도 있으며, 자연현상 및 인간과의 사이에서도 전자파가 발생할 수 있다. 국내는 물론 해외 각국에서도 불필요한 전자파 에너지가 인체 및 기타 기기에 영향을 미치는 것을 규제하고 이로 인한 사고를 방지하기 위해 IEC(국제전기기술위원회), EN(유럽규격), FCC(미국 연방통신위원회) 등과 같은 규격을 통해 전자파 적합성(EMC, Electromagnetic Compatibility)을 요구하고 있다.

전자파 적합성은 기기 또는 시스템이 전자파 환경 내에서, 그 환경에 있는 어떤 물체에 대해 허용되지 않는 전자파 장해를 도입시키지 않으며 정상적인 기능을 수행할 수 있는 능력으로, 전자파 장해(EMI, Electromagnetic Interference)와 전자파 내성(EMS, Electromagnetic Susceptibility)으로 분류된다.

전자파 장해는 기기 또는 시스템으로부터 원치 않는 노이즈가 발생하여 주변 다른 기기의 성능을 저하시킬 수 있는 현상이며, 전자파 내성은 외부 노이즈원으로부터의 전자파 장해에 의해 기기 또는 시스템의 오동작 또는 성능 저하 없이 견딜 수 있는 능력을 의미한다.

「의료기기의 전자파 안전에 관한 공통 기준규격」은 식약처 고시 제2007-32호(2007. 5. 25. 제정)로 처음으로 제정되었으며, 현재 식약처 고시 제2020-29호(2020. 5. 1. 개정)로 지속적으로 개정되고 있다.

해당 규격의 목적은 기술문서 등의 심사 시 제출해야 하는 전자파 적합성에 관한 지침을 제시하며 기술문서 작성자에게 편의를 제공하고, 의료기기의 품질관리에 적정을 기하는 데 있다.

「의료기기의 전자파 안전에 관한 공통 기준규격」은 IEC 의료기기의 전기·기계적 안전에 관한 공통규격 중 하나의 보조규격인 IEC 60601-1-2인 보조규격 사항에 해당된다.

국내의 경우, 향후 허가심사뿐만 아니라 제품의 품질관리에 대한 일관성을 확보, 국제표준에 따르는 의료기기 제품을 개발하여 수출 등의 의료기기 산업 활성을 위하여 다양한 방법으로 시험평가 가이드라인을 개발하고 시험평가를 수행할 수 있도록 기준규격 개정에 힘쓰고 있다.

3.2 구성

현재 전자파 안전에 관한 공통 기준규격(식약처 고시 제2020-29호(2020. 5. 1. 개정))은 전자파 장해(간섭)와 전자파 내성에 대하여 그 적용 범위 및 목적, 용어의 정의, 허용 기준, 시험항목 및 시험 방법들에 대한 자세한 내용들로 구성되어 있다.

〈전자파 안전에 관한 공통 기준규격 목차〉
[별표 1]. 의료기기 전자파 장해(간섭)-허용기준 및 측정 방법

제1장 일반 사항
  1.1 적용 범위 및 목적
  1.2. 표준 참고문헌 및 규제 기준
제2장 용어 정의
  2.1 ISM 기기(장비)
  2.2. 전자파 방사
  2.3. 피시험기기의 경계
  2.4. 저전압
  2.5 소형기기
제3장 ISM 용도로 지정된 주파수(의료기기도 이에 해당)
제4장 ISM 기기의 분류
  4.1. 종(Group)으로 분류
  4.2. 등급(Class)으로 분류
제5장 전자파장해(간섭)의 허용기준
  5.1. 일반 사항
  5.2. 시험장에서 측정되는 1종 기기
  5.3. 시험장에서 측정되는 2종 기기
  5.4. 설치장소에서 측정되는 1종, 2종 A급기기
제6장 측정 요건
  6.1. 주변 잡음
  6.2. 측정기기
  6.3. 주파수 측정

6.4. 피시험기기(EUT)의 배치
6.5. 피시험기기의 부하조건
제7장 시험장 측정을 위한 특별 규정(9kHz~1GHz)
 7.1. 전원 단자 장해 전압 측정
 7.2. 주파수 범위 9kHz~1GHz에 대한 방사 시험장
 7.3. 주파수 범위 30MHz~1GHz에 대한 대체 방사 시험장
제8장 방사 측정 : 1~18GHz
 8.1. 시험 배치
 8.2. 수신 안테나
 8.3. 시험장의 확인과 교정
 8.4. 측정 절차
제9장 설치장소에서의 측정
제10장 안전 예방 조치
제11장 기기의 적합성 평가
 11.1. 대량 생산된 기기의 승인에 대한 통계적 평가
 11.2. 소량 생산된 기기
 11.3. 개별 단위로 생산된 기기
 11.4. 측정 불확도

[별표 2]. 의료기기 전자파 보호(내성)-허용기준 및 측정 방법

제1장 일반 사항
 1. 적용 범위, 목적 및 관련 규격
  1.1 적용 범위
  1.2 목적
  1.3 관련규격
 2. 표준 참고문헌 및 국내 기준
 3. 용어정의
 4. 일반요구사항
  4.1 ME기기 및 ME시스템의 전자파 적합성에 대한 일반요구사항
  4.2 ME기기에 대한 단일고장 조건
 5. 표식, 표시 및 문서
제2장 - 불필요하거나 과도한 방사선 위험으로부터의 보호
 6. 전자파 적합성
  6.1 방사
  6.2 내성

3.3 적용 범위 및 목적

해당 기준규격은 의료기기 중 전기·전자 회로를 사용하는 의료기기에 대하여 적용하며, 전자파 적합성에 관한 요구사항과 시험 방법들을 규정하며 지침을 제시하여 의료기기 품질관리에 적정을 기하는 데 그 목적이 있다.

〈표 6-30〉 전자파 장해(간섭) 용어의 정의

번호	용어	정의
1	ISM 기기(장비)	전기통신과 정보기술 분야 및 다른 KN 규격에 의해 적용받는 기기를 제외하고, 산업용, 과학용, 의료용, 가정용 기기(장비) 또는 이와 유사한 목적을 위하여 부분적으로 무선주파수 에너지를 발생하거나 또는 사용하도록 설계된 기기(장비)를 말한다.
2	전자파 방사	전자파 형태로 된 에너지가 신호원으로부터 공간으로 방출되는 현상 또는 전자파 형태로 공간을 통하여 전달되는 에너지를 말하며 유도 현상도 포함할 수 있다.
3	피시험기기의 경계	피시험기기를 둘러싸는 단순한 기하학적 구조를 묘사하는 가상의 직선 둘레로 정의된다. 모든 상호접속 케이블은 이 경계 안에 있어야 한다.
4	클릭(click)	200ms 이하의 시간 동안 지속되는 연속성 장해 허용기준을 초과하고, 다음 장해파까지 최소한 200ms의 정지시간을 갖는 장해파이다. 두 장해파 사이의 시간 간격은 연속 장해파 허용기준 제한 레벨과 관계된다.

※ 국가마다 다른 주파수 또는 추가 주파수를 ISM 기기용으로 지정할 수 있다.

〈표 6-31〉 전자파 장해(간섭) 용어의 정의

번호	용어	정의
1	저전압(LV)	전기 배전용으로 사용되는 전압으로, 일반적으로 그 상한값은 1,000V a.c.이다.
2	소형기기	케이블까지 포함하여 지름 1.2m, 접지면 위로 1.5m의 원통형 시험 체적에 포함되는 탁상형 또는 바닥 설치형 기기이다.

가. ISM 기기의 분류

기기를 종과 등급에 따라 분류하여 해당되는 전자파 시험의 주파수 대역 및 허용기준을 확인하여 시험한다.

〈표 6-32〉 종으로 분류

분류	정의
1종 ISM 기기	1종은 기기 자체의 내부 기능을 위해 필요한 전도성결합 고주파(RF) 에너지를 의도적으로 발생하거나 사용하는 모든 ISM 기기를 포함한다. 1종은 2종 기기로 분류되지 않은 모든 기기를 포함한다.
2종 ISM 기기	2종은 재료 가공 또는 검사/분석의 목적을 위해 전자파 방사, 유도 및/또는 용량성 결합의 형태로 9kHz~400GHz 주파수 범위내의 무선주파수 에너지를 의도적으로 발생하거나 사용하는 모든 ISM 기기를 포함한다.

※ 1종 또는 2종 기기의 분류의 예는 부속서 A를 참조

<표 6-33> 등급(Class)으로 분류

분류	정의
A급 기기	주거용 건물에 공급되는 저전압 전력망에 직접 접속된 가정 및 시설 이외의 모든 시설용으로 적합한 기기이다.
B급 기기	주거용 건물에 공급되는 저전압 전력망에 직접 접속된 가정 및 시설용으로 적합한 기기이다.

3.4 요구사항 및 시험의 종류

현재 시행되고 있는 시험 항목 및 방법들은 국제기준에 적합하도록 개정이 추진 중이므로, 여기에서는 현재 시행되고 있는 전자파 적합성과 관련된 기본적인 시험 항목들을 소개하고자 한다. 전자파 적합성을 확인하기 위한 시험은 크게 전자파 장해와 전자파 내성시험으로 분류된다.

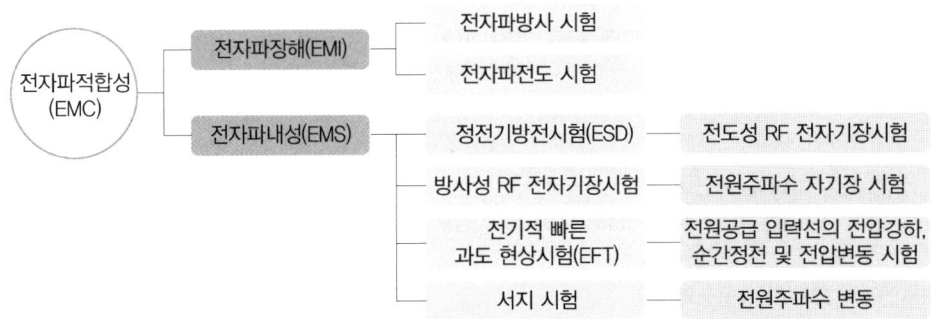

| 그림 6-6 | 전자파안전시험에 대한 전체적인 분류도

가. 전자파 장해시험

전자파를 발생시키는 기기가 다른 기기의 성능에 영향을 주지 않도록 전자파가 방사 또는 전도되는 것을 제한하는 시험으로, 전자파 방사시험, 전자파 전도시험이 있다.

1) 전자파 장해시험에서의 적합성 판정 기준

<표 6-34> 시험장에서 측정된 A급 기기에 대한 주전원 단자 장해전압의 허용기준

주파수 범위 (MHz)	A급 기기 허용기준(dBμV)					
	1종		2종		2종[2]	
	준첨두치	평균치	준첨두치	평균치	준첨두치	평균치
0.15~0.50	79	66	100	90	130	120
0.50~5	73	60	86	76	125	115
5~30	73	60	90-73[1]	80-60[1]	115	105

※ 경계 주파수에서 더 엄격한 허용 기준을 적용한다.
1) 주파수의 상용대수적 증가에 따라 선형적으로 감소한다.
2) KN 전압 프로브 또는 V 회로망(LISN 또는 AMN)을 사용했을 때 주전원전류가 100A를 초과하는 경우에 적용한다.

〈표 6-35〉 1종 A급 기기에 대한 주전원단자 장해전압의 허용기준(시험장 측정)

주파수 대역 (MHz)	A급 기기 허용기준(dBμV)			
	정격입력전력 ≤ 20kVA		정격입력전력 > 20kVA	
	준첨두치	평균치	준첨두치	평균치
0.15~0.50	79	66	100	90
0.50~5	73	60	86	76
5~30	73	60	90-73[1]	80-60[1]

※ 경계 주파수에서 더 엄격한 허용 기준을 적용한다.
1) 주파수의 상용대수적 증가에 따라 선형적으로 감소한다.
비고 1 허용 기준은 저전압 교류 주전원 입력단자에만 적용한다.
비고 2 분리된 중성선 또는 고임피던스로 접지(IT)된 전력분배망(참조 IEC60364-1) 단독으로 연결되는 A급기기에 대한 허용기준은 2종 기기 정격입력 전력>75 kVA를 적용할 수 있다.

〈표 6-36〉 시험장에서 측정된 B급 기기에 대한 주전원 단자 장해전압의 허용기준

주파수 범위 (MHz)	B급 기기 허용기준(dBμV)					
	1종 및 2종		2종		2종	
	준첨두치	평균치	준첨두치	평균치	준첨두치	평균치
0.15~0.50	66~56[1]	56~46[1]	100	90	130	120
0.50~5	56	46	86	76	125	115
5~30	60	50	90~70[1]	80~60[1]	115	105

1) 주파수의 상용대수적 증가에 따라 선형적으로 감소한다.

2) 전자파 방사시험

기기에서 발생된 외부 기기에 영향을 주지 않도록 공중으로 방사되는 전자파량을 제한하는 시험이다.

가) 적용 범위

본 시험은 30~1000MHz 주파수 대역에서 고주파응용 의료기기로부터 방사되어 방출되는 전자파를 측정하는 방법에 대해서 규정한다.

나) 시험 조건

① 일반 또는 제품 규격 및 적용 규격에 명시한 경우를 제외하고 실험실의 기후조건은 고주파응용 의료기기와 시험장치의 동작을 위해 명시된 한계값 내에 있으면 된다.
② 상대습도는 고주파응용 의료기기와 시험 장치에 액화현상이 초래될 정도로 높아서는 안 된다.
③ 전자파 조건은 시험 결과에 영향을 미치지 않아야 한다.

다) 전자파 방사시험에서의 적합성 판정 기준

〈표 6-37〉 1종 기기에 대한 전자파 방사 장해 허용기준

주파수 범위 (MHz)	시험장 측정[dB(μV/m)]		설치 장소에서 측정[dB(μV/m)]
	1종 A급 10m 측정 거리	1종 B급 10m 측정 거리	1종 A급 기기가 설치된 건물 바깥의 외벽으로부터 30m 측정 거리
0.15~30	–	–	–
30~230	40	30	30
230~1000	47	37	37

〈표 6-38〉 시험장에서 측정된 2종의 B급 기기에 대한 전자파 방사 장해 허용기준

주파수 범위 (MHz)	측정 거리 10m에서 전계강도		측정 거리 3m에서 자계강도 준첨두치 [dB(μA/m)]
	준첨두치 [dB(μV/m)]	평균치 [dB(μV/m)]	
0.15~30	–	–	39-3
30~80.872	30	25	–
80.872~81.848	50	45	–
81.848~134.786	30	25	–
134.786~136.414	50	45	–
136.414~230	30	25	–
230~1000	37	32	–

※ 경계 주파수에서 더 엄격한 허용 기준을 적용한다.

〈표 6-39〉 2종의 A급 기기에 대한 전자파 방사 장해 허용기준(시험장 측정)

주파수 범위 (MHz)	측정 거리 D(m)에 따른 허용기준[dB(μV/m)]	
	시험장의 시험기기로부터 D=30m	시험장의 시험 기기로부터 D=10m
30~47	58	68
47~53.91	40	50
53.91~54.56	40	50
54.56~68	40	50
68~80.872	53	63
80.872~81.848	68	78
81.848~87	53	63
87~134.786	50	60
134.786~136.414	60	70
136.414~156	50	60
156~174	64	74
174~188.7	40	50
188.7~190.979	50	60

주파수 범위 (MHz)	측정 거리 D(m)에 따른 허용기준[dB(μV/m)]	
	시험장의 시험기기로부터 D=30m	시험장의 시험 기기로부터 D=10m
190.979~230	40	50
230~400	50	60
400~470	53	63
470~1000	50	60

3) 전자파 전도시험

기기로부터 외부(유선) 전원선 또는 통신선으로 전도되는 전자파를 제한하는 시험으로서 전도된 전자파가 외부 기기에 영향을 주지 않도록 하기 위한 시험이다.

가) 적용 범위

본 시험은 150kHz~30MHz 대역에서 시험 대상 기기인 고주파응용 의료기기의 전원선/통신선으로부터 전도되어 방출되는 전자파를 측정하는 방법에 대해서 규정한다.

나) 시험 조건

① 일반 또는 제품규격 및 적용규격에 명시한 경우를 제외하고 실험실의 기후 조건은 고주파응용 의료기기와 시험장치의 동작을 위해 명시된 한계값 내에 있으면 된다.
② 상대습도는 고주파응용 의료기기와 시험 장치에 액화현상이 초래될 정도로 높아서는 안 된다.
③ 전자파 환경조건은 시험 결과에 영향을 미치지 않아야 한다.
④ 시험의 진행은 차폐실 내에서 하는 것을 기본으로 한다.
⑤ 시험장비의 배치는 실제 사용하는 조건과 유사하게 Set-up한다.

나. 전자파 내성시험

전자파 방해가 존재하는 환경에서 기기, 장치 및 시스템이 성능의 저하 없이 동작할 수 있는 능력을 평가하는 시험으로 정전기 방전시험(ESD), 방사성 RF 전자기장시험, 전기적 빠른 과도현상시험(EFT), 서지시험, 전도성 RF 전자기장시험, 전원주파수 자기장시험, 전원공급 입력선의 전압강하, 순간정전 및 전압변동시험, 전원주파수 변동시험으로 이루어져 있다.

1) 전자파 내성시험에서의 적합성 판정 기준

전자파 내성시험에서 필수 성능과 안전성에 관련된 다음과 같은 저하는 허용되지 않는다.
① 부품 고장
② 프로그램 인자의 변경
③ 공장 설정으로의 재설정(제조자 초기 설정)
④ 동작 모드의 변경

⑤ 허위 경보
⑥ 경보가 동반되는 경우일지라도, 의도하지 않은 동작의 정지 또는 중단
⑦ 경보가 동반되는 경우일지라도, 의도하지 않았거나 제어 불가능한 가동을 포함하여 의도하지 않은 동작의 개시
⑧ 진단 또는 치료에 영향을 줄만큼 크게 표시되는 수치값의 오차
⑨ 신호 파형에서 생리학적으로 발생된 신호를 구분할 수 없게 하는 잡음이나 생리학적으로 발생된 신호의 해석을 방해하는 잡음
⑩ 영상 신호에서 생리학적으로 발생된 신호를 구분할 수 없게 하는 장해 음영이나 생리학적으로 발생된 신호의 해석을 방해하는 왜곡
⑪ 경보가 동반되는 경우일지라도 진단 또는 치료하는 기기와 시스템에서 자동 진단 또는 자동 치료 기능의 고장

기기 또는 시스템에서 필수성능이나 안전성에 영향을 미치지 않는 성능상의 저하(예 제조자 사양과의 차이)가 나타날 수도 있다.

가) 정전기 방전(ESD)시험

마찰에 의해 인체 또는 물체에 축적된 전하가 다른 물체 등과의 접촉으로 아주 짧은 시간에 방전되는 현상을 정전기 방전이라고 한다. 이 시험은 정전기 방전에 의해 발생되는 제품의 성능 저하 및 오동작에 대한 제품의 내성을 평가하기 위한 시험이다.

(1) 적용 범위

본 규격은 기기 운용자와 주변 물체로부터 발생할 수 있는 정전기 방전으로 인해 전기 전자기기가 받는 영향에 대한 내성 요구사항과 시험 방법에 관한 것이다. 또한 서로 다른 환경 조건과 설치 조건에 따른 시험레벨 범위를 정의하고 시험 절차를 확립한다. 본 규격의 목적은 정전기 방전에 영향을 받는 전자기기의 성능을 평가하기 위한 일반적이고 재현 가능한 기본 사항을 확립하는 것이다. 또한 정전기 방전에 취약한 기기 근처의 물체에서 운용자로부터 발생할 수 있는 정전기 방전의 영향을 포함한다.

(2) 시험조건 및 레벨

① 시험조건

㉮ 주위온도 : 15℃에서 35℃ 사이
㉯ 상대습도 : 30%에서 60% 사이
㉰ 대기압력 : 86kPa(860mbar)에서 106kPa(1060mbar) 사이
㉱ 시험인증기관의 전자기 환경이 시험 결과에 영향을 미치지 말아야 한다.

※ 구체적인 시험 조건 및 시험방법은 KN 61000-4-2를 참조

② 시험 레벨

정전기 방전 시험을 위한 시험 레벨의 권장범위는 〈표 6-40〉과 같다. 또한, 〈표 6-40〉에 주어진 레벨보다 낮은 레벨에서도 역시 시험을 만족하여야 한다.

〈표 6-40〉 정전기 방전을 위한 시험 레벨의 권장 범위

1a-접촉방전		1b-기중 방전	
수준	시험전압 kV	수준	시험전압 kV
1	2	1	2
2	4	2	4
3	6	3	8
4	8	4	15
X	특별	X	특별

※ X : 미정 레벨 해당 제품 규격에는 이 레벨이 규정되어 있어야 한다. 만약 위의 레벨보다 더 높게 규정되어 있으면 특수한 시험장비가 필요할 수 있다.

나) 방사성 RF 전자기장시험

주변에서 사용하는 전자기기(방해원)에 의해 외부(air) 공간에서 방사되어 오는 전자파로 인하여 제품의 성능 저하 및 오동작 등이 유발될 수 있는데, 이로 인한 제품의 성능 저하 및 오동작에 대한 내성을 평가하기 위한 시험이다.

(1) 적용 범위

본 시험은 방사 RF 전자기장에 대한 고주파응용 의료기기의 내성 요구 사항 및 시험 방법에 대하여 규정한다.

(2) 시험조건 및 레벨

① 시험조건

㉮ 시험의 진행은 쉴드룸 내에서 하는 것을 기본으로 한다.

㉯ 시험장비의 배치는 균일장 영역 내에서 실제 사용하는 조건과 유사하게 Set-up한다.

② 시험레벨

㉮ 방사내성 시험에 적용되는 시험레벨은 다음 〈표 6-41〉과 같다.

㉯ 시험 전계강도의 값은 변조되지 않은 반송 신호의 값이다.

㉰ 실제 시험을 시뮬레이션하기 위하여 1KHz 정현파로 80% 진폭 변조된다.

㉱ 800MHz~960MHz와 1.4GHz~2.5GHz 대역의 시험 Level 설정은 디지털 무선통신과 관련된 장비에만 해당된다.

※ 구체적인 시험조건 및 시험방법은 KN 61000-4-3을 참조

〈표 6-41〉 방사 내성시험에 적용되는 시험레벨

80MHz~2000MHz 대역의 일반적 시험 Level		800MHz~960MHz와 1.4GHz~2.0GHz 대역의 시험 Level	
Level	시험 전계강도 (V/m)	Level	시험 전계강도 (V/m)
1	1	1	1
2	3	2	3
3	10	3	10
X(개방 레벨)	특별한 값	4	30
		X	특별한 값

다) 전기적 빠른 과도현상(EFT, Electrical Fast Transient)시험

스위칭 과도현상(유도성 부하의 단락, 릴레이 접점의 바운싱 등)에 의해 발생되는 반복이 빠른 과도적 노이즈에 노출될 경우 제품의 성능 저하 및 오동작 등이 유발될 수 있는데, 이로 인한 제품의 내성을 평가하기 위한 시험이다.

(1) 적용 범위

이 규격은 반복적 EFT에 대한 전기, 전자장비의 내성 요구사항 및 시험방법과 관계가 있다. 이는 부가적으로 시험 레벨의 범위를 정의하고 시험 절차를 확립한다. 이 표준의 목적은 전기 및 전자장비의 성능이 전원공급 단자, 신호 단자, 제어 단자에서 일어나는 반복적 EFT/버스트의 영향을 받을 때 그 성능 평가에 대한 일반적이고 재현할 수 있는 기초를 세우기 위한 것이다.

(2) 시험 조건 및 레벨

① 시험 조건

㉮ 피시험기기가 고정식 바닥설치형 또는 탁상형 기기가 다른 구성품과 결합되도록 설계된 기기인 경우 기준 접지면 위에 위치시키고 0.1m±0.01m 두께 위에 절연되어야 한다.

㉯ 탁상형 기기의 경우에 피시험기기는 접지 기준면 위 0.1m±0.01m 두께 위에 위치되어야 한다. 피시험기기는 통상 천정 또는 벽에 배치되고 접지 기준면 위 0.1m±0.01m 두께 위에 위치시켜 탁상형 기기로 시험되어야 한다.

㉰ 피시험기기는 제조자의 배치 사양에 따라 접지 시스템에 접속되어야 한다. 추가적인 접지 연결은 허용하지 않는다.

㉱ 접지 기준면과 모든 본딩(Bonding)으로 연결된 결합/감결합 회로망의 접지 케이블의 연결 임피던스는 저유도성이 제공되어야 한다.

㉲ 직접 결합 회로망 또는 용량성 클램프 둘 중의 하나는 시험 전압 적용을 위해 사용되어야 한다. 시험 전압은 상호 연결되는 케이블의 길이가 시험에 불가능하지 않다면 시험되는 기기의 두 장치 사이에 포함된 모든 피시험기기의 포트에 결합되어야 한다.

ⓑ 감결합 회로망은 보조 장비와 공공의 회로망을 보호하기 위해 사용되어야 한다. 결합 클램프를 사용할 때 결합 클램프 아래의 접지 기준면을 제외하고는 결합면과 모든 다른 도전성 표면 사이의 최소 거리는 0.5m이어야 한다.

ⓒ 적어도 제품규격 또는 제품군 규격에서 달리 규정되지 않았다면 결합 장치와 피시험기기 사이의 신호선과 전원선의 길이는 0.5m±0.05m 이어야 한다. 만약에 제조자에 의해 제공된 비분리형 전원 공급 케이블이 제품의 길이와 함께 0.5m±0.05m를 초과하면 접지기준면(Ground reference plane) 0.2m 위에 위치시키고 평평한 코일을 피하기 위해 초과되는 케이블을 접어야 한다.

② 시험 레벨

전원 공급기, 보호 접지(PE), 장비의 신호 단자, 제어 단자 등에 적용할 수 있는 EFT 시험에 대한 시험레벨의 우선적 범위는 〈표 6-42〉에 있다.

※ 구체적인 시험조건 및 시험방법은 KN61000-4-4를 참조

〈표 6-42〉 EFT 시험에 대한 시험레벨

레벨	개방회로 출력 시험 전압과 임펄스의 반복률			
	전원 포트, PE		입출력 신호, 데이터, 제어 포트	
	전압 첨두치(kV)	반복률(kHz)	전압 첨두치(kV)	반복률(kHz)
1	0.5	5 또는 100	0.25	5 또는 100
2	1	5 또는 100	0.5	5 또는 100
3	2	5 또는 100	1	5 또는 100
4	4	5 또는 100	2	5 또는 100
X	특별(special)	특별(special)	특별(special)	특별(special)

※ 반복률 5kHz의 사용은 일반적이다. 그러나 100kHz는 실제 상황에 가깝다. 제품위원회는 규정된 제품 또는 제품 유형에 대해 어느 주파수가 적절한지 결정해야 한다.
※ 어떤 제품이 전원 포트와 입출력 포트 사이에서 명확히 구별되지 않는 경우에 제품위원회는 시험목적에 대한 이 결정을 만들어야 한다.
※ 'X'는 개방레벨이며 레벨은 제품 규격에 명시되어야 한다.

라) 서지(Surge) 시험

전압이나 전류가 일시적으로 급격히 파동 치는 것에 대한 제품의 내성을 평가하기 위한 시험이다.

(1) 적용 범위

이 표준은 스위칭과 낙뢰의 과도 현상으로부터의 과전압으로 인해 발생되는 단방향성 서지에 대한 장비의 내성 요구조건, 시험방법과 권고된 시험레벨의 범위와 관련되어 있다. 다른 환경과 설치 조건에 관련된 몇 가지 시험레벨이 정의되어 있다. 이 요구조건은 전기전자장비를 위해 개발되었고 전기전자장비에 적용시킬 수 있다.

(2) 시험조건 및 레벨

① 시험조건 : 동작 시험조건과 설치조건은 생산품 규격에 따라야 하고 다음을 포함하여야 한다.
    ㉮ 시험구성(하드웨어)
    ㉯ 시험절차(소프트웨어)
    ㉰ 만약 상대습도가 너무 높아 시험품이나 시험장비에 응축현상이 일어나면 안 된다.
    ㉱ 시험실의 전자파 환경조건은 시험 결과에 영향을 주어서는 안 된다.

② 시험레벨 : 시험레벨의 우선순위 범위는 다음 표와 같다.
    ※ 구체적인 시험조건 및 시험방법은 KN61000-4-5를 참조

〈표 6-43〉 서지 시험에서의 시험레벨

레벨	개방회로시험 전압 ± 10%(kV)
1	0.5
2	1.0
3	2.0
4	4.0
X	특별

※ 'X'는 미결정 레벨이다. 이 레벨은 생산품 규격에 명시될 수 있다.

마) 전도성 RF 전자기장 시험

외부기기에서 발생된 전자파 노이즈가 도선으로 전도되어 제품의 성능 저하 및 오동작 등이 유발될 수 있는데, 이로 인한 제품의 내성을 평가하기 위한 시험이다.

(1) 적용 범위

본 시험은 150kHz~80MHz 주파수 대역에서 무선주파수 수신기로부터 의도적으로 발생되어 도선으로 전도되는 전자기 장해에 대하여 고주파응용 의료기기의 내성 요구사항 및 시험 방법에 대하여 규정한다.

(2) 시험조건 및 레벨

① 시험조건
    ㉮ 일반 또는 제품규격 및 적용규격에 명시한 경우를 제외하고 시험실의 기후조건은 고주파응용 의료기기와 시험장치의 동작을 위해 명시된 한계값 내에 있으면 된다.
    ㉯ 상대습도는 고주파응용 의료기기와 시험장치에 액화현상이 초래될 정도로 높아서는 안 된다.
    ㉰ 전자파 조건은 시험 결과에 영향을 미치지 않아야 한다.

② 시험레벨
    ㉮ 전도내성 시험에 적용되는 시험레벨은 다음의 표와 같다.
    ㉯ 시험 레벨은 CDN(Coupling Decoupling Network)의 고주파응용 의료기기 단자에서 설정된다.

㉰ 실제 시험을 시뮬레이션하기 위해서 1kHz 정현파로 80% 진폭 변조된다.

※ 구체적인 시험 조건 및 시험방법은 KN61000-4-6를 참조

〈표 6-44〉 전도성 RF 전자기장시험에서의 시험레벨

Level	주파수 범위 150kHz~80MHz	
	전압레벨(e.m.f)	
	Uo[dBV]	Uo[dBV] Uo[V]
1	120	1
2	130	3
3	140	10
X(개방레벨)	특별한 값	

바) 전원주파수 자기장 시험

주거 및 상업지역, 산업설비 및 발전소, 중·고압 송전소와 관련된 전원주파수의 자기적 장해에 대한 제품의 내성을 평가하기 위한 시험이다.

(1) 적용범위

이 국제표준안은 장비의 내성 요구 사항에 관련되며, 다만 동작 조건하에서 다음에 관련된 전원 주파수에서의 자기 방해에 관련된다.

① 주거 및 상가지역

② 산업설비와 발전소

③ 중전압 및 고전압 변전소

(2) 시험조건 및 레벨

① 시험조건

㉠ 상대습도가 피시험기기 또는 시험장비에 응축을 유발할 정도로 너무 높을 경우 시험을 수행하여서는 안 된다.

㉡ 실험실의 전자기 조건은 시험 결과에 영향을 주지 않도록 피시험기기의 올바른 작동을 보장해야 한다. 그렇지 않은 경우, 시험은 패러데이실에서 시행되어야 한다. 특히 시험실의 전자기장값은 선택된 시험 레벨보다 적어도 20dB 낮아야 한다.

② 시험레벨

시험레벨의 차별적인 범위가 〈표 6-45〉와 〈표 6-46〉에 주어져 있다. 각각은 연속적이고 짧은 지속시간 동안의 자기장에 의한 작용이며, 60Hz에서 분배 회로망에 적용 가능하다. 자기장의 세기는 A/m로 표현된다(1A/m는 $1.26\mu T$의 자유공간 유도에 상응한다).

※ 구체적인 시험조건 및 시험방법은 KN61000-4-8을 참조

〈표 6-45〉 연속필드에 대한 시험레벨

레벨	자기장 세기(A/m)
1	1
2	3
3	10
4	30
5	100
X	special

주 : 'X'는 미결정의 레벨이다 이 레벨은 제품규격에서 주어진다.

〈표 6-46〉 짧은 지속시간에 대한 시험레벨 : 1s에서 3s

레벨	자기장 세기(A/m)
1	n.a2)
2	n.a2)
3	n.a2)
4	300
5	100
X	special

※ 'X'는 미결정의 레벨이다. 시험레벨뿐 아니라 이 레벨도 제품규격에 주어진다.
※ 'n.a'=not applicable

사) 전원공급 입력선의 전압 강하, 순간정전 및 전압변동 시험

전압 강하, 순간정전 및 전압 변동에 대한 제품의 내성을 평가하기 위한 시험이다.

(1) 적용 범위

IEC 61000의 이 파트는 전압 강하, 순간정전 및 전압 변동이 일어날 수 있는 저전압 전원공급 회로망에 연결된 전기 및 전자장비의 내성시험 기법과 선호되는 시험레벨 범위를 정의한다. 이 표준안은 60Hz a.c. 네트워크로 연결한 단상(phase)당 16A를 넘지 않는 정격입력 전류를 갖는 전기 및 전자장비에 적용된다. 이는 직류회로망 혹은 400Hz의 교류회로망 연결용 전기 및 전자장비에는 적용되지 않는다. 이러한 회로망에 대한 시험은 IEC 표준안에서 다루어질 것이다. 이 표준안의 목적은 전압강하 순간정전 및 전압변동이 일어날 때 전기 및 전자장비의 내성을 평가하기 위한 공통의 기준을 정립하기 위한 것이다.

(2) 시험조건 및 레벨

① 시험조건

㉮ 상대습도가 피시험기기 또는 시험장치에 응축을 유발할 정도로 너무 높을 경우 시험을 수행하여서는 안 된다.

㉯ 실험실의 전자기 조건은 시험 결과에 영향을 주지 않도록 피시험기기의 올바른 동작을 보장하도록 되어야 한다.

② 시험 레벨

㉮ 전압은 전압 시험레벨의 규격을 위한 기초로서 장비의 정격 전압을 사용한다. 장비가 정격 전압 범위를 갖고 있으면 다음 사항들이 적용되어야 한다.

ⓐ 전압 범위가 정격 전압 범위로 규정된 최저 전압의 20%를 초과하지 않는다면 그 범위로부터 하나의 전압이 시험 레벨 규격으로 정해진다(UT).

ⓑ 다른 모든 경우에 있어 시험 절차는 전압 범위로서 발표된 최저 및 최고 전압에 모두 적용되어야 한다.

㉯ 시험 레벨과 지속 시간의 선택에 대한 지침은 IEC 61000-2-8에 주어진다.

〈표 6-47〉 전압 강하에 대한 제시된 시험 레벨과 지속 시간

조항[1]	전압강하에 대한 시험레벨과 지속 시간(ts)(60Hz)				
조항 1	장비 요구사항에 따라 각각 개별적				
조항 2	1/2주기 동안 0%	1주기 동안 0%	30주기[3] 동안 70%		
조항 3	1/2주기 동안 0%	1주기 동안 0%	10/12주기 동안 40%	30주기 동안 70%	300주기 동안 80%
조항 X[2]	X	X	X	X	X

1) IEC 61000-2-4에 따른 조항 부록 B 참조
2) 제품위원회에 의해 정의됨 공통 네트워크에서 직·간접적으로 연결된 장비에 대해서 레벨은 반드시 조항 2보다 간단하게 될 수 없다.
3) '30 주기'는 '60Hz 시험에 대한 30주기'를 의미한다.

〈표 6-48〉 순간 정전에 대한 제시된 시험 레벨과 지속시간

조항[1]	순간 정전에 대한 시험레벨과 지속시간(60Hz)
조항 1	장비 요구사항에 따라 각각 개별적
조항 2	300 주기[3] 동안 0%
조항 3	300 주기 동안 0%
조항 X[2]	X

1) IEC 61000-2-4에 따른 조항 부록 B 참조
2) 제품규격위원회에 의해 정의된 공통네트워크에서 직·간접적으로 연결된 장비에 대해서 레벨은 반드시 조항 2보다 간단하게 될 수 없다.
3) '300 주기'는 '60Hz 시험에 대한 300주기'를 의미한다.

※ 구체적인 시험조건 및 시험방법은 KN61000-4-11을 참조

아) 전원주파수 변동(Variation of power frequency)

교류전원의 주파수 변동에 대한 제품의 내성을 평가하기 위한 시험이다.

4 생물학적 안전에 관한 공통 기준규격

4.1 개요

최근 의료기기 산업의 발전에 따라 다양한 원자재를 이용하여 만들어진 의료기기들이 개발되고 있다. 그러나 이러한 원자재들이 그 안전성을 별도로 입증하였다 하더라도 의료기기 특성상 사람의 생명에 영향을 미칠 수 있으므로, 인체와 접촉 또는 이식될 경우 상호 반응하여 생성되는 물질 또는 제조 공정 중에 생성되는 물질에 대한 부분까지 독성반응을 예측하여 안전성과 적합성을 입증하여야 한다.

따라서 인체에 접촉(직접 접촉·삽입되거나 인체에 주입하는 혈액·체액 또는 약물 등에 접촉)하는 의료기기의 경우, 개발 단계에서 의료기기를 제조하는 원자재, 공정 과정에서 첨가물, 분해산물 및 완제품에서의 생물학적 안전성 평가를 통하여 적합한 원재료의 사용 및 공정을 확인하고, 완제품에서의 결과를 통해 사람에서의 독성반응을 예측하기 위해 해당 규격들이 적용되고 있다.

「의료기기의 생물학적 안전에 관한 공통 기준규격」은 식약처 고시 제2006-32호(2006. 8. 2. 제정)로 처음으로 제정되었으며, 현재 식약처 고시 제2020-12호(2020. 2. 25. 개정)로 지속적으로 개정되고 있다. 또한, 해당 규격은 의료기기 안전성 확보뿐만 아니라, 국제조화를 통해 의료기기의 안전 및 품질 수준을 향상시키고 수출 등의 의료기기 산업에 장벽이 되지 않도록 의료기기의 생물학적 안전에 관한 국제규격인 ISO 10993과 적합하도록 구성하고 있다.

4.2 구성

현재 「의료기기의 생물학적 안전에 관한 공통 기준규격」[식약처 고시 제2020-12호(2020. 2. 25. 개정)]은 적용 범위 및 의료기기의 분류, 분류에 따른 시험항목, 시험방법들에 대한 자세한 내용들로 구성되어 있다.

〈「의료기기의 생물학적 안전에 관한 공통 기준규격」 목차〉

제1장 : 평가와 시험
 1. 적용 범위
 2. 목적
 3. 정의
 4. 의료기기의 생물학적 평가에 적용되는 일반원리
 5. 의료기기의 분류
 6. 시험
 7. 생물학적 평가시험 항목 선정 지침
 8. 시험 방법의 보증

제2장 : 실험동물 관리
 1. 적용 범위
 2. 정의
 3. 요구 기준
제3장 : 유전·발암·생식독성시험
 1. 적용 범위
 2. 정의
 3. 유전독성시험
 4. 발암성시험
 5. 생식독성시험/발생독성시험
 6. 시험보고서
제4장 : 혈액적합성시험
 1. 적용 범위
 2. 정의
 3. 약어
 4. 혈액과 접촉하는 의료기기
 5. 시험방법
제5장 : 세포독성시험
 1. 적용 범위
 2. 정의
 3. 검체 및 대조군 준비
 4. 세포주
 5. 배양액
 6. 저장 세포주의 배양준비
 7. 시험방법
 8. 시험보고서
 9. 결과의 평가
제6장 : 이식시험
 1. 적용 범위
 2. 정의
 3. 이식시험에 대한 공통사항
 4. 시험방법 및 일반사항
 5. 시험보고서
제7장 : 에틸렌옥사이드 잔류량 시험
 1. 적용 범위
 2. 정의
 3. 필요조건
 4. 제품 출고
제8장 : 잠재적 분해산물의 확인과 정량을 위한 체제
 1. 적용 범위
 2. 정의
 3. 분해 시험의 설계에 관한 원리
 4. 시험보고서

제9장 : 자극성과 피부감작성시험
 1. 적용 범위
 2. 정의
 3. 일반원리
 4. 예비시험 시의 고려사항
 5. 자극성 시험
 6. 피부감작성 시험
 7. 시험 결과의 해석에 있어 핵심적인 요소들
제10장 : 전신독성시험
 1. 적용 범위
 2. 정의
 3. 일반적인 고려사항
 4. 급성전신독성
 5. 반복노출 전신독성(아급성, 아만성 및 만성전신독성)
제11장 : 검체 준비와 표준물질
 1. 적용 범위
 2. 정의
 3. 일반사항
 4. 표준물질
 5. 표준물질의 시험대조군으로의 사용
 6. 시험검체 선정
 7. 시험검체 및 표준물질 준비
 8. 의료기기의 대표 부분 설정
 9. 검체의 용출물 준비
 10. 기록
제12장 : 고분자 소재 의료기기에서 얻어진 분해산물의 확인과 정량
 1. 적용 범위
 2. 정의
 3. 분해시험방법
 4. 시험과정
 5. 시험보고서
제13장 : 세라믹 소재 의료기기에서 얻어진 분해산물의 확인과 정량을 위한 체제
 1. 적용 범위
 2. 정의
 3. 시험과정
 4. 여과액의 분석
 5. 시험보고서
제14장 : 금속과 합금 소재 의료기기에서 얻어진 분해산물의 확인과 정량
 1. 적용 범위
 2. 정의
 3. 분해시험방법
 4. 시료 및 검체 준비
 5. 전기화학적 시험

6. 침지시험
　　7. 분석
　　8. 시험보고서
　제15장 : 분해산물과 용해물에 관한 독성동태시험
　　1. 적용 범위
　　2. 정의
　　3. 독성동태 시험의 설계 원리
　　4. 시험방법에 관한 지침
　제16장 : 용해물에 관한 허용한도 기준
　　1. 적용 범위
　　2. 정의
　　3. 허용한도의 확립에 관한 일반 원리
　　4. 특정한 용해물의 허용 흡입량 확립
　　5. 허용 노출량의 계산
　　6. 실행 가능성 평가
　　7. 유익성 평가
　　8. 허용 한도
　　9. 보고서 요건
　제17장 : 원자재의 화학적 특성
　　1. 적용 범위
　　2. 정의
　　3. 약어
　　4. 일반원리
　　5. 원사재의 특성 규명 절차
　　6. 화학적 특성 규명 파라미터 및 방법
　　7. 자료의 보고

4.3 평가와 시험

가. 적용 범위 및 목적

　해당 규격은 의료기기의 생물학적 안전성 평가의 일반 원리를 제시하고, 인체와의 접촉 특성 및 접촉기간에 따르는 의료기기의 분류와 적절한 시험방법 선정의 내용을 기술하고 있다.

　또한 의료기기의 기술문서 작성 및 심사 시 활용되는 규격으로, 의료기기 완제품 및 원자재의 안전성과 관련된 생물학적 평가시험의 선정에 관한 총체적인 지침을 제시하는 데 목적을 두고 있다.

나. 고려사항

　해당 규격에 따라 의료기기 완제품 및 원자재의 적합한 생물학적 평가시험항목을 선정하기 위해 다음 사항을 고려하여야 한다.

① 의료기기의 제조에 사용되는 원자재의 선택에 있어서 원자재의 성질(화학적, 독성학적, 물리적, 전기적, 형태적, 기계적 성질 등)과 특성이 사용목적에 적합한가를 우선적으로 고려하여야 한다.
② 제조에 사용되는 원자재, 공정 과정에서의 첨가물, 혼합물, 잔류물, 용해물, 분해산물, 완제품에서의 기타 구성성분 및 구성성분의 상호작용, 완제품의 성질과 특성을 고려한다.
③ 생물학적 평가에 사용되는 시험 방법과 시험 결과의 분석에는 의료기기 또는 부분품이 인체와 접촉하는 빈도, 시간, 접촉 상태, 원자재의 화학적 성분 등이 고려되어야 한다.

〈표 6-49〉 생물학적 시험의 종류

구분	「의료기기의 생물학적 안전에 관한 공통 기준규격」(식품의약품안전처 고시)
단기적 영향	급성독성시험, 피부, 안구 및 점막에 대한 자극성시험, 감작성시험, 용혈성 및 혈전형성(Thrombogenicity)시험
장기적 혹은 특정한 독성 영향	아만성 및 만성독성시험, 감작성시험, 유전독성시험, 발암성시험, 최기형성(배 발생 시 기형형성)을 포함한 생식독성시험

다. 의료기기의 분류

의료기기 분류는 인체와의 접촉 특성과 접촉 기간에 따라 다음과 같이 분류할 수 있다.

〈표 6-50〉 접촉의 특성에 따른 분류

구분	「의료기기의 생물학적 안전에 관한 공통 기준규격」(식품의약품안전처 고시)
비접촉형 의료기기 (Non-contact devices)	환자의 인체에 직접 혹은 간접적으로 접촉하지 않는 의료기기와 본 기준규격에 포함되지 않는 의료기기를 말한다. 예) 체외진단용의료기기
표면 접촉형 의료기기 (Surface-Contacting Devices)	피부(Skin), 점막(Mucosal Membrane), 파열된 혹은 외상 표면(Breached or Compromised Surface) 예) 피부 : 의료용전극 등 　점막 : 콘택트렌즈, 위내시경, 치과교정용장치 등 　파열된 혹은 외상 표면 : 창상피복재 등
체내·외 연결형 의료기기 (External Communicating Devices)	혈액과 간접적으로 접촉(blood path, indirect), 조직, 뼈 및 상아질계와 접촉(Tissue/Bone/Dentin), 순환 혈액과 접촉(Circulating Blood) 예) 혈액과 간접접촉 : 수액세트, 수혈세트 등 　조직, 뼈, 상아질계 접촉 : 복강경, 관절경, 치과용시멘트 등 　순환혈액 접촉 : 혈관내카테터, 투석기(혈액여과기) 등 ※ 혈액과 간접접촉 의료기기 : 혈관의 한 지점에서 접촉하여 혈관계 입구의 도관 역할을 하는 의료기기
체내 이식형 의료기기 (Implant Devices)	뼈(Bone), 조직(Tissue), 혈액(Blood) 예) 뼈 : 정형외과용 핀/플레이트, 인공관절, 인공뼈 등 　조직 : 주입-배액용 튜브·카테터, 인공유방, 의료용클립 등 　혈액 : 인공심장박동기전극, 인공혈관 등

⟨표 6-51⟩ 접촉 기간에 따른 분류

구분	「의료기기의 생물학적 안전에 관한 공통 기준규격」(식품의약품안전처 고시)
제한접촉(A) [limited exposure(A)]	24시간 이내에 1회 혹은 반복 노출하는 의료기기
지속접촉(B) [prolonged exposure(B)]	24시간 이상 30일 이내에 1회 혹은 반복 노출하는 의료기기
영구접촉(C) [permanent contact(C)]	접촉 기간이 30일을 초과하며 1회 노출 혹은 반복 노출되는 의료기기

※ 의료기기 완제품 또는 원자재가 2개 이상의 접촉 기간 분류에 해당되면 보다 엄격한 시험기준이 적용되어야 한다.

라. 시험

시험은 완제품 또는 완제품과 같은 방법으로 처리된 물질에서 나온 대표적인 검체에 대하여 생물학적 안전성 평가를 하여야 하며, 다음 사항들이 고려되어야 한다.

1) 시험방법 선정 시 고려사항

① 일반적인 사용조건에서의 의료기기와 인체접촉의 특성(Nature)과 접촉의 정도, 시간, 빈도와 상태
② 완제품의 물리·화학적 특성
③ 완제품을 형성하고 있는 화학성분 또는 화합물의 독성
④ 완제품에 용해물의 성분이 없는 경우와 용해물이 존재하더라도 잘 알려져 있는 물질이거나 독성에 문제가 없는 경우에는 특정한 시험(전신에 대한 영향을 평가하는 시험)이 적용되지 않을 수 있다.
⑤ 환자의 인체 크기에 대한 의료기기 접촉 표면적과의 관계
⑥ 문헌, 경험 및 비임상시험에 근거한 정보
⑦ 의료기기의 사용 시 사용하는 사람의 생물학적 안전을 확보하는 것이 본 기준규격의 첫 번째 목적이고, 두 번째 목적은 시험동물 보호를 위하여 시험 시 사용되는 시험동물의 수와 사용을 최소화하고자 하는 것이다.

2) 의료기기 용출물 제조 시 고려사항

시험을 위한 용출물 제조 시 사용되는 용출용매와 용출 조건을 완제품의 특성 및 사용조건에 적합하도록 선정한다.

3) 대조군 선정 시 고려사항

시험 시 적절한 양성 및 음성 대조군이 사용되어야 한다.

4) 기타

생물학적 시험의 결과가 생물학적 위해요소(Hazard)가 없음을 보증하지는 않는다. 따라서 생물학적 평가 후에 의료기기의 임상사용에서 예상하지 못한 부작용을 자세히 관찰하여야 한다.

5) 시험항목의 분류

생물학적 안전성을 평가하기 위한 시험항목들은 크게 초기 평가시험과 추가적인 평가시험으로 분류되며, 초기 평가시험 결과 및 장기간의 관찰이 필요한 경우 추가적인 평가시험을 통해 생물학적 안전성을 평가한다.

① 초기 평가시험
  ㉮ 세포독성(Cytotoxicity)시험
  ㉯ 지연성 과민반응(Delayed-type Hypersensitivity)시험
  ㉰ 자극성(Irritation)시험(피내반응 포함)
  ㉱ 전신독성(급성)[Systemic Toxicity(Acute)]시험
  ㉲ 아급성 및 아만성 독성(Subacute and Subchronic Toxicity)시험
  ㉳ 유전독성(Genotoxicity)시험
  ㉴ 이식(Implantation)시험
  ㉵ 혈액적합성(Haemocompatibility)시험

② 추가적인 평가시험
  ㉮ 만성독성(Chronic Toxicity)시험
  ㉯ 발암성(Carcinogenicity)시험
  ㉰ 생식과 발생독성(Reproductive and Developmental Toxicity)시험
  ㉱ 생분해성(Biodegradation)시험
  ㉲ 독성동태 연구(Toxicokinetic Studies)
  ㉳ 면역독성(Immunotoxicology)시험

해당 규격에서는 접촉 시간 및 제품의 사용조건을 고려하여 수행되어야 할 시험항목에 대하여 〈표 6-52〉, 〈표 6-53〉과 같이 제시하고 있다.

〈표 6-52〉 접촉 부위 및 시간에 따른 초기 평가시험

의료기기 분류			생물학적 영향							
신체 접촉의 특성		접촉 지속 기간 A-제한적 (24시간 이하) B-연장 (24시간 초과 30일까지) C-영구적 (30일 초과)	세포 독성 시험	감작 시험	자극 또는 피내 반응 시험	전신 독성 (급성) 시험	아만성 독성 (아급성 독성) 시험	유전 독성 시험	이식 시험	혈액 적합성 시험
분류	접촉 부위									
표면 접촉 의료기기	피부	A	○	○	○					
		B	○	○	○					
		C	○	○	○					
	점막	A	○	○	○					
		B	○	○	○	△	△		△	
		C	○	○	○	△	○	○	△	
	파열 또는 외상 표면	A	○	○	○	△				
		B	○	○	○	△	△		△	
		C	○	○	○	△	○	○	△	
체내외 연결 의료기기	간접적 혈액경로	A	○	○	○	○				○
		B	○	○	○	○	△			○
		C	○	○	△	○	○	○	△	○
	조직, 뼈 및 상아질	A	○	○	○	△				
		B	○	○	○	○	○	○	○	
		C	○	○	○	○	○	○	○	
	순환 혈액	A	○	○	○	○		△		○
		B	○	○	○	○	○	○	○	○
		C	○	○	○	○	○	○	○	○
이식 의료기기	조직, 뼈	A	○	○	○	△				
		B	○	○	○	○	○	○	○	
		C	○	○	○	○	○	○	○	
	혈액	A	○	○	○	○		○	○	○
		B	○	○	○	○	○	○	○	○
		C	○	○	○	○	○	○	○	○

○ : ISO 규격에서 지정한 시험
△ : 지정된 시험 외에 추가로 적용될 수 있는 시험

〈표 6-53〉 추가적 생물학적 평가시험

의료기기 분류			생물학적 영향					
신체 접촉의 특성		접촉 지속 기간 A-제한적 (24시간 이하) B-연장 (24시간 초과 30일까지) C-영구적 (30일 초과)	만성 독성 시험	발암성 시험	생식 독성 시험	생분해성 시험	독성 동태 시험	면역 독성 시험
분류	접촉 부위							
표면 접촉 의료기기	피부	A						
		B						
		C						
	점막	A						
		B						
		C	△					
	파열 또는 외상 표면	A						
		B						
		C	△					
체내외 연결 의료기기	간접적 혈액경로	A						
		B						
		C	○	○				
	조직, 뼈 및 상아질	A						
		B						
		C	○	○				
	순환 혈액	A						
		B						
		C	○	○				
이식 의료기기	조직, 뼈	A						
		B						
		C	○	○				
	혈액	A						
		B						
		C	○	○				

○ : ISO 규격에서 지정한 시험
△ : 지정된 시험 외에 추가로 적용될 수 있는 시험

6) 실험동물관리

의료기기에 사용되는 원자재 또는 의료기기 자체의 생체 적합성을 평가하기 위하여 수행되는 동물실험의 의뢰, 설계, 수행 또는 동물실험 결과의 데이터를 평가하는 경우, 필요한 요구사항 및 동물실험에 사용된 실험동물의 복지를 위해 적절한 대책이 구비되었다는 것을 확인하고 증명하기 위한 최소한의 요구기준을 제시하여야 한다.

> **실험동물복지 3R 원칙**
> ① 감소(Reduction) : 실험에 사용되는 실험동물의 전체 수 감소
> ② 개선(Refinement) : 동물의 통증이나 스트레스를 최소화 또는 제거하기 위한 시험방법의 개선
> ③ 대체(Replacement) : 동물실험이 요구되지 않는 과학적으로 유효한 다른 방법으로 동물실험을 대체하는 것

마. 검체 준비와 표준물질

의료기기의 생물학적 평가를 실시할 때 필요한 표준물질(Reference Material)의 선정 과정과 검체 준비 과정에 대한 지침을 제공하고, 필요한 요구사항들을 정한다.

본 장에서는 시험검체의 선정, 의료기기의 대표적인 부분 선정, 시험검체 준비, 실험대조군, 표준물질의 선정 및 요건, 용출물의 준비와 같은 사항들을 다루고 있다.

1) 시험검체 선정

완제품이나 완제품의 대표적인 검체 또는 완제품과 동일한 방식으로 처리된 원자재, 또는 이들의 용출물에 대해 시험을 시행하여야 한다. 이때, 시험검체 선택의 타당성을 입증해야 한다.

2) 시험검체 및 표준물질 준비

오염방지를 위하여 시험검체와 표준물질을 신중하게 다룬다. 제조과정에서 생긴 잔류물은 의료기기, 의료기기의 일부분 또는 부품으로 간주한다.

① 멸균된 의료기기의 시험검체와 표준물질은 시험 과정에 필요한 경우 무균 기법으로 다루어야 한다.
② 일반적으로 멸균되지 않은 상태로 제공되지만, 사용하기 전에 멸균을 해야 하는 의료기기의 시험검체는 제조업자가 권고하는 방법으로 멸균을 하여야 하며, 시험 과정에 필요한 경우 무균기법으로 다루어야 한다.
③ 멸균하기 전에 시험검체를 세척하여야 하는 경우에는 시험검체의 취급과 선정 시 세척 과정과 세제의 영향을 고려하여야 한다.
④ 시험 과정에 멸균된 시험검체가 필요한 경우에는 멸균 또는 재멸균 과정이 시험검체와 표준물질에 미치는 영향을 고려하여야 한다.
⑤ 시험검체와 표준물질을 조각으로 잘라야 하는 경우에는 안쪽 면 또는 잘린 표면과 같이 자르기 전에 노출되지 않는 표면을 고려하여야 한다. 시험을 위하여 의료기기의 대표적인 부분을 자르는 데 사용되는 도구는 오염을 방지하기 위하여 사용할 때마다 세척하여야 한다.

3) 검체의 용출물 준비

시험 과정에 의료기기의 용출물이 필요한 경우, 용출용매와 용출조건은 완제품의 사용, 완제품의 특성 및 시험 목적(예를 들어, 위해 요소 식별, 위험성 추정, 위험성 평가)에 적합한 것이어야 한다. 원자재, 용해물(Leachables), 잔류물의 물리·화학적 특성도 용출 조건 선택 시 고려하여야 한다.

4) 용출 조건 및 용출 방법

용출 조건은 일반적으로 통용되는 절차(Common Practice)에 따라야 하며, 여러 면에서 제품의 사용 조건을 적절하게 과장할 수 있는 표준화된 방법에 준하여 정당화되어야 한다. 용출은 다음 중 한 가지 조건하에서 시행한다.

① (37±1)℃에서 (72±2)시간 동안
② (50±2)℃에서 (72±2)시간 동안
③ (70±2)℃에서 (24±2)시간 동안
④ (121±2)℃에서 (1±0.1)시간 동안

용출은 시간, 온도, 표면적 대 부피의 비율, 용출매체 그리고 원자재의 상평형에 영향을 받는 복잡한 과정이다. 가속용출법이나 과장용출법을 사용하는 경우에는 고온 조건 또는 용출 동역학상의 다른 조건과 용출용매의 영향을 신중하게 고려하여야 한다. 표준 표면 면적을 이용하여 필요한 용출량을 결정할 수 있다. 면적에는 검체의 양쪽 면을 결합한 면적이 포함된다. 형체가 정해지지 않은 불규칙한 표면은 제외되며 검체의 형태 때문에 표면 면적을 결정할 수 없는 경우에는 질량/부피(용출 액체의 부피)를 이용할 수 있다.

⟨표 6-54⟩ 표준 표면적과 용출액 부피

두께(mm)	용출 비율 (표면적 또는 질량/부피) ± 10%	시험물질 형태의 예시
<0.5	6㎠/ml	박막(Film), 박판(Sheet), 튜브 벽(Tubing Wall)
0.5에서 1.0	3㎠/ml	튜브 벽, 판자(Slab), 작게 주형된 품목
>1.0	3㎠/ml	보다 크게 주형된 품목(들)
>1.0	1.25㎠/ml	탄성체 마개(Elastomeric Closures)
불규칙한 모양의 고형 의료기기	0.2검체(Sample)g/ml	분말, 환약, 거품, 비흡수성 주형된 품목
불규칙한 모양의 다공성 의료기기 (저밀도 원자재)	0.1g/ml	막(Membranes)

※ 현재까지는 흡수성 물질과 하이드로콜로이드 물질의 시험에 대한 표준화된 방법이 없고, 다음의 프로토콜이 제안된다.
※ 원자재 또는 검체 0.1g 또는 1.0㎠당 흡수하는 용출용매의 부피를 측정한다. 그다음 원자재 또는 검체를 위의 조건으로 용출할 때, 0.1g 또는 1.0㎠당 원자재가 흡수하는 용출용매 부피만큼을 추가하여 용출한다.

4.4 요구사항 및 시험의 종류

가. 유전독성시험

체외 유전독성시험은 포유동물 혹은 비포유동물의 세포 배양 또는 다른 기법을 사용하여 의료기기 및 원자재 또는 이들의 용출물에 의한 유전자 변이, 염색체 구조 및 수의 변화, DNA 또는 유전자 독성을 평가하는 시험이다.

의료기기의 유전독성을 평가하는 경우 일련의 체외시험을 연속적으로 시행한다. 유전독성시험을 시행할 때에는 최소한 두 종류 이상의 시험을 실시하여야 하고, 유전독성 영향의 종점(Endpoint)을 서로 다른 두 종류 이상 관찰하여야 하며, 포유동물 세포를 이용한 시험이 포함되어야 한다.

1) 시험전략

선택 사항 1 또는 선택 사항 2에 따라 최초의 시험을 결정하고 이를 바탕으로 유전독성 시험을 실시하여야 한다.

2) 선택사항 1

① 세균을 이용한 유전자 돌연변이 시험(OECD 471)
② 포유류 세포를 이용한 유전자 돌연변이 시험(OECD 476)
③ 포유류 세포를 이용한 염색체 이상 시험(OECD 473)

3) 선택사항 2

① 세균을 이용한 유전자 돌연변이 시험(OECD 471)
② 포유류 세포를 이용한 유전자 돌연변이 시험(OECD 476) 중 특히 염색체 이상 시험과 유전자 돌연변이 시험을 모두 다루기 위하여 군체(Colony) 수와 크기를 측정하는 마우스 림프종 시험(Mouse Lymphoma Assay)

4) 검액 준비

의료기기나 원자재의 유전독성을 평가하거나 총괄적으로 유전독성시험을 실시하는 경우 해당 규격 제11장(ISO 10993-12)에 따라 검체(검액)를 준비하여야 한다. 시험은 용출물이나, 과장된 조건에서 용출한 용출물, 또는 원자재/의료기기의 개별 화학물질에 대하여 실시하여야 한다. 최고의 시험농도는 OECD 지침에 수록되어 있다. 과장된 용출 조건을 사용하는 경우에는 이로 인해 화학적 특성이 변경되지 않도록 주의해야 한다.

두 개의 적합한 용출용매를 이용하여야 하는데, 하나는 극성 용매이고, 다른 하나는 비극성 용매 또는 의료기기의 용도와 특성에 적합한 액체이다. 이 두 가지 용매는 모두 시험 시스템에 적합한 것이어야 한다.

5) 시험 방법

가) 체외 유전독성시험

일반적으로 시험 방법은 화학물질 시험에 대한 OECD 지침(OECD Guidelines for Testing of Chemicals)을 준용한다(관련 시험방법 : OECD 471, OECD 473, OECE 476, OECD 479, OECD 482).

시험을 설계하고 선정할 때 항생제와 소독제와 같이 시험에 영향을 미칠 수 있는 물질이나 원자재의 수를 고려하여야 한다. 해당되는 경우, 시험 방법 선정의 타당성을 입증하고 문서화하여야 한다.

체외시험 중 양성 반응이 나타날 경우, 체내 돌연변이 유발성 시험을 수행하거나 원자재가 돌연변이 유발성이라고 가정해야 한다.

- **복귀돌연변이시험(Ames Test, OECD 471)** : 시험물질에 의한 DNA 염기쌍의 치환, 삽입, 결실과 관련된 점돌연변이를 찾기 위해 수행되며, 필수아미노산을 합성하는 데 필요한 유전자 기능이 결손된 균주에 시험물질을 처리한 후 그 기능이 회복되는 것을 평가함으로써 화학물질의 유전자 돌연변이 유발성을 판단한다.
- **염색체이상시험(OECD 473)** : 포유류 배양세포를 시험물질에 노출시킨 다음 세포분열의 중기 상태로 만들어 현미경을 통해 염색체 이상을 관찰한다.

* 출처 : 국립환경과학원, 유전독성시험 고시 및 OECD TG(2016), 2016.

나) 체내 유전독성시험

체내 유전독성시험의 시험 방법은 화학물질 시험에 대한 OECD 지침에 따라 선정한다(관련 시험 방법 : OECD 지침 474, 475, 478, 483, 484, 485, 486).

- **소핵시험(OECD 474)** : 동물을 시험물질에 노출시킨 후 적절한 시기에 골수 혹은 말초혈액 표본을 분석하여 소핵을 함유한 미성숙 적혈구가 유도되는지 관찰함으로써 시험물질이 세포유전학적 손상을 일으키는지 확인한다.

* 출처 : 국립환경과학원, 유전독성시험 고시 및 OECD TG(2016), 2016.

나. 발암성시험

의료기기 및 원자재 또는 이들의 용출물을 시험동물의 수명 중 주요 기간 동안 1회 노출 혹은 여러 번 노출시키거나 또는 접촉시켜서 종양 형성의 가능성을 평가한다. 이런 시험은 노출 및 접촉의 경로와 시간이 적절하여야 하며, 수명 연구나 유전자변형 모델이 적절할 수도 있다.

1) 시험 전략

발암성에 대한 위해를 배제할 수 있는 증거가 없는 경우, 발암성시험의 필요성이 고려되는 상황은 사람에게 사용 또는 노출에 대한 적절한 자료가 없고, 흡수 기간이 30일 이상인 흡수성 원자재와 의료기기인 경우, 인체 및/또는 체강(body and/or its cavities)에 삽입되어 30일 이상 영구접촉 또는 누적 접촉되는 의료기기와 원자재인 경우이다.

의료기기의 발암성 시험은 한 가지 동물종만으로도 충분하게 시험할 수 있다. 종의 선정에 관한 타당성을 입증하고, 상세하게 기록하여야 한다.

2) 시험 방법

발암성시험이 생물학적 안정성 평가의 일부로 필요한 경우에는 의료기기의 특성이 규명된 용출물이나 화학물질을 이용하여 시험을 실시하여야 한다. 이식 시험의 실시에 관한 타당성을 입증하여야 하며, 이식 시험의 이식 부위를 선정하기 위해 의료기기의 임상적용에서의 사용 방법을 고려해야 한다.

용출물을 이용한 시험은 OECD 451이나 OECD 453에 따라 발암성시험을 시행하여야 한다.

조직에 대한 평가는 이식 조직과 주변 조직뿐만 아니라 OECD 451이나 OECD 453에 제시되어 있는 목록에 있는 조직들을 포함하여야 한다.

다. 생식독성시험/발생독성시험

생식 기능, 배 발달(최기형성), 태아기 및 출생 후 초기 발달에 대한 의료기기 및 원자재 또는 이들 용출물의 잠재적 영향을 평가하기 위한 것이다. 생식/발생 독성시험이나 생물학적 검정법은 의료기기가 적용 개체의 생식능력에 잠재적 영향을 줄 수 있는 경우에 한하여 시행되어야 한다.

1) 시험 전략

시험 대상은 배/태아 또는 생식 조직과 직접적으로 지속접촉 또는 영구 접촉하는 의료기기, 에너지 전달형 의료기기, 흡수성의 원자재 또는 용해물이다

2) 검액 준비

가능한 경우, 의료기기는 사용 가능한 상태를 대표하는 형태로 시험되어야 한다. 에너지 전달형 의료기기의 경우에는 동물의 전신에 노출시키는 것이 적합하다. 사람의 생식기관에 반복 노출될 수 있는 경우를 적용시켜야 한다. 동물에게 사용하는 최대 투여량은 최대 내성용량이거나 시험동물 모델의 신체적 제약에 의해 제한된 용량이다. 이러한 투여량은 최대인체노출량(사람의 체중(kg)당 투여량의 면적 및/또는 질량)의 배수로 제시되어야 한다.

3) 시험 방법

1세대(F1)나 또는 2세대(F2)에 미치는 영향에 대한 평가는 OECD 414, OECD 415 또는 OECD 416과 OECD 421에 따라 실시하여야 한다. OECD 지침은 의료기기에 대한 것이 아니므로 투여량(에너지 전달형 의료기기의 경우), 적용 경로(이식, 비경구성, 기타), 용출 배지(수성 및 비수성 용출물), 노출 시점(가능한 경우 기관 형성(Organogenesis) 동안 혈액의 상승된 수준)의 사항들을 고려하여야 한다.

다른 시험에서 도출된 정보가 남성의 생식기에 영향을 미칠 수 있는 잠재성을 나타내는 경우에는 남성 생식독성에 관한 적합한 시험을 실시하여야 한다.

라. 혈액적합성시험

적절한 시험동물모델 또는 시스템을 사용하여 혈액 또는 혈액 구성성분에 대한 혈액 접촉성 의료기기 및 원자재의 영향을 평가하기 위한 것이다.

혈액적합성시험 중 하나인 용혈반응은 의료기기, 원자재 및/또는 이들의 체외 용출물에 의한 적혈구 용해 및 헤모글로빈 방출 정도를 결정한다. 용혈반응을 통해 적혈구 밖으로 방출된 헤모글로빈은 독성을 나타낸다.

혈액과 접촉하는 의료기기 분류는 다음과 같다.

⟨표 6-55⟩ 혈액과 접촉하는 의료기기

비접촉형 의료기기	체외시험법(in vitro)에서 사용되는 진단용 의료기기가 이에 포함
체내·외 연결형 의료기기	순환혈액과 접촉하며 혈관계의 도관 역할을 하는 의료기기로 간접적인 혈액 경로 역할을 하는 의료기기와 순환하고 있는 혈액과 접촉하는 의료기기로 구분
체내이식형 의료기기	대부분 또는 전 부분이 혈관계에 이식되는 기기

1) 시험조건

① 접촉시간, 온도, 멸균상태, 유동상태 등을 포함한 실제 임상적 적용에서의 혈액과 의료기기의 접촉 조건을 최대한 재현할 수 있는 모델과 시스템을 사용하여야 한다.
② 기하학적 형태가 정해진 의료기기의 경우, 시험 매개변수(단위부피당 농도)와 노출되는 표면적(cm^2)의 비율을 평가하여야 한다.
③ 혈액과 접촉되는 부분만을 시험하여야 한다.
④ 선택된 시험 방법과 매개변수는 당시의 최신기술에 따라야 한다.
⑤ 대조군을 사용하여야 한다. 대조군이 생략되는 경우에는 이론적 근거를 제시하여야 한다. 대조군은 가급적 이미 임상적으로 사용되는 의료기기 또는 특성이 알려진 참고물질을 사용한다.
⑥ 혈액과의 반응에 있어서 종 간의 차이가 있으므로 가능하다면 사람의 혈액을 사용한다. 지속노출 또는 반복노출 및 영구접촉 등에 대한 의료기기의 평가를 위하여 시험동물모델을 사용한다면 종간의 혈액접촉에 대한 차이점을 고려하여야 한다.

2) 시험 방법

가) 의료기기 및 의료용 원자재와 혈액과의 상호작용 평가 시험 방법

시험은 측정되는 주요 과정 또는 시스템에 따라서 혈전증, 혈액응고, 혈소판, 혈액학, 보체계 다섯 가지로 분류된다.

〈표 6-56〉 시험 종류

용어	정의
혈전증	혈전 생성으로 유발된 혈액응고 시스템 및 혈소판의 활성화와 관련되어 순환 중인 전혈에서 유발되는 체내(in vivo) 또는 체내·외(ex vivo) 현상
혈액응고	혈액응고 인자의 연쇄적 반응(clotting factor cascade)이 활성화되어 일어나는 현상
혈소판	순환계에 존재하는 무핵 세포체로 출혈을 최소화하기 위해 표면에 부착되고 응집되어 지혈마개(hemostatic plug)를 생성함
혈액학	혈액을 연구하는 것으로 혈액의 세포 구성성분 또는 혈장 구성성분의 정량을 포함함
보체계	선천적 면역체계의 일부로 효소와 세포수용체를 포함하여 여러 가지 혈장 단백질로 구성되어 있음

나) 비접촉형 의료기기

일반적으로 혈액과 의료기기와의 상호반응시험을 요구하지 않는다. 1회용 시험 키트는 정확성을 저해할 수 있는 원자재의 영향을 검증하여야 한다.

다) 체내·외 연결형 의료기기

특정 의료기기 유형에 대해 관련된 혈액 상호작용 범주를 결정한 후 다음 표에 의해 체내·외 연결형 의료기기의 혈액 상호작용 평가에 적절한 시험 방법을 선택한다. 시험 평가되는 개별 의료기기에 따라 선정 기준은 달라진다.

〈표 6-57〉 의료기기 및 의료기기 구성품과 접촉하는 순환 혈액 및 적합한 시험의 범주 – 체내·외 연결형 의료기기

의료기기의 예	시험 범주				
	혈전증	응고	혈소판	혈액학	보체계
24시간 미만 설치되는 카테터 (예 죽종제거 장치, 가이드와이어)	×[1]			×[2]	
혈액 모니터	×[1]			×[2]	
혈액 보관 및 투여 장치, 채혈 기기, 확장 장치			×	×[2]	×[3]
24시간 이상 설치되는 카테터 (예 혈관내시경, 혈관 내 초음파, 레이저 기기, 역행성 관상동맥 관류 카테터)	×[1]			×[2]	×
자가 수혈기(Cell saver)		×	×	×	
혈액에서 특정 물질을 흡수하는 장치		×	×	×	×
공혈자 혈액분리장치와 치료적 혈액분리장치, 세포 분리 시스템		×	×		
체외 막형 산소 발생기 시스템, 혈액 투석/혈액 여과 장치, 경피적 순환 유지기	×[1]			×	×
백혈구 제거 필터		×	×	×[2]	×

1) 혈전증은 체내 또는 체내·외 현상이다. 혈액응고 및 혈소판 반응은 이 과정에 포함되는 것으로 알려져 있다. 따라서 제조업자는 혈액응고 및 혈소판 시험의 범주에 속하는 특정 시험이 해당 의료기기에 적합한지를 결정해야 한다.
2) 용혈성 시험만 해당한다.
3) 혈액분리장치 및 관련 절차에만 해당한다.

라) 체내이식형 의료기기

특정 의료기기 유형에 대해 관련된 혈액 상호작용 범주를 결정한 후, 아래 표에 의해 체내이식형 의료기기의 혈액 상호작용 평가에 적절한 시험 방법을 선택한다. 시험 평가되는 개별 의료기기에 따라 선정 기준은 달라진다.

〈표 6-58〉 의료기기 및 의료기기 구성품과 접촉하는 순환 혈액 및 적합한 시험의 범주 – 이식형 의료기기

의료기기의 예	시험 범주				
	혈전증	응고	혈소판	혈액학	보체계
윤상 성형용 고리(annuloplasty rings), 기계적 심장 판막	×[1]			×[2]	
대동맥 내 풍선 펌프	×[1]			×	
모든 인공 심장, 심실 보조 장치	×[1]			×	×
색전술 기기(Embolization devices)	×[1]			×[2]	
혈관내막 이식재	×[1]			×[2]	×
이식형 심장충격기	×[1]			×[2]	
심장 박동기 전극선	×[1]			×[2]	
인공혈관 이식재와 첩포, 동정맥 션트 포함	×[1]			×[2]	×
스텐트	×[1]			×[2]	
조직 심장 판막	×[1]			×[2]	
조직 혈관 이식재와 패취, 동정맥 션트 포함	×[1]			×[2]	
대정맥 필터	×[1]			×[2]	

1) 혈전증은 체내 또는 체내·외 현상이다. 혈액응고 및 혈소판 반응은 이 과정에 포함되는 것으로 알려져 있다. 따라서 제조업자는 혈액응고 및 혈소판 시험의 범주에 속하는 특정 시험이 해당 의료기기에 적합한지를 결정해야 한다.
2) 용혈성 시험만 해당한다.

3) 시험유형

가) 체외시험

체외시험을 시행할 때는 적혈구 용적(Haematocrit), 항응고제, 검체 채집, 검체의 오래된 정도, 검체 저장, 공기의 순환 및 pH, 온도, 시험군 대 대조군의 시험 결과, 표면과 부피의 비율, 유체역학 상태(특히 벽면 전단율) 등의 변수를 고려하여야 한다. 수집 후 혈액의 일부 성질은 급속히 변하므로 시험은 최소한의 시간, 일반적으로 4시간 이내에 시행되어야 한다.

나) 체내·외 순환시험

사용목적이 체내·외 순환인 경우(예 체내·외 연결형 의료기기)는 체내·외 순환시험을 시행하여야 한다. 체내·외 순환시험은 의료기기의 사용목적이 체내인 경우(예 체내이식형 의료기기)에도 유용하다.

다) 체내시험

체내시험은 의료용 원자재 또는 의료기기를 시험동물에 이식하여 시험한다.

마. 세포독성시험

세포배양 기술을 이용하여 의료기기 및 원자재 또는 이들의 용출물에 의한 세포의 용해(세포의 사멸), 세포성장의 저해, 군집 형성, 기타 세포에 대한 영향을 측정하는 시험으로, 완제품 또는 그 부분품을 In vitro(체외)에서 포유동물 세포에 직·간접적으로 접촉시킴으로써 독성 유무를 판단한다.

1) 일반사항

시험은 다음 두 가지 중 하나로 수행해야 한다.
① 의료기기 시험검체의 용출물 및 / 또는
② 의료기기 시험검체 그 자체

검체 준비는 제11장(ISO 10993-12)에 따른다.
각 시험에는 음성 및 양성 대조군이 포함되어야 한다.
용출용매는 시험 검체의 화학적 특성을 고려하여 선택하고, 그 선정 근거를 제시하고 기록해야 한다. 포유동물세포를 이용한 시험은 다음의 용매 중 하나 또는 그 이상을 사용한다.
① 혈청을 첨가한 배양액
② 생리식염수
③ 기타 적절한 용매

용출용매는 용출의 목적에 맞게 선정하고, 극성 용매와 비극성 용매 모두를 사용하는 것을 고려하여야 한다. 용출용매로 혈청을 첨가한 배양액이 선호되는데, 이는 혈청을 첨가한 배양액이 극성 및 비극성 물질을 둘 다 용출할 뿐만 아니라 세포의 성장을 지원하기 때문이다. 혈청을 첨가한 배양액 외에, 특별히 극성물질(예 이온 화합물)을 용출하기 위해서는 혈청이 없는 용매를 사용할 수 있다. 다른 적합한 용매로는 정제수와 DMSO(디메틸 설폭사이드, dimethyl sulfoxide)가 있다. DMSO는 0.5%(부피율, volume fraction) 농도 이상이 되면 선정된 평가 시스템에서 세포독성을 나타낸다. 혈청을 포함한 배양액에서 용출한 것과 비교하여 DMSO로 용출하는 경우 더 많이 희석되므로 세포에 노출되는 용출물질의 농도는 낮아질 수 있다.

아래에서 제시된 경우를 제외하고는 다음 ①~④ 중 하나의 조건에서 용출이 이루어져야 하고, 의료기기의 특성 및 사용 방법을 고려하여 적용하여야 한다.
① (37±2)℃에서 (24±2)시간
② (50±2)℃에서 (72±2)시간
③ (70±2)℃에서 (24±2)시간
④ (121±2)℃에서 (1±0.2)시간

(37±1)℃ 이상의 온도는 배양액의 혈청과 다른 요소들의 화학 조성과/또는 안정성에 영향을 끼칠 수 있기 때문에 혈청을 첨가한 배양액은 1)에 주어진 조건에서만 사용한다.

2) 시험 방법

가) 용출물시험

① 용출물을 세포에 노출시키기 위하여 충분한 수의 용기 각각에 세포 현탁액을 피펫으로 분주한다. 각각의 용기를 천천히 회전시키면서 표면에 균등하게 세포를 분배한다.

② 배양액에 대하여 선택된 완충 시스템에 적절하도록 탄산가스 배양장치를 사용하고 또는 사용하지 않고, (37±1)℃에서 배양한다.

③ 시험은 80% 정도 증식된 단층배양세포(subconfluency) 또는 새로이 현탁된 세포에 대하여 수행한다.

④ 같은 종류의 용기에 별도로 공시험액, 음성 및 양성대조를 둔다.

⑤ 최소 24시간 이상 배양한 후 세포독성을 판정한다.

나) 직접접촉법

① 시험검체에 직접적으로 노출시키기 위해 연속적으로 교반시킨 세포 현탁액을 충분한 수의 용기에 피펫으로 분주한다. 각각의 용기를 수평 방향으로 천천히 회전시키면서 용기의 표면에 균일하게 세포를 분배한다.

② 배양액에 대하여 선택된 완충 시스템에 적절하도록 탄산가스 배양장치를 사용하고 또는 사용하지 않고, (37±1)℃에서 세포가 배양용기에 부착되어 자란 정도가 배양용기 면적의 80% 이상 (subconfluency)이 될 때까지 세포를 배양한다.

③ 배양액을 제거한 뒤 신선한 배양액을 각각의 용기에 분주한다.

④ 각각의 용기 중앙의 세포층에 각 시험검체를 조심스럽게 올려놓는다. 검체가 세포층 표면의 약 10분의 1을 덮도록 한다.

⑤ 음성 및 양성대조 물질을 위한 배양용기를 준비한다.

⑥ 선택된 특정한 시험법에 따라서 적절한 시간 동안(최소 24시간) 각 세포가 담긴 용기를 배양한다.

⑦ 세포독성을 결정하기 위해 화학물질/염색시약을 넣기 전에 상층 배양액을 제거한다.

다) 간접접촉법에 의한 시험 - 한천확산시험(Agar diffusion test)

본 시험은 세포독성의 정성평가를 위한 것이다. 이 방법은 한천층을 통해 확산될 수 없거나, 한천과 반응할 수 있는 용해물에는 적절하지 않으며, 표면접촉 의료기기(예 콘택트렌즈, 창상피복재 등)에 대한 세포독성 평가에 유용하다. 한천확산시험법을 이용하여 세포독성을 평가하는 경우 근거를 제시해야 한다.

① 시험을 위해 연속적으로 저어준 세포 현탁액을 충분한 수의 용기에 피펫으로 분주한다. 각각의 용기를 수평 방향으로 천천히 회전시키면서 용기의 표면에 균등하게 세포를 분배한다. 배양액에 맞게 선택한 완충 시스템(보통 온도 37±1℃, 탄산가스를 사용하거나 사용하지 않고)에서, (37±1)℃에서 생장곡선의 대수적 증식기(logarithmic phase) 말기에 세포가 배양용기에 부착되어 자란 정도가 배양용기 면적의 80% 이상(subconfluency)이 될 때까지 세포를 배양한다.

② 용기에서 배양액을 제거한다. 혈청이 포함된 신선한 배양액에 녹은 한천을 섞어, 최종 한천의 농도가 0.5%에서 2%가 되도록 만든다. 이를 각각의 용기에 적절한 부피만큼 피펫으로 분주한다. 포유동물의 세포성장에 적절한 한천만을 사용한다. 한천과 배양액의 혼합액은 액체 상태이어야 하며, 포유동물 세포에 적합한 온도여야 한다.
③ 흡수성이 있는 검체는 한천의 탈수현상을 막기 위해 배양액에 미리 적신 후 한천 위에 올려놓는다.
④ 음성 및 양성대조군 시험을 위한 배양용기를 준비한다.
⑤ 한천에서 검체를 조심스럽게 제거하기 전과 후에 세포독성을 결정하기 위해 세포를 검사한다.

라) 필터확산법

본 시험은 세포독성의 정성평가를 위한 것이다.
① 충분한 수의 배양용기를 준비하여 0.45㎛의 기공 크기를 가지는 표면활성제가 처리되지 않은 필터를 각각의 용기에 넣고 계속 저어준 세포현탁액을 분배한다. 각각의 용기를 천천히 회전시키면서 필터 표면에 균등하게 세포를 분배한다.
② 배양액에 맞게 선택한 완충 시스템(보통 온도 37±1℃, 탄산가스를 사용하거나 사용하지 않고)에서 생장곡선의 대수적 증식기(logarithmic phase) 말기에 세포가 배양용기에 부착되어 자란 정도가 배양용기 면적의 80% 이상이 될 때까지 세포를 배양한다.
③ 용기로부터 배양액을 따라낸 다음 필터를, 세포가 자란 면이 아래가 되도록 하여, 고형화된 한천층 위에 놓는다.
④ 검체를 필터의 세포가 없는 면(윗쪽)에 조심스럽게 올려놓는다. 액상 용출물은 밀디 위에 반응성이 없는 고리를 놓은 후 그 고리 안에 액상 용출물을 놓아 필터 밖으로 흐르지 않게 한다.
⑤ 양성 및 음성대조에 대하여 동일한 방법으로 필터를 준비한다.
⑥ 필터로부터 검체를 조심스럽게 제거하고 한천 표면으로부터 필터를 분리한다. 적절한 염색을 통해 세포독성을 결정한다.

3) 세포독성의 결정

가) 정성적 평가

세포화학적 염색법을 이용하여 세포를 염색한 뒤, 세포 형태, 액포 생성, 분리, 세포 용해 및 세포막 상태 등의 변화를 현미경으로 검사한다.

〈표 6-59〉 용출물 세포독성의 정성적 형태학적 등급

등급	반응도	배양세포의 상태
0	없음 (None)	세포질 내 과립(intracytoplasmic granule)의 분리, 세포 용해 없음, 세포 성장의 저해 없음
1	아주 미약 (Slight)	세포의 모양이 둥글게 되고, 느슨하게 부착되어 있으며, 세포질 내 과립이 소실되었거나, 형태에 변화를 보인 세포가 20%를 넘지 않음. 때때로 용해된 세포가 존재하고 약간의 성장 저해가 관찰됨
2	미약 (Mild)	세포의 모양이 둥글게 되고, 세포질 내 과립이 소실된 세포가 50%를 넘지 않고, 광범위한 세포 용해는 보이지 않음. 세포의 성장 저해가 50%를 넘지 않음
3	중증도 (Moderate)	세포의 모양이 둥글게 되었거나 용해된 세포가 70%를 넘지 않음. 세포층이 완전히 파괴되지는 않았으나 50% 이상의 성장 저해를 보임
4	심함 (Severe)	세포층이 거의 또는 완전히 파괴됨

〈표 6-60〉 한천 및 필터 확산 시험, 직접 접촉시험에 대한 반응 등급

등급	반응도	반응 부위(zone)에 대한 설명
0	없음 (None)	검체의 밑부분이나 주변에 세포의 이상 및 탈색이 발견되는 부위가 없음
1	아주 미약 (Slight)	검체 밑에 약간의 변형되거나 퇴화한 세포가 있음
2	미약 (Mild)	세포의 이상 및 탈색 부위가 검체의 바로 밑에 한함
3	중증도 (Moderate)	세포의 이상 및 탈색 부위가 검체의 주변 1.0cm까지 확장
4	심함 (Severe)	세포의 이상 및 탈색 부위가 검체의 주변 1.0cm 이상까지 확장

나) 정량적 평가

세포의 수, 단백질의 양, 효소의 분비, 생체염색제(Vital Dye)의 분비, 생체염색제의 감소 또는 다른 측정 가능한 변수를 객관적으로 정량한다.

바. 이식시험

원자재 또는 완제품의 검체를 이식 부위 또는 적용하고자 하는 적절한 조직(특정한 치과용 용도시험)에 외과적으로 이식하거나 배치하여 육안 및 현미경 관찰로 살아 있는 조직의 국소병리학적 영향을 평가하기 위한 것이다. 이런 시험은 접촉 경로와 접촉 시간이 적절해야 한다.

이식시험 방법은 급성, 아급성, 아만성, 그리고 만성 독성시험의 요구 기준을 만족하는 국소 및 전신 영향 평가를 수행하기 위해서 확대될 수도 있다. 이식시험의 방법은 사용 환경에 따라 근육 내 이식시험, 골조직 내 이식시험으로 분류된다.

1) 일반사항

본 장은 다음과 같은 물질에 적용된다.
① 고체이면서 비생분해성
② 분해성이며/또는 흡수성
③ 비고체(예 다공성 물질, 액체, 페이스트 및 미립자)

시험시편은 원자재의 생물학적 안전성을 평가하기에 적합한 동물 종 및 적합한 부위에 이식한다. 이러한 이식시험은 해당 시험시편의 기계적 또는 기능적 부하(Loading)의 성능을 평가하거나 결정하기 위한 것은 아니다. 본 시험 방법은 손상된 피부조직에 국소적으로(Topically) 사용되는 의료기기에 대한 국소적인 조직반응을 평가하는 데 적용될 수 있다.

국소영향은 임상적 사용이 허용되고, 생체적합성이 입증된 의료기기에서 사용되는 물질을 대조물질로 하여 시험시편에 의해 유발된 조직반응을 비교 평가한다. 본 시험방법의 목적은 의료기기/생체재료를 이식한 후 나타나는 원자재의 최종적인 통합(Integration) 또는 흡수/분해를 포함하는 조직반응의 이력과 진행 상황의 특징을 규명하기 위한 것이다. 특히 분해성이 있고 흡수가 가능한 물질의 경우에는 물질의 분해 특징과 그 결과로 나타나는 조직반응을 측정해야 한다.

2) 시험 방법

실험동물은 일반적으로 단기시험(1~4주)의 경우 설치류나 토끼가 흔히 사용된다. 장기시험(12주 이상)의 경우에는 설치류, 토끼, 개, 면양, 산양, 돼지 및 상대적으로 수명이 긴 기타 다른 동물을 이용하는 것이 좋다. 시험 기간은 임상적으로 노출되는 시간으로 결정하거나 생물학적 반응이 안정화 단계(Steady state)에 도달할 때까지 또는 그 이후까지 계속되어야 한다. 시험 기간은 타당한 근거를 바탕으로 설정되어야 한다.

3) 평가

가) 육안 관찰에 의한 평가

각각의 이식 부위에서 정상 구조의 변화를 검사하여야 한다. 이런 검사에는 Tilney의 인접하고 있는 림프절(Regional Draining Lymph Nodes)에 대한 평가도 포함된다. 평가 시에는 저배율 렌즈를 이용하는 것이 좋다. 혈종, 부종, 피막 형성 및/또는 추가적으로 발견된 조직반응의 정도와 특징을 기록한다. 이식 시료의 존재, 형태 및 위치(분해성 물질의 잔여물 포함)를 기록한다. 육안 사진을 문서에 포함한다.

나) 이식 시료의 회수 및 조직 샘플의 수집

인도적인 방법으로 동물을 안락사시킨 후, 국소적인 조직병리학적 반응을 평가하기 위하여 이식 시료를 영향받지 않은 인접 조직과 함께 충분히 채취한다. 관찰한 부위에서 대상 물질이 명확히 나타나지 않으면(분해성 및 흡수성 물질) 이식 부위로 예상되는 모든 부위의 정상 조직을 몇 밀리미터씩 포함시켜 채취 부위를 확대한다. 비분해성 이식 시료의 경우에는 육안병리적으로 이상이 있는 림프절을 수집한다.

분해성 이식 시료의 경우에는 가능하다면 림프절을 채취하여야 한다. 왜냐하면 림프절에 대한 평가는 분해성 물질의 이동을 입증하는 데 중요하기 때문이다.

조직학적 평가를 위하여 채취한 조직 샘플을 고정, 삭정(Excision), 포매(Embedding), 박절 및 염색을 포함한 적절한 절차에 따라 처리한다. 필요하다면 이식 시료에 대한 방향성, 절편의 수, 절단 모양을 기록한다.

이식 시료와 접촉하는 조직면을 관찰할 때는 이식 시료를 포함하는 전체 조직 외피를 강화플라스틱에 포매하는 방법이 사용된다. 조직시편을 준비하기 위해서는 적절한 박절기술 및 연마기술이 요구된다. 조직을 플라스틱에 포매하는 기술이 조직과의 접촉면을 크게 변화시키지 않는다는 것을 입증하여야 한다.

다) 현미경적 평가

조직학적 평가에 이용되는 점수화 방식은 영향을 받은 부위의 범위를 정량적(예 마이크로미터) 또는 반정량적(Semi-quantitative)으로 고려해야 한다. 이식 시료의 방향, 절편의 수 및 절단 모양을 기록해야 한다.

평가하고 기록해야 하는 생물학적 반응의 변수는 다음과 같다.

① 섬유화/섬유 피막(마이크로미터 단위의 층)과 염증의 정도
② 조직형태학적 변화로 인한 변성
③ 이식 시료와 조직접촉면에서의 염증세포의 종류(즉, 다형성 핵 호중성 백혈구, 림프구, 형질세포, 호산구, 대식세포 및 다핵세포)별 수와 분포 형태
④ 괴사의 존재, 정도 및 유형
⑤ 혈관 형성, 지방 침윤, 육아종 형성 및 골 형성과 같은 조직 변화
⑥ 분해된 물질 잔류물의 분절화 그리고/또는 잔해의 존재, 형태, 위치와 같은 물질 변수
⑦ 다공성 그리고 분해성 이식 시료 시험 시 조직 침윤성장(Tissue ingrowth)의 상태와 양

조직학적 이상반응은 현미경 사진을 첨부하여 기록한다. 분해성/흡수성 물질의 경우에는 중간 또는 거의 완료된 분해 시점에서 검사한 조직 샘플 중에 분해성 이식 시료의 일부 잔류물이 있어야 한다. 그 밖에도, 정상적인 구조로의 회복 여부를 평가하는 경우에는 표식이나 템플릿으로 표시된 대표적인 이식 부위를 평가하여야 한다.

골에 삽입한 이식 시료의 경우에는 조직과 원자재 간의 경계면이 특히 중요하다. 이식 시료 근처에 있는 골의 양과 골 접촉 부위뿐 아니라 중간에 끼어 있는 비석회화 조직의 존재 유무도 평가한다. 골 흡수 또는 새로운 골 형성 유무가 있는 경우 그 사항을 기록한다.

4) 최종평가

보고서에는 시험물질과 대조물질에 의한 생물학적 반응을 이식 후 나타나는 국소적인 영향을 비교 평가한 자료로서 제시하여야 한다.

사. 에틸렌옥사이드 잔류량 시험

해당 규격은 에틸렌옥사이드(EO) 가스 멸균 의료기기의 에틸렌옥사이드 및 에틸렌클로로히드린(ECH)의 잔류량의 허용 한도, 에틸렌옥사이드 및 에틸렌클로로 히드린의 측정 과정, 출고 허가 여부를 결정하는 방법을 기술한다.

EO는 에틸렌기에 산소원자 한 개가 이중결합을 하고 있는 구조로, 화학반응성이 크고 강한 살균력을 갖고 있어 고분자 재료의 의료용구 멸균 시 많이 사용한다. 그러나 강한 독성이 있어 EO 가스가 제품 내에 잔류하면 피부나 점막에 대해 자극성, 용혈성, 변이원성 등의 해를 끼친다.

의료기기의 에틸렌옥사이드 가스 멸균 후 잔류량 결정을 위해 사용되는 용출 방법에는 기본적으로 두 가지가 있다. 하나는 기준 방법(Reference Method)인 모의사용용출법이며, 다른 하나는 특별한 경우에 선택적으로 적용되는 완전용출법이다. 용출 방법은 의료기기의 사용목적에 근거하여 선택한다.

1) 시험 방법

검체로부터 에틸렌옥사이드를 완전 회수하기 위해 검체를 용해시키는 용액을 사용하여 용출하고, 용출 용액에 대해 헤드스페이스 가스분석(Headspace Gas Analysis)을 수행하여 검량선 작성 및 농도 계산을 통해 결과치를 분석한다.

① 모의사용용출법 : 의료기기의 일상 사용 동안 환자/사용자에게 전달되는 잔류량 수준을 평가하는 방법으로, 물로 용출하여 제품의 실제 사용에서의 조건을 모방함
② 완전용출법 : 용출 과정에서 EO, ECH의 양이 처음 검출양의 10% 미만일 때까지/검출된 누적 잔류량이 분석적으로 유의하게 증가하지 않을 때까지 용출함

〈표 6-61〉 EO 및 ECH의 허용 한계

접촉시간	EO 일일 평균량	ECH 일일 평균량
영구 접촉	0.1mg/일 미만	0.4mg/일 미만
연장 접촉	2mg/일 미만	2mg/일 미만
제한 접촉	4mg/일 미만	9mg/일 미만

아. 자극성과 과민반응시험

본 규격에서는 자극 및 피부 감작성과 관련된 의료기기와 의료기기 원자재에 대한 평가 과정을 기술하고 있다.

해당 시험들은 적합한 모델 내에서 피부, 눈 및 점막과 같은 적절한 적용 부위를 이용하여 의료기기, 원자재 및/또는 이들의 용출물의 잠재적 자극성을 측정하는 자극시험을 수행한다. 이러한 시험들은 노출이나 접촉의 경로(피부, 눈, 점막)와 접촉 기간이 적절해야 한다.

의료기기 용출물에 대한 인체 조직의 국소 반응을 평가하려면 피내반응시험을 수행해야 한다. 진피 또는 점막에 대한 자극성의 측정이 부적절한 경우에 적용할 수 있다(예 의료기기가 이식되거나 혈액과 접촉하는 경우).

1) 피부자극성 시험

체외자극성시험에서 랫드의 피부 경피성전기저항(TER, Transcutaneous Electrical Resistance)시험과 인체유래 인공피부모델시험(Human Skin Model Test)은 화학물질의 피부 부식성을 평가하기 위한 대안으로 국제적으로 검증되고 인정받은 시험 방법이다. 지금까지 단일 화학물질에 대해서만 검증되었고, 의료기기 용출액에 대해서는 검증되지 않았다. 의료기기의 잠재적 자극성을 시험하는 데 이러한 시험을 적용하기 위해서는 이러한 특정 부분에 대한 추가적 검증이 필수적이다.

체내자극성시험에서 의료기기의 자극성 시험은 완제품 그리고/또는 완제품의 용출액으로 시행한다. 자극성 동물시험은 적합한 동물 모델을 이용하여 피부 자극을 유발하는 시험으로 시험물질의 피부자극 잠재성을 평가한다.

선호되고 있는 동물 모델은 토끼이며, 가장 중요한 요소는 피부의 상태이다. 피부가 손상되지 않고 건강한 동물만을 이용한다. 시험 부위(약 10×15cm)를 모두 이용하고 관찰하기 위하여 24시간에서 4시간 이내에 등뼈 양쪽으로 충분한 거리를 확보할 수 있도록 하여 털을 짧게 깎는다.

반복적인 노출에 적응시키고 관찰을 용이하게 하기 위하여 털을 다시 잘라내기도 한다. 탈모제는 시험기관에서 그 공정이 검증된 경우에 숙련된 전문가에 의해 사용될 수 있다. 반복 노출이 필요한 경우, 최대 21일 동안 반복한다.

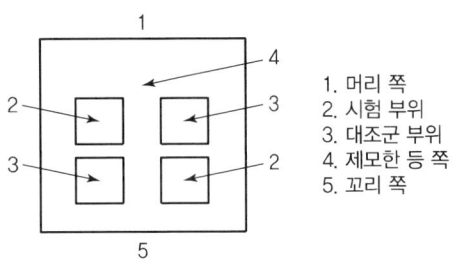

| 그림 6-7 | 피부 적용 부위의 위치

1회 노출 시험의 경우에는 첩포(Patch)를 제거한 후 (1±0.1)시간, (24±2)시간, (48±2)시간, (72±2)시간마다 적용 부위의 모습을 각각 기록한다. 지속적인 손상이 일어나는 경우에는 손상의 가역성이나 비가역성을 평가하기 위하여 관찰 기간을 연장할 필요가 있다. 필요한 기간은 14일을 초과하지 않는다.

반복 노출은 급성 1회 노출 시험이 완료된 이후에 실시되어야 한다(적어도 관찰하고 (72±2)시간이 지난 후에).

반복 노출 시험의 경우에는 첩포를 제거하고 (1±0.1)시간 후에 그리고 다음 적용 직전에 적용 부위의 모습을 기록한다. 노출의 횟수는 다양하다.

〈표 6-62〉 피부반응 점수체계

반응	자극 점수
홍반과 가피 형성	
홍반 없음	0
아주 약간의 홍반(거의 지각할 수 없음)	1
잘 형성된 홍반	2
중간 정도의 홍반	3
가피의 형성으로 홍반의 등급을 매기지 못할 정도의 극심한 홍반	4
부종 형성	
부종 없음	0
아주 약간의 부종(거의 지각할 수 없음)	1
잘 형성된 부종(분명히 부풀어 올라 부종 부위의 경계가 명확함)	2
중간 정도의 부종(1mm 정도 부풀어 오름)	3
극심한 부종(1mm 이상 부풀어 오르고 노출 범위 이상으로 확장됨)	4
최대 가능한 자극 점수	
피부 부위에 나타나는 기타 이상 변화는 기록하고 보고한다.	8

마지막 노출 후에 첩포를 제거하고 (1±0.1)시간, (24±2)시간, (48±2)시간, (72±2)시간마다 적용 부위의 모습을 각각 기록한다. 지속적인 손상이 일어나는 경우에는 손상의 가역성이나 비가역성을 평가하기 위하여 관찰 기간을 연장할 필요가 있다. 필요한 기간은 14일을 초과하지 않는다.

2) 피내반응시험

이식재로 사용되는 의료기기는 피내반응시험의 적용이 권고된다. 원자재 용출액의 피내주사 후에 시험물질이 자극을 일으킬 잠재성에 대하여 평가한다.

가) 시험 방법
① 용출액을 주사하기 위하여 시험하기 4~18시간 전에 양쪽 등뼈에서 충분한 거리를 두고 동물의 등에 있는 털을 깎는다.
② 극성용매 또는 비극성 용매를 이용하여 얻은 용출액 0.2ml를 각각의 토끼의 한쪽 부분에 5군데씩 피내주사한다. 피내주사 시에 시험물질의 점도에 맞추어 최대한 작은 바늘을 적절하게 사용한다.
③ 극성 또는 비극성 용매 대조군(polar or non-polar solvent control) 0.2ml를 각각의 토끼의 대칭되는 반대쪽 부위 5군데에 주사한다.

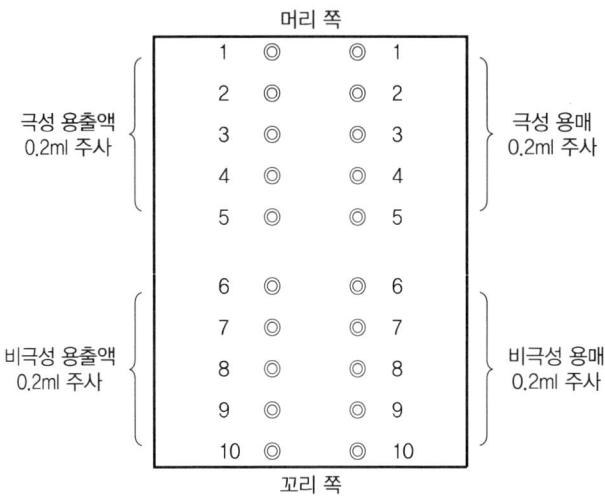

그림 6-8 주사 위치의 배치

나) 시험동물관찰

주사 부위의 양상을 주사 직후 및 (24±2)시간, (48±2)시간, (72±2)시간 후에 기록한다. 조직의 홍반과 부종반응을 아래 표에 나와 있는 분류체계에 따라 주사부위별로 시간대별로 관찰 사항에 대한 등급을 정하여 결과를 기록한다.

〈표 6-63〉 피내(진피내) 반응에 관한 등급 체계

반응	자극 점수
홍반과 가피 형성	
홍반 없음	0
아주 약간의 홍반(거의 지각할 수 없음)	1
명백한 홍반(well-defined)	2
중간 정도의 홍반	3
심한 홍반(짙은 붉은색)-홍반 등급을 매기기 어려운 가피 형성	4
부종 형성	
부종 없음	0
아주 약간의 부종(거의 지각할 수 없음)	1
잘 형성된 부종(분명히 부풀어 올라 부종 부위의 경계가 명확함)	2
중간 정도의 부종(대략 1mm 정도 부풀어 오름)	3
극심한 부종(1mm 이상 부풀어 오르고 노출 범위 이상으로 확장됨)	4
최대 가능한 자극 점수	
피부 부위에 나타나는 기타 이상 변화는 기록하고 보고한다.	8

다) 결과의 평가

등급을 매기고 (72±2)시간이 지난 후에 (24±2)시간, (48±2)시간, (72±2)시간 관찰된 각각의 시험검체와 용매대조군(vehicle blank)별로 홍반 등급과 부종 등급을 합산한다. 각각의 개체별 동물에 대한 시험검체 또는 공시험액의 점수를 계산하기 위해서는 각각의 총합을 15로 나눈다(3회 시간별 관찰 점수 ×5회 시험 또는 공시험액 주사 부위). 각 시험검체와 이에 상응하는 각 공시험액에 대한 전체 평균 점수를 결정하기 위해서는 3마리의 동물에 대한 점수를 더하여 3으로 나눈다. 최종 시험검체 점수는 시험검체 점수에서 공시험액의 점수를 빼서 얻을 수 있다. 최종 시험검체 점수가 1.0 이하이면 시험의 필요조건이 충족된다. 만일 어떠한 관찰 기간에 시험검체에 대한 평균 반응이 용매 대조군에 대한 평균 반응보다 의심스러울 만큼 크다면, 3마리 토끼를 추가로 사용하여 다시 시험한다. 최종 시험검체 점수가 1.0 이하라면 시험의 필요조건이 충족된다.

3) 피부감작성시험

피부감작성이란 어떤 물질이 피부에 반복 노출되었을 때 나타날 수 있는 홍반 및 부종 등의 면역학적 피부과민반응을 말한다. 피부감작성시험은 의료기기 및 원자재 또는 이들의 용출물에 대한 접촉감작성의 잠재성을 추정하기 위한 시험으로, 미량의 잠재적 용해물에 대한 노출이나 접촉조차 알레르기나 감작 반응으로 나타날 수 있기 때문에 중요하다.

현재 화학물질의 피부감작능(Skin Sensitizing Potential)을 측정하기 위해 사용되는 동물 시험법은 세 가지가 있다. 두 종류의 기니피그 시험법(Guinea Pig Assay)과 하나의 마우스 시험법(Murine Assay)이 이에 속한다. 지금까지 일반적으로 피부감작성시험에는 기니피그 극대화시험(GPMT, Guinea Pig Maximization Test)과 폐쇄첩포시험(Buehler Test)이 사용되었다. 극대화시험은 가장 민감한 방법이며, 폐쇄첩포시험은 국소적인 제품에 적합한 방법이다.

마우스의 국소림프절시험법(LLNA, Murine Local Lymph Node Assay)이 단일 화학물질을 시험하기 위한 기니피그 평가 방법의 유일한 대안으로 국제적으로 인정받아 현재 화학물질에 대해 선호되는 시험법이다.

추가 자극성 시험 방법으로 안자극성 시험, 구강점막 자극성시험, 음경 자극성 시험, 직장 자극성시험, 질 자극성 시험들의 요건들이 해당 규격에 제시되어 있다.

가) 마우스 국소림프절시험법(LLNA)

시험 검체를 귓등에 국소 처리 후에 (귀의) 도포 부위에서 가까운 림프절 내 림프구 증식의 정도를 측정한다. 대조군의 활성도(Activity)와 비교하여 3배 또는 그 이상의 세포증식의 반응은 시험물질을 감작제(Sensitizer)로 지정할 수 있는 역치이다.

LLNA는 물질이 사용될 때 투여량-반응 접근법을 사용하여 수행해야 한다. 최종 제품/의료기기 완제품의 경우에는 희석되지 않은 용출액만으로 시험하는 것으로 충분하다.

나) 피부 감작성 탐지를 위한 기니피그 시험

현재 화학물질과 의료기기의 감작 활성(Sensitizing Activity)을 탐지하기 위해 사용되는 두 가지 기니피그 시험에는 뷸러시험법(Buehler test)과 GPMT가 있다. 두 시험법 모두 유도(Induction)와 유발(Challenge) 단계로 구성되고, 과민성반응의 모든 단계를 다룬다.

다) 기니피그 극대화시험(GPMT)

본 시험은 기니피그 극대화시험에서 단일 화학물질에 적용된 기법을 이용하여 기니피그에게 피부 감작을 일으킬 수 있는 시험물질의 잠재성을 평가한다.

용출액으로 시험하는 경우에는 시험검체를 최소 10마리의 동물에 처리해야 하며, 최소 5마리의 동물을 용매 대조군으로 써야 한다. 예비시험이 필요한 경우에는 추가 동물로 예비시험을 실시하여야 한다.

(1) 피내 유도 단계

털을 제거한 견갑골 내 부위(intrascapular region)에 있는 주사 부위(A, B, C)에 검체 0.1ml를 양쪽에 피내 주사한다.

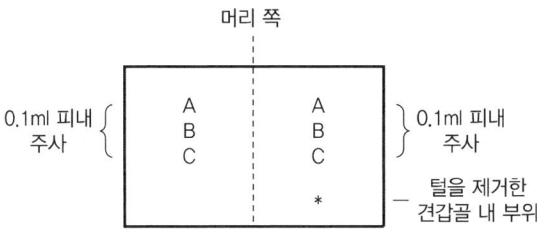

┃그림 6-9┃ 피내 주사 부위의 위치

국소 유도 단계에서는 피내 유도 단계가 완료된 지 7일(±1)이 지나면 피내 주사 부위를 덮을 수 있도록 약 8cm^2 크기의 첩포(여과지 또는 흡수성 거즈)를 이용하여 시험검체를 개별 동물의 견갑골 내 부위(intrascapular region)에 국소적으로 적용한다. 피내 유도 단계에서 부위 B에 투여한 농도를 사용한다. 만약 피내 유도 단계에서 구할 수 있는 최대 농도가 자극을 일으키지 않는다면, 첩포를 붙이기 24±2시간 전에 10%의 SDS(소디움도데실나트륨, sodium dodecyl sulfate)로 피부를 마사지하여 해당 부위를 전처리하고 폐쇄드레싱으로 적용 부위를 보호한다. 48±2시간이 지난 후에 드레싱과 첩포를 제거한다.

유발 단계는 국소 유도 단계가 완료된 후 (14±1)일이 지나고 나면 모든 시험동물과 대조동물을 시험검체로 유발시킨다. 부위 C에 대해 선정한 농도와 동일한 농도의 시험검체로 첩포 또는 챔버(chamber)를 적신 후 이를 이용하여 유도 단계가 진행되는 동안 처리하지 않은 부위(옆구리 위쪽 부위)에 시험검체와 공시험액을 국소적으로 적용한다. 이 희석 농도는 처리하지 않은 다른 부위에 유사한 방법으로 적용할 수도 있다. 폐쇄드레싱으로 보호해야 하며, 24±2시간이 지난 후에 드레싱과 첩포를 제거한다.

(2) 동물의 관찰

드레싱을 제거하고 (24±2)시간, (48±2)시간 후에 시험동물과 대조동물의 유발된 피부 부위의 모습을 관찰한다. 피부반응을 시각화하기 위하여 전파장(full spectrum)조명이나 자연조명을 이용할 것을 권장한다. 〈표 6-64〉에 제시되어 있는 매그누슨과 클리그만 등급에 따라 매 시간 간격마다 각각의 적용부위에 대한 피부홍반과 부종반응 등급을 매기고, 이를 설명한다. 결과에 대한 평가에서 선입견을 최소화하기 위하여 처리 방법에 관한 정보 없이 해석하도록 한다.

〈표 6-64〉 매그누슨과 클리그만(Magnusson and Kligman) 등급표

첩포(patch) 시험 반응	등급
눈에 띄는 변화 없음	0
분리성 또는 반성 홍반	1
중간 정도의 홍반과 융합성 홍반	2
심한 홍반과 부풀어 오름	3

(3) 결과의 평가

① 대조동물의 매그누슨과 클리그만 등급이 1등급 미만을 나타내고, 시험군에서 1등급 이상인 경우 감작성을 나타냄
② 대조동물이 1등급 이상으로 나타났다면, 시험동물에서의 반응은 대조동물에서의 가장 심한 반응보다 더 심하게 나타날 경우 감작성을 나타냄

(4) 폐쇄첩포시험

기니피그에게 피부 감작을 일으킬 수 있는 시험물질의 잠재성을 평가한다.

시험 과정의 모든 단계에 앞서 처리 부위의 털을 모두 제거한다. 국소부위 적용의 경우에는 적당한 크기의 첩포(여과지 또는 흡수 거즈)를 시험물질이나 용출액으로 적시고, 털을 제거한 부위에 붙인 뒤 폐쇄드레싱으로 덮어 (6±0.5)시간 동안 둔다. 시험 부위를 안전하게 하기 위하여 각각의 동물들을 가두어 둘 수 있다.

유도 단계는 선정한 농도와 동일한 농도의 시험검체로 적신 적합한 첩포(patch)를 이용하여 각 동물의 털을 제거한 등 왼쪽 윗부분에 국소적으로 시험검체를 적용한다. (6±0.5)시간 후에 가두어 두었던 것을 풀어주고 폐쇄드레싱과 첩포를 제거한다. 이와 같은 과정을 3주에 걸쳐 매 주마다 3일 동안 반복한다. 공시험액만을 이용하여 유사한 방법으로 대조동물을 처리한다.

유발단계(Challenge phase)는 국소 유도단계가 완료된 후 (14±1)일이 지나고 나면 시험검체로 모든 시험동물과 대조동물을 유발시킨다. 6.6.4.2 2)항에서 선정한 농도와 동일한 농도의 시험검체로 적신 적합한 첩포를 이용하여 털을 제거한 시험되지 않은 부위에 시험검체를 국소적으로 적용한다. (6±0.5)시간 후에 가두었던 것을 풀어주고 폐쇄드레싱과 첩포를 제거한다.

[의료기기의 생물학적 안전에 관한 공통기준규격]

6.6.4.2 예비시험
- 예비시험은 6.6.4.3항에 있는 본시험에 사용될 시험검체의 농도를 결정하기 위한 것이다.
- 국소적 용도의 의료기기와 통상적 용매로 용출한 용출액이 희석되지 않은 경우, 예비시험을 시행할 필요가 없다.
- 최소한 3마리 이상의 동물 옆구리에 적합한 첩포(patch)를 이용하여 4가지 농도의 시험검체를 국소적으로 적용한다. (6±0.5)시간이 지난 후에 폐쇄드레싱과 첩포(patch)를 제거한다. 첩포를 제거한 후 (24±2)시간, (48±2)시간이 지나면 표 14에 있는 매그누슨과 클리그만 등급을 이용해 적용부위의 홍반과 부종을 평가한다.
- 다음의 사항을 결정한다.
  - 본시험의 유도단계의 경우에 대해, 약간의 홍반은 수반하지만, 동물에게 부작용을 일으키지 않는 범위에서 가장 높은 농도를 선정한다.
  - 본시험의 유발단계의 경우에 대해 홍반을 일으키지 않는 범위에서 가장 높은 농도를 선정한다.

4) 결과

최초의 유발이나 재유발 노출 후 (24±2)시간이 지난 후에

① 제조업체 설명서에 따라 시험 부위와 그 주변에 상업용 탈모제를 발라서 털을 제거하거나, 모든 동물의 유발 부위와 그 주변을 면도한다.

② 털을 제거한 후 최소 2시간이 지나면 〈표 14〉에 제시된 바에 따라 시험 부위의 등급을 매기고, 유발 첩포를 제거한 후 48±2시간이 지나면 등급을 다시 매긴다.

* 피부반응을 시각화하기 위하여 전 파장(Full-Spectrum) 조명이나 자연 조명 이용 권장
* 결과에 대한 평가에서 선입견을 최소화하기 위하여 처리 방법에 관한 정보 없이 해석할 것을 권고

자. 전신독성시험

본 규격은 의료기기 원자재로 인하여 이상 전신반응(Adverse Systemic Reaction)이 일어날 수 있는 잠재적 가능성을 평가하기 위한 요건과 시험절차에 대한 지침을 제시한다.

해당 시험은 시험동물에 의료기기 및 원자재 또는 이들의 용출물을 24시간 이내에 1회 또는 여러 번 노출시켰을 때 시험동물에 나타나는 잠재적 위해를 측정하기 위한 것으로, 의료기기가 접촉될 때 독성 용해물 및 분해산물이 흡수될 가능성이 있을 때 적절하다. 급성전신독성시험은 아급성독성과 아만성독성 그리고 이식시험 방법과 함께 수행할 수 있다.

1) 급성전신독성(Acute systemic toxicity)

급성전신독성은 의도된 임상경로의 급성노출로 발생할 수 있는 건강상의 위해요소에 대한 일반적인 정보를 제공한다. 급성독성시험은 아급성/아만성 및 다른 시험의 투여 계획을 세우는 데 있어서 초기 단계가 될 수 있고, 어떤 물질의 의도된 임상적 노출 경로를 통한 독성작용 유형에 대한 정보를 제공할 수 있다. 급성전신독성시험에서 시험검체를 투여한 이후 그 영향(예 임상적 부작용, 체중 변화, 육안병리학적 결과)과 사망을 관찰한다.

가) 시험 방법

동물에게 24시간 이내에 시험검체를 단회 또는 필요할 경우 수회 투여한다. 독성증상은 발현 시간, 정도 및 지속 기간을 포함하여 관찰되는 대로 기록한다.

개체 간 포식, 조직의 자가 용해 또는 잘못된 배치 등으로 동물을 소실하지 않도록 정기적 관찰이 필요하다. 시험이 종료되는 시점에 남아 있는 모든 생존 동물은 안락사시킨다.

나) 평가 기준

급성전신독성시험의 관찰기간 동안 시험검체를 처리한 모든 동물에서 용매 대조군을 처리한 동물과 비교하여 생물학적 반응이 유의하게 크지 않은 경우, 그 검체는 이 시험의 요건을 충족하는 것이다.

5마리의 동물을 사용하여 2마리 이상이 죽거나, 2마리 이상이 경련이나 탈진과 같은 증상을 보이거나, 또는 3마리 이상이 체중의 10% 이상 감소하면, 그 검체는 시험의 요건을 충족하지 않는다. 검체를 처리한 동물 중 한 마리라도 경미한 생물학적 반응을 보이고, 단 한 마리만이 중대한 생물학적 반응을 보이거나 죽는다면, 10마리 시험군을 이용하여 시험을 반복한다.

반복 시험에서 관찰 기간 동안 검체를 투여한 10마리 모두에서 과학적으로 의미 있는 생물학적 반응이 용매 대조군 동물보다 크지 않으면, 이 검체는 시험요건을 충족하는 것이다.

다) 결과의 평가

급성전신독성시험 결과는 가능하다면 선행된 연구 결과와 연계하여 평가하고, 관찰된 결과는 독성 영향과 육안 부검 결과의 측면에서 평가한다. 평가 시에는 시험물질 투여량과 이상반응의 유무, 발생 빈도 및 심각성 간의 관계를 포함하도록 하고, 이상반응은 행농적 및 임상적으로 이상승상, 육안 병변, 제중의 변화, 사망률에 미치는 영향 및 다른 일반적이거나 특수한 영향을 포함해야 한다.

2) 반복노출 전신독성(아급성·아만성·만성전신독성)

의료기기 및 원자재 또는 이들의 용출물을 24시간 이상에서 시험동물 수명의 10%(랫드의 경우에는 최대 13주) 이내로 1회 또는 여러 번 노출시켰을 때 나타나는 영향을 측정하기 위해서 수행된다.

만성독성시험자료가 있는 물질이 아급성 및 아만성 독성을 평가하기에 충분한 경우라면 본 시험이 면제될 수 있다. 시험을 면제하는 이유는 전반적인 생물학적 평가 보고서에 첨부되어야 한다. 본 시험은 접촉 경로와 접촉 시간이 적절해야 한다.

아급성 및 아만성 전신독성시험방법은 아급성과 아만성 전신 및 국소 영향 평가를 위한 이식시험방법을 포함하여 확대할 수 있다.

급성전신독성은 시험검체를 단회, 수회 또는 연속적으로 노출시킨 후 24시간 이내에 나타나는 부작용이다.

아급성전신독성은 시험검체를 24시간에서 28일 사이에 수회 또는 연속적으로 노출시킨 후 나타나는 부작용이다.

아만성전신독성은 실험동물 수명의 일부 기간 동안 시험검체를 반복적 또는 연속적으로 투여한 후에 나타나는 부작용이다. 아만성독성시험은 설치류에서는 대개 90일이고, 다른 종에 있어서는 수명의 10%를 넘지 않는다. 아만성 정맥 내 시험은 일반적으로 처리 기간을 14일에서 28일까지로 정의한다.

만성전신독성은 실험동물 수명의 상당 기간 동안 시험검체를 반복 또는 연속적으로 투여한 후에 나타나는 부작용이다. 만성독성시험은 보통 6개월에서 12개월의 기간으로 한다.

가) 시험 방법

투여 빈도는 시험기간 동안 1주일에 7일간 동물에게 시험검체를 투여하는 것이 이상적이다. 기간이 긴 반복노출시험의 경우에는 1주일에 5일을 기본으로 투여하는 것도 허용되나, 기록을 남기고 타당성을 밝힌다.

〈표 6-65〉 권장되는 최소시험군 크기

시험의 유형	설치류	비설치류
급성[1]	5	3
아급성	10(암수 각 5마리)[1]	6(암수 각 3마리)[1]
아만성	20(암수 각 10마리)[1]	8(암수 각 4마리)[1]
만성	40(암수 각 20마리)[2,3]	

1) 단일 성별에 대한 시험이 가능하다. 어떤 의료기기가 한 가지 성별에 대해서만 사용된다면, 그 성별로 시험한다.
2) 단일 투여량 시험군 시험이 추천된다. 과장된 투여량 시험군이 추가로 포함될 경우 권장되는 시험군의 크기는 성별당 10마리로 줄일 수 있다.
3) 만성시험의 시험군 크기에 대하여 통계 전문가의 상담을 받는 것을 추천한다. 실험동물의 수는 의미 있는 결과를 제공하기 위해 필요한 최소한으로 한다. 시험 종료 시점에는 결과의 적절한 통계적 평가를 위한 충분한 수의 동물이 남아 있어야 한다.

나) 평가 기준

임상적 관찰과 함께 임상병리에 해당되는 조직, 기관 및 다른 계(System)에 나타나는 독성 영향을 조사하기 위해서 혈액학 및 임상 화학분석이 수행된다. 임상증상이 관찰되는 경우, 계획한 대로 동물을 안락사시키기 직전, 또는 안락사 과정 중에 반복노출시험에 사용된 동물로부터 채취한 혈액 샘플에 대해 위와 같은 분석을 해야 한다. 혈액 샘플을 채취하기 전에 동물을 절식시키는 것이 필요할 수 있다.

과학적으로 필요한 경우, 장기 반복노출시험의 마지막 한 주 동안에 시간별로 채뇨(예 16시간에서 24시간)하여 요분석을 해야 한다. 또한, 해부학적 병리를 위해 반복노출시험에 사용된 모든 동물에 대해서는 전신의 외부 표면, 모든 구멍(Orifices), 두개강(Cranial Cavities), 흉강(Thoracic Cavities) 및 복강(Abdominal Cavities)과 내부 장기(Contents)를 포함하는 총체적이고 자세한 육안 부검(Gross Necropsy)을 해야 한다. 무게 측정을 위해 적출한 기관은 붙어 있는 조직을 적절하게 제거하고, 건조해지는 것을 피하여 가능한 한 신속히 젖은 상태의 무게를 측정한다.

다) 결과의 평가

반복노출시험의 결과는 선행된 연구의 결과와 연계하여 평가하고, 독성영향과 육안적 부검 결과 및 조직병리학적 결과 측면에서 고려한다. 평가에는 시험물질의 투여량과 이상반응의 존재 여부 및 시험물질의 투여량과 이상반응의 발생률과 심각도 사이의 관계를 포함하여야 한다. 관찰하는 이상반응에는 행동적 및 임상적 이상증상, 표적 장기에서의 육안으로 관찰되는 병변 및 현미경 관찰의 변화, 사망의 영향과 기타 일반적이거나 특정한 영향이 포함되어야 한다.

차. 발열성시험

발열성시험은 의료기기 또는 원자재의 용출물 내에서 발열반응을 일으키는 매개물질을 감지하는 시험이다.

발열성시험이 적용되는 의료기기는 다음과 같다.

① 이식 의료기기
② 심혈관계·림프계·중추신경계에 직·간접적으로 접촉하는 의료기기
③ 전신독성(급성) 시험 대상 의료기기 중 새로운 화학물질, 발열반응을 유발했던 물질 및 동물유래성 분을 함유한 물질을 사용하는 의료기기

1) 시험동물

건강하고 체중이 1.5kg 이상인 토끼로, 사용 전 1주간 이상은 일정한 사료로 사육하고 체중이 감소하지 않은 것을 시험동물로 쓴다. 토끼는 한 마리씩 동물장에 넣고 흥분하지 않도록 자극이 없는 환경에서 사육한다. 시험 전 48시간 이상 및 시험 중에는 실온을 20~27℃의 범위 내에서 일정하게 유지한다.

처음으로 시험에 쓰는 토끼는 시험 전 1~3일 이내에 주사를 제외한 전 조작이 포함된 플라시보 시험을 하여 시험에 적응시킨다. 시험에 쓴 토끼를 다시 사용하는 경우에는 48시간 이상 휴양시킨다. 단, 발열성물질 양성으로 판정된 검체를 투여한 토끼 또는 그 이전에 피검체와 공통인 항원물질을 함유하는 검체를 투여한 토끼는 재사용하지 않는다.

2) 장치 및 기구

① 온도계 : 측정온도 ±0.1℃ 이내의 직장온도계 또는 체온 측정장치를 쓴다.
② 주사기 및 주사바늘 : 발열성 물질 제거 처리로서 보통 250℃에서 30분 이상 건열처리한 것을 쓴다. 또는 멸균을 한 주사침이 있는 플라스틱제의 주사기로서 발열성 물질이 검출되지 않고 발열성 물질 시험에 대한 간섭작용이 없는 것이 확인된 것을 쓴다.

3) 조작법

① 시험용량 : 따로 규정이 없는 한 시험동물 체중 1kg당 검액 10mL로 한다.

② 방법 : 시험은 사육실과 같은 실온인 실험실에서 하며 자극이 없는 환경에서 한다. 사료는 대조체온 측정의 수 시간 전부터 시험 종료까지 주지 않는다. 시험동물은 보통 자연스럽게 앉은 자세를 할 수 있는 목을 채우는 고정기에 고정한다. 체온은 직장체온계 또는 측정장치의 온도측정 부분을 직장 내에 60~90mm의 범위 내에서 일정한 깊이로 삽입하여 측정한다. 시험동물이 안정되었을 때 체온을 읽어 대조체온으로 하고 30분 이내에 검액을 주사한다. 검액을 주사할 시험동물 간 대조체온의 차이는 1℃ 이하이어야 하고, 대조체온의 값이 39.8℃보다 높은 시험동물은 시험에 쓰지 않는다. 검액은 37±2℃로 가온하고 시험동물의 귀정맥에 서서히 주사한다. 다만 한 마리에 하는 주사는 10분 이내에 끝낸다. 저장인 검액에는 발열성 물질이 없는 염화나트륨을 넣어 등장으로 만들어도 된다. 주사 후 3시간까지 30분 이내의 간격으로 체온을 측정한다. 대조체온과 최고체온과의 차를 체온상승도로 한다.

4) 판정

제1회 시험에는 시험동물 3마리를 쓴다. 최고체온이 대조체온보다 적을 경우의 체온상승은 0℃로 한다. 체온상승 0.5℃ 이상인 시험동물이 없을 때는 발열성 물질 음성으로 판정하고 발열성 물질이 음성일 때는 적합으로 한다. 체온상승 0.5℃ 이상인 시험동물이 있을 때는 시험을 다시 한다. 제2회 시험에는 시험동물 5마리를 쓰고, 제1회 및 제2회 시험에 쓴 8마리의 시험동물 중 체온상승 0.5℃ 이상인 시험동물이 3마리 이하이고, 8마리의 체온상승의 합계가 3.3℃ 이하일 때는 발열성 물질 음성으로 판정하고 발열성 물질이 음성일 때는 적합으로 한다.

> 참고 대한약전 제11개정 [별표 5] 일반시험법 발열성물질 시험법

〈표 6-66〉 접촉 부위 및 시간에 따른 발열성 시험 적용 기준

의료기기 분류		접촉 지속 시간	발열성 시험 적용 여부
신체 접촉의 특성		A-제한적(24시간 이하) B-연장(24시간 초과 30일까지) C-영구적(30일 초과)	
분류	접촉 부위		
표면접촉 의료기기	피부	A	
		B	
		C	
	점막	A	
		B	
		C	
	파열 또는 외상 표면	A	
		B	△[1]
		C	△[1]
체내외 연결 의료기기	간접적 혈액경로	A	○
		B	○
		C	○
	조직, 뼈 및 상아질	A	△[2]
		B	△[2]
		C	△[2]
	순환 혈액	A	○
		B	○
		C	○
이식 의료기기	조직, 뼈	A	○
		B	○
		C	○
	혈액	A	○
		B	○
		C	○

1) 동물유래 성분을 함유한 물질을 사용하는 의료기기
2) 중추신경계(central nervous system)에 연결되는 의료기기
※ 의료기기 발열성시험 적용 가이드라인

카. 잠재적 분해산물의 확인과 정량을 위한 체제

생분해 시험의 실행과 설계 그리고 의료기기에서 관찰된 생분해 및 생분해 잠재성을 체계적으로 평가하기 위한 기본 원리를 제시한다.

1) 일반사항

분해 평가에 접근하는 방법은 조사 대상 원자재의 특성, 의료기기, 지역적 환경과 특정한 의료기기의 해부학적 위치에 따라 다양하다. 특정 의료기기를 평가할 때, 그 의료기기의 사용 환경에 대한 세부적인 화학적 성질이 알려져 있는 경우에는 이들 조건에 적합한 환경에서 평가를 실시하여야 한다.

> **용어의 정의**
> - 분해(Degradation) : 원자재의 분해
> - 생분해(Biodegradation) : 생물학적 환경에 기인한 분해
> - 생체 흡수성(Bioresorbable) 의료기기 : 인체의 생물학적 환경에서 분해되고 흡수되는 의료기기
> - 용출물(Leachable) : 분해산물이 아닌 원자재에 용출할 수 있는 성분
> - 분해산물 : 본래 원자재의 화학적 파괴로 인해 유도된 화학적 화합물 또는 입자

2) 사전 고려 사항

의료기기의 생물학적 안전성을 평가하는 데 있어 가장 중요한 것은 원자재의 의도된 분해 가능성 또는 의도되지 않은 분해 가능성에 대해 신중하게 고려하는 것이다. 고려 사항의 일부는 화학적 특성과 이미 알려져 있는 분해 기전에 관한 평가를 통하여 실험적 생분해 연구의 필요성 및 설계를 평가하는 것이다. 동등한 원자재에 대한 과거의 임상 경험과 논문 검토를 바탕으로 분해 산물의 생물학적 평가의 필요성을 보다 자세하게 고찰할 수 있다.

모든 의료기기를 대상으로 분해 시험을 반드시 수행해야 하거나 모든 의료기기에 대한 분해 시험이 실질적으로 도움이 되는 것은 아니다. 분해 시험의 필요성에 관한 고려 사항은 「의료기기 생물학적 안전에 관한 공통기준 및 시험방법」[부록 A]에 제시되어 있다. 실험적 분해 시험의 필요성에 대한 평가에는 논문의 검토 및 또는 알려진 임상 경험이 포함되어야 한다. 대상 제품에 대한 만족스러운 임상 경험 이력, 새로운 자료, 발표된 자료 그리고 이미 알고 있는 의료기기와 원자재 그리고 분해 산물의 유사성이 입증된 경우에는 그러한 평가를 통하여 더 이상의 시험이 필요하지 않다는 결론이 도출될 수 있다.

가) 분해산물 적용 대상

① 의료기기가 생체 흡수되도록 설계된 경우
② 의료기기가 30일 이상의 기간 동안 이식되는 경우
③ 원자재(들) 시스템을 정보에 입각하여 고려하였을 때 인체와 접촉하는 동안 독성 물질이 방출될 수 있는 징후가 있는 경우

나) 분해산물 적용 제외

① 예상 분해 산물이 동일한 물질이고, 예상되는 양 이내로 존재하며, 안전한 임상적 사용 이력을 가지는 의료기기에서 생성된 것들과 유사한 비율로 비슷한 위치에 생성되는 경우
② 예상 분해 산물이 미립자이고, 안전한 임상적 사용 이력을 가지는 의료 기기에서 생성된 것들과 물리적 상태(예 크기, 분포 및 형태)가 유사하고, 예상되는 양으로 존재하며, 유사한 비율로 비슷한 위치에 생성되는 경우
③ 사용 시 생성될 수 있는 분해산물이나 물질들에 대해 충분한 분해 자료가 이미 존재하는 경우

3) 시험 설계

시험 설계는 분해산물의 특성에 대한 다음의 조사를 통하여 분석적 방법이 정의되어야 한다.
① 화학적 특성과 물리 화학적 특성, 표면 형태, 생화학적 특성 또한 방법에는 분해산물을 생성하는 데 이용된 방법이 설명되어야 한다.
② 여러 성분의 의료기기에 대한 계획에는 각각의 개별 성분/원자재가 고려되어야 하며, 서로 다른 부분의 분해에 미치는 상승 영향(Synergistic Effects)과 분해산물 간의 이차적 반응 가능성이 고려되어야 한다.

> **의료기기에서 분해된 분해 산물의 특성**
> 시험에서 생성된 분해산물은 미립자이거나 가용성 화합물 또는 이온일 수 있다. 적합한 분석 방법을 이용하여 이러한 산물의 특성을 규명하여야 하며, 이를 입증하고, 시험보고서에 기록하여야 한다.
> 분해산물에 대한 생물학적 평가가 필요한 경우에는 생물학적 시험을 방해하지 않도록 분해시험 설계에 신중을 기하여야 한다. 생분해시험에 관한 방법에는 의료기기 및 또는 원자재와 사용목적의 식별 및 특성 규명, 가능한 분해 기전의 식별과 특성 규명, 알려져 있는 분해산물, 예상되는 분해산물 그리고 잠재적 분해 가능성이 있는 분해산물의 식별과 특성 규명, 시험방법론과 같은 사항이 포함되어야 한다.

타. 고분자 소재 의료기기에서 얻어진 분해산물의 확인과 정량

여기서는 임상에서 사용될 고분자 의료기기의 분해산물을 정량하고 확인하기 위해 모의 환경에서 시험 방법을 설계할 때 필요한 일반 요건에 대한 지침을 제시한다.

본 장에서는 분해산물을 생성하는 두 가지 방법으로 모의 환경에서의 실시간 분해시험과 스크리닝 방법으로서의 가속 분해시험을 설명한다. 체내 사용 위치에서 중합되는 원재료의 경우에는 중합된 상태거나 경화된 것을 이용하여 시험한다. 얻어진 자료는 고분자의 생물학적 평가에 사용된다. 본 규격은 비흡수성 고분자만을 고려한다. 흡수성 고분자의 경우에는 비슷하지만 적절히 변경된 과정들을 적용할 수 있다.

1) 시험설계

　　분해산물의 생성, 확인, 정량을 위해 분해시험을 이용하여야 한다. 가속시험에서 분해를 관찰한다면, 분해산물의 확인 및 정량이 위험 분석에 대한 충분한 정보를 제공해줄 수 있다. 가속시험에서의 분해산물의 확인과 정량에서 위험 분석에 대한 충분한 자료를 얻지 못한다면 실시간 시험을 시행하여야 한다.

2) 가속 분해시험

① 37℃ 이상의 온도와 고분자의 연화 범위 또는 융해 범위 이하의 온도를 선정한다. 타당한 사유가 없는 한 (70±2)℃를 이용하여야 한다.

② 30일 이상 사용하는 의료기기의 경우에는 2일과 60일의 시험 기간을 이용하여야 한다. 30일 이하로 사용하는 의료기기의 경우, 2일과 7일의 시험 기간을 이용하여야 한다. 의료기기의 사용목적이나 조사 대상 고분자에 따라 추가적인 시험 기간을 선정할 수 있다.

③ 일정한 질량이 되도록 시험검체를 건조시킨다. 시험검체의 질량을 측정한다.

④ 필터 또는 원심분리기를 이용하여 검체, 파편, 용액을 분리한다.

⑤ 실온의 진공 상태에서 일정한 질량이 되도록 필터와 필터의 내용물 또는 원심 분리용 튜브와 튜브의 내용물을 건조시킨다. 필터와 필터의 내용물 또는 원심 분리용 튜브와 튜브의 내용물 질량을 측정한다. 검체의 질량 손실을 측정한다.

⑥ 적합한 방법으로 분자량과 분자량 분포를 측정한다.

3) 실시간 분해시험

① 37℃에서 시험을 수행한다.

② 30일 이상 사용하는 의료기기의 경우에는 1개월, 3개월, 6개월 및 12개월의 시험 기간을 설정하여야 한다. 30일 이하로 사용하는 의료기기의 경우에는 30일을 포함한 네 가지 시험기간을 설정하여야 한다.

③ 일정한 질량이 되도록 시험검체를 건조시킨다. 시험검체의 질량을 측정한다.

④ 필터 또는 원심분리기를 이용하여 검체, 파편, 용액을 분리한다.

⑤ 실온의 진공 상태에서 일정한 질량이 되도록 필터와 필터의 내용물 또는 원심 분리용 튜브와 튜브의 내용물을 건조시킨다. 필터와 필터의 내용물 또는 원심 분리용 튜브와 튜브의 내용물 질량을 측정한다. 검체의 질량 손실을 측정한다.

⑥ 적합한 방법으로 분자량과 분자량 분포를 측정한다.

파. 세라믹 소재 의료기기에서 얻어진 분해산물의 확인과 정량을 위한 체제

본 장에서는 정량을 위하여 세라믹(유리 제품을 포함)에서 분해산물의 용액을 얻는 두 가지 방법을 기술한다. 또한 분해산물을 확인하기 위하여 이 용액의 분석과 관련된 지침을 제시한다. 본 장의 성격은 일반적이기 때문에 가능한 한 적합한 사용 조건하에서 분해산물의 생성을 다루고 있는 제품 개별 표준을 가장 먼저 고려하여야 한다.

본 장은 두 가지 시험 방법으로 구성된다. 첫 번째 시험 방법은 낮은 pH에서 실시하는 극한 용액시험으로 가능성 있는 분해산물의 관찰을 위해 대부분의 세라믹을 선별해주는 체의 역할을 한다. 두 번째 시험은 생체 내 pH에서 실시하는 모의시험이다.

1) 결과

각각의 실험을 시행한 이후에는 용액을 정량적으로 그리고 정성적으로 3번 분석하여야 한다. 분석 기법에 있어서 시험 방법의 수, 정밀도, 정확도, 실행은 다양하고 가변적이다. 가능하다면 유도 결합 플라즈마 광도법(ICP, Inductively Coupled Plasma Spectroscopy)을 이용하여 검체를 분석하여야 한다. 원자 흡수 분광법(AAS, Atomic Absorption Spectroscopy)과 같은 다른 시험 방법은 덜 유용하긴 하지만, 요구되는 농도 수준에서의 정보를 제시해줄 수 있다. 분석해야 하는 원소 또는 화학물질을 선정하고 분석 방법의 민감도에 대하여 고려하여야 한다.

하. 금속과 합금 소재 의료기기에서 얻어진 분해산물의 확인과 정량

본 장은 임상적으로 사용할 준비를 마친 금속성 의료기기나 또는 이에 상응하는 원자재 검체에서 분해산물을 확인하고 정량하기 위하여 시험의 설계에 필요한 일반 요건에 대한 지침을 제시한다. 이는 완성된 금속성 의료기기가 체외 가속 분해시험에서 화학적 변화를 일으켜 생성되는 분해산물에만 적용할 수 있다. 이들 시험에서는 가속화된 특성으로 인하여 시험 결과가 체내에서의 이식물이나 원자재의 작용을 반영하지 않을 수 있다. 기술된 화학적 방법들은 추가적인 평가를 위한 분해산물 생성법이다.

1) 시험 방법

의료기기에 있는 금속과 합금의 분해산물을 확인하고 정량하기 위하여 두 과정의 조합이 기술되어 있다. 시험 과정의 선정에 관한 타당성은 의료기기의 기능에 따라 입증하여야 한다.

설명된 첫 번째 과정은 변전위시험(Potentiodynamic Test)과 정전위시험(Potentiostatic Test)이 조합된 시험이다. 두 번째로 설명되는 과정은 침지 시험이다.

변전위 시험은 전위/전류 밀도 곡선에서 특정한 지점의 E_a와 E_p를 측정하고, 연구 중에 있는 원자재의 일반적인 전기화학적 작용을 측정하는 데 사용한다. 침지 시험은 분석해야 하는 분해산물을 생성하기 위하여 시험원자재를 화학적으로 분해하는 데 사용한다.

2) 결과

저배율 현미경(>50×)으로 시험검체의 상태를 관찰하고 기록한다. 표면의 중요한 변화를 기록하며, 해당되는 경우, 표면에 대한 보다 자세한 분석을 실시하여야 한다.

각각의 실험이 끝난 후에 충분히 민감한 방법(예) 원자 흡수법, ICP 또는 질량 분광법에서 최소한 1.0×10^6의 민감도를 갖는 방법)을 이용하여 전해질에 대한 정성 분석과 정량 분석을 실시한다. 정량 한계 이상으로 검출된 기질 조성물을 기록한다. 생물학적으로 위험할 수 있는 조성물이 확인되었지만, 정량하지 못하는 경우에는 다른 분석적 평가를 실시하여야 한다. 이 외에도 분석 시에 보조 전극(Counter-Electrode)에 있는 침전물을 고려하여야 한다.

거. 분해산물과 용해물에 관한 독성동태시험

본 장에서는 의료기기와 관련된 독성동태시험을 설계하고 실행하는 방법에 대한 원리를 제시한다.

1) 일반사항

독성동태시험은 사례별로 설계하여야 한다. 독성동태시험에 사용할 방법을 결정하기 위하여 용출시험(Leaching Studies)의 결과를 고려하여야 한다. 화학적 특성과 물리화학적 특성, 원자재의 표면 형태와 용출물의 생화학적 특성에 대한 정보도 또한 고려하여야 한다.

2) 특정한 유형의 시험에 대한 지침

흡수, 분포, 대사, 배설 시험은 하나의 시험으로 몇몇의 측면을 총체적으로 시험하거나, 이들 측면 가운데 하나를 개별적으로 시험할 수 있다.

흡수는 시험물질의 물리화학적 형태와 용액(Vehicle) 그리고 투여 경로에 따라 좌우된다. 이는 혈액, 혈청, 배설물 그리고 조직의 농도를 통하여 추정할 수 있다. 완전한 생체 이용률 시험을 고려하여야 한다. 기타 필요한 정보와 방사능 표지 물질의 이용 가능성 그리고 평가 방법에 따라 적합한 유형의 시험을 선정한다. 흡수상(Absorption Phase)에서 충분한 검체를 채집할 수 있는 경우에만 동역학적 매개변수 시험에서 확실한 흡수율 상수를 산정할 수 있다. 일반적으로 분포 시험에는 방사능으로 표지된 화합물이 필요하다.

시험은 다음에 따라 진행한다.

① 해부된 조직에서 측정된 수준을 정량한다.
② 전혈자기방사법(WBA, Whole-Body Autoradiography)을 이용하여 정성 분석한다.
③ 전혈자기방사법 표준 등급을 이용하여 준정량할 수 있다.

대사 우리(Metabolism Cages)는 시험 기간 내내 소변과 배설물을 따로 채집할 수 있는 것이어야 한다. 최대 14일까지 시험을 하는 경우에는 시험의 마지막까지 매 24시간마다 소변과 배설물을 따로 채집하여야 한다. 일부 시험 설계에서는 그 사이에 동물이 희생될 수도 있다. 시험물질이나 시험물질의 대사 물질이 급속하게 배설될 것 같은 경우에는 24시간 전에 검체를 채집할 수 있다. 보다 장기간 동안 시험하는 경우에는 단기 시험에서와 마찬가지로 최초의 기간에 검체를 추출하여야 한다. 그 이후에는 평가 기간당 24시간을 주기로 지속적으로 검체를 추출하여야 한다.

너. 용해물에 관한 허용한도 기준

본 장에서는 의료기기에서 용출할 수 있는 물질의 허용 한도를 결정하는 방법을 제시한다. 기준이 존재하지 않는 경우에 적합한 한도를 산정하여 기준을 확립하고자 한다. 의료기기에 존재하는 독성학적으로 위해한 물질에서 발생하는 위험을 정량화할 수 있는 체계적인 과정을 설명한다.

의료기기에서 용출 가능한 것으로 확인된 물질에 대한 허용 한도를 확립하는 과정에는 다음과 같은 과정이 포함된다.

1) 다음을 통하여 용해물과 관련 있는 생물학적 위험을 평가
   ① 자료 수집과 중요 건강상 종점(Critical Health Endpoints)의 확인
   ② 노출 기간과 주입 경로에 따라 특정한 허용 흡입량(TI) 결정
   ③ 자극성이 적합한 종점인 경우 허용 접촉 수준(TCL)의 결정

2) 다음을 통하여 용해물에 대한 환자의 허용 노출량 결정
   ① 적절한 환자 체중 측정
   ② 의료기기 활용 인자(UTF)를 바탕으로 하는 체중과 허용 흡입의 산출량을 수정

5 체외진단의료기기의 성능평가

5.1 체외진단의료기기 성능평가

성능시험에 관한 자료는 제품의 의도된 목적에 따라 성능 분석하여 그에 따른 유효성과 안전성을 평가하기 위함이다. 체외진단시약의 성능을 확인하기 위한 자료는 분석적 성능시험에 관한 자료, 임상적 성능시험에 관한 자료, 품질관리 시험에 관한 자료, 표준물질 및 검체보관 등에 관한 자료 등이 해당된다.

가. 분석적 성능시험

1) 분석적 민감도

가) 최소검출한계(Limit of Detection)

확률적으로 검체에서 검출될 수 있는 최저 분석물질의 양을 말한다.

(1) 일반사항
　① 표준물질, 국제 표준품을 이용하여 측정할 것을 권장하며, 일관되게 검출되는 최저 농도값으로 설정할 수 있다.
　② 표준물질, 국제 표준품, 암세포주를 구할 수 없는 항목이나 아형의 경우에는 국내외 허가된 체외진단의료기기와의 비교 시험 성적서를 첨부를 권장한다.
　③ (정량검사에서 최소정량한계와 최소검출한계가 같다면, 정량범위의 근거자료로 대체할 수 있다.

(2) 시험물질
　① 사람의 검체(혈청, 혈장, 전혈, 소변 등)를 사용한다. 호환되는 기질(Matrix)로 희석하거나 분석대상 물질을 일정량 첨가한 검체를 낮은 농도 검체로 이용할 수 있다.
　② 희석을 위해 만약 인공(Simulated) 기질을 사용하거나 제품설명서에 이를 권장한다면 적절한 수의 시험물질로 자연 기질과의 동등성을 먼저 확인해야 한다.

(3) 시험방법
　검체종류와 검체 준비 과정(검체종류, 기질, 검체의 수, 측정횟수, 분석물질의 농도, 농도를 확인한 방법 등)을 기술한다.

　예시 1. 유전자검사시약 : 추정되는 검출한계의 주변 농도 근처 농도 중의 최소의 희석 검체는 검체당 24회 이상 반복 검사
　예시 2. 자가검사시약 : 검사일은 3~5일 이상, 측정 시 2번 이상 반복검사 권장

(4) 결과제시
　① 통계적으로 유효한 검출 한계치와 설정에 사용된 검체의 종류, 검체수, 반복회수, 계산법을 함께 제시한다.
　② 판정기준치
　　정성검사에서는 경계치 이상을 양성으로, 경계치 미만을 음성으로 보고할 수 있는 경계값을 말한다. 정량검사에서는 측정 결과가 임상적 또는 분석적 결정점의 위 또는 아래에 있는지 결정하는 데 사용되는 측정물질의 정량값을 말한다.
　　㉮ 양성과 음성의 판정기준치를 결정한 근거 자료를 제시한다.
　　㉯ 측정항목, 측정원리, 판독방법 등에 따라 판정기준치의 설정 방법이 달라질 수 있으므로 전문가 그룹의 자문 등을 거칠 것을 권장한다.
　　㉰ 판정기준치가 최소검출한계의 산출을 근거로 설정된 경우 해당 자료로 대신할 수 있다.
　　㉱ 판정기준치가 공란한계(LoB, Limit of Blank)의 산출을 근거로 설정된 경우 결과 분포 및 설정 방법을 명시한다.
　　㉲ 분자유전 제품의 판정기준치는 실시간중합효소연쇄반응에서 Ct값 또는 카피수(Copy Number) 등으로 설정한다.

⑭ 검사과정에서 판정기준치를 산정하는 방법을 명시한다.
⑮ 경계범위(Gray Zone 또는 Equivocal Zone)가 있을 경우 이를 설정한 근거를 제시한다.
※ 판정기준치의 설정이 임상적 판정기준치(민감도, 특이도)를 바탕으로 한 경우 타당한 임상적 근거를 제시한다(임상적 민감도 참고).

나) 측정범위(Measurement Range)

일상적인 측정 과정의 일부가 아닌 희석, 농축 또는 기타 전처리 없이 어떤 검사법이 검체에서 직접 측정할 수 있는 분석물질 값의 범위이다.

(1) 일반사항
① 정성검사는 생략할 수 있다.
② 측정범위는 기존의 알려진 농도 값을 해당 검사가 정확하게 재현해 낼 수 있는 농도 범위를 말하며 최소정량한계는 측정범위의 가장 낮은 농도를 제시한다.
③ 측정항목, 측정원리, 결과산출방법 등에 따라 측정범위를 평가할 때 사용하는 물질과 희석방법, 결과평가방법이 달라질 수 있으므로 시험을 고려할 때 전문가 그룹의 자문 등을 거칠 것을 권장한다.
④ 측정범위 이상의 값을 희석하여 보고할 수 있는지 여부와 희석에 사용할 수 있는 희석액을 명시하고, 그 근거를 제시해야 한다.

(2) 시험물질
① 시험물질은 측정법에 적합한 기질(Matrix)을 가진 물질이어야 한다.
② 표준품에 비교된 참고물질로 적합한 Matrix 성상과 목표치를 알고 있는 물질의 사용을 권장한다.
③ 참고물질을 구할 수 없는 경우 측정하고자 하는 물질에 대한 농도가 알려진 고농도의 임상 검체를 이용한다.
④ 임상 검체를 구할 수 없는 경우, 측정하고자 하는 물질을 포함하지 않는 검체에 해당 물질을 일정 농도로 spiking하여 사용한다.
⑤ 기질 및 농도가 잘 알려진 물질을 사용하여야 한다.
⑥ 희석에 사용하는 음성 검체나 spiking할 음성 검체는 기질효과를 고려하여 해당 제품의 대상이 되는 사람의 음성 검체를 사용하여야 한다.

(3) 시험방법
① 고농도검체와 음성검체를 혼합하여 제조하거나 고농도의 검체를 계단 희석하여 시험물질을 제조한다.
② 예상되는 측정범위의 상한값과 하한값을 포함하여야 하며, 임상적으로 중요한 농도 등이 포함되어야 한다.

③ 제시하는 직선성 범위를 포괄하는(예상되는 측정범위보다 20~30% 더 넓은 범위를 포함할 것을 권장한다) 최소 5개 이상의 알려진 농도를 가지는 검체를 이용하거나 희석을 통해 농도가 확립된 검체를 이용한다. 희석은 고농도와 저농도 검체를 비율적으로 혼합하여 같은 간격으로 중간 농도의 검체를 만드는 것이 권장되나 농도간의 간격이 일정하지 않을 수도 있다. 측정은 각 농도별로 2~4회 반복 측정한다.

(4) 결과제시
① 결과는 Linear 또는 Best Fit Model로 분석하여 직선성이 유지되는 구간을 제시한다.
② 예측치와 실측치 간의 차이와 농도별 재현성을 제시한다.
③ 비선형 Calibration 모델을 사용하는 제품에 대하여는 근거자료를 제시한다.
④ 농도의 단위는 세계보건기구 등의 국제적 공인 단위가 있을 경우, 공인 단위의 사용을 권장한다. 국제적 공인 단위가 없는 경우에는 카피 수, 질량, 분자량 등의 객관적 단위 사용을 권장한다. 다만 질량과 활동도의 관계가 명확하지 않거나 객관적 정량이 극히 어려울 경우에는 임의 단위(Arbitrary Unit)를 사용할 수 있다.

2) 분석적 특이도

가) 분석적 특이도 - 간섭반응

측정하고자 하는 물질만 측정되고 검체 내 다른 물질은 측정되지 않는 분석법의 능력을 말한다.

(1) 일반사항
① 간섭반응을 일으킬 수 있는 물질에 대하여 시험한 뒤, 결과를 제시하고, 이를 주의사항에 반드시 기록하여야 한다.
② 간섭반응은 검체의 유형, 측정항목, 측정원리, 처리시약 등에 따라 다양하므로 해당 검사의 잠재적 간섭 물질 등 시험 결과에 영향을 줄 수 있는 인자에 대해 검토하고, 자료를 제시하여야 한다.
③ 간섭 물질은 검체 내부 또는 외부 요인일 수 있다. 간섭 물질의 가능성이 있는 모든 물질의 목록을 제시하고 자료를 제공한다.

(2) 시험방법
① 시험할 간섭물질의 목록을 작성한다.
② 검체의 종류, 간섭물질의 종류, 간섭물질의 농도, 분석물질의 농도, 검체의 제조 방법(예 간섭물질을 혼합한 검체, 자연적으로 높은 간섭물질을 함유한 검체 등) 등에 대한 실험방법을 제공한다.
③ 검사대상 물질의 농도는 최소검출한계 근처로 한다.
④ 간섭물질의 농도는 임상 검체에서 보일 수 있는 최대농도보다 높은 농도가 되도록 선정되도록 한다.
⑤ 각 검체를 3회 이상 반복 검사한다.

⑥ 간섭물질을 함유한 검체와 간섭물질을 함유하지 않은 검체의 결과를 비교한다. 정량검사의 경우는 Bias를 구한다.

⑦ 높은 농도의 간섭물질에 영향을 받지 않는 경우는 더 이상의 평가를 시행하지 않아도 되고, 영향을 받는 경우는 간섭물질의 농도에 따른 영향을 보기 위해 용량-반응검사(Dose-Response Test)를 실시한다.

⑧ 각 분석물질에 대한 각 간섭물질의 영향을 평가하기 위해 다음과 같은 4가지 형태의 세트를 준비한다.

　㉮ 분석물질 음성검체(간섭물질 없음)
　㉯ 분석물질 음성검체 + 간섭물질
　㉰ 분석물질 약양성검체(간섭물질 없음)
　㉱ 분석물질 약양성검체 + 간섭물질

(3) 결과제시

① 간섭물질을 함유한 검체와 간섭물질을 함유하지 않은 검체의 결괏값을 제시한다. 정량검사라면 결과를 비교하여 Bias가 있는지 확인하고 두 값의 차이가 허용범위(dmax)보다 작은지 판단한다.

② 간섭이 확인된 물질의 경우 간섭을 보이는 구체적 농도와 결과 차이를 기술한다. 검사대상물질을 함유하지 않고 간섭 가능한 물질만 포함된 검체의 실측한 자료를 바탕으로 배경한계와 검출한계를 넘지 않는 결과를 보인 최대 간섭물질 농도를 기재한다.

③ 간섭물질에 대한 분석물질 결과에 경향이 있다면 경향을 기술한다.

　㉠ 높은 농도의 물질 X는 분석물질의 결과를 감소시킴

나) 분석적 특이도 - 교차반응

(1) 일반사항

① 다른 관련성 있는 유전자 또는 미생물 대상 검사의 경우 유사한 증상을 일으키는 다른 미생물 등과의 교차반응성 평가를 권장한다.

② 의학적으로 의미 있는 농도의 유전자, 바이러스 또는 세균에 대하여 평가한다.

③ 각 검체별로 존재가능성이 높은 유전자 및 미생물에 대하여 평가한다.

④ 검사항목이 유전자형인 검사의 경우는 다른 유전자형과의 교차반응 평가에 대한 자료를 제공해야 한다.

(2) 시험물질

① 다양한 교차 반응 가능 물질이 포함된 검체

② 계통발생학적으로 밀접하게 연관된 다른 미생물, 검사하고자 하는 검체의 상재균을 대표하는 미생물, 비슷한 질환을 일으키는 미생물을 포함

(3) 시험방법
　① 교차반응 물질의 종류, 교차반응 물질의 농도, 검체종류(예 교차반응 예상 물질을 인위적으로 첨가한 검체, 자연적으로 높은 교차 반응 예상물질을 함유한 검체 등), 비교검체(예 교차반응물질이 없는 검체 등), 분석물질의 농도 및 결과 등에 대한 실험 프로토콜을 제공한다.
　② 교차반응평가를 위해 준비된 검체는 최소 3회 반복 검사하기를 권장한다.

(4) 결과제시
　① 교차반응 평가에 사용된 양성물질의 종류, 농도를 제시한다.
　② 교차반응을 보이는 물질의 종류와 빈도를 제시한다.

(5) Carry-Over 평가
　① 한 번에 여러 검체를 검사하는 다중 유전자 증폭 검사 체외진단의료기기(시약)에서는 Carry-Over와 교차오염이 발생하지 않음을 입증해야 한다.
　② 최소 5회 이상 고농도 양성검체와 고농도 음성검체를 교대로 검사한다.
　③ 고농도 양성검체 : 예상되는 최고농도
　④ 고민감도 제품에서 고농도 음성 검체 대신 음성검체 사용 가능
　⑤ Carry-over 및 교차오염효과 추산 : 고농도 음성검체 중 음성결과가 95% 정도면 양호

3) 정밀도
규정된 조건하에서 얻어진 독립적인 검사결과들 가운데 일치도의 근접성을 의미한다.

가) 일반사항
　① 동일 검체를 일정기간 동안 반복 측정한 결과를 분석하여 정밀도 자료를 제시한다.
　② 단일 기관에서 실시한 정밀도(반복성)와 다수의 기관에서 실시한 재현성으로 구분하여 평가한다.
　③ 각 평가 수행기관은 평가를 시행하기 전에 검사방법에 익숙해지는 시기를 거친 다음 평가를 수행하도록 한다.
　④ 자가 검사 체외진단의료기기의 의도된 사용 환경과 동일한 조건에서 평가해야 한다.
　※ 평가는 서로 다른 로트, 서로 다른 물질, 서로 다른 사용자 또는 다른 변인들(예 온도, 습도) 같은 요인들의 효과를 평가하도록 설계한다.

나) 시험물질
　① 표준물질, 환자 검체, 정도관리물질 등을 이용하여 검사한다.
　② 음성시험물질, 저농도 양성시험물질, 중간농도 양성시험물질을 포함한다.
　　㉮ 저농도 양성시험물질 : 반복검사의 95%에서 양성 결과를 보이는 농도
　　㉯ 중간농도 양성시험물질 : 100%의 검사에서 양성 결과가 예상되는 농도(대부분 판정 기준치 (Cut-Off)의 2~3배)

③ 사용한 시험물질을 명시한다(예) 양성대조물질, 음성대조물질, 고농도 음성 및 저농도 양성 혈청 Pool).

다) 시험방법

검체의 종류, 검체수, 측정방법, 측정횟수 등에 대한 실험프로토콜을 제시한다.

① 재현성(Reproducibility) : 2곳 이상의 검사실(제조사 포함)에서 2인 이상의 검사자, 1일 2회 이상(가능할 경우), 5일 이상, 2~3회 이상 반복(Duplicate or Triplicate) 검사를 권장한다.

② 반복성(Repeatability) : 2가지 농도 이상의 검체를 1일 1회(run) 이상, 최소 10일 동안(20일 이상 권장), 2~3회 이상 반복(Duplicate or Triplicate) 검사를 권장한다.

라) 결과제시

① 반복성 : 검사 내 정밀도(Within-Run), 검사 간 정밀도(Between-Run), 날짜 간 정밀도(Between-Day), Lot 간 정밀도(Between-Lot), 검사실 내 정밀도(Within-Laboratory) 자료를 제시한다.

② 재현성 : 각 검사실별로 반복성 결과를 기재하고, 모든 검사실 결과를 합한 반복성 결과와 검사기관 간(Between-Site) 결과를 제시한다.

③ 정량검사는 각 정밀도 항목에 대해 농도별로 표준편차 또는 변이계수를 산출하여 기재한다. 정성결과로 보고하는 검사라도 정량값이 출력되는 검사라면 표준편차, 변이계수를 산출한다.

④ 해당하는 경우 다음의 사항들을 기술한다.

- 검사를 시행한 검체의 농도
- 각각의 농도에서의 반복정밀도 표준편차
- 각각의 농도에서의 검사실 내 정밀도 표준편차
- 반복정밀도 및 검사실 내 정밀도 표준편차의 신뢰구간
- 실제 검사일수, 검사실의 수
- 총 Run의 수(해당되는 경우 제시)
- 총 관찰치의 수 : Optional
- 시약 Lot의 수
- Calibration 시행 횟수와 Calibrator Lot의 수

4) 정확도

가) 시험물질

표준물질, 국제표준품 등 특성이 명시되어 있는 물질이 존재할 경우에는 이를 사용할 것을 권장한다.

나) 시험방법

표준물질, 국제표준품 등 특성이 명시되어 있는 물질이 존재할 경우에는 이를 사용하여 평가할 것을 권장하며 최소 2회 반복 측정한다.

다) 결과제시
　① 표준물질의 목표 결과와 실측 결과(정량검사의 경우 결괏값과 Bias)를 제시한다.
　② 시약의 표준화(Standardization)를 위해 사용된 방법을 기술한다.
　③ 보정물질(Calibrator)의 설정 농도, 소급성(Traceability)에 대해 기술한다.
　④ 대조물질의 제조방법, 설정 농도 및 반복 측정 결과를 기술한다.

나. 임상적 성능시험

체외진단의료기기(시약)의 성능 및 유효성을 증명하기 위하여 사람에서 유래된 검체를 대상으로 시험한 자료를 제출한다. 국내에서는 우리나라 사람을 대상으로 한 자료를 제출하는 것을 원칙으로 하는데, 인종 및 지역에 따라 유병률이 다를 수 있기 때문이다.

민족적 요인의 차이가 있어 외국 임상적 성능시험을 그대로 적용하기가 어렵다고 판단되는 경우, 식약처장은 국내에 거주하는 한국인으로부터 유래한 검체를 대상으로 한 자료를 추가 제출할 것을 요구할 수 있다.

임상적 성능시험 자료는 첨부자료 요건에 적합하며, 임상적 성능시험 방법(피험자 선정/제외기준, 유효성 평가기준 및 방법 등), 임상적 성능 시험결과(임상 예수, 완료된 수, 중도 탈락 수 및 이유 등), 임상적 성능 평가(유효율이 의학적 원리에 기준하여 임상적 유의성을 보이는지 등), (해당하는 경우) 한국인 대상 임상적 성능시험 결과를 확인할 수 있어야 한다. 이때, 다음 사항이 포함되어야 한다.

> 1) 임상적 성능시험 방법
>   가) 피험자의 선정기준, 제외기준 및 목표한 피험자의 수
>   나) 조작방법 또는 사용방법과 그 설정 사유
>   다) 비교시험용 체외진단시약을 사용하는 경우, 그 선택사유
>   라) 병용사용의 유무
>   마) 관찰항목, 측정항목, 임상검사항목, 측정기준 및 검사방법
>   바) 유효성 평가기준, 평가방법 및 해석방법
>   사) 부작용을 포함한 안전성의 평가기준 및 시험방법
> 2) 임상적 성능시험 결과
>   가) 임상적 성능시험의 성적(임상례 계획 수, 실제 대상 수, 완료된 수, 중도 탈락자 수 및 이유 등을 포함하며, 이 경우 피험자별 부작용 등에 대한 사항 포함)
>   나) 증례기록 요약
>   다) 기타 임상시험성적의 확인에 필요한 자료
> 3) 임상적 성능평가
>   가) 해당 적응증에 대한 의료기기의 유효율이 의학적, 한의학적 원리에 기준하여 임상적 유의성이 있음을 입증하여 그 타당성이 판단되는 자료

1) 임상적 민감도

특정 질환을 가지고 있는 사람들 중 검사 결과가 양성으로 나오는 비율이다.

가) 시험물질
　① 제조사에서 표방하는 모든 검체 유형에 대해 평가한다.
　② 제조사의 모든 검사항목에 대해서 검사해야 한다.
　③ 임상검체가 양성 또는 음성임을 확인한 방법을 기술한 자료를 제출한다.
　　㉠ 기허가 진단제품 또는 확진검사방법 등으로 확인하였음을 기술한 자료 또는 양성임을 증명하는 임상자료 등. 평가대상 제품의 결과와 관계없는 기준이여야 함
　④ 검사의 목적, 유병률과 제품의 분석능에 따라 통계적으로 의미 있는 검체수가 다르므로 검사의 목적, 유병률, 제품의 분석능에 따라 통계적으로 의미 있는 검체수를 산정한다.
　⑤ 전향적으로 포함 기준에 맞는 모든 검체를 수집하는 것을 권장하지만 유병률이 너무 낮아서 신선 검체를 확보하기 어려운 경우, 보관된 냉동 검체를 사용할 수 있다. 후향적으로 보관된 잔여 검체를 사용할 경우에도 포함기준에 맞는 모든 검체를 사용하여 selection bias가 없도록 주의한다.
　⑥ 유전자형을 검사하는 경우, 임상적으로 유의미하고 유병률이 높은 형을 반드시 포함하여야 한다.

나) 시험방법
　① 피험자 선정/제외 기준, 검체종류와 수, 시험 상 주의사항, 통계분석법 등에 대한 자세한 실험 프로토콜을 제공한다.
　② 계획 및 결과해석에 근거자료를 이용한 경우 명시한다(㉠ CLSI EP12-A2, CLSI MM3-A2).
　③ 검사항목에 해당하는 물질과 검체 유형에 대해 비교 평가한다.
　④ 통계적으로 타당하게 검체수가 결정되었음을 입증하는 자료를 제시한다.
　⑤ 검사항목, 측정항목, 측정기준, 검사방법을 명시한다.
　⑥ 2군데 이상의 독립된 검사실에서 검사를 시행할 것을 권장한다.
　⑦ 유효성 평가기준, 평가방법 및 해석방법을 명시한다.
　⑧ 평가 전에 시험 의료기기와 대조 의료기기 간의 결과가 상이할 경우 확진 검사법 또는 참고표준방법을 미리 확립하고 이를 명시하여야 한다.
　⑨ 선택한 참고표준방법(제품명 포함) 및 제품설명서를 제출한다.
　⑩ 참고표준방법의 신뢰성을 뒷받침하는 문헌자료나 검사실 데이터를 제출한다.
　⑪ 검사를 시행할 집단에서의 유병률을 평가할 것을 권장한다.

다) 결과제시
　① 검사항목 각각에 대해 임상적 민감도 및 95% 신뢰구간을 제시한다. 임상적 민감도란 질병이나 특정 상태를 가지는 대상군에서 검사 결과가 양성(판정 기준치 이상)으로 나오는 환자의 비율이다.
　② 전체 결과, 특이 결과, 구별되는 소견이 있는 세부 집단별 결과 등을 제시한다. 유병률을 구한 경우에는 유병률도 제시한다.
　③ 불일치한 검체에 대해 원인을 분석한 자료를 제출하고 해석을 제시한다.

④ 참고표준방법의 결과 대비 양성 일치도를 구체적으로 제시한다.
⑤ 임상시험에서도 해당 다중 유전자 증폭 검사의 이미 작성된 사용자 지시에 따라 검사를 시행해야 하며, 사용자 지시에 Equivocal이나 Invalid 결과를 재검한다고 되어 있으면 임상시험에서도 재검하여 결과를 통계에 포함해야 한다. 재검한 Equivocal 비율, Invalid로 재검한 비율을 각 검사 대상별로, 또 전체적으로 기술한다. 최종 Equivocal과 Invalid 검체의 비율을 제시한다.
⑥ 전향적으로 목표하는 검체 수가 될 때까지 모든 양성 및 음성검체를 수집하였을 경우 유병률, 양성예측도, 음성예측도를 구할 수 있으므로 임상적 민감도, 임상적 특이도와 함께 유병률, 양성예측도, 음성예측도 제시를 권장한다.

2) 임상적 특이도

특정 질환을 가지고 있지 않은 사람들 중 검사 결과가 음성으로 나오는 비율을 의미한다.

가) 시험물질
① 진단의 목표가 되는 질환이 없음이 확인된 임상검체를 이용하여 평가한다.
② 검체는 적용하고자 하는 대상 인구집단을 반영하여야 한다.

나) 시험방법
① 임상적 특이도란 질환이 없는 환자군에서 음성결과를 보이는 환자의 비율이다.
② 음성예측도와 양성예측도는 질환 유병률과 상관이 있으므로, 검사가 이용될 인구집단을 대상으로 산출되어야 한다.
③ 양성 결과를 보인 경우 임상소견 확인 및 확진 검사를 시행하여 진양성 유무를 확인토록 한다. 진양성인 검체는 특이도 분석에서 제외한다.
④ 피험자 선정/제외 기준, 검체종류와 수, 시험 상 주의사항, 통계분석법 등을 미리 확립한다.
⑤ 평가 전에 시험 의료기기와 대조 의료기기 간의 결과가 상이할 경우 확진 검사법 또는 참고표준방법을 미리 확립하고 이를 명시하여야 한다.
⑥ 선택한 비교평가 방법을 명시하고, 선택한 사유를 기술한다.
⑦ 2개 이상의 독립된 검사실에서 검사를 시행할 것을 권장한다.

다) 결과제시
① 임상적 특이도 및 95% 신뢰구간을 제시한다. 임상적 특이도란 질병이나 특정 상태가 아닌 대상군에서 검사 결과가 음성(판정기준치 미만)으로 나오는 환자의 비율이다.
② 전체 결과, 특이 결과, 구별되는 소견이 있는 세부 집단별 결과 등을 제시한다.
③ 불일치한 검체에 대해 원인을 분석한 자료를 제출하고, 해석을 제시한다.
④ 참고표준방법의 결과 대비 음성일치도를 구체적으로 제시한다.

다. 상관성 평가

1) 일반사항

① 국내외 허가·인증받은 체외진단의료기기(시약)의 상관성을 확인할 수 있는 비교시험성적서를 포함하여야 한다. 다만, 측정원리 및 측정항목이 새로운 경우, 동일 목적으로 사용되는 제품과 비교할 수 있다.

② 임상적 민감도와 임상적 특이도를 산출하기 위해 시행한 검사에서 기존 검사법(기허가 제품)을 병행하여 검사하였을 경우, 도출된 두 검사 결과를 정리하여 상관성의 자료로 제시할 수 있다. 분석적 성능시험 과정에서 기존검사법과의 비교 자료가 있을 경우에도 상관성의 추가 자료로 제시할 수 있다.

2) 시험물질

① 통계적으로 해석 가능한 임상 검체수를 산정하고 비교시험을 수행한다.

② 임상검체는 기허가된 방법이나 여타 검증된 방법으로 검사되어 검체의 이력 등이 밝혀진 검체를 사용할 것을 권장한다.

3) 시험방법

① 해당 제품과 측정 원리 및 검사항목이 가장 유사한 국내 허가 제품 또는 외국 허가 제품(국내 허가 제품이 없을 시)과의 비교시험을 실시한다.

② 임상검체는 기허가된 방법이나 여타 검증된 방법으로 검사되어 검체의 이력 등이 밝혀진 검체를 사용할 것을 권장한다.

㉮ 가능한 2개 이상의 회사 제품과 비교시험할 것을 권장한다.

㉯ 비교 제품은 각 제품의 사용방법에 따라서 시험한다.

4) 결과제시

① 전체 결과 및 특이 환자 그룹이 있다면 그룹별 결과를 제시한다.

② 정량검사의 경우 각 검사를 2회 이상 반복 측정을 권장한다. 기울기, 절편(신뢰구간과 함께), 상관계수 및 의학적 결정이 이루어지는 수치에서의 바이어스를 제시한다.

③ 결과가 불일치하는 경우, 다른 검사를 통해 불일치의 원인을 분석하고 이에 대한 자료를 제공하여야 한다.

5.2 용어

① 간섭(Interference) : 분석물질의 농도나 강도가 명백함에도 검출시약이나 신호 자체에 비특이적으로 반응하는 물질의 존재로 인해 일어나는 인위적인 증가나 감소. 검출 시스템의 비특이성에서 기인하기도 하고, 지시약 반응의 억제, 분석 대상(효소)의 억제 또는 검체에 의해 발생하는 바이어스의 다른 원인에 기인하기도 함

② 검출한계(LoD, Limit of Detection) : 검출될 수 있는 분석 물질의 최소량
③ 공란한계(LoB, Limit of Blank) : Blank 검체에서 관찰 가능한 가장 높은 측정치
④ 정량한계(LoQ, Limit of Quantitation) : 미리 정의된 정확도 목표를 만족시키는 최소 측정 농도
⑤ 교차반응(Cross-Reactivity) : 항원 이외에 공유되었거나, 유사한 또는 동일한 항원결정기를 가진 항원과 항체가 반응하는 현상
⑥ 대조물질(Control/Control material) : 정도 관리를 위해 이용되는 기기, 액체, 또는 동결건조 물질
⑦ 특이도/분석적 특이도(Specificity/Analytical specificity) : 정량검사에서 측정하고자 하는 물질만 측정되고 검체 내 다른 물질은 측정되지 않는 분석법의 능력
⑧ 바이어스(Bias) : 검사 결과의 예상치와 허용된 기준치 사이의 차이
⑨ 비특이도(Non-specificity) : 분석하려는 물질 외에 다른 물질과 항원이 반응하는 정도로, 보통 분석물질이 아닌 물질에 결합하고 반응하는 항체, 효소, Ionophore, 시약 등에 의해 발생
⑩ 보정(Calibration) : 특별한 조건하에서 측정 기기나 측정 시스템이 나타내는 값 또는 물질 측정이나 참고물질에 의한 값과 표준물질에 상응하는 값 사이의 관계를 확립하는 일련의 조작
⑪ 보정물질(Calibrator/Calibration Material) : 측정 과정을 보정하기 위해서 또는 검체의 반응을 비교하기 위해서 사용되는 알려진 정량적/정성적 특성(예 농도, 활성도, 강도, 반응성)을 갖는 물질
　㉮ 보정물질에서 분석물질 양은 그의 제조과정에서 확인된 한계 내에 있으며, 분석법의 반응과 측정되는 특성과의 관계를 설정하는 데 사용될 수 있다.
　㉯ 보정물질은 국가 또는 국제 표준물질이나 참고 물질에 소급성을 가져야 한다.
　㉰ 분석물질의 다른 양을 갖는 보정물질은 보정 곡선을 설정하는 데 사용될 수 있다.
　㉱ '일차'와 '이차 표준'이란 용어는 보정물질을 지칭하는 용어로 WHO와 ISO에서 사용되고 있다.
⑫ 상관계수(Correlation coefficient, r) : 측정된 데이터에 대한 두 개의 무작위 변수의 공분산(Covariance)과 그들의 표준편차의 곱의 비(Ratio)
⑬ 신뢰구간(Confidence interval) : 평균, 분율, 비율 등의 변수의 참값이 정해진 확률 범위 내에서 분포할 것으로 예상되는 계산된 구간
⑭ 양성 예측도(PPV, Predictive Value of Positive result)
　㉮ 표적 질환(진단 정확도 기준에 의해 결정되는)을 가지고 있는 환자에서 양성 결과를 보이는 비율(100을 곱한 값)
　㉯ 정량검사가 정해진 기준보다 높은 값일 경우 환자가 의학적 결정을 하는 대상군이거나(감사법이 정량화된 검사와 연관된 질병이 있는 것으로 알려진 환자를 진료하는 데 이용될 경우) 질병이나 질병의 특정 상태에 해당할(검사가 진단에 이용될 경우) 확률

[PPV = 진양성 결과(TP)/(진양성 결과(TP) + 위양성 결과(FP))]

㉰ 양성 예측도(PPV)는 반드시 관심대상 조건(참고표준에 의해 결정되는)의 유병률에 맞추어 해석해야 하며, PPV의 추정값은 100×TP/(TP+FP)로 계산됨
⑮ 음성 예측도(NPV, Predictive Value of Negative result) : 표적 질환을 가지지 않은 정상인에서 음성 결과를 보이는 비율(100을 곱한 값)로, NPV의 추정값은 100×TN/(TN+FN)로 계산됨

> [NPV = 진음성 결과(TN)/(진음성 결과(TN) + 위음성 결과(FN))]

⑯ 위양성(FP, False Positive) : 음성 환자나 음성 검체에서의 양성 검사 결과
⑰ 위음성(FN, False Negative) : 양성 환자나 양성 검체에서의 음성검사 결과
⑱ 임상적 민감도 : 특정 질환을 가지고 있는 사람들 중 검사 결과가 양성으로 나오는 비율
⑲ 임상적 특이도 : 특정 질환을 가지고 있지 않은 사람들 중 검사 결과가 음성으로 나오는 비율
⑳ 재현성(Reproducibility) : 다른 측정 조건에서 수행된 동일한 측정물의 결괏값 사이의 일치도의 근접성
㉑ 정밀도(Precision) : 규정된 조건하에서 얻어진 독립적인 검사결과들 가운데 일치도의 근접성
㉒ 정확도(Accuracy) : '측정치'와 '참'값 사이의 일치도 평가
㉓ 참고물질/참고제작(RM, Reference Material/Reference preparation) : 하나 또는 그 이상의 특성 값이 충분히 균일하고 기구의 보정, 측정방법의 평가 또는 물질에 값을 할당하기 위해서 사용되는 물질

※ 인증참고물질(CRM) : 기술적으로 입증된 과정에 의해 공인되었고, 인증서나 다른 인증기관에 의해 발행된 서류가 있거나 추적 가능한 하나 또는 그 이상의 값을 갖는 참고물질

㉔ 측정가능범위(AMR, Analytical Measurement Range) : 일상적인 측정 과정의 일부가 아닌 희석, 농축 또는 기타 전처리 없이 어떤 검사법이 검체에서 직접 측정할 수 있는 분석물질 값의 범위
㉕ 측정 시스템의 민감도(Sensitivity of a measuring system) : 측정 시스템 표시 도수의 변화 및 측정된 양의 값의 변화계수(측정시스템의 민감도는 측정된 양의 크기에 의존하며 측정된 양의 값임)
㉖ 판정기준치(Cut-off value)
  ㉮ 정성검사에서는 경계치 이상을 양성으로, 경계치 미만을 음성으로 보고할 수 있는 경계값을 말함
  ㉯ 정량검사에서는 측정 결과가 임상적 또는 분석적 결정점(Decision Point)의 위 또는 아래에 있는지(양성 또는 음성) 결정하는 데 사용되는 측정물질의 정량값을 말함
㉗ 허용 오차(Allowable error) : 모든 가능한 요소들로부터 발생할 수 있는 분석적 변이의 정도 또는 검사 시스템에서 사용자가 허용할 수 있는 정도로 검사의 임상적 요구사항을 만족시킬 수 있는 변이의 정도

제 7 장

부록

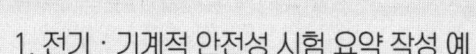

1. 전기·기계적 안전성 시험 요약 작성 예
2. 생물학적 안전성 시험 요약 작성 예
3. 방사선 안전성 시험 요약 작성 예
4. 전자파 안전성 시험 요약 작성 예
5. 성능에 관한 시험 요약 작성 예
6. 물리·화학적 특성 시험 요약 작성 예
7. 동물유래 물질에 대한 안전성 자료 요약 작성 예
8. 안정성 시험 요약 작성 예
9. 동물시험 요약 작성 예
10. 임상시험 요약 작성 예

07 부록

[부록 1] 전기·기계적 안전성 시험 요약 작성 예

전기·기계적 안전성

명칭(제품명, 품목명, 모델명)		MFDS, 체외용인슐린주입기[A 79050-01(4)], MFDS-DXR-001 외 10건		
제조원	업체명	○○○○		
	제조국	○○○		
	주소	○○○○○○○○○○○○		
시험 의뢰자	업체명	○○○	대표자명	○○○
	주소	○○○○○○○○○○○○		
자료구분	☑	1) 식약처장이 지정한 시험·검사기관에서 발급한 시험성적서		
	☐	2) 국제전기기술위원회(IEC)가 운영하는 국제전기기기인증제도(IECEE CB-Scheme)에 따라 국제공인시험기관(NCB)에서 발급한 시험성적서		
	☐	3) 한국인정기구(KOLAS)에서 인정한 의료기기 분야의 시험검사기관에서 인정된 규격코드로 적합하게 발급한 시험성적서		
	☐	4) 해당 의료기기에 대하여 경제협력개발기구(OECD) 회원국에 허가당시 제출되어 평가된 시험성적서로 해당 정부 또는 정부가 허가업무를 위임한 등록기관이 제출받아 승인하였음을 확인한 자료 또는 이를 공증한 자료		
	☐	5) 국제시험기관인정협력체(ILAC)의 상호인정협약(MRA)에 따라 ISO/IEC17025를 인정받고, 해당 의료기기 국제규격의 모든 시험항목을 시험할 수 있는 국제시험검사기관에서 적합하게 발급한 시험성적서		
시험결과	시험항목	시험기관 (자료구분번호)	시험정적서 번호 (성적서 발급일)	시험요약
	○○○○	○○○○ (1)	○○○○ (○○.○.○)	전원 특성(전류, 전압, 주파수, 소비전력) : DC○○V 정격에 대한 보호형식 및 보호정도 : 내부전원기기, BF형기기 시험규격 : 의료기기의 전기·기계적 안전에 관한 공통기준규격 시험결과 : 적합
비고				

[부록 2] 생물학적 안전성 시험 요약 작성 예

생물학적 안전성

명칭(제품명, 품목명, 모델명)			MFDS, 이식형인공심장박동기[A09270.01(4)], MFDS-PTA-001		
제조원	업체명		○○○○		
	제조국		○○○		
	주소		○○○○○○○○○○○○		
시험 의뢰자	업체명	○○○		대표자명	○○○
	주소	○○○○○○○○○○○○			
자료구분	☑		1) 식약처장이 지정한 의료기기 비임상시험실시기관에서「비임상시험관리기준」(식품의약품안전처 고시)에 따라 시험한 시험성적서(최종보고서)		
	☐		2) 경제협력개발기구(OECD)로부터 비임상관리기준(GLP)을 준수하는 OECD 회원국 또는 이를 준수하는 것으로 OECD로부터 인정받은 비회원국의 비임상시험 실시기관에서 발급한 시험자료		
	☐		3) 1) 또는 2)에 해당하는 자료로서 해당 제품과 원재료가 동일하고 인체접촉시간·인체접촉부위 등이 동등하거나 동등 이상인 제품의 생물학적 안전에 관한 자료		
시험결과	시험항목	시험기관 (자료구분번호)	시험성적서 번호 (성적서 발급일)	시험요약	
	EO 가스 잔류량	○○○○ (2)	○○○○ (○○.○.○)	시료구분 : MFDS-PTS-001 시험규격 : 의료기기의 생물학적 안전에 관한 공통기준규격 검액 제조 조건 : 4g/20mL, 70℃, 24시간 시험기준 : ETO≤25PPM, ECH≤ 25PPM, EG≤ 250PPM 시험결과 적합	
	무균시험	○○○○ (1)	○○○○ (○○.○.○)	○○○○	
	용출물시험	○○○○ (1)	○○○○ (○○.○.○)	○○○○	
	세포독성시험	○○○○ (2)	○○○○ (○○.○.○)	○○○○	
	급성독성시험	○○○○ (2)	○○○○ (○○.○.○)	○○○○	
	피내반응시험	○○○○ (2)	○○○○ (○○.○.○)	○○○○	
	감작성시험	○○○○ (2)	○○○○ (○○.○.○)	○○○○	
	용혈성시험	○○○○ (2)	○○○○ (○○.○.○)	○○○○	
	이식시험	○○○○ (2)	○○○○ (○○.○.○)	○○○○	
	유전독성시험	○○○○ (2)	○○○○ (○○.○.○)	○○○○	
비고					

[부록 3] 방사선 안전성 시험 요약 작성 예

방사선 안전성

명칭(제품명, 품목명, 모델명)		MFDS, 디지털진단용엑스선장치[A 11110.01(2)], MFDS-DXR-001			
제조원	업체명	○○○○			
	제조국	○○○			
	주소	○○○○○○○○○○○			
시험 의뢰자	업체명	○○○		대표자명	○○○
	주소	○○○○○○○○○○○			
자료구분	☑	1) 식약처장이 지정한 시험·검사기관에서 발급한 시험성적서			
	☐	2) 국제전기기술위원회(IEC)가 운영하는 국제전기기기인증제도(IECEE CB-Scheme)에 따라 국제공인시험기관(NCB)에서 발급한 시험성 적서			
	☐	3) 한국인정기구(KOLAS)에서 인정한 의료기기 분야의 시험검사기관에서 인정된 규격코드로 적합하게 발급한 시험성적서			
	☐	4) 해당 의료기기에 대하여 경제협력개발기구(OECD) 회원국에 허가당시 제출되어 평가된 시험성적서로 해당 정부 또는 정부가 허가업무를 위임한 등록기관이 제출받아 승인하였음을 확인한 자료 또는 이를 공증한 자료			
	☐	5) 국제시험기관인정협력체(ILAC)의 상호인정협약(MRA)에 따라 ISO/IEC17025를 인정받고, 해당 의료기기 국제규격의 모든 시험항목을 시험할 수 있는 국제시험검사기관에서 적합하게 발급한 시험성적서			
시험결과	시험항목	시험기관 (자료구분번호)	시험정적서 번호 (성적서 발급일)	시험요약	
	○○○○	○○○○ (1)	○○○○ (○○.○.○)	시험규격 : IEC 60601-1-3 시험결과 : 적합	
비고					

[부록 4] 전자파 안전성 시험 요약 작성 예

전자파 안전성

명칭(제품명, 품목명, 모델명)		MFDS, 체외용인슐린주입기[A 79050-01(4)], MFDS-DXR-001			
제조원	업체명	○○○○			
	제조국	○○○			
	주소	○○○○○○○○○○○○○			
시험 의뢰자	업체명	○○○	대표자명		○○○
	주소	○○○○○○○○○○○○○			
자료구분	☑	1) 식약처장이 지정한 시험·검사기관에서 발급한 시험성적서			
	☐	2) 국제전기기술위원회(IEC)가 운영하는 국제전기기기인증제도(IECEE CB-Scheme)에 따라 국제공인 시험기관(NCB)에서 발급한 시험성 적서			
	☐	3) 한국인정기구(KOLAS)에서 인정한 의료기기 분야의 시험검사기관에서 인정된 규격코드로 적합하게 발급한 시험성적서			
	☐	4) 해당 의료기기에 대하여 경제협력개발기구(OECD) 회원국에 허가당시 제출되어 평가된 시험성적서로 해당 정부 또는 정부가 허가업무를 위임한 등록기관이 제출받아 승인하였음을 확인한 자료 또는 이를 공증한 자료			
	☐	5) 국제시험기관인정협력체(ILAC)의 상호인정협약(MRA)에 따라 ISO/IEC17025를 인정받고, 해당 의료기기 국제규격의 모든 시험항목을 시험할 수 있는 국제시험검사기관에서 적합하게 발급한 시험성적서			
전원, 특성 (전류, 전압, 주파수, 소비전력)		DC 00V			
시험품 분류		☑ 1종 ☐ 2종 / ☐ A급 ☑ B급			
		☑ 비-생명유지 기기 또는 시스템		☐ 생명유지 기기 또는 시스템	
		☑ RF 진자피에니지 의도적 사용 안함(중심 주파수 : MHz)		☐ RF 전자파에너지 의도적 사용	
		☑ RF 송수신 기능 없음(송/수신 주파수 : MHz)		☐ RF 송수신 기능 있음	
		☑ 비-차폐장소에서 사용(중심 주파수 : dB)		☐ 차폐장소에서만 사용	
		☑ 생리학적 인자의 제어, 감시, 측정 기능 없음		☐ 생리학적 인자의 제어, 감시 측정 기능 있음	
시험규격		의료기기의 전자파안전에 관한 공통기준 규격, IEC 60601-1-2			
시험결과		시험항목	시험요약	시험기관 (자료구분번호)	시험정적서 번호 (성적서 발급일)
		[전자파 장해]		○○○○ (1)	○○○○ (○○.○.○)
		연속성 단자 장해전압	☐ 적합 ☐ 부적합 ☑ 해당무		
		불연속성 단자 장해전압	☐ 적합 ☐ 부적합 ☑ 해당무		
		전자파방사 장해	☑ 적합 ☐ 부적합 ☐ 해당무		
		[전자파 내성]			
		정전기 방전	☑ 적합 ☐ 부적합 ☐ 해당무		
		방사성 RF 전자기장	☑ 적합 ☐ 부적합 ☐ 해당무		
		전기적 빠른 과도현상	☐ 적합 ☐ 부적합 ☑ 해당무		
		서지	☐ 적합 ☐ 부적합 ☑ 해당무		
		전도성 RF 전자기장	☐ 적합 ☐ 부적합 ☑ 해당무		
		전압강하, 순시정전 및 전압 변동	☐ 적합 ☐ 부적합 ☑ 해당무		
		전원 주파수 자기장	☐ 적합 ☐ 부적합 ☑ 해당무		
		전원 주파수 변공	☑ 적합 ☐ 부적합 ☐ 해당무		
비고					

[부록 5] 성능에 관한 시험 요약 작성 예

성능

명칭(제품명, 품목명, 모델명)			MFDS, 풍선확장식혈관성형술용카테터[A 57130-18(4)], MFDS-PTA-001		
제조원	업체명		○○○○		
	제조국		○○○		
	주소		○○○○○○○○○○○○		
시험 의뢰자	업체명	○○○		대표자명	○○○
	주소	○○○○○○○○○○○○			
자료구분	☑	1) 식약처장이 지정한 시험·검사기관에서 발급한 시험성적서			
	☐	2) 대학 또는 연구기관 등 국내·외의 전문기관에서 시험한 것으로서 해당 전문기관의 장이 발급하고 그 내용(기관의 시험시설 개요, 주요설비, 시험자의 연구경력 등을 포함한다)을 검토하여 타당하다고 인정할 수 있는 시험성적서 또는 자료			
	☑	3) 「의료기기 제조 및 품질관리기준」 또는 이와 동등 이상의 규격에 따른 제조사의 품질관리시스템 하에서 실시한 물리·화학적 특성에 관한 시험성적서 또는 자료			
시험결과	시험항목	시험기관 (자료구분번호)	시험성적서 번호 (성적서 발급일)	시험요약	
	성상	○○○○ (3)	○○○○ (○○.○.○)	시험규격 : 자사 시험규격 시험기준 : 형상 및 구조가 동일하며, 흠집 또는 파손 등이 없어야 한다. 시험결과 : 적합	
	치수			시험규격 : 자사 시험규격 시험기준 : 치수는 기재 표시된 길이의 ±5%의 오차범위 내에 있어야 한다. 시험결과 : 적합	
	팽창	○○○○ (1)	○○○○ (○○.○.○)	시험규격 : 자사 시험규격 시험기준 : 확장된 풍선의 치수에 대한 허용오차는 기재 표시된 수치의 ±5% 이내이어야 한다. 시험결과 : 적합	
	풍선파열			시험규격 : 자사 시험규격 시험기준 : 풍선이 파열되거나 다른 부분의 파손이 없어야 한다. 시험결과 : 적합	
	인장강도			시험규격 : 자사 시험규격 시험기준 : 시험방법에 따라 시험할 때 본 제품의 인장강도는 ON 이상이어야 한다. 시험결과 : 적합	
	풍선 피로도			시험규격 : 자사 시험규격 시험기준 : 다음의 시험방법에 따라 시험할 때 10회 반복팽창에 견뎌야 하며 풍선이 파열되지 않아야 한다. 시험결과 : 적합	
비고					

[부록 6] 물리·화학적 특성 시험 요약 작성 예

화학적 특성

<table>
<tr><td colspan="3">명칭(제품명, 품목명, 모델명)</td><td colspan="4">MFDS, 풍선확장식혈관성형술용카테터[A 57130-18(4)], MFDS-PTA-001</td></tr>
<tr><td rowspan="3">제조원</td><td colspan="2">업체명</td><td colspan="4">○○○○</td></tr>
<tr><td colspan="2">제조국</td><td colspan="4">○○○</td></tr>
<tr><td colspan="2">주소</td><td colspan="4">○○○○○○○○○○○</td></tr>
<tr><td rowspan="2">시험 의뢰자</td><td colspan="2">업체명</td><td>○○○</td><td>대표자명</td><td colspan="2">○○○</td></tr>
<tr><td colspan="2">주소</td><td colspan="4">○○○○○○○○○○○</td></tr>
<tr><td rowspan="3">자료구분</td><td colspan="2">☑</td><td colspan="4">1) 식약처장이 지정한 시험·검사기관에서 발급한 시험성적서</td></tr>
<tr><td colspan="2">☐</td><td colspan="4">2) 대학 또는 연구기관 등 국내·외의 전문기관에서 시험한 것으로서 해당 전문기관의 장이 발급하고 그 내용(기관의 시험시설 개요, 주요설비, 시험자의 연구경력 등을 포함한다)을 검토하여 타당하다고 인정할 수 있는 시험성적서 또는 자료</td></tr>
<tr><td colspan="2">☑</td><td colspan="4">3) 「의료기기 제조 및 품질관리기준」 또는 이와 동등 이상의 규격에 따른 제조사의 품질관리시스템 하에서 실시한 물리·화학적 특성에 관한 시험성적서 또는 자료</td></tr>
<tr><td rowspan="13">시험결과</td><td colspan="2">시험항목</td><td>시험기관
(자료구분번호)</td><td>시험정적서 번호
(성적서 발급일)</td><td colspan="2">시험요약</td></tr>
<tr><td rowspan="3">휘발성 물질</td><td>a</td><td rowspan="3">○○○○
(1)</td><td rowspan="3">○○○○
(○○.○.○)</td><td colspan="2" rowspan="3">시험규격 : MFDS-PTA-001
시험기준 : 미국약전(USP)
검액제조조건 : 4g/20mL, 70℃, 24시간
시험기준 :
시험결과 : 적합</td></tr>
<tr><td>b</td></tr>
<tr><td>c</td></tr>
<tr><td rowspan="3">비휘발성물질</td><td>a</td><td rowspan="3">○○○○
(1)</td><td rowspan="3">○○○○
(○○.○.○)</td><td colspan="2" rowspan="3">시험규격 : MFDS-PTA-001
시험기준 : 미국약전(USP)
검액제조조건 : 4g/20mL, 70℃, 24시간
시험기준 : ≤5mg
시험결과 : 적합</td></tr>
<tr><td>b</td></tr>
<tr><td>c</td></tr>
<tr><td rowspan="3">금속/
중금속</td><td>a</td><td rowspan="3">○○○○
(1)</td><td rowspan="3">○○○○
(○○.○.○)</td><td colspan="2" rowspan="3">시험규격 : MFDS-PTA-001
시험기준 : 미국약전(USP)
검액제조조건 : 4g/20mL, 70℃, 24시간
시험기준 : ≤1.0ppm(납)
시험결과 : 적합</td></tr>
<tr><td>b</td></tr>
<tr><td>v</td></tr>
<tr><td colspan="6">비고</td></tr>
</table>

[부록 7] 동물유래 물질에 대한 안전성 자료 요약 작성 예

1) 동물 기원 물질: 소 유래 콜라겐

2) 출처/공급원: ○○○○ 주식회사(미국)

3) 조직, 세포 및 물질의 수확, 가공, 보존, 검사, 취급에 대한 상세 내용

    본 제품에 사용되는 소 유래 콜라겐의 공급처인 ○○○○ 주식회사는 의료기기를 제조하기 위해 사용할 수 있는 동물조직 및 유래물질의 공급, 관리, 수확 및 취급에 관한 유럽 내 가이드라인(EN12442-2)을 준수하는 업체입니다.

    도축, 가죽 분리, 콜라겐 처리는 모두 다른 장소에서 이루어지고 있으므로 교차 감염의 가능성을 최소화하고 있습니다. 가죽 분리 과정에서 동물 피부 중 지방질이 많은 부분이 제거되게 되어 오염 가능성이 감소되게 됩니다. 또한 ○○○○ 주식회사는 바이러스 불활성화에 관한 연구를 충분히 수행하여 바이러스가 원재료에 남을 가능성을 감소시키고 있습니다.

◎ 동일한 기원종, 동일한 처리방법으로 바이러스 불활화 근거자료가 있는 경우(바이러스 불활화 근거자료로 논문, 문헌 등 가능)

    바이러스 불활화 처리 주요공정은 15℃에서 70%(v/v) EtOH로 20~30시간 이상처리하는 방법입니다. 제조공정에 적용되는 바이러스 불활화 처리공정 선정 사유로는 소 유래 성분의 바이러스에는 ○○, ○○ 바이러스 등이 존재하며, ○○, ○○ 바이러스에 대해 15℃에서 70%(v/v) EtOH로 20~30시간 이상 처리하는 방법이 바이러스 불활화되었음을 확인하였습니다. 또한, 최종 제품의 바이러스 불활화 여부는 최종 제품의 바이러스 불활화 시험성적서로 확인하였습니다.

◎ 새로운 기원종 혹은 바이러스 처리방법의 근거자료가 없는 경우(바이러스 불활화 검증자료 제출 필요)

    바이러스 불활화를 검증하기 위해 ○○, ○○ 바이러스를 사용하였으며, 해당 바이러스는 RNA, DNA 게놈별로 각각 하나씩을 선정하였습니다. 주요 바이러스처리 공정은 1N-수산화나트륨용액으로 먼저 처리한 후 0.9%(w/v) 염화나트륨용액으로 처리하여 가용성물질 제거, 0.1N-수산화나트륨용액으로 세척하여 지방성 줄인 후 1.6%(v/v) 과산화수소용액으로 처리하여 펩신으로 효소 분해하는 방법으로 바이러스 불활화 결과처리는 조직 배양 감염 용량(TCID) 분석을 포함하였습니다.

    또한 바이러스 불활화 처리공정과 관련하여 제조공정을 축소(Scale-Down)하였으며, 제조공정의 축소화는 제조공정의 각 단계별로 pH, 농도, 부피, 온도, 장비, 반응시간 등을 고려하여 설계되었습니다. 최종 바이러스 불활화 밸리데이션 보고서는 ○○ 시험검사기관에서 작성되었습니다.

4) 제조원은 제품에 사용되는 소 유래 콜라겐이 다음 기준에 적합함을 보증합니다.
    - 호주 내에서 출생하고 자란 소에서만 피부를 추출한다.
    - 동물 단백질을 절대 먹이지 않은 소를 사용한다.
    - 6~24개월 사이 연령의 소만 사용한다.
    - USDA에 의해 엄격히 관리되는 시설에서 처리한다.
    - 도축할 당시 수의사의 검열 과정을 거쳐 질병이 없으며 사람이 소비해도 무방한 상태인지 확인한다.

[부록 8] 안정성 시험 요약 작성 예

명칭(제품명, 품목명, 모델명)		MFDS, 풍선확장식혈관성형술용카테터[A 57130-18(4)], MFDS-PTA-001		
제조원	업체명	○○○○		
	제조국	○○○		
	주소	○○○○○○○○○○○		
시험 의뢰자	업체명	○○○	대표자명	○○○
	주소	○○○○○○○○○○○		
자료구분	☑	1) 식약처장이 지정한 시험·검사기관에서 발급한 시험성적서		
	☐	2) 대학 또는 연구기관 등 국내·외의 전문기관에서 시험한 것으로서 해당 전문기관의 장이 발급하고 그 내용(기관의 시험시설 개요, 주요설비, 시험자의 연구경력 등을 포함한다)을 검토하여 타당하다고 인정할 수 있는 시험성적서 또는 자료		
	☑	3) 「의료기기 제조 및 품질관리기준」 또는 이와 동등 이상의 규격에 따른 제조사의 품질관리시스템 하에서 실시한 물리·화학적 특성에 관한 시험성적서 또는 자료		
시험개요	[시험목적] 해당 제품의 사용기한인 3년을 보증하기 위한 가속시험			
	[시험기간] 245일			
	[시험조건] 온도 47℃(±2℃) 및 상대 습도 60%±20%의 오븐에 보관			
	[검체정보] 멸균 공정을 2회 거친 완제품			
	[검체 저장조건] 온도 47℃(±2℃) 및 상대 습도 60%±20%의 오븐에 보관			
시험결과	시험항목	시험기관 (자료구분번호)	시험성적서 번호 (성적서 발급일)	시험요약
	성능	○○○○ (3)	○○○○ (○○.○.○)	시료구분 : MFDS-PTA-001 시험규격 : 자사 시험규격 시험기준 : 공칭 압력에서의 풍선직경, 풍선 순응도, 풍선 파열, 샤프트 및 접착부 파열, 풍선 팽창, 카테터 강도, 풍선 몸체 길이, 마케밴드와 풍선의 정렬상태, 카테터 안내선 움직임 등 시험방법 : 멸균 공정을 2회 거친 완제품을 45℃의 오븐에 총 245일간 보관하며, 보관 후 27일(3개월), 126일(18개월), 그리고 마지막 275일(37개월) 시점에 제품을 꺼내어 시험을 실시한다.

[부록 9] 동물시험 요약 작성 예

동물시험

명칭(제품명, 품목명, 모델명)		MFDS, 풍선확장식혈관성형술용카테터[A 57130-18(4)], MFDS-PTA-001		
제조원	업체명	○○○○		
	제조국	○○○		
	주소	○○○○○○○○○○○○		
시험 의뢰자	업체명	○○○	대표자명	○○○
	주소	○○○○○○○○○○○○		
자료구분	☑	1) 식약처장이 지정한 시험·검사기관에서 발급한 시험성적서		
	☐	2) 대학 또는 연구기관 등 국내·외의 전문기관에서 시험한 것으로서 해당 전문기관의 장이 발급하고 그 내용(기관의 시험시설 개요, 주요설비, 시험자의 연구경력 등을 포함한다)을 검토하여 타당하다고 인정할 수 있는 시험성적서 또는 자료		
	☑	3) 「의료기기 제조 및 품질관리기준」 또는 이와 동등 이상의 규격에 따른 제조사의 품질관리시스템하에서 실시한 물리·화학적 특성에 관한 시험성적서 또는 자료		
시험기관 및 책임자	시험기관 : ○○○○○ / 책임자 : ○○○○○			
시험제목	A O-Day Subacute Safety Evaluation of the MFDS-DES-001 Coronary Stent in a Swine Coronary Artery Mode			
시험목적	돼지의 관상동맥에 ○○○○ 약물방출 스텐트 MFDS-DES-001을 이식하여 7일 째에 아급성 안정성(혈전 위험도)을 평가한다.			
시험기간	○○○○.○○.○○~○○○○.○○.○○			
시험성적서 번호 (성적서 발급일)	○○○○(○○.○.○)			
사용동물 정보	[동물의 종류] 돼지(Swine) [설정 사유] 돼지의 관상동맥은 인체와 유사하며 표준 기기를 사용할 수 있는 크기이다. [사용된 수] 16마리 [체중] 수컷 [나이] 13주~16주 [공급처] Michael Fanning Farms			
시험방법	• 돼지의 관상동맥에 ○○○○ 약물방출 스텐트 MFDS-DES-001을 이식하여 7일째에 아급성 안전성(혈전 위험도)을 평가한다. 대조군으로는 베어메탈 스텐트를 가지고 시험하였다. • 돼지 관상동맥이식수술 후 혈관촬영을 실시하여 스텐트를 확인하고 혈관			

[부록 10] 임상시험 요약 작성 예

임상시험

명칭(제품명, 품목명, 모델명)		MFDS, 시혈관용스텐트[B 03300.13(4)], MFDS-DES-001			
제조원	업체명	○○○○			
	제조국	○○○			
	주소	○○○○○○○○○○○○			
시험 의뢰자	업체명	○○○	대표자명		○○○
	주소	○○○○○○○○○○○○			
자료구분	☐	1) 식약처장이 지정한 시험·검사기관에서 발급한 시험성적서			
	☐	2) 외국 자료로서 실시기관의 신뢰성이 인정되고 「의료기기 임상시험 관리 기준」에 의하여 실시한 것으로 판단되는 자료			
	☐☑	3) 해당 의료기기에 대하여 경제협력개발기구(OECD) 회원국에 허가당시 제출되어 평가된 임상시험에 관한 자료로서 해당 정부 또는 정부가 허가 업무를 위임한 등록기관이 제출받아 승인한 자료 또는 이를 공증한 자료			
	☐	4) 과학논문인용색인(Science Citation Index) 또는 과학논문추가인용색인(Science Citation Index Expanded)에 등재된 전문학회지에 게재된 자료			
임상시험 의뢰자		○○○○			
임상시험 실시기관 명칭		○○○○			
임상시험 책임자		○○○○			
임상시험 명칭		MFDS-DES-001의 de-novo native 관상동맥에서의 ○○개월간의 임상평가			
임상시험 목적		○~○mm 직경의 참조혈관직경(RVD, feference vessel diameter)을 띤 native 관상동맥의 단일 de-novo 치료를 위해서 MFDS-DES-001의 임상적 안전성, 유효성을 평가한다.			
임상시험 기간		○○.○.○~○○.○.○ (총 ○○개월)			
'의료기기의 사용목적		심혈관의 폐색부위에 삽입하여 개통을 유지시키는 스텐트로서 관상구조이며 확장할 수 있다. 풍선카테터 등과 함께 사용될 수 있다.			
임상시험 방법	피험자 선정기준 제외기준 및 목표한 피험자의 수	• 고혈압, 아스피린, 헤파린, 또는 조영제에 민감하여 시술 이전 약물처방이 불가능한 환자 • 해당 스텐트의 약물에 알려지지 반응이 있는 환자 • 목표 혈관에 스텐트 시술 경험이 있는 환자			
	조작방법 또는 사용방법과 그 설정사유	(사용방법 요약)			
	비교시험용 의료기기를 사용하는 경우 그 선택사유	해당사항 없음			
	병용사용의 유무	해당사항 없음			
	관찰항목, 측정 항목, 임상검사	목표 병변의 최종 잔류 협착율			

참/고/문/헌

식품의약품안전처, 의료기기 허가·신고·심사 등에 관한 규정(식약처 고시 제2023-80호, 2023. 12. 19.)
식품의약품안전처, 체외진단의료기기 허가·신고·심사 등에 관한 규정(식약처 고시 제2023-49호, 2023. 7. 13.)
식품의약품안전처, 의료기기 기준규격(식약처 고시 제2021-3호, 2021. 1. 26.)
식품의약품안전처, 자가 검사(Self-Test) 체외진단의료기기 허가·심사 가이드라인(민원인 안내서), 2020. 12.

식품의약품안전처, 알기 쉬운 체외진단의료기기 허가 절차 2017. 8.
식품의약품안전처, 다중유전자증폭을 이용한 체외진단의료기기 허가·심사 가이드라인(민원인 안내서), 2017. 7.
식품의약품안전처, 의료기기 국제표준화기술문서(STED) 작성 해설서 [민원인 안내서], 2018. 8.
식품의약품안전처, 의료기기 소프트웨어 허가심사 가이드라인, 2019. 9.
식품의약품안전처, 「의료기기의 전기·기계적 안전에 관한 공통기준규격」 가이드라인(민원인안내서), 2017. 5.
식품의약품안전처, 알기 쉬운 의료기기 가이드라인 활용 핸드북, 2014. 8.

식품의약품안전처, 암유전자(MAGE3A) 체외진단의료기기 허가·심사 가이드라인 2015. 2.
식품의약품안전처, 2023년 의료기기 허가보고서, 2023. 12.
식품의약품안전처, 2023년 의료기기 생산 및 수출입 실적 통계자료, 2024. 5.
식품의약품안전처, 체외진단의료기기 법령 시행에 따른 업무 안내서, 2020. 12.
식품의약품안전처, 「체외진단의료기기 허가·신고·심사 등에 관한 규정」 해설서, 2023. 7.
국가법령정보센터 홈페이지, http://www.law.go.kr, 2024. 8. 23. 방문
식품의약품안전처 홈페이지, http://www.mfds.go.kr, 2024. 8. 23. 방문
의료기기 전자민원창구 홈페이지, https://emed.mfds.go.kr, 2023. 8. 23. 방문

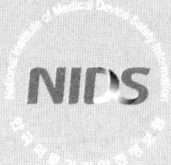

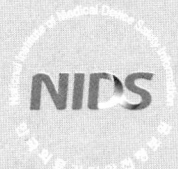

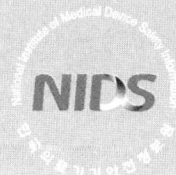

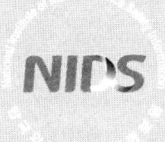

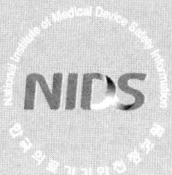

의료기기 규제과학(RA) 전문가
제1권 시판전인허가

초 판 발 행   2023년 06월 15일
개정1판2쇄   2025년 07월 25일

편 저 자   한국의료기기안전정보원
편집위원장   한국의료기기안전정보원 이정림 원장
내부검수 및 집필자   이종록, 여창민, 김연정, 유지수
외부자문 및 집필자   김명교, 유우진

발 행 인   정용수
발 행 처   (주)예문아카이브
주   소   서울시 마포구 동교로 18길 10 2층
T E L   02) 2038 – 7597
F A X   031) 955 – 0660

등 록 번 호   제2016 – 000240호

정   가   30,000원

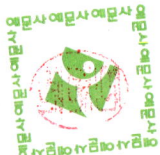

- 이 책의 어느 부분도 저작권자나 발행인의 승인 없이 무단 복제하여 이용할 수 없습니다.
- 파본 및 낙장은 구입하신 서점에서 교환하여 드립니다.

홈페이지 http://www.yeamoonedu.com

ISBN   979-11-6386-378-6   [94580]